中医辨证论治方略

李昌提　编著

中医古籍出版社

图书在版编目（CIP）数据

中医辨证论治方略/李昌提编著．–北京：中医古籍出版社，2015.12
ISBN 978 – 7 – 5152 – 0999 – 9

Ⅰ．①中… Ⅱ．①李… Ⅲ．①辨证论治 Ⅳ．①R241

中国版本图书馆 CIP 数据核字（2015）第 268681 号

中医辨证论治方略

李昌提　编著

责任编辑　孙志波
封面设计　韩博玥
出版发行　中医古籍出版社
社　　址　北京东直门内南小街 16 号（100700）
印　　刷　三河市华东印刷有限公司
开　　本　787mm×1092mm　1/16
印　　张　22.25
字　　数　542 千字
版　　次　2015 年 12 月第 1 版　2015 年 12 月第 1 次印刷
印　　数　0001~2000 册
书　　号　ISBN 978 – 7 – 5152 – 0999 – 9
定　　价　58.00 元

内 容 提 要

  《中医辨证论治方略》一书，涵盖了内、外、妇、皮肤科的部分内容和用药须知以及少量保健知识。其间有古今医学家对疾病的精辟论述，有作者数十年的临床实践经验总结，还有许多同病异治的精选处方。纵观全书，它具有一定的科学性、实用性和可读性，是中医学爱好者的良师益友。

自　序

我出生在神农架下一个缺医少药的贫困山村里。自小酷爱医学，青年时期曾跟师学医，获得真传。后来刻苦研读《黄帝内经》《本草纲目》《医学三字经》等古医学著作，还长期订阅过《中医杂志》等现代医学刊物，极大地丰富了医学知识，为数十年的临床辨证、济世黎民百姓奠定了坚实的基础。

我勤于笔耕，曾撰写过《治疗肩周炎之我见》《中医药在治疗肺结核方面的运用》《熏蒸疗法治疗浸淫疮的经验》等5篇医学论文，发表在国家级杂志上。

老牛明知夕阳近，不须扬鞭自奋力。年近七旬的我，为弘扬祖国医学，为人民健康事业做出了一件我应该做的事——撰写了《中医辨证论治方略》一书。

由于本人学识浅薄，书中错误难免。衷心希望同道赐教，一定欣然改正，力求逐步完善。在此深表谢意。

李昌提

2014 年仲夏

于巴东县白土坡开建诊所

目　　录

内 科 篇

腰 痛

腰痛是指因外感、内伤或闪挫而导致腰部气血运行不畅，或失于濡养，引起腰脊或脊旁部位疼痛为主要症状的一种病证。

西医学的腰肌纤维炎、强直性脊柱炎、腰椎骨质增生、腰椎间盘病变、腰肌劳损以及某些内脏疾病，也以腰痛为主要症状。

1. 寒湿腰痛

症状体征：腰部冷痛重者，转侧不利，逐渐加重，静卧病痛不减，寒冷和阴雨天则加重，舌质淡、苔白腻，脉沉而迟缓。

治则：散寒行湿，温经通络。

方药：甘姜苓术汤加减。干姜、桂枝、甘草、牛膝、茯苓、白术、杜仲、桑寄生、续断等。寒偏重加熟附片、细辛；湿邪偏胜，苔厚腻，加苍术、薏苡仁；年迈体弱、肝肾虚损、气血亏、脉沉弱则用独活寄生汤加附子。

2. 湿热腰痛

症状体征：腰痛，重着，暑湿、阴雨天气加重，活动后可减轻，舌苔黄腻，脉滑数或弦数。

治则：清热利湿，舒筋止痛。

方药：四妙丸加减。苍术、黄柏、薏苡仁、木瓜、川牛膝等。热象偏重，口渴、舌质红、脉弦数加栀子、泽泻、木通。兼手足心热加女贞子、旱莲草。若为泌尿系结石（肾结石、肾积水等）引起的严重腰痛，应配合输液消炎和扩管药治疗（见效快）。

3. 瘀血腰痛

症状体征：腰痛如刺，痛有点处，痛处拒按，日轻夜重。轻者俯仰不便，重则不能转侧，舌质红、紫暗，或有瘀斑，部分病人有跌仆闪挫病史。

方药：身痛逐瘀汤加减。当归、川芎、桃仁、红花、䗪虫、香附、没药、五灵脂、地龙、牛膝等。兼有风湿，阴雨天加重，加独活、秦艽、狗脊；兼肾虚者加桑寄生、杜仲、续断、熟地黄；腰痛引胁痛加柴胡、郁金；腰痛入夜甚者加全蝎、蜈蚣、白花蛇通络止痛。若单纯闪跌腰痛，要做 CT 检查，看看腰椎是否有问题，可用推拿病位治疗，口服五虎散（制南星、黄芪、白芷、红花、当归、防风）。

4. 肾虚腰痛

（1）肾阴虚：腰部隐隐作痛，酸软无力，缠绵不愈，心烦少寐，面潮红，手足心热，舌红少苔，脉弦、细、数。用左归饮加减。药用熟地黄、枸杞子、山茱萸、山药、龟板胶、菟丝子、鹿角胶、牛膝等。

（2）肾阳虚：腰部隐隐作痛，酸软无力，缠绵日久，局部发凉，喜温按，遇劳加重，卧则减轻，反复发作，面白肢寒，舌质淡，脉沉细，用右归丸加减。药用肉桂、附子片、鹿角胶、杜仲、菟丝子、熟地黄、山药、山茱萸、枸杞子、巴戟天、淫羊藿、桂枝等。

5. 处方加减变化

（1）寒湿型：寒重腰冷加熟附片、细辛；腰痛重、湿偏重者加苍术、薏苡仁；年迈体弱或久病体弱，脉沉弱者，宜独活寄生汤加附子、土鳖虫。

（2）湿热型：热偏重、脉弦数加栀子、萆薢、泽泻、木通；若手足心热，则滋阴降火加女贞子、旱莲草。

（3）瘀血型：腰痛，入夜更重加全蝎、蜈蚣、白花蛇；有跌仆、扭伤、闪挫者加乳香、青皮。

（4）房劳过度引起肾虚腰痛隐隐者，可用血肉有情之品，如河车大造丸、补髓丹等。

（5）因腰椎间盘突出者，则用牵引、敷料手法，严重者手术治疗。

6. 独活寄生汤治疗腰椎间盘突出症有一定疗效

独活寄生汤治疗腰椎间盘突出症与牵引、针灸、推拿、拔罐一起使用，其疗效优于西医治疗，因为独活寄生汤对腰椎间盘突出症症状减轻、疼痛缓解有一定的疗效。单独使用此方不如联合牵引等物理疗法。

腰腿痛的病因及分类表

	脊　柱	软组织	椎管	内脏
损伤	骨折或脱位，椎弓崩裂，脊柱滑脱，椎间盘突出	腰扭伤；腰背筋膜脂肪疝；腰肌劳损；棘上、棘间韧带损伤；腰横突综合征；臀上皮神经炎	陈旧性骨折、脱位畸形，硬脊膜囊肿	肾挫伤
炎症	结核、骨髓炎、强直性脊柱炎、类风湿关节炎	纤维组织炎、筋膜炎、血管炎、神经炎	蛛网膜炎、硬膜外感染脊髓炎、神经根炎	消化性溃疡、胰腺炎、前列腺炎、肾盂肾炎、盆腔炎、上尿路结石
退变	腰椎骨关节炎、小关节紊乱、骨质疏松症		椎体后缘骨赘、椎管狭窄、黄韧带肥厚	内脏下垂
发育及姿势异常	脊柱裂、侧凸后凸移行，水平骶椎	脊肌瘫痪性侧弯	脊膜膨出神经根和神经节变异，血管畸形	游走肾、多囊肾
肿瘤及瘤类	血管瘤，转移性血管瘤，嗜血红肉芽肿骨巨细胞瘤，脊索瘤	脂肪瘤、血管瘤、纤维瘤	脊髓及神经根肿瘤	胰腺癌、盆腔肿瘤、肾肿瘤、腹膜后肿瘤

注：此表来源于《中医执业医师考试指南及习题集》974－976.

针刺阳陵泉治疗腰扭伤

在治疗肩周炎、急性腰扭伤及筋脉牵痛等疾病中，选用常用穴治疗效果不佳时，采用加刺筋会阳陵泉穴来治疗，效果令人满意。

病案举例

1. 某工人，女，50 岁，巴东县白土坡建筑工人。因搬重物不慎扭伤腰部，致全身僵板，不能点头和弯腰转侧，且站立、坐卧需人帮助，某医院诊断为腰部扭伤，经服消炎痛和贴狗皮膏药均无效，治疗先取人中、委中、昆仑、太冲等穴针刺，患者自觉腰部筋脉牵掣感有所减轻，但出针后依旧，不能弯腰后仰。乃取双侧阳陵泉穴，留针 20 分钟后其痛苦消失，能走、跑、跳。

2. 杨某某，男，53 岁。某中学体育教师，因举重物扭伤肩关节，其右肩酸痛 2 月，生活自理不便。

检查：右上臂上举 65°，抬肩时觉筋脉牵掣感，前后运动受限，肩关节皮肤无炎症。

治疗先取肩髃、臂臑、曲池等穴位针刺，后取阳陵泉穴针刺，留针 20 分钟，如此治疗 3 天而愈。

乳没三酒醋洗剂治腰肌劳损

乳没三酒醋洗剂药物组成：川芎、三棱、莪术、乳香、没药、三百棒、细辛、红花、当归、威灵仙、透骨草、苏木、青风藤各 15g，与醋 500ml、白酒 500ml，毛巾两条同煎 15 分钟，至毛巾充满药色即可。

治疗方法：患者取俯卧位，裸露腰部，待药汁稍凉至 45℃左右，取含药毛巾，稍拧干至不流水为度，置腰上热敷，药凉后，取另一条如上法热敷。可反复进行，每天敷两小时。

药理讨论

组方中的乳香、没药、三棱、莪术、红花活血通络止痛，直接作用于病灶。红花可镇痛、抗炎；莪术有抗炎作用；细辛有镇痛、抗炎作用。诸药相合，效如桴鼓。

口僻病的诊治

1. 缓急不调是病机。张仲景《金匮要略·中风历节病脉证并治》篇论及口僻一症时云"寸口脉浮而紧，紧则为寒，浮则为虚，寒虚相搏，邪在皮肤。浮者血虚，络脉空虚，贼邪不泻，或左或右，邪气反缓，正气即急。正气引邪，喝僻不遂"。分析此病成因，多责之于足太阳、足阳明二经之病变。若经气亏虚，风邪入中，受邪的一边经脉失去作用而松弛，未受邪的一边相比之下反而拘急，于是眼和口角向一侧倾斜，不能动作。

口僻相当于西病所称的面神经麻痹，是周围性面瘫。审视当今的一些内科学著作，对此症多从虚、风、痰、瘀立论，没能完全反映病证的复杂性。譬如风寒夹热、风热夹寒、表里合邪等等，都是以虚为本。

2. 张弛有度作良策。在治疗口僻遣方时，要注意到辛温与寒凉相配（即寒热互用），祛邪与扶正兼施。寒凉可监辛湿发表之性，并清风化之热；扶正可驾驭风药发散之力，并堵风邪入里之路。可谓虚实兼到，开阖得宜。辛通疏散诸品均可谓之"张"，可祛风行经，开其痹闭；甘润濡养诸品均谓之"弛"，既能扶正气，又可荣养经脉，弛缓痉急，配合得宜则相得益彰。《金匮要略》该篇中的附方《古今录验》续命汤（麻黄、桂枝、当归、人参、石膏、干姜、甘草、川芎、杏仁）以及《备急千金要方》之小续命汤（麻黄、防己、人参、黄芩、桂心、白芍、甘草、川芎、杏仁、防风、附子、生姜）等方，用来治口僻亦有显效。后世治疗口僻之名方如《素问病机气宜保命集》之大秦艽汤与续命汤相较，药虽异而意不殊，值得效法。而《杨氏家藏方》之牵正散（白附子、僵蚕、全蝎）侧重于搜风散邪，可谓长于"张"而疏于"弛"，其配伍实有不足，运用时当机而施，随证加味。

3. 病案举例

2012年11月15日接诊绿葱坡枣子坪村一个56岁田姓农妇，曾有糖尿病病史，家庭体力劳动繁重，办了小型养猪场，时常夜以继日劳作，于11月12日在坐车时突发口僻病，右侧面神经全瘫痪，人中向左偏斜，吃饭、说话极不便，15日来诊，其舌淡、苔薄，脉沉细，用针灸治疗一周，用中药5剂水煎服，用桃红四物汤合牵正散，生脉散加泽泻、大血藤、丹参服完后，不适之症完全消失。后用上述三方合用加地龙、黄精、红景天、鹿角胶、秦艽、龙骨、牡蛎、木香、大黄、山茱萸为末蜜丸善后。1日3次，每次10g，连服一个半月，五个月后随访效果好。

丹红注射液联合纳洛酮治疗急性脑梗死

治疗方法

丹红注射液40ml加入5%葡萄糖注射液250ml中，静脉输注，1次/天，盐酸纳洛酮注射液2mg加入生理盐水100ml中静脉滴注，1次/天，共10天。

丹红注射液组方为丹参与红花，君药为丹参，其药理机制为抑制磷酸二酯酶，升高红细胞、血小板环磷酸鸟苷浓度，使前列腺素 I_2 生成增高，血管扩张。丹参还是强抗氧化剂，能稳定细胞膜。红花性温味辛，入肝经，具有活血化瘀作用，能抑制血栓形成，并有不同程度的降压作用。

纳洛酮能保护细胞的正常结构，减轻脑水肿，降低血中乳酸浓度，有利于神经元功能恢复。

上述药物经河北省赵县中医院内一科观察，总显效率59.4%。

参考文献

[1] 陈向荣，陈京伯，石汉平．丹参的药理作用研究新进展［J］．中国医药学杂志，2001，21（1）：44－46.

[2] 王思鸿．纳洛酮对多发性脑梗死痴呆认知功能改变的对比研究［J］．中国实用内科杂志，2003，23（11）：681－682.

[3] 李玉华，殷聪佳，安亮．李国永丹红注射液联合纳洛酮治疗急性脑梗死32例临床疗效观察［J］．中国实用乡村医生杂志，2008（7）：26.

抵当丸在脑出血24小时后口服安全有效

脑出血（ICH）属于中医"中风"范畴，是发病率、致残率、致死率均较高的疾病，基本病机为本虚标实。本为肝肾阴虚，标为风、火、痰、瘀互结，导致气血逆乱，脉络破损，血溢脑脉之外。脑出血是一种络破血溢之症。20世纪80年代提出瘀血阻滞是出血性中风急性期最基本的病机，活血化瘀是其治疗的关键。

1. 中医诊断标准

参照国家中医药管理局医政司脑病急症协作组制定的《中风病诊断与疗效评定标准》中的疾病诊断中的风痰火亢证、风火上扰证、痰热腑实证及风痰瘀阻证者。

2. 排除标准

（1）合并严重的心、肝、肾或凝血障碍者。（2）多病灶性脑出血。（3）既往对水蛭过敏者。

3. 治疗方法

给予脑出血常规治疗（降颅压、控制血压、对症支持治疗）：甘露醇250ml快速静脉滴注；速尿40mg静脉推注；口服：络活喜5mg，口服。并于发病后24小时开始服用抵当丸。每丸重量5g，每丸含生药水蛭0.6g、桃仁0.9g、大黄0.9g、虻虫0.3g，每日10丸，分早晚两次口服，吞咽困难者给予鼻饲。

4. 讨论

"离经之血便是瘀"为脑出血瘀血病机的主要理论依据，脑出血后在血肿周围、相邻区域甚至远隔区域可出现广泛的FCBF的下降，从而引起持续的脑缺血性损害，符合中医"瘀血不去，新血不生"的基本理论。其次脑水肿归属于"水饮""痰湿"范畴，其都是体内水液代谢障碍的表现，中医津血在生理上同生互化，在病理上水饮与瘀血密切相关。《金匮要略·水气病脉证并治》云："少阴脉卑，少阴脉细……妇人则经水不通，经为血，血不利则为水，名曰血分。"即明确指出瘀血可致水肿的形成。因此脑出血急性期当属中医之血证，为脑中"蓄血"，"凡血证总以祛瘀为要"，而抵当丸是《伤寒论》中用于治疗下焦蓄血证的代表方剂。所谓下焦蓄血，实指热瘀互结，病位较深，病重势急，攻逐不可平缓，故当选活血峻品以破血逐瘀。

抵当丸以功擅破血逐瘀的血肉有情之品水蛭、虻虫为主要药物。水蛭味苦性平，入肝经，"主逐恶血瘀也"，具有破瘀血而不伤新血、专入血分而不伤气分的特点。虻虫微苦微寒，亦入肝经而专破瘀血。二药一飞一潜，相须为用，则破血逐瘀之力功宏。再辅以活血消瘀[1]的桃仁以及清热解毒、荡涤六腑、活血化瘀的大黄活中寓下，因势利导，既能泄无形之血热，又能除有形之瘀滞，使邪有出路，诸药合用有破血逐瘀的作用。

现代药理研究提示，水蛭主要成分水蛭素可以抗凝、降低凝血酶的活性，脑出血早期应用可显著减轻脑水肿程度及凝血酶对脑细胞的损伤[2]。虻虫有抗凝血酶的作用，并且可以抑制血小板的聚集，减少血中纤维蛋白的含量，抑制血液浓黏、凝、聚的状态[3]。桃仁一方面抗凝血；另一方面改善血流动力学，增加脑血流量，防止脑缺血[4]。大黄中含有蒽醌类衍生物、鞣质、游离酸和钙等，具有止血、降低血管通透性、拮抗钙离子、消除自由基等作用[5]。

参考文献

[1] 吕世君，焦久存，牛玉国．脑出血中医病因病机古今［J］．辽宁中医杂志，2007，34（1）：1541－1542.

[2] 国家中医药管理局脑病急症协作组．中风病诊断与疗效评定标准（试行）［S］．北京中医药大学学报，1996，19（1）：55－56.

[3] 黄荣清，孙晓东，李艳玲．水蛭的研究进展［J］．中西医结合学报，2004，2（5）：387－389.

[4] 林小明．桃仁化学成分和药理作用研究进展［J］．2007，19（2）：130－132.

[5] 田金飞，汤彦，苗丽霞，等．大黄对急危重症患者血液流度异常的治疗效果观察［J］．职业与健康，2008：2490－2491.

中风急性期用黄连丹参菖南饮

急性脑梗死是一种常见病、多发的脑血管疾病，病死率和致残率较高。近年来随着医疗科技的发展，国内外在急性脑梗死的诊疗方面取得了很大的进展。

中西药疗法

中药用黄连6g，三七9g，丹参12g，玫瑰花6g，姜黄12g，川芎12g，石菖蒲15g，郁金12g，胆南星6g，半夏9g，橘红15g，大黄6g，甘草6g，海马8g，蜈蚣5g，共为细末，每次温开水冲服50g，每日2次，连服15天。自服中药第1日开始，静脉滴注奥扎格雷钠，每次80mg，每日1次，连用15天。

讨论

中风急性期主要为风、火、痰、瘀阻滞经脉，气血运行不畅所致，治疗以清热涤痰开窍、活血化瘀通络为主要原则。黄连清热燥湿，泻火解毒；丹参活血化瘀，凉血安神。二药为君药。胆南星熄风清热涤痰；石菖蒲、半夏涤痰开窍；三七、川芎、姜黄活血化瘀通络为臣药。玫瑰花、橘红醒脾和中，理气通络；郁金行气止痛解郁，共为佐药。甘草调和诸药为使药。蜈蚣熄风镇痉，攻毒散结，通络止痛。用于小儿惊风、抽搐痉挛、中风口歪、半身不遂、疮疡、毒蛇咬伤等的治疗。以上标本兼顾，攻补兼施，共奏清热涤痰开窍、活血化瘀通络之功。治疗急性脑梗死疗效显著。

用此处方必须符合以下标准：（1）年龄41～48岁；（2）发病在5～260小时的急性脑梗死患者，颅脑CT扫描排除出血性脑卒中；（3）符合急性脑梗死的诊断标准[1-2]；（4）符合《中风病诊断与疗效评定标准》痰火瘀阻型中风急性期诊断标准（试行）[3]。

参考文献

［1］全国第四届脑血管病学术会议，各类脑血管疾病诊断要点［S］. 中华神经科杂志，1996，29（6）：379－380.

［2］全国第四届脑血管病学术会议，脑卒中患者临床神经功能缺损程度评分标准（1995）［S］。中华神经科杂志，1996，29（6）：381－383.

［3］国家中医药管理局脑病急症协作组. 中风症诊断与疗效评定标准（试行）［S］. 北京中医药大学学报，1996，19（1）：55－56.

控涎丹合指迷茯苓丸治胁痛

控涎丹（又名妙应丸，《三因极一病证方论》）：甘遂、大戟、白芥子各等份，研末，糊丸如梧桐子大，每服五至十丸（约3g），临卧姜汤送下。主治：痰饮流注伏于胸膈上下。症见颈项、胸背、腰胯隐痛不可忍，胁痛，走移不定，或手足冷痹，或头痛，或神昏嗜睡，多流涎唾。

指迷茯苓丸（朱震亨）（《丹溪心法》）：半夏、茯苓、枳壳、风化朴硝为末，姜汁为丸，每服6g，姜汤或温开水送下。功用：燥湿行气，软坚消痰。主治：痰停中脘，流于四肢。症见两臂疼痛或四肢浮肿，舌苔白腻，脉弦滑。

裘沛然医师曾用控涎丹和青皮、半夏、莱菔子、川芎、风化芒硝、羌活、枳壳、茯苓、甘草交替用，曾治一例胁痛，用此方一剂吐下竟效。

参考文献

［1］李庆业，王宣阁，赵晖，等. 汤头歌诀白话解［M］. 北京：人民卫生出版社，2006：262－265.

慢性肾功能衰竭该当何治

1. 大方复治，攻补兼施

慢性肾衰属中医关格、肾劳、水肿、癃闭、溺毒等证范畴。赵玉庸认为，慢性肾衰为本虚标实之证。本虚不外乎气血阴阳亏虚，病变以脾肾为主，可伴有肺、肝、膀胱、三焦等脏腑功能失常；标实不外乎气血津液的病变，常以湿浊毒邪、瘀血为主，兼夹水邪、湿热、气滞、痰凝、外邪等病理因素，本虚标实互为因果，共同致病，导致慢性肾衰缠绵难愈。不同的病理阶段，寒热虚实夹杂，病邪深痼，寒热兼施，通补结合，常将健脾补肾、益气补血、解毒利水、化瘀通络、清热祛湿、通腑泄浊、和胃降逆等治法有机结合。

2. 扶正培本，尤重后天

慢性肾衰主病在肾，肾为人体元阴元阳之所在，具有主持水液的功能。肾元虚衰，气化不行，关门不利，水液代谢失常，可致浊毒内生。所以治法当固本培元，在用药时却重健脾，轻补肾，不过肾亏虚有虚、损、劳、衰之别，补肾不可妄用滋腻而壅滞气机，过用温补易耗液伤津，所以，临床少用生地黄、熟地黄、阿胶、鹿角胶、附子、肉桂、仙茅、淫羊藿、巴戟天等滋阴温阳峻补之品，可常用杜仲、桑寄生、续断、菟丝子等性平质和之品。

肾病必累及脾，则脾肾同病，脾与肾生理上相互资助，相互充养，病理上相互影响，互为因果。脾虚失运，水湿内停，久蕴成浊成毒；运化失职，气血生化乏源，浊毒不化，致贫血症状加重，机体免疫机能下降，易受外感而使病情加重。补后天应多用黄芪、茯苓、（焦）白术、猪苓、（炒）山药、当归等健脾利水、益气生血之品，使脾运得健，气血生化有源，后天得充，则先天得养；采用二陈汤、砂仁、蚕沙、（炒）枳壳、（熟）大黄、乌贼骨等，上和胃降逆，下通泄浊，从而改善纳差、呕恶、大便不通等胃肠症状。乌贼骨主要用于酸中毒。

3. 泄浊解毒，祛邪治标

对于慢性肾衰之标湿浊毒邪，治疗当急，以泄浊解毒为要务。泄浊解毒可减少毒素潴留，降低血肌酐、尿素氮等肾功能指标。治疗要标本同治，攻补兼施。在祛邪不伤正的前提下，重用泄浊解毒之品，其方法有：

（1）通利二便：若二便不利，浊阴难以从下窍而出，遂潴留体内，形成湿浊毒邪，致生他变，可以造成病情危笃的局面。通利二便，给湿浊毒邪以出路，邪祛则正安，在短期内可缓解小便不利、浮肿、呕恶、便干等病状，常用五苓散（白术、桂枝、茯苓、猪苓、泽泻）去泽泻，加车前子、冬瓜皮、椒目等利小便，大黄通大便，还常配（炒）枳壳、陈皮、大腹皮以助通利腑气。

（2）解毒：解毒可促使毒素转化，由大毒变为小毒，控制病情发展。常在辨证基础上加上水牛角丝、土茯苓、倒扣草（牛大黄、牛舌大黄、牛舌头，清热解毒，利水通淋，治喉痛、脚气）。

4. 化瘀通络，贯穿始终

正虚、气滞、湿浊毒邪都可形成瘀血，瘀血可酿生湿浊毒邪，三者互为因果。瘀阻去，肾络通，气化功能得以恢复，气机升降出入正常，各种精微物质得以施布于全身内外，络通脉和则体安。在治疗上活血化瘀通络贯穿疾病始终，常规活血化瘀药有：丹参、当归、川芎、红花等基础上，加上龟甲、蝉蜕、僵蚕、乌梢蛇、地龙、全蝎、水蛭（粉）。叶天士曾言："久则邪正浑处其间，草木不能见效，当以虫蚁药疏通诸邪。"常以虫类为主，配伍益气之品八珍汤，名"肾络通"，可以降低蛋白尿，减少尿中红细胞排泄，保护肾功能，延缓肾病进程的作用。处方：黄芪、丹参、川芎、当归、蝉蜕、地龙、僵蚕、乌梢蛇、龟甲、黑蚂蚁、水蛭、白芍、生熟地黄、党参、白术、茯苓、甘草。

结语：慢性肾衰患者，以大量蛋白尿、低蛋白血症、肾衰竭为主要表现，急则治标，应以降低蛋白尿、改善肾功能为要务。在治疗时要以解毒利水、通腑泄浊、化瘀通络为主，辅以健脾补肾。方中用水牛角丝、猪苓、茯苓、（焦）白术、椒目、浮萍等解毒利水，使浊毒从小便而出；用大黄使浊毒从大便而去；土茯苓、牛舌头清热利湿解毒；丹参、红花、川芎、当归等活血化瘀，配以鬼箭羽（八树）、青风藤、蝉蜕、地龙、僵蚕、乌梢蛇等搜风通络；黄芪、（炒）山药、桑寄生、续断、龟甲等健脾补肾；黄芪配当归益气生血；神曲健脾化痰，化瘀祛浊，具有降血脂之功。

参考文献

［1］ 赵玉清，陈志强，于春泉，等. 肾络通治疗系膜增生性肾小球肾炎的临床观察［J］. 中国中西医结合杂志，2002，22（12）：909 – 911.

［2］ 潘莉，成秀梅，常风云，等. 益气活血通络法治疗以血尿为主的 A 肾病患者 32 例［J］. 中医杂志，2008，49（8）：718.

［3］ 丁英钧，王聪慧，许庆友，等. 治疗慢性肾功能衰竭经验［J］. 中医杂志，2012（13）：1098 – 1100.

龙胆泻肝汤治疗男科病三则

龙胆泻肝汤出自《医宗金鉴》，由龙胆草、黄芩、栀子、柴胡、泽泻、木通、车前子、当归、生地黄、甘草组成。本方具有清泻肝胆实火、湿热的作用，原方治疗因肝胆实火及湿热所致胁痛、口苦、目赤肿痛、耳聋耳肿、小便淋浊、阴痒、带下等症。在临床应用时，用此法治疗男科阳痿、阳强（强中）、阴茎疮之症。现介绍如下：

1. 阳痿。患者杨某，30 岁。素来体健，去冬新婚，性生活初觉隐曲不利，但尚能媾接，曾求医给多种壮阳补肾之品，继而阳痿不起。又询以酒肉为餐，并见心烦易怒，口苦，目赤耳鸣，二便不利，舌苔黄腻，脉弦数。拟龙胆泻肝汤加黄柏、知母、大黄、川牛膝连服 5 剂，阳事遂兴，后用六味地黄丸巩固疗效，其理是阴生阳长。

2. 阳强（强中）。患者李某，40 岁，农民。自诉阴茎挺长而硬 10 天。半月前，玉器常自行勃起，未在意，日趋加重，继则坚硬不倒，入房可持续 1 小时不软。大便 4 天未行，舌苔黄腻，脉弦滑数。属肝火盛，湿热毒邪壅滞阴络。服龙胆泻肝汤加黄柏 20g、知母 15g、川牛膝 15g，治疗 1 周，其症悉除。

3. 枫香坪村黄某，年近五十，在外地打工，阴茎滋生疮疡，以龟头为重，在镇医院使用抗生药治疗一周无效，特来求治。见其人面色黄暗，舌质红绛，两边有瘀滞色紫。自诉口苦咽干、失眠，阴茎始肿胀后破皮滋水，痛苦难当。拟知柏地黄丸合龙胆泻肝汤加蒲公英、金银花各 20g，红花、丹参各 10g，土茯苓 30g，7 剂而愈。

上述病例三则，一软一硬一溃疡，皆由湿热下注为患，三方都以龙胆泻肝汤加味治之。方中龙胆草为清泻肝经实火、湿热之专药；黄芩、黄柏、栀子苦寒直折，助龙胆草清泻实火、湿热；柴胡条达肝气；生地黄、当归滋阴养血，以防泄利太过而耗伤阴液；甘草和中解毒；川牛膝活血化瘀，以疏通湿热瘀滞，而又善入阴器，引药下行，直达病所[1]；大黄清热泻火，攻下破瘀，荡涤有形之实邪，祛腐排毒生新。全方清肝火、泻湿热，乃药证相投，三症俱除，为异病同法之法。

参考文献

[1] 李时珍. 本草纲目（上册）[M]. 北京：人民卫生出版社，1982：1028-1029.
[2] 詹正明. 龙胆泻肝汤治男科病的体会 [J]. 中国实用乡村医生杂志，2008，7（15）：29.

老年腰痛兼二便秘涩

前列腺肥大

蒲辅周医师曾治86岁男性干部。其人腰背酸痛，足冷，小便短频而不畅，且大便难，口干口苦，饮水不解，舌淡少津无苔，脉象右洪无力，左沉细无力。脉证兼参，属阴阳两虚，水火为皆不足，治宜温肾滋阴，以八味地黄丸加减。

处方：熟地黄10g，云茯苓10g，怀山药10g，泽泻10g，熟川附子10g，肉桂10g，牡丹皮15g，山茱萸15g，怀牛膝10g，杜仲10g，补骨脂10g。连服3剂，诸证好转，唯小便如前，脉略缓和，原方再服3剂，每用蜜50g送服。三诊续强肾气，用金匮地黄丸加怀牛膝、补骨脂、杜仲、菟丝子、巴戟天共为细末，炼蜜为丸，早晚用桑葚膏一汤匙。

按："肾者主水，受五脏六腑之精而藏之。"五液充则形体赖以强壮。此人高龄，真阴本亏，元阳亦微，津涸气馁，不能传送，致尿频便结，阳虚阴结征象，故用水火两调之剂，育阴以滋干涸，复温化以培阳气，俾肾中水火渐充，而形体得健，营卫以和，故腰疼足冷，尿秘便难均能平治。

参考文献

[1] 中医研究院. 蒲辅周医案 [M]. 北京：人民卫生出版社，1981：36-38.

足跟痛的中药疗法

足跟痛（跟骨骨刺）多发于45岁以上的中老年人群，其临床表现为左足或右足跟部长时间站立或行走时疼痛，甚至行走困难。排除重力损伤、扭伤、撞伤。经X线检查，示跟骨有不同程度的骨刺形成。西医主张手术疗法，但多数病人不愿接受。

本病产生的根本原因是肝肾功能衰退，肾虚不能主骨，肝虚不能养筋，气血虚则运行不畅，血凝瘀久而生有形之物，有形之物负重则痛，足跟表面不红不肿如常样，用力按则感到深部有伤痛感。治疗方略：补肝益肾为主，治血化瘀为辅。方选：桃红四物汤合六味地黄汤加味。药用桃仁10g，红花10g，当归20g，白芍80g，川芎、熟地黄各20g，牡丹皮20g，泽泻10g，云苓20g，山药30g，山茱萸20g，黄芪30g，麻黄15g，琥珀5g（冲），乳香、没药各20g，土鳖虫10g，怀牛膝15g，川牛膝15g，丹参20g，杜仲20g。服用方法：先将上药浓煎后每剂服2天，滤渣再加水煎后待温降到50℃以下，40℃以上，趁温每晚泡脚跟 20 ~ 30 分钟，半个月一个疗程。

病案：2007 年 11 月 20 日，石马山村七组李某，男，年六旬，无外伤，忽觉左脚足跟痛，表面无不正常，只觉负重或走路感觉足根深部有痛感，经县人民医院 X 线检查为足跟骨刺。建议手术治疗，患者惧怕。后用上述方药做成蜜丸，服一个半月，至今没有复发，步履坚实有力。

中草药内服外敷熏洗踝关节扭伤

踝关节扭伤是常见外伤病，以外侧副韧带扭伤为多见。扭伤后，如治疗不当，可致后遗关节不稳，容易反复发作，久之可继续关节粘连或创伤性关节炎，造成功能障碍。

1. 临床表现和诊断

国家中医药管理局中医病证诊断疗效标准（南京大学出版社，1994：198 - 199）：临床上均有明显的踝部伤史；损伤后踝关节即出现疼痛、局部肿胀、皮下瘀斑、跛行；局部压痛明显。若内翻损伤者，将足做内翻动作时，外踝前下方剧痛；若外翻损伤者，将足做外翻动作时，内踝前下方剧痛。X 线摄片检查未见骨折。

2. 中草药内服、外敷或熏洗

（1）内服桃红四物加味。药用桃仁、红花、川芎、赤芍、生地黄各 15g，当归 20g，加乳香、没药、路路通、川牛膝、三七、土鳖虫、延胡索各 10g，局部红肿发热者加金银花、连翘各 12g，活血莲、血当归各 20g，肿胀严重者，加茯苓、猪苓各 15g（也可用泽泻、猪苓），水煎服，1 剂/天，7 天为一个疗程，孕妇忌用。

（2）熏洗药：黄柏、伸筋草、转筋草、五加皮、苎麻根、三棱、莪术、秦艽、木瓜、红花、苏木、海桐皮、川牛膝各 15g。治疗时将药置入金属盆中，加水 3000ml，容器加盖，先武火加热至沸腾，再用文火盖煮 10 分钟。然后将踝关节置容器上，取毛巾覆盖在踝关节上，以热气熏蒸，待药液温度适宜时，将踝关节置入药液中浸泡洗之，配合揉按推拿并活动关节，30 分钟/次，2 次/天，每剂用 2 天。此法不宜于皮肤破损或化脓者使用。孕妇慎用。7 天为一个疗程。

3. 外敷绑扎法

将扭伤踝关节进行皮肤常规消毒后，视肿胀痛的面积大小，将止痛消炎软膏（成分：独活、生天南星、生草乌、生川乌、皂荚、芒硝、大黄、连翘、栀子、螃蟹、冰片、水杨酸、甲酯、蜂蜜）敷于纱布块上，然后贴在伤处，后用绷带绑扎，注意松紧适度，24 小时换 1 次，可以起到消肿止痛的作用。

4. 讨论

（1）疗效判定标准：

轻伤 1 个疗程，重者 2 个疗程结束后判定疗效。治愈：踝关节肿胀消失，关节稳定，踝关节活动正常。好转：踝关节疼痛减轻，轻度肿胀或皮下瘀斑，关节欠稳，步行欠力，酸痛。无效：踝关节疼痛无改善，关节不稳定，活动受限（不能行走）。

（2）所伤部位：

踝关节是人体最大的屈戌关节，站立或行走时，全身的重量均落到踝关节之上。由于踝关节的特殊解剖特点，使踝关节扭伤成为骨伤科门诊常见的疾病。踝关节扭伤可不论年龄而发生，以青壮年多见。由于扭伤后踝关节周围肌腱、关节囊及韧带受损并可有不同程度的撕裂，组织间出血、瘀血、水肿，从而导致受伤的踝关节肿胀、疼痛、皮下瘀斑、活动障碍、关节失稳。

（3）传统源流：

踝关节扭伤属中医"筋伤"范畴。祖国医学认为伤筋引起的肿胀、疼痛是由于人体某部受到外力强烈作用，累及气血筋脉，气血运行不畅所致。正如《杂病源流犀烛》所说："跌仆闪挫，卒然身受，气血俱伤也。"《黄帝内经》也有"气伤痛、形伤肿"的论述。筋脉破损，血溢脉外，气血凝滞，流通不畅，故见肿痛；骨为干、筋为刚，筋伤后，刚之不刚，故见活动受限。

4. 药理分析

内服方中，桃红四物汤加乳香、没药、三七、活血莲、朱砂莲，三七活血化瘀，消肿止痛。生地黄、连翘、栀子凉血清热；地鳖虫、螃蟹活血化瘀；牛膝引药下行。大黄、茯苓、猪苓通利大小便。诸药合用，共奏活血化瘀、消肿止痛、舒筋活络之功。

中草药熏洗外敷是一种行之有效的外治法。通过熏洗外敷，可使药物直接作用于受伤的踝关节，使局部的皮肤血管扩张，从而改善局部的血液和淋巴循环，加速新陈代谢，消除局部组织的渗血、水肿及其病理改变，促进组织伤的修复，防止肌肉粘连，预防关节僵硬，从而达到早日康复的目的。

5. 预防与护理

人们在户外室内的行走活动中，要保持头脑清醒，走路要看清路线，绕过障碍物，负重要量力而行，超负荷背挑重物要容易致伤。遇事多加小心，防患于未然。

外伤护理很重要，注意休息，加强营养，不要过早活动，不要在 24 小时内对瘀斑、肿处扎针放血、拔火罐，24 小时后才可实施。进入恢复期要有适度地功能锻炼，以防关节僵直。

参考文献

［1］冯乾. 中药内服外洗治疗踝关节扭伤［J］. 中国实用乡村医生杂志，2008（4）：34－35.

辨证治愈臌胀（肝硬化腹水）

魏长春医案

例一：黄某，男，59 岁。初诊：1978 年 10 月 23 日。主诉：全身浮肿，腹大尿少，反复发作 4 年，近半月加剧。经查，诊断为肝硬化腹水、肝肾综合征。经中西药护肝利尿等，效果不显，腹水逐增，遂请魏老会诊。诊查：腹膨大坚硬起亮光，心悸气急，不能平卧，肢冷尿少便溏，下肢肿胀。脉象沉弦，舌红。

辨证治法：属脾肾阳虚，以致大气不行，水湿泛滥，宜温运三焦。由麻黄附子细辛汤主治：生麻黄6g，附子片12g，细辛5g，桂枝1g，生姜g10，大枣15g，炙甘草10g，党参

12g，茯苓 15g，黄芪 20g，防己 10g，生白术 15g，地骷髅 12g，大小蓟各 30g。另服：益坎散 3g（吞），镇坎散 3g（吞）。共 5 剂后见效，续用上方服 1 个月，尿检：蛋白痕迹，红细胞（＋＋＋），白细胞少数，血检总蛋白 4.9%，白蛋白 3.2%，球蛋白 1.75%。后用防己黄芪汤、六味地黄汤加减调理，好转出院。

[按语] 人身血气贵于流通，一有阻滞，百病丛生，患者浮肿腹大，曾用益气健脾、清热药未效。魏志用《金匮要略》桂甘姜、麻辛附子汤加党参、茯苓运大气、通三焦。大气一转，气血运调，气运水行，肿胀自消。

附：益坎散（活蟾蜍剖腹入砂仁，泥封煅灰）、镇坎散（西瓜、大蒜泥封煅灰）消肿利尿。后用六味地黄汤加黄芪、白术等健脾益肾，巩固疗效。

地骷髅：没有皮肉毛发的尸骨或头骨，可治癫痫。

例二：余某，男，40 岁，患肝病 5 年余，腹膨大如鼓。诊查：脐突、腹露青筋、胸闷气急，腿部疼痛，胃纳尚可，便溏，脉弦，舌红苔白黏腻。辨证为气滞血瘀，肝木克脾土，水湿内停。处方：白茅根 30g，白毛藤（毛和尚、白英）30g，路路通 30g，厚朴、青皮、蒲公英、五灵脂、茜草、鸡内金、玉米须、马鞭草、白术 20g，云苓 10g，车前子 10g，狗脊 10g，附片 10g，泽泻 10g，黄芪 20g，当归 10g，服 10 剂见效，再服 10 剂愈。

[按语] 案中白茅根、白毛藤、路路通、泽泻为自拟消膨利水汤，具有逐伏水、消肿胀、清湿热、退黄疸之效，平和无毒，无伤正之虞，以缓建功。

（选自《中国现代名中医医案精粹》第 2 集，人民卫生出版，2010）

早期消渴病用益气养阴活血法

中医辨证标准：参照《中药新药临床研究指导原则》[1]。气阴两虚：（1）主症：口渴善饮，多食易饥，尿频尿多，形体消瘦，神疲乏力。（2）次症：肢体浮肿，五心烦热，气短懒言，自汗盗汗，便泻或便秘，舌红少津，舌体胖大，苔薄或花剥，脉弦细或细数。血瘀证（兼证）面色黑或晦暗，肌肤甲错或肢体麻木，腰部刺痛，痛处固定，口唇发暗，眼睑发黑，舌淡暗或紫暗，或有瘀斑、瘀点，脉细涩。

处方：四君桃仁二冬汤加味。党参 20g，白术、云苓各 15g，淫羊藿、丹参、黄芪各 30g，麦冬、天冬各 10g，生地黄 20g。兼有湿浊证者加用砂仁 10g（后下），佩兰、陈皮各 10g；兼有水气者加用泽泻、猪苓各 20g；兼有湿热者加用玄参、蒲公英各 20g，叶下珠 30g（草药）。

现代药理研究认为，黄芪、党参能增强免疫功能，减少尿蛋白排出；山茱萸、淫羊藿具有免疫调节、抗氧化、降糖作用；丹参中的丹参酮具有抗炎、抗菌、保护内皮细胞损伤有较强的对抗作用[2]；桃仁具有扩张血管、抗血栓、改善血流变学及微循环作用[3]；红花有明显抑制血凝固作用，可延长凝血酶原的生成时间，降低全血比黏度。诸药合用，共奏益气养阴、化瘀降浊之功。中药对早期消渴安全有效，副作用小，确有辨证论治的价值。

参考文献

[1] 中华人民共和国卫生部. 中药新药临床研究临床指导原则（第一辑）[S]. 1993: 153 – 155, 215 – 218.

[2] 黄承才. 黄芪的药理作用 [J]. 中药新药与临床药理, 1993, 4 (40): 50.

[3] 方永顺. 人参与黄芪配伍免疫作用的药理研究 [J]. 中医药学刊, 2002, 20 (4): 471.

[4] 杜冠华, 张均田. 丹参现代研究概况与进展 [J]. 医药导报, 2004, 23 (6): 355.

[5] 刘春云, 彭代银, 等. 桃仁活血化瘀作用的研究进 [J]. 安徽中医学院学报, 2002, 21 (3): 63.

[6] 龚保文, 纪玉亮, 黄明非. 益气养阴活血联合西药治疗早期糖尿病肾病 60 例临床观察 [J]. 中医杂志, 2012 (12): 1032 – 1050.

活血化瘀法治疗糖尿病

祝湛予教授是我国著名的中医、中西结合临床学家，先随施今墨先生学中医，后东渡日本金泽医科大学习医。20 世纪 70 年代末祝老提出糖尿病血瘀证的观点，80 年代初组织总结了糖尿辨证施治的指标和方药，90 年代初又提出了痰瘀互阻是糖尿病慢性并发症的主要病理机制，为糖尿病的理论创新起到积极推动作用。他所提出的用活血化瘀法为主治疗糖尿病的学术观点，引起了国内外同道的关注。

1. 糖尿病血瘀证的特点和机制

糖尿病患者舌质紫暗，或有瘀斑瘀点或舌下静脉曲张，用活血化瘀治疗能够取效。

糖尿病血瘀证可因为阴虚火旺煎灼津液，血黏成瘀，也由气虚不能帅血而行，血行不畅致瘀，也有阴损及阳，阳虚生寒，寒凝血脉，脉道不利促瘀。在认准病证之后，即根据成瘀的不同原因采取养阴活血、益气活血及温阳活血等不同的治疗原则。

2. 糖尿病的临床症状分型

依据名医施今墨和祝湛予临床经验和体征进行辨证分为 7 型（阴虚型、阴虚火旺型、气阴两虚型、气阴两虚火旺型、阴阳两虚型、阴阳两虚火旺型、血瘀阻滞型），观察发现气阴两虚火旺型最为多见，占 67%；单独阴虚证型仅占 10%；阴阳两虚者占 23%。血瘀证可存在于临床各型之中。

不同证型的代表方剂：阴虚型以一贯煎为主方，气阴两虚型以降糖对为主方（生黄芪、生地黄、苍术、元参、丹参、葛根组成）；阴阳两虚型以桂附八味丸为主方。再根据不同脏腑的火旺加用不同的药物，如心火旺加黄连、黄芩各 10g；胃火旺加知母 10g，石膏 30g；肝火旺加龙胆草 10g，知母 10g；肾火旺加黄柏、知母各 10g，并可随证限定加减。如大渴引饮加天花粉 20g；多食易饥加玉竹 10g；全身瘙痒加白蒺藜 10g、地肤子 20g；腰腿痛加鸡血藤 30g、桑寄生 25g；足跟痛加青黛、木瓜各 10g；眼目昏花加谷精草 15g、菊花 10g；胸痛加川朴、郁金各 10g；胸腹胀满加枳壳、桔梗、杏仁、薤白各 10g；阳痿加仙茅 10g、仙灵脾 10g、阳起石 30g；眼底出血加大小蓟各 10g、三七粉 5g；高血压加夏枯草 10g、紫石英 30g 或三石汤（生石膏、石决明、代赭石各 30g）；胆固醇增高加决明子 30g、首乌 10g；对血糖不降者重用黄芪、生地黄各 30 ~ 50g；渴饮无度加生石膏、天花粉各 30g；易饥多食者加黄连、玉竹各 10g；小便频数加桑螵蛸、覆盆子各 10g；大便秘者加火麻仁 30g、郁李仁 10g，必要时加川大黄 5～10g；腰酸、阳痿加巴戟天、淫羊藿、川续断各 10g；视物模糊加青葙子、菊花各 10g；失眠加远志、炒枣仁各 10g。

3. 痰瘀互阻是糖尿病慢性并发症的主要病理机制

中医学认为糖尿病的发生与先天禀赋不足、后天饮食失调、情志不遂、房劳过度、外感邪毒、药石所伤有关。由于消渴日久，肝肾阴虚，痰瘀互阻，精血不能上乘于目，目无所养，可导致雀盲、白内障，甚至失明（糖尿病眼病）。阴虚燥热，炼液成痰，痰阻经络或蒙蔽心窍而为中风偏枯（糖尿病脑血管病）。痰瘀阻滞，心脉失养，出现胸痹、心痛、心阳暴脱等证（糖尿病心血管病）。瘀血留阻四肢，经络不通则见肢体不温，麻木不仁（糖尿病周围神经病变）；血瘀日久，郁而化热，热毒内壅而成脱疽（糖尿病足）。肾阴不足，阴损及阳，脾肾阳衰，水湿泛滥，成为水肿（糖尿病肾病）；温煦不足，水湿不运，大肠功能失司，导致腹泻便秘交替（糖尿病肠病）。生殖之精匮乏出现阳痿（糖尿病勃起障碍）。

清代唐容川《血证论》言"瘀血既久，亦能化痰"，由此可知痰浊和瘀血互为因果，合而致病；因此，活血祛痰应该是糖尿病及其慢性并发症的主要治法。但要强调辨证施治，弄清痰浊瘀血的成因，以便标本兼治。

中西医结合治疗高龄胆结石

一、辨证分型

气滞型以右胁下或脘腹窜痛、脉弦紧、苔白为主症，多见于胆绞痛发作和发作早期病例；湿热型以右胁或上腹胀痛、寒热往来、目黄身黄、脉弦滑、舌红、苔黄腻为主症，多见于结石并发较重的胆道感染患者；肝胃实热型（简称脓毒型）脘腹剧痛，向右肩背部放射，拒按、腹胀、高热烦躁、脉数或弦数、舌红绛、苔黄燥或有芒刺；脾虚型的主症为右胁隐痛、低热、食少、脉细或沉、舌干苔白或无苔，多见于胆结石伴慢性胆囊炎患者。

二、治疗方法

1. 内服中药　以胆道排石汤为基本方剂加味治疗。处方：柴胡、枳壳、郁金、香附各 12g，金钱草 30g，木香 28g，大黄 15g（后下），槟榔、丹参、太子参各 30g，三七（冲）1.5g。湿热型去太子参，加茵陈 30g、栀子 15g、黄芩 12g。脓毒型去太子参，再加犀角地黄汤合生脉散，并积极做好术前准备。脾虚型加陈皮、半夏、鸡内金各 15g，砂仁 10g，合并有心功能不全者加丹参（重用）、赤芍、降香；合并有慢性支气管炎者加紫菀、枇杷叶、川贝母；有高血压者加龙胆草、生龙牡等。上方每日 1 剂，以空腹服。全部患者均加服胆石通或排石通中成药。

2. 阿托品穴位封闭　为防止呕吐，在服中药煎剂前 15 分钟，于两侧足三里穴每次交替注入阿托品 0.5mg。

湿热型每日用红霉素 1g，5% 碳酸氢钠 1ml，加入 10% 葡萄糖 1000ml 内静滴；每日肌注卡那霉素 2 次，每次 0.5g。脓毒型每日用先锋必 4～6g 加入 10% 葡萄糖 1000ml 内静滴。脾虚型一般不用抗生素。湿热型及脓毒型伴有休克征象者加地塞米松静滴 2～3 天，剂量为 10～20mg/d。

三、讨论

胆结石的病机为气郁、血瘀、湿热。胆为"中精之府"，以通降下行为顺，故"理气活血、清热利湿、通里攻下"为治本病基本法则。上述方剂正是根据这一原则拟定的。所加用的太子参生津补气；丹参、三七活血化瘀；重用的茵陈、金钱草、栀子清热利湿；用槟榔意在加强胆囊收缩，有利于促进结石排出。

老年人肝阴不足，发热不退、口干、舌尖红干、脉细数须加生地黄、石斛、天花粉、茅根、元参等养护阴液之品。

在用非手术疗法过程中，当出现下列情况时，应立即手术：（1）治疗超过 48 小时，症状和体征仍不减轻者；（2）治疗期间症状和体征反而加重，脉搏 >100 次/分，有出现休克趋势者；（3）B 超动态观察，胆囊呈持续性肿大者；（4）有化脓穿孔或结石嵌顿的梗阻性黄疸者。还有如结石直径为 0.5～2cm，反复出现胆绞痛而无心肺功能不良者可首选手术；如胆囊结石直径在 2cm 以上，平素症状轻能耐受者，可用疏肝利胆、健脾和胃的中药治疗，不必手术。处方为：柴胡、木香、郁金、陈皮、半夏、神曲、鸡内金各10g，金钱草、白芍、白术各20g，太子参30g，当归、甘草各15g，睡前温服。1 剂/日，症状消失后每日 1～2 剂。

运用中药补肾法治疗高血压病的功效分析

高血压病病因包含复杂的先天因素与后天因素，两种因素叠加导致高血压病的发生和发展。高血压病属中医"头痛""眩晕"的范畴。

肾气亏虚是高血压的重要病机。《素问·上古天真论》云："女子七岁肾气盛，齿更发长；二七而天癸至，任脉通，太冲脉盛，月事以时下，故有子；……七七任脉虚，太冲脉衰少，天癸竭，精少，肾脏衰，形体皆极。"据此，天癸的耗损是肾气亏虚的重要表现，而此种称为天癸的物质与内分泌激素相关，而且与性激素关系密切。

《素问·阴阳应象大论》还指出："年四十，而阴气自半也，起居衰矣；年五十，体重、耳目不聪明矣；年六十，阴痿，气大衰，九窍不利，下虚上实，涕泣俱出矣。"据上述经文的记述，可以推知高血压的病机为：中老年人随着年龄的增长肾气亏衰，因肝肾同源，肾虚日久肝肾阴液俱亏，肝阳出现偏盛；因情志而肝郁化火，或劳欲无度，或热病伤阴等因素，致肝阳浮越于上，表现眩晕等高血压病症状；病程日久，阴虚损阳，相关器官功能受损，就出现高血压并发症。中医将高血压病分为 4 型，都源于肾气亏虚，本虚标实，当属虚证。肝阳上亢、肝肾阴虚、肾阳虚 3 型加上瘀血阻络型，根源在肾。

现代临床观察发现，高血压病患者的性激素水平有紊乱的现象，雌激素替代疗法是高血压病防治的策略之一。雌激素样活性物质存在于许多中药中，它们在高血压防治中有一定作用。中药雌激素活性物质包含了异黄酮类物质、香豆素类、木脂类、二苯乙烯类等几大类。

雌激素样活性物质（4剂型）的功效分析

1. 理血剂

肾气亏虚不能推动血液在脉道中正常运行出现血瘀。由单味药葛根加工而成的愈风宁心片是应用于高血压病治疗历史较长的药物。葛根能直接扩张血管，有明显降压的作用。

黄芪活血的益脑宁片用于脾肾不足，血脉瘀阻证，黄芪的重要药理成分，以奏活血化瘀之功。方中何首乌、大黄、决明子均具有雌激素样活性。当归、丹参、三七、牛膝、夏枯草、桑寄生也有同样作用。

2. 祛湿剂与祛痰剂

痰湿与风痰关系密切，而风痰上扰可致目眩头晕等高血压病的症状，以熄风化痰为目的的眩晕宁片中菊花有补肾作用；甘草有典型的补肾作用，有多种激素样活性，还能调节血压；化痰降脂的心安宁片有明显的雌激素样活性，方中山楂、珍珠粉、葛根、（制）何首乌均为雌激素样活性较高的中药。

3. 祛风剂

雌激素样活性物质也存在于清肝火、平抑肝阳的黄芩、羚羊角、牛黄、菊花、决明子、罗布麻中，它们都有降压作用。

4. 补益剂

高血压病根源在于肾阴亏虚，六味地黄丸滋补肝肾，临床多用。方中君药熟地黄、利水渗湿的泽泻、清肝泻火兼活血化瘀的牡丹皮均有雌激素样活性。六味地黄丸加上菊花、枸杞治肝阳上亢；加入当归、白芍即得归芍地黄丸，还有养阴降压胶囊中的白芍、夏枯草、槐米、大黄、人参具有雌激素活性。

在滋阳益龄精与首乌丸中的（制）何首乌、川牛膝、怀牛膝、菟丝子、补骨脂除具有雌激素活性之外，还体现中医的"阳中求阴"的法则。又如龟鹿补肾丸中的菟丝子和淫羊藿具有补肾壮阳、降压作用，有"阴中求阳"之功。此方中淫羊藿、菟丝子、（制）何首乌、黄芪等几味药物具有雌激素活性。

健脑补肾丸中鹿茸、狗鞭的壮阳功效与当归、白芍、川牛膝、桂枝、人参的雌激素样活性形成阴阳互根的辩证统一。

"血为气之母，气为血之帅"，气血同补方剂可以有效地增进血液循环，降低血压。如健脑延龄胶囊、生血宝颗粒中有补血药何首乌、熟地黄、白芍，还存在补气的黑豆、黄芪、西洋参。

总之，肝肾阴虚是高血压病的基本病机，高血压病的重要治则就是滋补肝肾，中药雌激素样活性的补肾功效是高血压病治疗方剂，降压作用的补肾功效是高血压病治疗方剂，降压作用的有机组成部分。在各类治则治法的方剂中，补肾功效同中有异，主次有别，现代药理认为雌激素活性与活血化瘀有一定的联系，我期待更多学者不断研究，为提高运用中医药治疗高血压的理论依据做出贡献。

用中药治疗高血压的思考

高血压是经过血压计测定，凡收缩压≥140mmhg，舒张压≥90mmHg，二者具有一项即可确诊高血压。

高血压是中医学"眩晕"的范畴。头晕眼花总称为眩晕。眼睛阵阵发黑者为眩；头时时运转者为晕。眩晕轻者闭目即止，重者如坐舟车之中，旋转不定，以致不能站立；眩晕甚者，多伴有恶心呕吐、汗出等症状。

眩晕多是肝肾二脏的病理变化，由风、痰、虚等因所造成。故有"诸风掉眩，皆属于肝""无痰不作眩""无虚不作眩"的理论。

眩晕的鉴别要点

肝阳、肝火、肝胆湿热的眩晕，其共性的症状是耳鸣、易怒、胁痛。肝阳上亢者兼面潮红、失眠、多梦、肢颤。脉弦多兼浮数。肝火上炎者，面通红兼目赤口苦、心烦、尿赤、脉弦多兼沉滑或沉数。肝胆湿热者，面红赤或红黄。兼头沉胸闷、肢麻、腹胀、脉沉弦数。肾阴虚与肾阳虚所致的眩晕症，均有眩晕、耳鸣、腰膝酸痛。阴虚者，兼五心烦热，舌红，脉细数。阳虚者，兼畏寒肢冷，舌淡，脉沉弱。气虚与血虚所致眩晕者，气虚者兼有气短乏力、自汗、动则晕甚，脉微。血虚者，面白，心悸，站立突然眼前发黑、眩晕欲倒，脉细。瘀血阻窍眩晕头痛，面唇紫暗，舌暗有瘀斑，脉细涩。痰湿中阻眩晕者，以首重如裹、胸闷、恶心、痰多、脉濡缓或沉滑为要点。

辨证用药

高血压的病机为风、火、痰、瘀等实邪，扰乱气血，上冲头目，或肝肾阴虚，水不涵木，阴虚阳亢，治疗应以平肝熄风、滋阴潜阳为主，即叶天士《临证指南医案·眩晕》："必须介类以潜之，柔静以摄之，味取酸收，或佐咸降……则升者伏矣。"

1. 肝阳上亢，方选天麻钩藤饮加减，肝火湿热重者用龙胆泻肝汤。

2. 痰湿中阻，呕吐频作，视物旋转，方选半夏白术天麻汤加减。药用半夏、陈皮、白术、薏苡仁、茯苓、天麻等酌加代赭石、竹茹、生姜、砂仁、白蔻仁、菖蒲。舌红苔黄腻，脉弦滑者，用黄连湿胆汤清化痰热。

3. 气血亏虚，方选归脾汤加减。药用党参、白术、黄芪、当归、熟地黄、龙眼肉、大枣、茯苓、炒扁豆、远志、酸枣仁等。肢冷腹中隐痛，可加桂枝、干姜、巴戟天；唇色淡者加阿胶、紫河车粉。

4. 肾精不足，肾阴虚方选左归饮加减，肾阳虚方选右归饮加减。

5. 瘀血阻窍，方选通窍活血汤加减。药用川芎、赤芍、桃仁、白芷、石菖蒲、红花、当归、地龙、丹参、全蝎、党参、黄芪。或用桃红四物汤加地龙、全蝎。

中药治疗高血压也有一定优势，此用六味地黄汤"壮水之主，以制阳光"，平肝熄风，用珍珠母、石决明、牡蛎、草决明、代赭石、罗布麻、羚羊角、地龙、僵蚕、白附子、蜈蚣、牛黄。（研末服的是地龙每次1~2g，僵蚕每次1.5g，蜈蚣1g，羚羊角0.3~

0.6g，牛黄0.2～0.4g，另外罗布麻平肝用叶片，治水肿用根）

在对高血压用药中，有沈丽、苏哲芝、马玲等在文献中报道：用附子扶阳温肾，以达到降压之目的。然而有蓝森麟、沈丕安、吴伟等则认为：附子辛，大热，有毒，归心、脾、肾经。具有回阳救逆、补火助阳、散寒止痛之效，为回阳救逆第一品。《本草备要》载："附子辛甘有毒，大热纯阳。其性浮而不沉，其用走而不守，通行十二经，无所不至。"从传统中药药性来看，附子味辛能散能行，有散发、行气、行血之功；其性升浮，则有升阳发散之势。肖纯、童益强、王勇华以动物模型方式进一步证明附子在高血压形成过程中起着重要作用。认为附子大热之品，伤精耗血，夺肝肾之阴而致肝肾阴虚，加重肝阳偏亢，在给大鼠灌附子汤后，能造成肝阳上亢证相似的某些特征。故此，附子不适应高血压病的降压治疗。

应用附子要经过严格炮制，但附子中毒的案例时有发生。附子主要毒性成分为乌头碱，纯乌头碱口服0.2mg即可中毒，3～4mg可致死。死亡主要原因为心律失常和呼吸衰竭。乌头碱对中枢神经系统亦有麻醉作用，使肢体不能运动，使血压下降，呼吸抑制，重者心跳、呼吸停止。特别老年体弱、久病多疾之人，排泄功能不全，更易发药毒累积中毒。有医生主张附子先煎、久煎1～3小时，是为了降低附子毒性反应。制附片用开水泡服和久煎附片汤饮毒副反应大不相同。

为了安全有效起见，对于肾阳亏虚或阴阳两虚型高血压的治疗，应在中医传统理论指导下，结合现代医学理论，选用补阳而现代药理研究具有降压的中药，才是恰到好处。如仙茅、淫羊藿、杜仲、巴戟天、青葙子、牡丹皮、夏枯草、车前子、桑寄生、钩藤等，起到平稳降压，改善整体状况，长期服用，不良反应少。

学习郭维琴治疗高血压病的经验

概述

根据高血压的相关症状，属于中医学"眩晕""头痛""痰湿""肝火"等范畴。郭教授认为本病多为忧思恼怒，情志过极，饮食不节，内伤虚损所致。一则气滞化火，肝火上扰；二则气滞化火，日久伤阴，阴虚火旺，上扰清空；三则气滞血瘀，初在经，久入络，发为头晕头痛。

辨证分型

1. 肝火上扰

主证：头晕头痛，烦躁易怒，面色潮红，耳鸣噩梦，口干口苦，溲黄便干，舌红苔薄，脉弦数。治宜泻肝潜阳。方选天麻钩藤饮加减。火热重者用龙胆泻肝汤加减。噩梦多者加生龙骨、生牡蛎、远志、柏子仁以镇静安神；胁胀痛者加川楝子、赤芍、白芍、延胡索以疏肝止痛；便秘者用大黄。

2. 痰湿中阻

主证：眩晕，头重如裹，昏昏沉沉，胸闷腹满，恶心食少，嗜睡，舌苔白腻，脉滑。

方选：半夏白术天麻汤加减。恶心呕吐合旋复代赭汤；纳差加白豆蔻、砂仁、炒莱菔子；头痛昏沉加川芎。

3. 瘀血阻络

主症：头痛伴眩晕，重则跳痛、刺痛难忍，记忆差，口干不欲饮，舌暗淡或有瘀斑，苔薄白，脉弦。方选通窍活血汤加减。头晕者加钩藤、菊花、茺蔚子以平肝活血；舌暗有瘀斑者加土鳖虫、蜈蚣、全蝎以活血祛风。

4. 精血不足，虚风内动

主症：头晕目眩，耳鸣如蝉，肢体麻木，筋惕肉瞤，手抖，五心烦热，舌暗红、苔薄白，脉沉弦或沉细弦。滋阴潜阳通络，方选镇肝熄风汤加减。手抖头摇者加羚羊角粉、石决明；失眠者加珍珠母、夜交藤、生龙齿；肢麻加木瓜、鸡血藤、地龙；五心烦热加鹿角胶、鳖甲、阿胶、当归、青蒿。

5. 肝肾阴虚，肝阳上亢

主症：头晕头痛，视物模糊干涩，耳鸣乏力，盗汗，舌质红、苔薄白或少苔，脉沉细。方选杞菊地黄丸加减。头晕耳鸣者加生龙骨、生牡蛎；五心烦热加知母、地骨皮；记忆力差加龟甲、鹿角胶、杜仲、桑寄生。

6. 脾肾阳虚

主症：头脑昏沉不清，困倦欲睡，疲乏纳差，腹胀便溏，进冷食易腹泻，胃寒肢冷且尿频，时有下肢水肿，舌淡体胖有齿痕，苔白腻，脉沉无力。用真武汤加减。嗜睡加菖蒲、砂仁；乏力腹泻且胀加党参、黄芪、苍术、肉豆蔻、云苓、厚朴；夜尿频、小便不爽者加补骨脂、菟丝子、山茱萸、桑螵蛸、金樱子、小茴香、荔枝核；水肿者加干姜、桂枝、车前子、猪苓、泽泻；头眩昏沉加钩藤、葛根、川芎、丹参以活血升阳。

泌尿系统疾病

小便短黄

小便短黄属内热或湿热内蕴，《黄帝内经》云："小便黄者，小腹中有热也。"不作主证治，只要在处方内酌加滑石、甘草、薏苡仁、赤茯苓、通草之类。若小便黄色深浓，为"黄疸"证候之一，当"皮肤黄色"治。

小便清长

表示内无热象，为下元虚寒之征。可服金匮肾气丸。

小便频数

小便频数，伴口干舌燥，饮不解渴，大便如常者为"上消"证，饮一溲一，甚小便无度，若溲下如膏油者，为"下消"症；上消属肺热，用天花粉散。用天花粉、生地黄、麦冬、葛根、五味子、甘草、粳米加石膏适量。下消属肾阴虚用六味地黄丸加五味子。治消渴不宜苦寒直折，上消也有寒证。《黄帝内经》谓："心移寒于肺为肺消，饮一溲二，死不治。"在下消证中也有阳虚而不滋化源，可用桂附地黄丸主之。

妇人小溲频数，量少窘急，腹胀，多因肝气郁结，不能疏泄，宜舒气微利，用逍遥散加车前子。

小便余沥

小便刺痛不利，称为"淋证"，多由肾膀胱湿热引起。用八正散清利。药用瞿麦、木通、萹蓄、甘草、山栀、车前子、大黄、滑石。小便困难，痛不可忍，尿色黄赤浑浊，挟有沙石，尿后稍松，称为"石淋"，用二神散。海金沙、滑石、木通、麦冬、车前子，加金钱草、鸡内金各30g常服。

排尿困难，小便后又滴沥不禁，常见于忘年肾气虚弱，气化不及，膀胱括约肌无力，用大菟丝子丸。药用：菟丝子、鹿茸、肉桂、山茱萸、川续断、苁蓉、杜仲、防风、补骨脂、荜澄茄、沉香、巴戟、小茴香、川芎、五味子、桑螵蛸、覆盆子。

歌诀：大菟丝丸茸肉桂，覆盆小茴巴戟煨，山萸川断苁蓉脂，澄茄沉香芎桑螵陪，熟地防风杜五味，老年肾虚余沥退。

小便血色红紫，用小蓟饮子合茜根散。药用：小蓟、炒蒲黄、藕节、滑石、木通、生地黄、当归、甘草、山栀、竹叶、茜草、黄芩、阿胶、侧柏叶。

小便刺痛

小便刺痛不利，名为"淋证"，多由肾与膀胱湿热引起。《巢氏病源》上说："肾虚则小便数，膀胱热则水下涩，数而且涩，则淋沥不宣，谓之淋。"尿色多黄，小腹胀急，或兼腰痛，也能引起身热。治宜清利，用八正散。

凡治淋证忌用补法，因气得补而愈胀，血得补而愈涩，热得补而愈盛；治疗忌发汗，恐其动血，故有"治淋忌补忌汗"之说。

小便不利

小便涩滞，仅下点滴，小腹坠胀不舒，称为"小便不利"。有因上焦之气不化的，伴咽干烦躁，呼吸短促等肺热证，用黄芩山栀清肺饮加竹叶、通草；水源枯燥者，加天麦冬、杏仁。有因中焦不气化，伴见身倦、气短用春泽汤（茯苓、白术、猪苓、泽泻、人参、桂枝），若中气下降者加黄芪、升麻。腰酸背痛阳虚者用香茸丸（鹿茸、麝香、附子、肉苁蓉、熟地黄、补骨脂、沉香、当归），兼阴虚者，用滋肾通关丸（知母、黄柏、肉桂）。

小便点滴不通，称为"癃闭"，属严重证候之一。有突然发作的，也有肿胀等引起的，患者欲溺不能排出，小腹胀滞难忍，必须急治。前人治法均以利尿为主，用五苓散加车前子、木通、蟋蟀等。服药后用鸡翎扫喉则吐，使气上升则下焦通利。或用食盐半斤炒热，布包熨小腹；或用大蒜头一枚，生山栀三个，捣烂敷脐上。可针刺中极、膀胱俞、三阴交等穴，皆属对症疗法。

"水肿"和"水膨"等证，均有小便不利，逐渐点滴不通，极易导致昏迷，如果脉象浮大或弦紧而数，舌红少液，可为预后不良。

小便不禁

小便不能控制，称为遗溺，是因膀胱不能约束，多属虚证。治用缩泉丸（益智仁、乌药、桑螵蛸）或巩堤丸、熟地黄、菟丝子、五味子、补骨脂、附子、白术、云芩、韭子、山药、益智仁。

参考文献

[1] 秦伯未. 中医临证备要 [M]. 北京：人民卫生出版社，1986：210.

急性重症胰腺炎

患者姜某，2005 年 3 月 15 日下午突然出现剧烈腹痛，以上腹为主，向背腹部放射，腹胀明显，腹部 CT、MRI 提示胆总管下端多发结石，急性胰腺炎，胆囊有泥砂样结石，结论为急性胆原发性胰腺炎。运用中药清热化湿、活血化瘀、通里攻下、理气止痛的治则。方药：柴胡 10g，郁金 10g，厚朴 10g，莱菔子 15g，枳实、炒黄芩、焦栀子、黄连各 10g，蒲公英 30g，生大黄 15g（后下），玄明粉 10g（冲服），姜半夏 10g，丹参 15g，赤芍、延胡索各 10g，丹参 15g，赤芍 10g，另外可用生大黄、红藤、蒲公英、败酱草各 30g、赤芍 10g，水煎取 200ml 经肛门灌肠。

急性胆囊炎、胆石症

急性胆囊炎

多见于成年人，大肠杆菌为常见病菌，20% 病人伴有胆囊结石，临床可分为单纯性、化脓性及坏疽性三种类型。

诊断要点：

（一）常在饱餐或进油腻食物后发病，右上腹有持续性疼痛，且阵发性加剧，向右肩背部放射。

（二）伴有恶心、呕吐和发热，可伴有寒战及黄疸。

（三）右上腹胆囊区压痛明显，可触及肿大的胆囊，右上腹有局限性腹膜刺激征。

（四）辅助检查

1. 白细胞总数及中性粒细胞均增高。

2. B 超检查显示胆囊增大。

（五）应与胃十二指肠溃疡穿孔、高位急性阑尾炎、胆石症、急性胰腺炎、肝脓肿、右侧胸膜炎和右侧肺炎相鉴别。

治疗：

（一）禁食、输液、解痉、止痛。可用阿托品 0.5mg、度冷丁 50mg 肌注。

（二）感染严重时使用抗生素。

（三）中药对单纯胆囊炎用大柴胡汤加减：柴胡、黄芩、枳壳、木香、半夏、大黄（后下）各10g，郁金、川楝子各12g，白芍15g，茵陈20g。水煎服。对急性化脓性胆囊炎用茵陈蒿汤合大柴胡汤加减：茵陈、金银花、蒲公英各30g，柴胡、黄芩、栀子、延胡索、大黄、芒硝（冲）各10g，郁金15g，煎服。

（四）针灸：足三里、中脘、三阴交、阳陵泉、肝俞、胆俞。有呕吐者加内关，高热者加曲池，强刺激或电针留针30分钟。行耳针治疗可取神门、交感、肝、胆等耳穴。

（五）久治不愈者进行手术摘除胆囊。

由于胆囊或胆管支系感染及蛔虫寄生等使胆汁滞留在胆囊或胆管内，形成结石。

胆石症

诊断要点：

（一）好发于中年人，并伴有上腹痛反复发作病史。

（二）胆囊结石：右上腹绞痛，向右肩背部放射，伴恶心、呕吐、发热、寒战及黄疸，右胁下有压痛或肌紧张，有时可触及肿大的胆囊。

（三）肝内胆管结石：肝脏疼痛较重，有发冷发热，有黄疸或肝脏肿大，并有叩击痛。

（四）胆总管结石：剑突下阵发性剧烈绞痛，且向肩背部放射，体温可达 $39 \sim 40℃$，伴寒战、发热、黄疸、尿赤。胆管支内化脓，形成急性梗阻性胆囊炎，可伴休克。

治疗：

（一）流食或半流质饮食，忌油腻。疼痛剧烈者，口含硝酸甘油片0.3mg，对高热、寒战、黄疸者用抗生素以控制感染。

（二）中药金钱草、郁金、鸡内金、海金沙、枳壳、木香、延胡索、栀子、黄芩、茵陈、连翘、柴胡、白芍、金银花、枳实、芒硝6g（冲服），川楝子、大黄（后下）10g，纳差加焦三仙，呕吐加半夏、竹茹、灶心土、石膏。

参考文献

［1］冉阳.执业医师法与医师素质全书［M］.北京：中国物资出版社，1998：423－425.

硝酸甘油治疗高血压急症疗效观察

高血压急症是指血压在短期显著升高并伴靶器官损害，如高血压脑病、颅内出血、蛛网膜下腔出血、脑梗死、心肌梗死、不稳定性心绞痛、急性左心衰肺水肿、急性主动脉夹层等伴严重高血压（收缩压≥220mmHg、舒张压≥120mmHg），需紧急处理，否则将危及患者的生命。推荐静脉滴注。

降压治疗方法

硝酸甘油注射液 $10 \sim 20$ mg 加入 5% 葡萄糖注射液 $250 \sim 500$ ml 中静脉滴注。从 $10\mu g/$

min 开始，每 5 ~ 20 分钟调整剂量一次。高血压脑病者平均动脉血压 1 小时降低 20% ~ 25%（收缩压不低于 160mmHg、舒张压不低于 100mmHg）；急性左心衰和肺水肿者血压降至接近正常水平范围，48 ~ 72 小时后，逐渐降至正常血压。

静脉滴注硝酸甘油的副作用主要有心动过速、头痛、潮红等，程度大多较轻微，可继续应用，极小数不能接受，改用硝普钠、拉贝洛尔等其他静脉用降压药。

硝普钠注射液 25 ~ 50mg 加入 5% 葡萄糖注射液 250 ~ 500ml，在避光输液瓶中静脉滴注。从 10 ~ 15μg/min 开始，每 5 ~ 10 分钟调整剂量一次。血压 1 小时降低 20% ~ 25%，48 ~ 72 小时后逐渐降至正常水平。

参考文献

[1] 周德杰. 硝酸甘油治疗高血压急症疗效观察 [J]. 中国实用乡村医生杂志，2008，7 (15)：20.

高血压从肝脾肾论治

王永炎教授于 1978 年在国内首次归纳了关于高血压临床辨证的 4 个基本证型[1]，先后为 1996 年和 2002 年的《中药新药临床研究指导原则》所采纳，是临床公认的辨证标准，发挥了重要作用。近年来，在周次清教授"从肝、肾分期论治高血压"专病学术思想[2]的基础上，经过长期、系统实践和大规模、系列化的临床研究，逐步发展和形成了以肝、脾、肾三脏为病机轴心，涵盖高血压的病因辨识、病机演变、证候分期、治法方药的"从肝、脾、肾论治高血压"的应用理论框架。

（一）从肝、脾、肾论高血压的发病病因

1. 先天禀赋与体质因素

中医学的"先天""体质"的病因观得到现代遗传学的证实，高血压等代谢疾病的家庭或群体聚集特征即是对中医这一病因观的科学印证。双亲患有高血压者，其子女禀受先天之精，也具有此种患病倾向。遗传学已揭示原发性高血压是基于多基因的遗传疾病，具有遗传背景的患者占整个高血压病人群的比例为 30% ~ 50%[3]。

高血压的发生与先天禀赋及体质因素密切相关，木旺体质、痰湿体质、阴虚体质密切相关，木旺体质、痰湿体质、阴虚体质是常见的流行因素。

首先，禀于肾阴亏者，津液亏少，形成阴虚体质，易伏内热而成肝阳上亢。其次，禀于木旺体质者，易肝火上炎之妄。肝木旺为易生风致眩。第三，生来痰湿体质者，潜藏着脾虚生痰，清阳不升。以上三种体质的高血压患者，其特点是在青年和中年时期发病，易发人群是伴发肥胖病、糖尿病、高脂血症等症的中青年人，发病均起于五脏中的肝、脾、肾在高血压发病占有举足轻重地位。

2. 饮食失调、劳逸失当与内伤七情

（1）饮食失调：过食肥甘，损伤中州，脾失健运，酿生痰浊，阻遏清阳。《症因脉治·眩晕总论》说："饮食过多，胃纳多脾弱不能运化，停留中脘，有火者则煅炼成痰，无火者则凝结为饮。中州积聚，清阳不升，而为恶心眩晕之症矣。"《素问·五藏生成》

即有"是故多食咸，则脉凝泣而变色"之说。这给过食咸者敲警钟。酒烟成妄，其辛辣之性损伤脾胃，酿湿生热，阻闭清阳，且辛热助阳，可化火生风。

（2）劳逸失当：《黄帝内经》指出："久坐伤肉……久卧伤气。"《奇效良方·脾胃门》也有"逸则气滞"的论述。劳逸失当则肝不得疏泄身之气机，脾不得运化水谷之精微，气机郁滞，痰浊内生。

"饮食失调""劳逸失当"及"内伤七情"为发病因素，基本涵盖了现代的"不良生活方式"，发病者可见于老、中、青各年龄段，2010 版《中国高血压防治指南》[4] 以流行病学证据诠释了上述因素在高血压发病的重要性，从病因与藏象对应关系上分析，仍然是肝、脾、肾三脏发挥了关键的作用。

3. 年老体衰、肾气亏虚

《素问·上古天真论》中关于"女子七七""男子八八"盛衰的描述，概括解释了随着年龄增长，肾气由盛而衰，脏腑形体老化的自然规律。肾主生髓，脑为髓海，若肾精亏虚，则髓海不足，则脑转耳鸣，胫酸眩冒。（《灵枢·海论》）

（二）从肝、脾、肾论治高血压的治法方药

1. 肝失疏泄肝火亢盛证

症状：头痛头胀，眩晕明显，急躁易怒，面红目赤，胁灼痛，舌质红苔黄，脉弦数。治法：疏肝解郁，清肝泻火。方药：柴胡、香附、佛手、夏枯草、栀子、黄芩、牡丹皮、菊花、钩藤。全方以降逆亢盛之肝火，配以疏肝理气、凉血、活血解郁之品。使气机流畅，诸郁得解，火邪得散，眩晕自除。兼有气滞血瘀，可见头痛、胸胁刺痛、固定不移或月经不调，宜加红花、桃仁、丹参；兼有肝火扰心，可见心悸、心烦、失眠、多梦，宜加龙牡、珍珠母、黄连、莲子心；兼有肝风内动，可见剧烈头痛、眩晕、恶心呕吐、颈项强硬、手足抽搐或突然昏倒不省人事，为中风证，宜加羚羊角、钩藤、珍珠母、石决明、夏枯草；兼有肝郁乘脾，可见胁胀作痛，腹胀食少，便溏不爽，或腹痛欲便，泻后痛减，宜加白术、茯苓、半夏；肝胃不和者，加吴茱萸、黄连、瓦楞子、代赭石。

2. 脾失健运

代表证型为痰瘀互结证。证候：头目昏蒙，头重如裹，头痛以刺痛为主，胸闷脘痞，恶心呕吐痰涎，大便不实，或见肢体麻木，心痛胸痹，舌胖苔腻，色紫暗或有斑点，脉弦涩或滑。治用归脾汤加入陈皮、半夏、天南星等祛痰之品。还可以加活血化瘀的桃仁、红花、川芎、赤芍、活血莲（草药）。兼有痰火扰心，可见烦躁不宁，心悸，失眠，宜加黄连、竹茹、枳实、半夏；兼有痰瘀阻络，可见心悸、胸痛、胸闷或如物压，气短喘促，宜加瓜蒌、薤白、乳香、没药、郁金、降香、丹参或见猝然昏倒，半身不遂，口舌歪斜，肢体麻木或手足拘急，宜加菖蒲、郁金、地龙、僵蚕、全蝎。

半夏白术天麻汤主要适用痰湿壅盛之证，其意在化痰祛湿而健脾；归脾汤加味在于健脾益气，化痰祛瘀，两方各显其能，体现治病求本的特色。

3. 肾气亏虚

代表证型为阴阳两虚证。证候：头昏或眩晕，头痛，腰膝酸软，耳鸣耳聋，尿频遗尿，夜尿多，舌质淡，脉虚弱。偏肾阴不足，可见口干、目涩、唇燥、便秘、五心烦热、潮热盗汗，或骨蒸发热，舌质红、少津，少苔或无苔，脉细数；偏肾阳不足，可见畏寒肢冷，面色㿠白，性欲减退，大便稀薄，小便清长，尿频，下肢浮肿，动则气粗，舌淡苔白，脉象沉迟细弱。这类患者宜补阴益阳，化生肾气。可用自拟补肾阴阳汤：生黄芪、当归、女贞子、旱莲草、制何首乌、黄精肉、怀牛膝、桑寄生、川芎、熟地黄、淫羊藿、（炒）杜仲、地龙、附子、山茱萸。

兼有肾虚血瘀，可见面色晦暗，唇甲青紫，肢体麻木、尿浊、血尿、舌质紫暗或有瘀点、瘀斑等，宜加桃仁、红花、泽兰、益母草；虚风内动，手足麻木或震颤，宜加羚羊角、石决明、龙骨、牡蛎、全蝎、蜈蚣；兼有脾肾阳虚者用四神丸加茯苓、泽泻、车前子；兼有心肾阳虚，可见心悸怔忡、气短乏力，动则气喘，宜加茯苓、猪苓、白术、（炮）附子、肉桂、防己、丹参。

最后要提到的是，对血压升高而无"证"可辨的患者，可从"中青年在肝，中老年及肾"的年龄特点结合体质类型，处方用药。这是实践《黄帝内经》"七七""八八"理论。

参考文献

［1］王永安．浅谈中医防治高血压的体会附 100 例疗效观察［J］．山东医药，1978（6）：50 - 52.
［2］周次清．高血压的辨证论治［J］．山东中医学院学报，1980（1）：55 - 59.
［3］杨传华，陆峰，李东娜．构建从肝脾肾论治高血压的论治体系［J］．中医杂志 2012（20）：1726 - 1729.

脑梗死合并高血压用小续命汤

《备急千金要方·卷第八·诸风》谓："小续命汤治卒中风欲死，身体缓急，口目不正，舌强不能言，奄奄忽忽，神情闷乱，诸风服之皆验。"又谓："治中风冒昧，不知痛处，拘急不得转侧，四肢拘急，遗失便利，此与大续命汤同，偏宜产后失血，并老小人方。"小续命汤药用麻黄、桂枝、人参、附子、防己、防风、黄芩、白芍、干姜、川芎、杏仁。

若脑梗死后遗症合并高血压者，可用小续命汤加秦艽 15g，石菖蒲 15g，水蛭 3g，葛根、丹参各 20g，苍术、白术各 10g，体虚者加参芪固本清源。加赤芍、白芍同用，二药伍用，一散一敛，散瘀止痛力强；羌活、独活二药相伍，直通上下，共奏疏风散寒、除湿通痹、温经通阳、祛瘀止痛。

若中风恢复期半身不遂见肢体偏枯不用，肢软无力，面色萎黄，舌质淡紫或有瘀斑，苔薄白，脉细涩或细弱。用补阳还五汤加减。黄芪、桃仁、红花、赤芍、归尾、川芎、地龙、怀牛膝。

若肝阳上亢，用镇肝熄风汤或天麻钩藤饮。

黄疸治疗的思路与方法

一、辨证论治要点

1. 目黄、肤黄、小便黄，其中目睛黄染为本病主要特征。

2. 常伴纳差，恶心呕吐，胁痛腹胀等症状。

3. 常由外感湿热疫毒，内伤酒食不节，或有胁痛、癥积等病史。

黄疸的辨证以阴阳为纲，阳黄以湿热疫毒为主，其中有湿重于热，热重于湿，胆腑郁热与疫毒炽盛不同，阴黄以脾虚寒湿为主。

二、病因病机

黄疸的病因有外感和内伤，外感多属湿热疫毒所致，内伤常与饮食、劳倦、病后有关。黄疸病机关键在于湿。由于湿邪困脾，其升降功能失常，影响肝胆的疏泄，以致胆汁不循常道，渗入血液，溢于肌肤而发生黄疸。湿从热化，湿热发为阳黄；湿和热的偏盛不同，应当有别。若湿热蕴积化毒，疫毒炽盛，深入营血，内陷心肝，可见猝然发黄，神昏谵语，痉厥出血等危重症，为急黄；若湿从寒化，寒湿瘀滞，中阳不振，胆汁为湿邪所阻，则发为阴黄。若黄疸日久，则脾虚血亏，面目肌肤淡晦暗久久不退，即为阴黄脾虚血亏证。

三、黄疸的治疗原则

主要为化湿邪，利小便。化湿可以退黄，如属湿热，当清热化湿，必要时还需急通利腑气，以利湿热下泄；如属寒湿，应于健脾化湿。通过淡渗利湿，阴黄脾虚湿滞者，治以健脾养血，利湿退黄。陈修园云："便短缩，阳水伤，便清利，阴水殃。"是辨证法之一。

四、黄疸与西医病名的关系

可涉及西医学中的肝细胞性黄疸、阻塞性黄疸和溶血性黄疸。临床中的急慢性肝炎、肝硬化、胆囊炎、胆结石、钩端螺旋体病、蚕豆黄及某些消化系统肿瘤疾病，凡出现黄疸者，都参考本病辨证论治。

五、治疗方药

热重于湿证：溲黄便秘，身目俱黄，舌苔黄腻，脉象弦数。茵陈蒿汤加减：茵陈、栀子、大黄、黄柏、连翘、垂盆草、蒲公英、茯苓、滑石、车前草等。

湿重于热证：身目俱黄，黄色不及前者鲜明，头重身困，便溏呕吐恶心，舌苔微黄，脉象濡数。茵陈五苓散合甘露消毒丹加减：藿香、白蔻仁、陈皮、茵陈蒿、车前子、茯苓、薏苡仁、黄芩、连翘、桂枝、泽泻、猪苓。

胆腑郁热证：身目发黄，上腹、右胁胀闷疼痛，口苦咽干，溲黄便秘，苔黄舌红，脉弦滑数。药用大柴胡汤：柴胡、黄芩、半夏、大黄、枳实、郁金、佛手、茵陈蒿、山栀子、白芍、甘草等。

疫毒炽盛（急黄）：发病急骤，黄疸迅速加深，其色如金，皮肤瘙痒，神昏谵语，烦躁，衄血，便血，舌质红绛、苔黄而燥，脉弦滑数。犀角散加减：犀角（用水牛角代替）、黄连、栀子、大黄、板蓝根、生地黄、玄参、牡丹皮、茵陈、土茯苓、滑石、甘草。

阴黄：身目俱黄，黄色晦暗，神疲畏寒，脉沉迟，舌淡苔薄。用茵陈术附汤合黄芪建中汤：茵陈、白术、干姜、茯苓、泽泻、桂枝、当归、白芍、附子、黄芪、猪苓、桂枝、当归等。

黄疸消退后的调治

1. 湿热留恋，余邪未清。方用茵陈四苓散加减。药用茵陈、黄芩、黄柏、茯苓、泽泻、车前子、苍术、苏梗、陈皮。
2. 肝脾不调，疏运失职，用柴胡疏肝散合归芍六君子汤。
3. 气滞血瘀，积块留着，运用逍遥散合鳖甲煎丸。

预防与转归预后

注意饮食清淡，禁食辛辣、油腻、烟酒，适当运动，心情舒畅，或出现斑疹吐衄、神昏痉厥，邪犯心肝，属病情恶化；如出现脉象微弱欲绝，或散乱无根，为正气欲脱，须及时救治。对黄疸病人至少隔离 30～45 天，病人吃过的剩菜倒掉，餐具消毒，防止传染他人。

汪承柏诊治黄疸主张凉血活血法

汪承柏老师诊治黄疸首先明确胆红素在生成、摄取、结合、排泄等代谢过程哪个环节出现问题，从许多细节做出判断，找到黄疸发病机制，确立治疗靶点。他强调黄疸不只是肝脏问题，内分泌、血液、免疫等各个系统器官均可导致黄疸，黄疸只是一个症状，而非一个病。

历代中医治黄疸以《伤寒论》中"诸病黄家，当利其小便，除湿热"为总则，治以茵陈蒿汤加减。然而临床实践汪老师发现，茵陈蒿汤治疗急性黄疸有效率约 80%，治疗慢性黄疸有效率仅为 17.2%，遂另辟蹊径，探索新治法。如重度黄疸者，特别是病程长或肝硬化患者会出现血瘀血热见症，如面色晦暗、蜘蛛痣肝掌、胁肋疼痛、午后低热、舌暗红、舌下络脉曲张等，故汪老师提出瘀热发黄，创用凉血活血治黄疸之法。《医学入门》云："诸黄皆小便不利，唯因瘀发黄小便自利也。"又如有的患者长期服用糖皮质激素致胃阳虚等等，应从宣畅三焦、温化水湿、行气破血、温补肾阳之黄疸系列治法。

黄疸最早影响肝病，最严重的肝外脏器就是脾胃，治肝必配黄芪、茯苓以实其脾气。有肝胆湿热者，在凉血活血的基础上配伍龙胆泻肝汤以协助退黄。赤芍是治疗因瘀血热型胆汁瘀积性肝炎的必用之药，取其苦寒泻肝火，清热凉血，能行血中之滞，扩张胆管，减少血栓素 B_2 合成，促进胆汁排泄，改善肝脏炎症。

若用大剂量行气破血药治疗重度黄疸时，常配黄芪、当归、桑葚、紫草益气补血之品，以防行气破血之品耗气伤血。

中医辨证论治来源望、闻、问、切四诊合参，收集临床资料，综合分析，通过脏腑辨证、气血辨证、三焦辨证等方法，明确黄疸病机，推崇重剂起沉疴，准确认证后应当机立断，重用方药以斩关夺隘，突破传统用药剂量，峻药重剂以疗重病。

黄疸者久病肤黄，枯燥如黄土，多属脾败之证，即《黄帝内经》所谓"色夭"，难治。

茵陈蒿汤：茵陈、山栀、大黄。

茵陈五苓散：茵陈、白术、桂枝、泽泻、茯苓。

茵陈术附汤：茵陈、白术、附子、干姜、甘草。

小建中汤：桂枝、白芍、甘草、饴糖、姜、枣。

地黄茵陈汤治初生儿胎黄。生地黄、茵陈、赤芍、赤茯苓、荆芥、防风、当归、甘草、牛蒡子。

参考文献

[1] 编委会．中医执业医师应试指南及习题集［M］．北京：中医古籍出版社，826－829．

[2] 朱云．汪承柏诊治黄疸思路方法［J］．中医杂志，2012（18）：1546－1547．

浅谈肝硬化腹水的论治特点和主要用药

肝硬化腹水属中医的"臌胀"范畴，病机复杂，病程缠绵，治疗颇为棘手。病因多属肝、脾、肾俱损，肝阴不足，肝郁气滞，脾失健运，气血瘀滞，水湿内停。病情发展到气血亏虚，形成本虚标实。正气虚则邪气盛。因此，在治疗时需遵循标本兼顾，注重扶正祛邪、唯证是从、法随证出、方从法立这一基本原则。

对肝病的认识，西医学则认为有遗传因素、血液传播。

治疗肝病不可忽视精神安慰，饮食调养，生活讲究规律，坚持中西结合，要做到清心寡欲，若恣欲会影响治疗效果，甚至加重病情，出现反病无反药的危症。

（一）用药规律

1. 处方以利水渗湿、疏肝理气、滋补肝肾、活血化瘀类中药为主

王围玮对其父王鸿士的用药规律进行了统计，83味中药中，活血化瘀类12味，72味次，使用频率为14.1%；清热解毒类中药9味，46味次，使用频率为9%；利水渗湿类中药13味，97味次，使用频率为18.9%；滋补肝肾类中药10味，69味次，使用频率为13.5%；泻下类中药8味，33味次，使用频率6.5%；理气类中药12味，64味次，使用频率为12.1%；消食类中药5味，41味次，使用频率为8%；芳香化湿类中药7味，32味次，使用频率为6.3%；化痰类4味，38味次，使用频率7.4%；温里类中药3味，21味次，使用频率为1.4%。

2. 用药的性味、归经特点

从419首方剂中发现，治肝腹水的中药以甘为主，共出现113次，其次为苦味93次，咸味65次，酸味39次，辛味32次；药性以平为主，其出现121次，其次为寒69次，凉58次，温51次，热46次；归经以肝经为主，共103次，脾经89次，胃经79次，肺经56次，心经32次。

3. 十六味常用药

以健脾利湿、疏肝理气、活血化瘀、软坚散结为主。16味中药的平均剂量分别为青

皮、陈皮 6~12g，茵陈 12~30g，郁金 8~12g，厚朴 6~10g，大腹皮 10~15g，薏苡仁
15~30g，鳖甲 10~15g，麻黄 10~25g，穿山甲 5~10g，半边莲 12~20g，丹参 12~25g，
三棱、莪术 5~10g，黄芪 10~60g，白芍 12~20g，猪苓 12~20g。

4. 常用药的剂量平稳

首味黄芪，最大使用剂量60g，平均27.3g；茵陈21.3g；薏苡仁18.8g；丹参17.8g；
猪苓15.5g；白芍14.2g。

（二）论治特点

1. 分步治疗，攻补有序

治疗肝硬腹水一般分两个阶段，首先是消除腹水，减轻痛苦；其次是病后调理，巩固
疗效，防止复发。审证求因、辨证论治是根本。腹水早期体质尚好的患者，如湿热未尽，
以清热利湿为先，滋补肝肾在后，体现先攻后补；肝硬化腹水中期，虽然湿邪仍在，应清
热利湿与健脾益气、滋补肝肾同用，体现攻补兼施；肝硬腹水后期，正虚明显者，应以滋
补肝肾、益气健脾为先，清利湿热在后，体现扶正祛邪。

2. 调气为先，顺性治本

治疗肝硬化腹水，绝非单纯使用利水药所能奏效，当审证求因，分清虚实辨证论治。
他认为，气滞不行是本病发生发展的主要病机，调整气机须以疏气为先，气疏则郁结自
散。气郁日久，血行不畅，必见气滞血瘀症，治疗须活血化瘀，或软坚散结为主，利水为
辅，以消除腹水；肺为水之上源，如肺气闭塞，必须开降，肺气得宣通，方可通调水道，
下输膀胱。病程日久可见气血虚弱或肝肾阴虚，治宜补益气血，或滋补肝肾。肝喜条达，
顺性为之补。在治肝病中善用疏泄解郁之药，使肝气调畅，让生理功能恢复，以利腹水消
退。

3. 治病求本，巩固疗效

腹水清退仅是标证解除，而湿热余邪未清，脏腑失调，气血虚弱的根本尚在，继续治
疗才能巩固疗效。其调理方法有以下几个方面：

（1）清除余邪：腹水消退后，常是肝胆湿热与血热之证并见，以清热利湿、凉血解
毒为主，健脾益气为辅。

（2）调整肝脾：湿热缠绵，饮食伤胃，劳倦伤脾，用疏肝理气合健脾祛湿药，即
"气顺则火自降"。

（3）滋养肝肾，湿热以羁，肝阴耗伤，导致肝肾阴虚，治疗应滋补肝肾，交通心肾。

参考文献

[1] 王围玮. 王鸿士治疗肝硬化腹水经验 [J]. 中医杂志, 2007 (7)：590-591.

自拟骨质增生汤治疗寒湿痹阻

本处方符合肝肾不足、寒湿痹阻证型，症见腰腿疼痛，腰膝酸软，遇寒加重，遇热减
轻，肢体冷痛、困重、麻木，行走困难，肌肉瘦削，舌淡、苔白，脉沉细或弦滑。经 X
线片提示有骨赘（退行性病变骨质增生），属中医"骨痹"的范畴。病机与肝肾亏虚为

本，痰瘀阻滞、风寒湿痹等有关，其特点为本虚标实，瘀痰、风寒湿邪为标。

水煎基本组方：熟地黄 20g，补骨脂 15g，淫羊藿 12g，独活 10g，木瓜 12g，乳香 10g，没药 10g，怀牛膝 12g，威灵仙 15g，皂角刺 10g，延胡索 12g，当归 20g，黄芪 50g，秦艽 15g，另研龟甲 10g、螃蟹 30g、蜈蚣 10 条、土鳖虫 20g、蚂蚁 20g、五香虫 10g 共六味为细末，每服 5g。

药性讨论：本方用当归补血汤加上熟地黄、补骨脂、淫羊藿益肾温阳，填精生髓；桑寄生、续缓急止痛；独活、威灵仙、皂角刺祛风化湿、涤痰通络；乳香、没药、牛膝化瘀消肿止痛，延胡索理气助血行。另用一批虫药，入络搜剔走窜，涤荡络脉之瘀滞。

类风湿关节炎（RA）中医分型及治疗

RA 属中医痹证范畴，痹证因风寒湿邪侵袭，客者除之，故以祛邪通络法为主，而各种痹证感邪偏盛及病理不同，辨证要灵活变通。

（一）RA 中医分型及治疗

1. 肾虚内寒型　补肾祛寒治尫汤加减（焦树德经验方）：白芍、独活、牛膝、知母、苍术、威灵仙、防风、炙甘草、伸筋草、麻黄、松节、续断、熟地黄、补骨脂、淫羊藿、（制）附子、赤芍。

2. 肾虚标热型

补肾清热治尫汤（焦树德经验方）：生地黄、桑寄生、地骨皮、（炒）黄柏、知母、骨碎补、续断、威灵仙、穿山甲、羌活、独活、赤芍、忍冬藤、桂枝、红花、（制）没药、秦艽。

3. 肝肾两虚型

补肾壮筋汤（《伤科补要》）：熟地黄、杜仲、当归、牛膝、山茱萸、茯苓、续断、白芍、青皮、五加皮。

4. 风寒湿痹型

（1）宣痹汤（林如高经验方）：防风、苍术、桂枝、（制）川乌、（制）草乌、络石藤、薏苡仁、当归；（2）《温病条辨》宣痹汤：防己、杏仁、滑石、连翘、栀子、薏苡仁、半夏、蚕沙、赤小豆（皮）；（3）《千金方》独活寄生汤：独活、防风、川芎、牛膝、桑寄生、秦艽、杜仲、当归、茯苓、党参、熟地黄、白芍、细辛、甘草、肉桂；（4）《医学心悟》蠲痹汤：秦艽、羌活、独活、乳香、木香、桂心、川芎、当归、桑枝、甘草、海风藤；（5）五藤方（王和鸣经验方）：青风藤、忍冬藤、海风藤、络石藤、鸡血藤、乌豆、秦艽、防己、黄芩、生地黄、延胡索、甘草；（6）七味通口服液（江苏南星药业）：蚂蚁、青风藤、鸡血藤、鹿衔草、石楠藤、千年健、威灵仙；（7）《杨氏家藏方》蠲痹汤：防风、羌活、当归、生姜、大枣、炙甘草。

5. 痰瘀互结型

《医林改错》身痛逐瘀汤：秦艽、川芎、桃仁、红花、甘草、羌活、没药、五灵脂、香附、牛膝、地龙、当归，合二陈汤：半夏、陈皮、茯苓、炙甘草、乌梅、生姜加减。

（二）治疗 RA 中具有免疫抑制作用的中药

藤类及虫类中药治疗 RA 具有良好的效果，治疗痹证的常用藤类药：雷公藤、黑骨藤、忍冬藤、青风藤、海风藤、络石藤、鸡血藤、天仙藤、石楠藤、黄藤等。虫类药具有搜风通络、驱邪解毒之功。

治疗痹证的常用虫类药：蜂毒、蜂房、蚂蚁、蜈蚣、全蝎、地龙、白花蛇、乌梢蛇、蕲蛇、僵蚕、蚕沙、土鳖虫、穿山甲、蛴螬虫等。

（三）讨论

虫类药富含异体蛋白，过敏体质患者和孕妇禁用[1]。虫药力强专攻，要掌握邪去而不伤正，中病即不可过量、久服。

骨伤科中的藤类药及虫类药多数具有免疫抑制作用（毒副反应），长期服用可导致机体免疫力低下，增加感染、肿瘤骨髓抑制、肝肾毒性等副作用。

根据黄春林、李宏全、周永芹等 15 人的研究报道：临床上治疗 RA 时需慎用具有免疫增强作用的中药，免疫增强作用占主导地位的有人参、黄芪、西洋参、女贞子、灵芝、冬虫夏草等。在用药中要结合现代药理知识，慎用具有免疫促进作用的中药，并且拓宽用药思路。学习善用具有免疫抑制作用的各种藤类及虫类中药，以求达到更佳的临床治疗效果。

参考文献

[1] 刘瑞勇，曾鸿鹄，赵海梅，等. 选择虫类中药治疗类风湿关节炎的中西医结合思路［J］. 时珍国医国药，2010，21（5）：1227－1229.
[2] 黄胜杰，王和鸣. 类风湿关节炎宜慎用免疫促进类中药［J］. 中医杂志，2012（10）：897－899.

痛风要分期治疗

中医的热痹即西医学的痛风，痛风为嘌呤代谢紊乱及（或）尿酸排泄减少所引起的一组异质性疾病。其特点为高尿酸血症，特征为急性关节炎反复发作、痛风石沉积、痛风性慢性关节炎并累及肾脏。

1. 历代医家对痛风的认识

痛风好发于体胖之"盛人"，急性期多表现为关节突发红肿热痛，常以足部第一跖趾关节受累，即所谓"膏粱之变，足生大疔"。先天不足，后天失养，脾失健运，加之过食膏粱厚味，以致湿热内蕴，兼因外感风湿热，或因人素体阳盛阴弱，感邪从阳热化，脏腑积热，热郁为毒，热毒气壅于血脉，湿、热、瘀、毒滞于经络骨节，气血不畅，导致关节局部灼热红肿，痛不可触。《备急千金要方》曰："热毒从脏腑出，攻于手足，手足则焮热、赤、肿、疼痛也。"《素问》曰："热盛则肿。""诸病胕肿，疼酸惊骇，皆属于火。""诸痛痒疮，皆属于心（火）。"元代朱丹溪首先提出痛风名，在《丹溪心法》中指出："痛风者，四肢走痛，方书谓之白虎历节证是也。"《万病回春》方："一切痛风，肢体痛者，痛属火，肿属湿……所以膏粱之人，少食煎炒酒肉。"

热物蒸脏腑，所以患痛风，恶疮痈疽者最多。《类证治裁》云："痛风，痹之一症也，初因风寒湿郁痹阴分，久则化热致痛，至夜更剧。"《金匮翼》则强调："无论是外感六淫之邪，还是内生痰浊瘀血，最终都归结为'毒'，如历节……亦有热毒泣及四肢者，不可不知。"这与现代痛风吻合。

急性期症见突发关节红肿热痛如燎，以四肢小关节为甚，肢体困重，关节活动受限，兼有发热，自汗不解，心烦、口渴不欲饮，便干尿赤，舌质红，苔黄腻或燥，脉滑数。治以清热解毒，利湿去瘀。方选当归拈痛汤合四妙丸加味。方中苦参、茵陈为君，其大苦大寒，退热泄降，荡涤热毒湿浊；金银花、连翘、苍术、土茯苓清热利湿解毒，生地黄、牡丹皮、丹参、牛膝凉血行血，祛血中伏火；佐以秦艽、秦皮性味苦寒以泄热除湿；威灵仙性猛急，盖走而不守，宣通十二经络。诸药共奏清热除湿祛瘀之能事。急性期若伴发热者，可选用清瘟败毒饮加减。关节肿甚者加萆薢、防己、泽泻以利湿消肿；关节局部热甚者加栀子、石膏、知母以泻热解毒；夜间痛甚者加三棱、莪术以逐瘀通络；热毒炽盛伤及阴分者加玄参、麦冬以养阴。

2. 间歇期脾失健运、湿浊内生，治以益气健脾、化湿通利

痛风性关节炎肿痛已消，则进入间歇期。此时当治其本，脾气亏虚为痛风发病之本，脾失健运、湿浊内生为痛风发病的关键，故以益气健脾、化湿通利为大法。

脾主运化食物和运化水液两大生理功能，是整个饮食物代谢过程的中心环节，脾运化食物及运化水液的功能失司，导致嘌呤代谢紊乱和尿酸排泄障碍，发为痛风。

痛风患者有先天不足者，有素体脾虚者，或有年迈体衰者，加之饮食不节（不忌口），过食膏粱厚味，致脾失健运，升清降浊无权，肾乏气化而分清别浊失司，于是水谷不归正化，湿邪随之而生，滞留血中则瘀结为患，正所谓"诸湿肿满，皆属脾"。此外，从经络循环理论分析，痛风好发于足趾关节，恰为足太阳脾经所循；脾健则经络运行畅通，湿浊之邪难以留滞；脾虚则经气不利，邪浊易留滞而发病。

间歇期患者已无明显肿痛，周身无明显不适，表现高尿酸血症，舌淡胖、苔白、脉沉细。此期热毒虽解，但热毒缠绵，当以益气健脾、化湿通利。方选黄芪为君，直入中土而行三焦，内补中气，鼓舞气机，使脾旺而复其运化；臣以参、苓、术补益中州，健脾化湿；苍术、薏苡仁、泽泻疏泄阳明之湿，佐以厚朴、陈皮、枳壳行气，令气畅湿行；莪术破气之血，丹参凉血祛瘀，共奏清血中伏火之功。若关节肿胀已消，关节仍痛者加威灵仙、桑枝以通络止痛；痰浊壅盛者加瓜蒌、决明子以祛痰泄浊去脂；合并肾结石加石韦、海金沙、金钱草以化石通淋。

3. 慢性期痰瘀胶着、虚实夹杂，治以健脾益肾，化浊排毒

慢性痛风性关节炎、痛风石多在起病10年后出现是病程进入慢性期的标志。一方面因痰瘀互结、闭阻经络，深入骨骼则致关节肿胀、疼痛、僵硬、畸形，久之痰浊瘀腐则清流脂浊；另一方面，肾脏受损，致脾肾阳虚，肾虚则气化不利，不能通调水道、分清泌浊，致浊毒瘀积（曾有人用放血疗法治痛风，肿处流出淡红带黄的浊水，其痛大减），另外，痛风患者常伴发高血压、高血脂、动脉硬化、冠心病和糖尿病等，使病情加重，缠绵难愈。

因此，慢性痛风性关节炎虚实夹杂，当以扶正祛邪，标本兼治。方选四君子汤合肾气

丸，药用党参、白术、云苓、甘草、熟地黄、山茱萸、山药、泽泻、牡丹皮、附子、桂枝。配金银花、连翘、土茯苓解久郁热毒，白芥子、夏枯草化痰散结，三棱、莪术逐瘀通络。关节痛甚加全蝎、蜈蚣以搜剔窜透，使浊去凝开，气通血和而经络通畅；关节畸形加伸筋草、木瓜以舒筋通络；下肢肿甚加猪苓、大腹皮以利水消肿；心脉痹阻、胸闷心悸者，可加丹参、红花以祛痛通络。

4. 验案举隅

张某某，男，67 岁，2012 年 5 月 11 日初诊。患者双足、双手多关节及左膝、右肘关节红肿热痛，痛不可触，伴发热，体温 38.5℃，便秘，双手、双足多处痛风石形成，舌红、苔黄厚，脉滑数。既往痛风 20 余年，糖尿病 7 年，长期饮酒，每日约 500ml。此乃热毒炽盛、气血两燔证，给清瘟败毒饮原方，水煎，每日 1 剂，服 3 天后，关节肿痛减轻，发热退。继服 1 周，好转出院。

清瘟败毒饮

出自《疫疹一得·疫疹诸方》，"治一切火热……不论始终，以此为主，此十二经泻火之药也。"该方由白虎汤、犀角地黄汤和黄连解毒汤组成。方中以石膏直入胃经，敷布十二经络退其淫热。佐以黄连、水牛角、黄芩泻心、肺火于上焦；牡丹皮、栀子、赤芍泻肝火；连翘、玄参清浮游之火；生地黄、知母抑阳扶阴，有泻火滋阴之力；桔梗、竹叶载药上行；甘草调和诸药。方中"重用石膏，大清胃热，解肌热；体沉而降，则泻实热，杀炎势，非石膏不足以取效耳"。还有"重用石膏，先平黄甚者，而诸经之火自无不平矣"。此患者系痛风老病号，治当扶正祛邪，健脾益肾，化浊排毒，但入院时以关节红肿热痛、发热、便秘、舌红苔黄脉滑数而不沉细，故投清瘟败毒饮以清气凉血，泻火解毒，获良效矣。因此，临床要急则治标，缓则治本，灵活变通。

参考文献

［1］刘宝潇. 谢兴华分期治疗痛风性关节炎经验［J］. 中医杂志，2012（21）：1874－1875.

痛风该怎么治才对

痛风是一组嘌呤代谢紊乱所致的疾病，其临床特点为高尿酸血症伴痛风性急性关节炎和关节畸形，常累及肾脏引起慢性间质性肾炎和尿酸肾结石形成。发作时以关节疼痛为主，皮肤发红发肿，来势快，疼痛剧烈，消失也快为临床表现。

1. 似风非风，责诸浊毒瘀滞

"痛风"，在祖国医学中亦有相同病名，如朱丹溪《格致余论》就列"痛风论"专篇，并设有上中下通用痛风方。不过，中医所言痛风，大抵指风寒湿乘虚侵袭，经络痹阻，气血凝滞而致的肢体、关节疼痛、酸痛、麻木，重者及活动障碍为主要表现的病证，实为"痹证"之别名，如《张氏医通》云："痛风一证，《灵枢》谓之贼风。"《素问》谓之痹，《金匮》名曰历节，后世更名为"白虎历节"，它与现代医学中所讲的主要以尿酸过高有关的痛风，非属一病，也许是中西医两个概念上的混淆而已。

朱良春先生认为，痛风患者多随年龄增长而发生，多有阳性家庭史；其人形体丰腴，平素嗜酒，善食肥甘厚味；关节发病夜半居多，主要位于下肢末端，日久可见痛风结节或溃流脂浊，或伴"淋证"腰痛尿血，甚至"关格"尿闭频呕等，指出：痛风乃浊毒瘀滞使然也，名为风而实非风，是因浊毒滞留血中，不得泄利，始轻渐重，或偶逢外邪相合，则瘀结为害，或闭阻经络突发骨节剧痛，或兼夹凝痰变生痛风结节，久之，痰浊瘀腐则见溃流脂浊，痰瘀胶固以致僵肿畸形。由郁闭之邪最易化热，其症兼有热象，煎熬尿液，可见石淋尿血；浊毒久稽，损伤脾肾，寒热杂错，壅塞三焦，而有"关格"险恶之症。

2. 守法权变，重用土茯苓、萆薢

痛风诊断一经明确，治疗便宜恪守泄化浊瘀这一大法。在此基础上，审证求因加减用药，使浊瘀逐渐泄化，血尿酸持续不降者每获佳效。

临床上，朱老常用土茯苓、萆薢、生薏苡仁、泽兰、泽泻、全当归、桃仁、红花、丹参等为基础方，方中常加入祛风通络之品，如豨莶草、徐长卿、威灵仙、老鹳草、鸡血藤、乌梢蛇、广地龙等，盖风药可胜湿浊，通络能利瘀化，况且痛风每有骨节痹痛也。湿浊重者，加苍术、蚕沙、车前子；血瘀甚者加赤芍、地鳖虫、丹参；湿浊蕴热者，配以二妙丸、汉防己、秦艽；痹甚痛剧者，配以全蝎、蜈蚣、炒延胡索；若兼夹凝痰，见关节漫肿，结节质软，加僵蚕、白芥子、陈胆星等化痰之品。若见关节变形（即僵肿畸形），结节质硬，则加炮山甲、蛴螬虫、僵蚕、蜂房等破结开瘀，消痰软坚，或辅以骨碎补、熟地黄、补骨脂、肉苁蓉等补肾健骨、填益精髓，一般对痛风慢性期或间歇期维持治疗，可以奏效。倘遇痛风急性发作，应加大土茯苓30～120g，萆薢15～45g剂量，并加入大量虫蚁搜剔、蠲痹定痛之品；证候属热者加石膏、生地黄、知母、虎杖、忍冬藤、水牛角、萆草等清热通络之品；若见寒象者，选制川乌、草乌、制附子、桂枝、细辛、仙灵脾、大熟地等以温经散寒。至于痛风伴尿路结石或痛风性肾病的治疗，则用通淋化石法，兼益气补肾。特别是土茯苓、萆薢二味是每方重用必用之药，既能降低血尿酸水平，又可解除骨节肿痛。此外，要重视饮食、生活、精神对痛风的影响，忌酒戒烟，免进高嘌呤食物，如动物内脏、蛤蟹海味，忌啤酒，并多饮水。

参考文献

[1] 姚祖培，陈建新. 朱良春治疗痛风的经验 [J]. 中医杂志，1989（3）：16－17.

当热痹治疗髋关节肿痛

髋关节疼痛多发生在中老年人身上，多数患者为股骨头缺血性坏死，也有坐骨神经原因引起，大多为气血失养，风寒湿乘虚而入，是中医"痹证"的范畴。在临床中也可偶见"热痛"，所致髋关节部位肿胀，局部疼痛，难以站立的病例，现报告于下。

黄某某，女，56岁，主因左髋部痛1天，于2011年10月6日由轮椅推入诊室。患者在街上散步约1小时后自觉左髋部疼痛，左下肢活动时加重，后觉左髋部周围肿胀疼痛难支。速送医院急诊科，查：体温 37.8℃，白细胞 $10.1 \times 10^9/L$，中性粒细胞 0.7，血生化未见异常，血沉、C 反应蛋白均正常，类风湿因子（ - ），左髋关节 CT 示：左髋关节周围，关节囊积液，关节退行性病变，关节间隙内可见游离体 1 枚，约 $1.0cm \times 0.8cm$；不排除圆韧带损伤和滑膜异常。患者因惧怕手术，求中医诊疗。诊断：热痹（痰热阻络，经络瘀滞）。用本方连服 10 剂愈。处方：桃仁 10g，红花 10g，当归 10g，白芍 10g，赤芍 10g，川芎 15g，生地黄 20g，苏木 10g，青皮 10g，陈皮 10g，泽泻 10g，金银花 10g，忍冬藤 30g，瓜蒌 30g，白花蛇舌草 30g，红藤 30g，败酱草 30g，连翘 20g，炮山甲 3g（研末冲服）。

讨论

本例"热痹"，病因多为火热之邪留滞关节；或风寒湿缠绵日久，化热入里；或素体阳亢，复感外邪，痹阻经脉。外科病"情势虽出于外，而受病之源实在于内"，治则应"攘外必先安内"，对热痹治疗不外乎清热通络置于组方的核心，祛痰通经须贯穿证治的始终。患者舌暗苔薄，脉弦滑数，邪实也，故以金银花、连翘、白花蛇舌草、忍冬藤、瓜蒌清热通络消肿；桃仁、当归、红花、川芎、苏木、赤芍、穿山甲祛痰通经止痛；妙在青皮、陈皮、泽泻行气利水；则血瘀可散，肿痛易消；黄芩、柴胡、川楝子疏肝消热以助安眠，红藤、败酱草以清热解毒。

参考文献

[1] 王伟明，王磊，彭越，等．彭建中辨治髋关节游离体验案 1 例［J］．中医杂志，2012（12）：1078.

阳和汤治房后痛

入房后乘凉致痛痹医案

王某，年计二十四，入房后乘凉露宿，因内伤肾真阴未复，外贪夜爽风袭，周身疼痛不能转侧。前医投独活寄生汤无效。脉浮紧而涩，沉取无力，按浮为风，紧为寒，涩为精液耗伤。风寒交搏，经络不和，肌肉不仁，乃致痛彻骨髓。此症属痛痹的变异，非寻他途不可，是了解病证起因一得也。张医用大剂阳和汤救治，于填补精髓中兼通经络。

大熟地一两，炙甘草一钱，白芥子二钱，麻黄一钱，鹿角胶三钱，安南桂一钱，干姜一钱。上方得汗痛减，再服一剂，痛减半，第三剂去麻黄加虎骨五钱（可用豹骨或狗骨代），第四剂去白芥子加狗脊、杜仲各四钱，连服三剂痊愈（《菊人医活》）。

按：这种病例治愈成功在于问及起病原因和切得涩脉。在临床中这种患者确实不在少数，往往被医者忽视和患者缺少保养知识。

二乌马钱开痹汤治疗风湿性、类风湿关节炎

（一）临床表现

临床上以急、慢性四肢肿胀、疼痛、麻木、关节活动不便或反复发作为主要表现，可因劳累或感风、寒、湿邪或用力不当，过度负重，闪扭等导致症状加重。病情常呈进行性发展。有坐卧不宁等症状，影响日常生活，更有甚者丧失劳动力者。

（二）治疗方法

以内服二乌马钱开痹汤加减为主，部分结合按摩、针灸、理疗等。基础处方：制川乌、制草乌各 6g，制马钱子（研末冲服）0.3g，熟地黄 20g，当归 15g，白芍 10g，赤芍 10g，川芎 10g，刺五加皮 15g，黄芪 30g。加味与合成：上肢用桂枝，下肢用牛膝、独活；全身痛加羌活、细辛；偏湿加苍术 15g、薏苡仁 30g；偏热加二妙散丹皮、秦艽；痰瘀偏重加白芥子 10g、胆南星 6g、天竺黄 6g、丹参 20g、红花 10g 以化痰行瘀，蠲痹通络；疼痛较甚者加穿山甲 10g（研末冲服）、全蝎、地龙各 10g，延胡索、乳香、没药、土鳖虫各 10g，蜈蚣 2 条，搜剔络道，通络止痛。肝肾阴虚兼寒湿者可由基础方合独活寄生汤，加入枸杞、山茱萸各 20g。以上方剂水煎服，7 天为 1 疗程。

（三）用药注意事项

1. 川乌、草乌、马钱子都是有毒之品，应严格按药典规定的剂量使用。不超过剂量，会收到良好的效果。川乌、草乌应久煎达 30 分钟以上。马钱子应严格炮制（去毛用油炸或煅），入药用细末冲服不超过 0.3g，中病即止。若发现有唇舌、手足麻木、口中流涎、恶心、心悸、心慌、脉迟等症状，应立即停服。

2. 重视脾胃功能，增强体质，加强营养，以气血充盈，有利早日康复。

3. 凡冷痛可配合火罐、热敷、针灸。

治疗男性乳腺增生医案

何某，男，50 岁，四川省绵阳市人。患者于 1982 年 5 月 9 日发现左侧乳头内陷，乳头下有一核桃大肿块，能推动，无疼痛感。11 日某医院摄片，诊断为男性乳腺癌。当日下午赴成都，某医院病理科门诊检查均认为是乳腺癌。5 月 20 日收入院，25 日手术，活检结果为良性，乃改诊为"男性乳腺增生病"。返绵阳后，至 8 月中旬，右侧乳头又出现核桃大的肿块，某医院诊断为"右侧乳腺小叶增生"，建议试服中药。在当地前后用疏肝理气、活血化瘀、软坚散结中药 20 余剂，无明显效果，于是来信求余处方。药用柴胡、香附、枳壳、桔梗、丹参、荔枝核、橘核、蒺藜、青皮、牡蛎、夏枯草、川楝子、赤芍等，服 20 剂，仍无效，又来信商榷。分析病情认为：（1）乳房为足厥阴肝经脉所过之处，故乳头疾患，从肝考虑，用常法疏肝理气久服无效，据年届五十，可考虑冲任失调。（2）冲任隶于肝肾，以补肝肾为大法。（3）结块久结不散，无红灼疼痛，则属阴寒，非

温通无以祛寒散结。此外，还考虑到结聚之处，气血不行，易于留疾停瘀。综上分析拟方如下：熟地黄30g，老鹿角6g（研粉，分2次冲服），炮干姜6g，麻黄3g，肉桂4g，当归10g，丹参12g，淫羊藿12g，炒（白芥子）10g，法半夏10g，青皮、陈皮各6g，甘草3g，上方服15剂，乳房肿块开始缩小，坚持服至26剂，即完全消散。多次检查，未见复发。

此王洪绪阳和汤加味方。重用熟地黄，加以当归、淫羊藿温养冲任，炮干姜、肉桂、麻黄温阳散寒，半夏、白芥子化痰散结，青陈皮、丹参调理气血。王洪绪原方用鹿胶今改为老鹿角，则兼取其活血攻坚之长。

附注：老鹿角甚坚硬，很难研粉，加以羊脂或其他动物油涤于鹿角片上，置火上反复翻烤，即易研粉。（《读书析疑与临证得失》）

（选自《百百选方治验实录》，人民卫生出版社2011年版，系何绍奇处方）

加味参苓白术散治疗化疗后白细胞下降

化疗是治疗妇科恶性肿瘤的常用方法，化疗后白细胞出现减少，其主要原因为化疗药物产生骨髓抑制作用，此外，因化疗药物刺激胃肠道，使其食欲减退，恶心呕吐，食物中的营养物质难以吸收和利用，导致脾胃虚弱，也是白细胞减少的原因之一[1,2]。中医认为白细胞减少属"血虚""虚劳"等症的范畴，其因为气阴两虚、肝脾肾气俱虚；依据"肾主骨生髓""脾为后天之本，气血生化之源"之理论，应以健脾、补肾为主要治则，脾气旺，气血生，肾精充盈，骨髓得养[3]。参苓白术散加山药15g、白扁豆12g、莲子肉9g、薏苡仁9g、砂仁6g、桔梗6g、甘草9g，共10味药味组成，主治脾胃虚弱、饮食不化、四肢乏力、形体消瘦之脾虚湿盛证。在本方的基础上加用黄芪30g、熟地黄20g、紫河车10g、鸡内金15g等四味中药，诸药合用，共奏益气健脾、渗湿止泻、滋补肝肾之功效。

参考文献

[1] 曲岭. 参苓白术散加减治疗白细胞减少症63例 [J]. 中国中医急症2007，9 (11)：1246 – 1247.
[2] 李红，李向波，唐尚有. 参苓白术散加减治疗慢性结肠炎临床体会 [J]. 长春中医药大学学报，2009，8 (9)：158 –159.
[3] 韩海荣，宋观礼，胡申. 参苓白术散对大黄引起的脾虚泄泻作用机制的研究 [J]. 现代中西医结合杂志，2008 (1)：296 –297.
[4] 王惠. 择时服用参苓白术散治疗脾虚泄泻 [J]. 中医杂志，2000 (41)：187 – 188.

糖尿病坏疽（脱疽）病例

例1　患者周某，女，58岁。病史：患糖尿病数年，近年来病情加重，口渴引饮，食量不多，肢体消瘦，虚热心烦，两脚浮肿，行走困难，右脚五趾末端均有溃疡，左足二、三趾及小趾已干枯坏死。

诊查：血糖 260mg，尿糖（＋＋＋＋），血象：白细胞总数 11800/mm³，中性 78%。脉象濡弱，苔少而质红。便溏，溲浊。

辨证：糖尿病性坏疽。

治则：养阴清热，专以扶正固本。用生脉散、杞菊地黄丸合大补阴丸化裁。

处方：沙参、麦冬、五味子、玉米须、知母、黄柏、牡丹皮、天花粉、玄参、蝉蜕、薏苡仁、枸杞、菊花、茵陈、滑石、甘草、生地、金银花、山药连服 10 剂，病情好转。后服八珍汤，兼服金匮肾气丸半年告愈。

例2 李某，男，67 岁。初诊诉及病史：因脱疽住院，素有糖尿病病史。多饮善饥，尿多。诊查：右脚背红肿，右足第四趾坏死，根部溃疡向足背发展，紫黑色呈条状，块约 2cm×5cm。患腿肿胀按之凹陷，脉滑数，舌苔白腻，舌边有瘀血斑。查血糖 230mg，尿糖（＋＋＋），血象：白细胞总数 15600/mm³，中性 87%。辨证为阴虚火旺兼有湿热下注。治法：先清热，用茵陈赤小豆汤加减药用。茵陈 20g，赤小豆 15g，薏苡仁 30g，泽泻、黄柏、苍术各 10g，苦参 12g，栀子 10g，金银花、蒲公英各 30g，佩兰 10g，滑石 60g，甘草 5g。后长服知柏地黄丸和金匮肾气丸加金银花、紫花地丁。外用紫草膏纱布合生肌玉红膏交替换药。共住院 3 个月出院。

按语：糖尿病性坏疽属中医的"脱疽"范畴。本文所列病例主要是肾阴虚，不能抑火。如《疡科心得集》说"有先渴而后患者，也有先患而后渴者"，皆肾水亏涸，不能制火也。又如《医宗金鉴·外科心法要诀》云："盖手足十指乃脏腑枝干，未发疽之先，烦躁发热，颇类消渴，日久始发。"这都阐述了本病为湿性坏疽，因肾功能失调，故水湿泛滥，多为湿性。故治疗先清热利湿治其标，后滋补肾阴固本，取效甚佳。

（选自《中国现代名中医医案精粹》第 1 集，《李廷来医案》，人民卫生出版社 2010 版）

老年痴呆症从络病论治

老年痴呆症是老年期常见的一种大脑功能慢性退行性疾病。以进行性远近记忆力障碍等精神意识障碍为主要特征。现代医学中的"脑萎缩"就在其中，属中医的"呆病""神呆""健忘（喜忘）"等范畴。

关于"喜忘"发生的原因，张仲景自注道："所以然者，本有久瘀血，故令喜忘。"柯琴所云："瘀血是病根，喜忘是病情。"《金匮要略·血痹虚劳病脉证并治》曰："五劳虚极羸瘦，腹满不能饮食，食伤、忧伤、饮伤、房室伤、饥伤、劳伤，经络营卫气血伤，内有干血。"可见五劳七伤均可导致瘀血内积，可见形成瘀血是多方面的。叶天士认为："初病在经在气，久则伤血入络。""大凡经主气，络主血，久病血瘀。"王清任亦云："久病入络为瘀。"七情六淫、劳逸过度、房劳、久病均可能形成瘀血。瘀血必兼气滞，气滞血瘀可导致络脉瘀阻。阻于心络，则胸痹心痛；阻于肝络，则为胁痛；阻于脑络，则健忘痴呆。若瘀血痹阻脑络，脑气与脏气不接，气血难以上注，日久则精枯脑萎，导致神机失用而出现"喜忘"，乃至呆傻愚笨等一系列临床表现。

治疗老年痴呆症，应本着"络以通为用"的原则，涤除瘀邪，疏通络道，瘀去络通百病可向愈。又因"久病入络"具有胶着痼结之特点，寻常草本之品难以见效，必须借助虫蚁入络搜剔络内久踞之邪，使"血无凝著，气可宣通"，方选抵当丸。抵当丸汤中除有峻下热结、荡涤肠胃之大黄，活血润燥、攻下破瘀之桃仁外，尚有水蛭、虻虫二味虫药，是张仲景为"络病"而专设，用于瘀血痹阻脑络之"喜忘"，甚为得当。

　　实验研究证实，虫类药物可明显降低血液黏度，减少血小板聚集，提高红细胞变形能力，降低纤维蛋白原水平，从而改善微循环，增加脑血流量，改善脑供血，为神经细胞的功能恢复提供条件。颜德馨等治疗老年性痴呆，喜用水蛭，辅以川芎、通天草，疗效颇佳。谢海洲自拟四虫饮（水蛭、土鳖虫、全蝎、地龙）为基础方剂，治疗老年性痴呆脑络瘀阻者，效果良好。张觉人用水蛭、全蝎、蜈蚣等加入补阳还五汤合菖蒲郁金汤中能显著提高老年脑血管性痴呆症的治疗效果。

参考文献

[1] 颜德馨，吕立言. 老年性痴呆与瘀血的关系 [J]. 辽宁中医杂志，1991，18（8）：37–38.

[2] 从《伤寒论》抵当汤谈老年痴呆症从络病论治 [J]. 中医杂志，2007（7）：657–659.

自拟首乌参芎丸治疗老年痴呆症

　　该丸药由六味地黄汤合四君子汤加味而成，对老年因年迈所致生理机能衰弱而致的痴呆症有一定疗效。

药方组成

　　（制）何首乌100g，党参100g，川芎50g，熟地黄100g，牡丹皮30g，泽泻30g，白茯苓30g，山药100g，山茱萸50g，炒白术50g，甘草30g，石菖蒲30g，五味子50g，麦冬50g，生山楂50g，丹参50g，酸枣仁50g，远志30g，红景天100g，紫河车2具。共为细末，用蜜糖为丸，每服约20g，1日3次。在无重感冒和其他重病的情况下空腹温开水服下。

讨论

　　首乌参芎丸中六味地黄丸六药合用，三补三泻，以补为主，补药用量重于泻药，具有益肝肾，消除腰酸头晕耳鸣、盗汗潮热遗精症状、保护肝脏、改善心血管、抗衰老的作用。酸枣仁养血补肝，宁心安神。四君子汤为益气健脾首选方，何首乌具有降血脂、益智、抗衰老作用，补血乌发，填精补髓、生用润肠通便，解毒消痈。能促进红细胞的新生和发育。紫河车为血肉有情之物，味甘、咸，性温，有补气血的功能，治诸虚劳损，如吐血、咯血、喘咳、骨蒸等症。石菖蒲有开窍宁神、化湿和胃的功效。风寒湿痹和因邪秽所闭塞的耳聋不聪可用。红景天活血止血，清肺止咳，有增强免疫功能作用。五味子敛肺滋肾，生津敛汗，涩精止泻，宁心安神，党参、麦冬有强心作用。以上诸药相合，共奏补肾益气活血、健脑益智抗呆之效，使患者认知能力得到改善。

血府逐瘀汤治验选录

1. 颜德馨治疗厥证医案

赵某，女，40岁，阵发厥症频作六载，发作精神恍惚无主，有濒死之感，血压骤升。遍用镇静药及中药补益，均无效。于1988年10月6日请余会诊。症见眼眶周色素沉着，口唇青紫，脉细涩，舌紫苔薄。与王清任所云脑气与脏气不接者吻合，取血府逐瘀汤去牛膝，加失笑散、郁金。服14剂厥停，原方加葛根、紫贝齿调治宿疾得愈。（《颜德馨诊治疑难病秘笈》）

2. 范文甫论疗不寐医案

己亥仲秋，徐某来沪来诊，据述经营商业官事，早晚不测，日夜操心，久酿失眠，终夜不安。西药可取效数时，过后病加厉，经多医无效。今视徐君，面色而神采飞扬，谈笑自若，双目隐现红丝，舌胖，脉两关弦长。徐曰：前医用归脾、补心安神之剂罔效。今诊断为形气、脉气有余。吾令甘条达，以致和平，用血府逐瘀汤去桔梗加三七9g，日一剂，服后泰然返沪。（《近代名医学术经验选编·范文甫专辑》）

3. 刘渡舟治疗骶骨骨裂医案

何某，女，26岁。1993年9月15日初诊，4月前因路滑跌倒在地，伤及尻尾。X光提示为骶骨骨裂。现尾骨疼痛不敢入座，行走疼痛加重，甚则坐卧不宁。伴见月经量少，小腿发凉，两腿沉困。视重点在于舌质紫黯，边有瘀点，脉弦细而涩。诊断为血瘀气滞，不通则痛。处方为血府逐瘀汤：当归20g，生地黄15g，赤芍15g，川芎10g，桃仁（冲）15g，红花10g，枳壳10g，桔梗10g，柴胡15g，牛膝10g，炙甘草9g。服7剂后，痛大减，舌质正常，瘀去气滞在。换用"通气散"理气散结止痛。木香10g，沉香5g，延胡索10g，炙甘草5g，小茴香10g，橘核10g，荔枝核10g，牵牛子6g，当归12g，红花5g，鹿角霜10g，丝瓜络10g，天仙藤20g。服该方10剂愈。（《刘渡舟临症验案精选》）

肾衰方治疗慢性肾功能衰竭

肾衰方是根据慢性肾功能衰竭设置的有效方剂，主旨在于温养脾肾之阳，补气健脾，运化水湿，清除浊毒。方中黄芪补气振奋机体功能；（制）附子、淫羊藿温阳，恢复肾脏气化行水之功；白术健脾除湿，使脾能运化水湿；配茯苓淡渗利水，通调水道，使水湿从小便而去；宗"六腑以通为用"之旨，取大黄疾行善走之力，以荡涤阴霾之气，大黄还有活血化瘀之力。还用有八珍汤气血双补配合上药水煎服，实有良效。

处方：黄芪、（制）附子、淫羊藿、大黄、当归、白芍、川芎、生熟地黄、白术、党参、玉参、云苓、甘草、丹参、地龙、倒扣草（牛大黄）、蚕沙、乌贼骨、巴戟天、土茯苓、积雪草（连线草、铜钱草）。

自拟芪淫术苓汤治疗慢性肾功能衰竭

慢性肾功能衰竭是由于多种原发或继发的慢性肾脏疾病发展到晚期，肾功能受到严重损害而出现的一种常见的临床危重综合征，尿毒症的发病率为 $100 \sim 150/100$ 万。

自拟芪淫术苓汤：黄芪、（制）附子、淫羊藿、大黄、当归、川芎、丹参、白术、茯苓、枸杞、山茱萸、丹参、蚂蚁。

讨论

慢性肾功能衰竭，其病程缠绵，久治难愈，导致脾肾功能严重受损，肾失气化开阖之职，脾失水道通调之能，以致升降失调，当泄不泄，当藏不藏，水湿内蕴，日久化浊，浊腐成毒，毒滞成瘀，从而形成浊、毒、瘀、虚的病理特点。

芪淫肾衰方主旨在于温养脾肾之阳，补气健脾，运化水湿，清除浊毒。方中黄芪补气振奋机体功能；（制）附子、淫羊藿温肾阳，恢复肾脏气化行水之功；白术健脾除湿，运化水湿；配茯苓淡渗利水，使水湿从小便而去；宗"六腑以通为用"之旨，取大黄疾行善走之力，以荡涤阴霾之气，大黄还有活血化瘀之力。然肾功能衰竭，脾阳日趋衰败，此时选用冲墙倒壁之大黄，实属权宜之计，而配黄芪、（制）附子、淫羊藿、白术补气温肾，健脾相互为伍，荡涤水毒浊邪而不伤正，厚肠胃而不留湿，通补兼施，恰合病机。当归、川芎、丹参养血活血化瘀。枸杞、山茱萸为补肾常药。

现代药理研究：黄芪、丹参能明显降低患者血栓素 B_2（TXB_2）、内皮素（EF）水平，使尿白蛋白明显下降，使肾功能得以改善。

参考文献

[1] 陈兴强，孙恒聪，陈运忠，等. 肾衰方治疗慢性肾功能衰竭 50 例 [J]. 中医杂志，2012（11）：963 – 965.
[2] 叶任高，陈裕盛，方敬爱. 肾脏病诊断与治疗及疗效标准专题讨论纪要 [J]. 中国中西医结合杂志，2003，4（6）：355 – 357.

痰浊中阻型颈椎性眩晕用泽泻汤加味

颈椎性眩晕属中医学"眩晕"范畴，本病发病原因很多，有年轻化趋势。用中医治疗有一定的优势。现代医学研究表明，痰浊中阻型眩晕患者的血液具有明显的高黏、高聚、高凝状态，且伴有高脂血症[1]。

中医学对眩晕有独到的见解，《兰室秘藏·头痛》云："痰唾黏稠，眼黑头眩，目不能开，如在风云中。"颈椎上连头项，下接躯干，为膀胱经和督脉所过，机体活动之枢机。嗜酒甘肥，饥饱劳倦，伤于脾胃，健运失司，以致水谷不化精微，聚湿生痰，清阳不升，浊阴不降，引起眩晕。若痰湿积久化火，痰火相搏上扰清阳所致眩晕仍属痰浊致眩的范围。

《丹溪心法·头眩篇》云："无痰则不作眩，痰固火动，又有湿痰者，有火痰者。"

治疗方法

半数以上的颈椎病患者伴发眩晕，中医认为，本病由风寒湿侵袭或外伤所致，颈部气血痹阻，经络运行不畅所致。治法用《金匮要略·痰饮咳嗽病脉证并治》中的泽泻汤加味，疗效颇佳。

处方：泽泻汤加味。泽泻35g，白术35g。年老体虚加黄芪30g；体强者加葛根20g；晕而旋转甚者加川芎12g、白芍9g、丹参20g、红花10g、山楂20g、莱菔子20g。水煎服，1日1剂。

药物作用：泽泻汤由泽泻、白术组成。泽泻味甘，性寒，功善渗湿，化痰利水除饮为君药。白术味苦、甘，性温，归脾、胃经，具有健脾益气、燥湿利水的功能，善治痰饮眩悸。《本草通玄》记载："白术，补脾胃之药，更无出其右……土旺则能胜湿，故患痰饮者，肿满者，湿痹者，皆赖之也。"现代药理研究表明[2]泽泻具有降血脂、抗动脉粥样硬化，减轻膜迷路积水程度，白术具有抗凝利尿等作用。

参考文献

[1] 李宝莉，王廷慧，赵菊梅.206例痰浊中阻型眩晕的血液流变性血脂血糖变化的观察［J］.陕西中医，2003，23（8）：692－693.

[2] 胡曾峰，成忠煌，王松迪，等.泽泻汤降血脂作用的研究［J］.时珍国医国药，2011，22（9）：2073－2074.

[3] 苑述刚，阮时宝，王敏娟，等.《金匮》泽泻汤对梅尼埃病豚鼠模型膜迷路积水的影响［J］.中医临床研究，2011，3（13）：5－7.

[4] 牛朝阳，琚保军，孙永强，等.泽泻汤加味治疗痰浊中阻型颈椎眩晕54例临床观察［J］.中医杂志，2012，（15）：1298－1300.

葛花山楂降脂丸治疗酒精性脂肪肝

酒精性脂肪肝系由长期过度饮酒，通过乙醇本身和它的衍生物乙醛可使肝细胞发生脂肪变性、坏死和再生而导致。我们采用葛花解醒汤合山楂降脂丸加樟树皮治疗酒精性脂肪肝，其结果优于水飞蓟宾葡甲胺，包括甘草酸制剂、水飞蓟素类、多烯磷脂酰胆碱和还原性谷胱甘肽等药物。

1. 诊断标准

参照《酒精性肝病诊疗指南》（2010年修订版）[1]制定：（1）有长期饮酒史，一般超过5年，折合乙醇量男性≥40g/d，女性≥20g/d；或2周内大量饮酒史，折合乙醇量＞80g/d。（2）有右上腹胀痛食欲不振、乏力、体重减轻、黄疸等症状，随着病情加重，可有神经精神症状和蜘蛛痣、肝掌等症状表现。（3）血清天冬氨酸氨基转移酶（AST）、丙氨酸氨基转移酶（ALT）、谷氨酰转太肽酶（GGT）、总胆红素（TBiL）、凝血脂酶原时

（PT）和平均红细胞容积（MCV）等指标升高。（4）影像学诊断符合（2）。下列 3 项中任意两项者：肝区近场回声弥漫性增强，回升强于肾脏；肝区远场回声逐渐衰减；肝内管道结构显示不清。（5）排除嗜肝病毒现症感染以及药物、中毒性肝损伤和自身免疫性肝病等。

2. 酒精肝的临床表现

脸面常红色，食欲差，不爱油腻，步态蹒跚，言语重复。一旦产生依赖性，即使饮少量酒也可出现昏睡不醒或出现类似神经病状态，也有出现神情痴呆者。

3. 治疗方法

（1）葛花山楂降脂丸组成：葛花 30g，茵陈、山楂各 40g，茯苓、决明子、丹参、枸杞、何首乌、当归、泽泻各 20g，川芎、菊花、大黄各 15g。

葛花解醒汤组成：葛花 30g，砂仁、蔻仁各 15g，青皮、炒神曲、白术、干姜、泽泻各 10g，陈皮、人参、茯苓、猪苓、木香各 6g，樟树皮 10g。

（2）耳穴压豆疗法：取穴：肝、脾、肾、三焦、内分泌，用王不留行贴压耳穴上，每次选穴 3 ~ 5 个，每次压 1 ~ 2 分钟，每天压 3 ~ 4 次，3 ~ 5 天更换穴位。

4. 药理讨论

酒精性脂肪肝主要病机为饮食不节，嗜食肥甘、醇酒乳酪、七情劳伤等，肝、脾、肾诸脏受损，以致脾虚湿困，痰湿内生，日久化热，致肝肾阴虚，瘀血阻滞。耳穴压豆疗法通过疏通经络，调节体内激素水平，增强机体免疫力，促进功能恢复。葛花山楂降脂丸中茵陈清热泻湿、利胆退黄；茯苓利水泻湿、醒脾补中；泽泻利水通淋；当归补血活血；川芎活血祛瘀、行气开郁；山楂消食健胃；何首乌、枸杞滋补肝肾；菊花清热；决明子清肝润肠；葛花解酒醒脾。治伤酒发热烦渴，不思饮食，呕逆吐酸，吐血，肠风下血。诸药合用共奏清热化湿、凉肝利胆、活血散瘀、健脾和中之功效。

酒精性肝病是长期大量饮酒导致的肝脏疾病，初期通常表现为脂肪肝，进而发展成酒精性肝炎、肝纤维化和肝硬化。近些年来，酒精性肝病[1]的发病率逐年升高。目前西医对此病尚无特效治疗，中医药在此疾病治疗中具备一定的优势。据河南中医学院第一附属医院李春颖报道，应用当飞利肝宁胶囊能明显改善酒精性肝病的肝功能损害。

该院治疗法：对照组合给予益肝灵片（贵州百祥制药有限责任公司生产，每片含水飞蓟宾 38.5mg，生产批号：091201）2 片 + 肌苷片（河南九势制药生产 0.2g/片，生产批号：091101）1 片，每日 3 次；治疗组在此基础上加用当飞利肝胶囊（四川美大康药业股份有限公司生产，0.25g/粒，生产批号：091201）4 粒，每日 3 次。两组均戒酒，正常饮食，加口服维生素 C 和 B 类维生素。12 周为 1 个疗程，两个疗程统计治疗组总有效率97.62%；对照组总效率 71.43%。

讨论

当飞利肝宁胶囊由天然植物当药的提取物和水飞提取物配伍精制而成。当药为龙胆科獐牙菜属植物瘤毛獐牙菜，又名紫花当药，主产华北、内蒙古、四川等地，最早收载于公元 8 世纪的《四部医典》，其性味苦寒，归肝、胃和在肠经，泻火解毒，疏肝健脾，清湿热，清热利胆平肝风，强心，养血调经，解毒。主要用急慢性黄疸型肝炎、胃炎、口疮、消化不良、疮病肿痛等。民间一直作为治疗肝炎的传统药物，故名"肝炎草"[2]。现代药理研究表明，当药具有显著的抗炎和抗肝损伤作用，包括稳定细胞膜、抗生物氧化、抗炎、解毒、调节脂质代谢及抗肝纤维化药物，具有较强的抗氧化和抗肝纤维化能力。

参考文献

[1] 中华医学会肝病学会脂肪肝和酒精性肝学组. 酒精性肝病诊疗指南 [J]. 中华肝脏病杂志, 2010, 18 (3): 167–169.
[2] 梁重峰. 当飞利肝宁胶囊联合阿德福韦酯治疗慢性肌肝 75 例 [J]. 中医杂志, 2011, 56 (16): 1421–1422.
[3] 苗芊, 金瑞. 当飞利肝宁对实验大鼠酒精性肝损伤防治作用的实验研究 [J]. 中医杂志, 2003, 44 (2): 128.
[4] 李春颖. 当飞利肝宁胶囊治疗酒精性肝病 42 例 [J]. 中医杂志, 2012 (16): 1418–1419.

头汗淋漓，病在脾胃

李某，女，70 岁，2012 年 7 月中旬前来诉说：头汗淋漓，睡觉午、晨起顿时头觉有热蒸气上腾，接着额头大汗淋漓如雨，头发湿漉，湿襟，饮食及大便正常，小便量少，神疲乏力，口渴，视舌质淡红、苔白黄，脉数洪。辨证：胃有实热，气阴见伤，表卫不固，腠理大开，脾虚。

治法：泻实火，益气阴，健脾化湿，导水下行。

处方：石膏80g，滑石60g，甘草10g，知母15g，黄芪30g，党参15g，防风10g，炒白术20g，麦冬15g，五味子10g，沙参20g，黄柏10g，地骨皮15g，炒山药15g，车前子15g，牛膝10，琥珀粉15g，薏苡仁30g，茯苓、红枣各15g。服10剂后用生脉颗粒和十全大补丸善后。

方解：上方由人参白虎汤、琥珀导赤散、玉屏风散、生脉散合并加味而成。

汗证在临床上多见，但以头汗求治者为数不多。本病例头汗每遇起床顿作，平时动则汗出，进食汗出更甚，实为胃热作祟，腠理不密，气虚为本。四方合用妙在清热气、泻胃火兼顾气阴的人参白虎为主，佐以益气养阴、生津止渴、固表止汗，还用上引热下行的导水下行法。药后，症情显著减轻，后用生脉散合玉屏风散加十全大补汤补养气血，养阴固表，大获成功，多年顽疾治愈，是从整体出发，分辨阴阳虚实，各经方合治之，一矢中的，可见择药之精当。

汗证有自汗、盗汗之分，自汗者多阳虚，盗汗者多阴虚。然也不尽如此，盗汗也有阳虚者，自汗也有阴虚者。此病例虚实相兼、寒热交叉、阴阳相互矛盾，治疗非同一般。《黄帝内经》云："饮食饱甚，汗出于胃。"头汗剧，热气腾腾，说明胃火旺盛兼气阴两亏，脾虚湿阻，故采用了数方合用，综合调治，加之长时间服药，顽疾自愈。

另有夏日炎炎和高温作业，以及汗出如油（危症）不在此文讨论。

附：止汗小验方

1. 用旧蒲扇烧炭存性冲水喝（1 次一把）。

2. 50%葡萄糖注射液1次2支，连喝3~5次。

浅谈麻木

手脚麻木多发于老年人，亦有素体太差，中年或重病后发生者。木比麻的病情还重些，有单侧或双侧手或足出现经常发麻，不痛不痒，如蚂蚁爬行一样。严重者手指手背、脚趾像没有知觉，连穿的鞋子掉了都不自知。有时头晕，上楼、走路不利索，甚至摔倒。

现代医学认为，手足麻木与心脏供血不足有关，由于神经纤维周边的微细血管堵塞，迫使运动神经严重受损，传导功能下降，出现手脚麻木，严重可致瘫痪，手足麻木也称为"小中风"。

中医认为："手足麻木者，属气虚，手足木者有死血。"麻木病因病机皆为气血运行失衡，经脉失养，即血不营经所致，故中医治疗当祛风活络，活血通经，益气养血。

据《本草纲目》记载：黑蚂蚁，扶正固本，补肾壮阳，养血荣筋，祛痰通络，对麻木症有奇效。在李时珍故里（今湖北蕲春），就有一偏方，用黑蚂蚁15g，钝顶螺旋藻10g，玉米花粉20g等八味中药烘干研末，蜜糖为丸，服10多天，手脚麻木即有感觉灵敏；连服2~3个月，手脚麻木可慢慢消失，头脑清醒，肢体灵活。据现代药理证实刺蚂蚁比黑蚁疗效更好。

秦伯未在《临证备要》中述：四肢麻木，不知痛痒，多属气虚风痰入络，障碍营卫流行。《黄帝内经》云："营气虚则不仁，卫气虚则不用，营卫俱虚则不仁且不用。"朱丹溪认为本病主要是气虚不行，湿痰内阻。用神效黄芪汤，指迷茯苓丸。此证用药大概是以参、芪补气，归、芍和血，枳壳开气，半夏化痰，羌活防风散风，威灵仙、僵蚕通络。引药上臂用桂枝、桑枝，腿足用川牛膝、怀牛膝。若一处麻木，遇阴寒更剧，为痰瘀内阻，用白芥子、丹参研末吞服；亦可单用白芥子研末，葱姜汁调敷。

神效黄芪汤：黄芪、人参、陈皮、白芍、甘草、蔓荆子

指迷茯苓丸：半夏、茯苓、枳壳、风化硝、姜汁。

参考文献

［1］秦伯未，李岩，张田仁，等. 中医临证备要［M］. 北京：人民卫生出版社，1986：146.

帕金森氏病辨证论治

帕金森氏病即中医的颤振病（震颤麻痹），以静止性震颤、肌肉僵直、运动迟缓、姿势反射障碍为特征。

（一）历代医家论病因病机

《素问》曰："诸暴强直，皆属于风。""诸风掉眩，皆属于肝。"元代张子和提出"颤振"之名，诸颤振"乃木火上盛，肾阴不充，下虚上实，实为痰火，虚则肾虚。"明代楼英《医学纲目》谓："此症多由风热结合，亦有风寒所中者，亦有风夹湿痰者，治各

不同。"明代王肯堂《证治准绳》对发病年龄论述："此病壮年鲜有，中年以后乃有之，老年尤多。夫老年阴血不足，少水不能制盛火，极为难治。"赵献可《医贯·痰论》曰："肾虚不能制水，水逆行泛滥为痰。"提出产生责之于肾阴。风邪夹痰阻络则震颤、肌肉强直。肾阳亏虚又致脾阳虚衰。脾阳不足则气血不足，筋脉失养则动作迟缓。马云枝等认为，该病以脾肾亏虚为本，痰浊瘀血阻脑络为标，久则四肢筋脉失养，脑髓失充，痰瘀化热生风，上扰神明，四肢筋脉失其所主则肢体震颤。

本病病位在肝、脾、肾，病机在于髓海失充，脏腑之气渐衰，筋脉失荣，肢体失控。证属本虚标实，虚在肝、脾、肾三脏，实为风、火、痰、瘀。它们既可能是脏腑虚损的产物，又可能是外感或起居失常所致，成为标实病因。

（二）辨证施治

1. 肝肾阴虚型

肝肾阴虚型是 PD 的主要证型。刘泰[1]治疗肝肾阴亏型用龟甲、熟地黄各 30g，沙参、麦冬各 10g，枸杞子 15g，当归、黄柏各 10g，知母 12g，有效率 83%。陈建宗[2]等用山茱萸、何首乌、枸杞子、菟丝子、五味子、肉苁蓉等，治疗服用左旋多巴制剂 3 年，有效率为 75%。李学新[3]用熄风定颤汤（龟甲、制首乌、天麻、僵蚕、石菖蒲、川芎、白芍等）联用美多巴，总有效率为 92.5%，明显优于对照组单用美多巴。

2. 气滞血瘀型

肝郁气滞，瘀血阻络，气血运行失调，故见震颤，多用理气活血之法。朱明龙[4]用龟甲、白芍、木瓜、天麻、龙骨、牛膝、何首乌、五味子、生地黄、熟地黄、川芎、红花治疗 PD，可明显改善症状。宋秋云[5]用复元活血汤加僵蚕、威灵仙、徐长卿等治疗气滞血瘀型 PD，有效缓解症状。

3. 痰热动风型

五志过极，木盛克脾，脾失健运则痰热内生，风火痰热阻滞经络。采用清热化痰、熄风潜阳之法。自拟抗振汤（人参、龙骨、天麻、石菖蒲、白术、胆南星、木香、山茱萸、附片、半夏、陈皮、茯苓、甘草等）。

4. 气血两虚型

心脾两虚，日久气血不足，不能荣四末。王永炎等[6]用益气养血、活络熄风法（黄芪、当归、党参、白芍、天麻、钩藤、珍珠母、丹参、鸡血藤、羚羊角粉、秦艽、白术、五加皮、全蝎、细辛）治疗。

（四）专病专方

鲍晓东自拟平帕汤（雷公藤、刺五加、银杏叶、罗布麻、绞股蓝、蝉蜕、续断、黄芪、何首乌）治疗本病，疗效甚好。

安文用调气养神汤（龙眼肉、柏子仁、生龙骨、生牡蛎、远志、天冬、甘松、麦芽、石菖蒲、朱砂、僵蚕、全蝎、地龙、钩藤、代赭石）治疗此病，症状明显好转。

隆呈祥等拟颤振平胶囊（大黄、水蛭、土鳖虫、羚羊角）有效率 80%。

参考文献

[1] 刘泰. 震颤麻痹病 110 例辨证规律探讨 [J]. 辽宁中医杂志, 2002, 29 (2): 82 - 83.
[2] 陈建宗, 黄晨, 李晓苗, 等. 培补肝肾法治疗帕金森的研究思路及实践 [J]. 中医药学报, 2004,

19（11）：687 - 688.

[3] 李学新. 熄风定喘汤联用美多巴治疗帕金森病 27 例 [J]. 中医研究，2008，2（21）：232 - 233.

[4] 朱明龙. 育阴活血法治疗血管性帕金森综合征 38 例 [J]. 中华临床医学研究杂志，2006，8（12）1957 - 1958.

[5] 宋秋云. 帕金森病中医证治体会 [J]. 河南中医，2003（3）：47 - 48.

[6] 王永炎，蒋达树，候力娜，等. 中医药治疗震颤麻痹综合征 35 例疗效观察 [J]. 中医杂志，1986（8）：22.

胁痛以肝胆论治

胁痛是以一侧或两侧胁肋疼痛为主的病证。其主要为肝胆疏泄失调，气机郁结所致，与肝胆关系密切。西医学的急慢性肝炎、胆囊炎、胆结石等疾病也会出现胁痛。

（一）病因病机

1. 肝气郁结，情志抑郁或大怒伤肝，气机不畅，络脉痹阻而胁痛。苔薄脉弦。

2. 瘀血停滞，气机郁滞日久，致血流瘀阻停积，胁络痹阻；或强力负重伤及胁络，有瘀而痛，舌质紫暗。

3. 肝胆湿热，湿热内侵，或脾虚湿浊中阻，郁而化热，湿热致肝胆疏泄失调而胁痛。舌苔黄腻，脉弦滑数。

4. 肝阴不足，久病或劳欲过度，耗伤精血，虚不能养肝，肝络失养而胁痛。舌红少苔，脉细数。

以痛的程度辨证，辨虚实，明轻重。胀痛属气郁，疼痛游走不定；刺痛多血瘀，痛有定处；隐痛多属阴虚，其痛绵绵；湿热多疼痛剧烈，且伴口苦。在治疗上实证气滞、血瘀，湿热因疏导祛邪以通，虚证阴虚血亏，肝失濡养因滋养不足以荣通。

（二）对症选方

1. 肝气郁结　方用柴胡疏肝散（柴胡、香附、枳壳、川芎、白芍、甘草）加减。胁痛重者，加青皮、川楝子、郁金以增强理气止痛之功。呕恶者加藿香、砂仁。

2. 瘀血停滞，痛如针刺，入夜痛甚　方选血府逐瘀汤（生地黄、赤芍、枳壳、牛膝、柴胡、当归、川芎、桃仁、红花、甘草）加减。还可加三棱、莪术、地鳖虫增强破瘀散坚之力。

3. 肝胆实热或口苦或呕恶或目黄、身黄　方选龙胆泻肝汤，黄疸加茵陈、虎杖以利湿清热退黄，若胁痛及背肩痛者加金钱草、海金沙、郁金、延胡索。

4. 肝阴不足　方选一贯煎（生地黄、枸杞、沙参、麦冬、当归、川楝子）加减。烦热加栀子、枣仁。目眩头晕加山茱萸、女贞子、菊花、桑葚、五味子、人参。

（三）典型病例两则

1. 白土坡向女士，44 岁。右胁痛至右背胛处 10 余天，经彩 B 超查无疾。舌苔黄腻并伴口苦咽干。属湿热胁痛，用龙胆泻肝汤加味治之。药用：木通 10g，柴胡 10g，生地黄 20g，车前子 10g，当归 10g，甘草 10g，栀子 15g，丹参 20g，龙胆草 10g。服 2 剂，效果好。效不更方，原方加姜黄 10g，白芥子 10g，2 剂痊愈。

2. 白云山庄刘先生，年 70 岁，右胁皮肤阵发性疼痛不已，皮色正常，看不出病变表现，痛时大汗淋漓，不痛则正常如健康人，三年多由轻到重，开始吃曲玛多止痛，后来注射度冷丁，人逐步消瘦如柴死亡。期间诸多中西医药都无济于事。直到如今，病因不清。

参考文献

[1] 李家邦，高鹏翔. 中医学 [M]. 北京：人民卫生出版社，2005（1）：344 - 346.

中药治疗鼻窦炎

专科检查：不同程度的鼻黏膜充血、肥厚、萎缩、溃疡、鼻息肉及鼻甲肥大或缩小等改变。X 线检查所见：患者双侧或单侧鼻窦包括上颌窦、额窦、筛窦、蝶窦单个或多个发病，可见窦腔缩小或消失，窦腔密度增高或伴黏膜增厚等改变，无骨质破坏现象。症状：头昏胀痛，伴鼻塞流涕。

自拟鼻渊汤（基本方）：生黄芪 30g，桃仁 15g，当归 15g，川芎 30g，桑白皮 20g，赤芍 30g，玄参 30g，浙贝母 20g（冲服），桔梗 10g，薏苡仁 30g，白芷 30g，黄芩 10g，皂刺 20g，僵蚕 20g，苍耳子 10g，胆南星 20g，羌活 10g，蜂房 20g。伴风寒加荆芥、防风；风热加金银花、连翘；肺气不足黄芪用 50～100g；若肺火炽盛，用天冬、麦冬、百合、沙参；炎症完全控制后可用六君子汤和六味地黄汤加黄芪、白芷、防风、升麻、百合、蛤蚧，炼蜜为丸服用，以巩固疗效。

强直性脊柱炎（大偻脊背弯曲）

强直性脊柱炎（大偻）是一种主要侵犯中轴关节的全身性、慢性、炎性疾病。病变主要累及骶髂关节、脊柱和外周关节及心、肺、肾、眼、肌肉等器官组织。患者晚期常导致脊柱关节强直畸形，属风湿病疑难病。中医将归属于"大偻"范畴。治疗方法：补肾强督法，健脾和胃法，活血通络法。循经辨证施治。

1. 辨病因

大偻发作有内外因两个方面。肾督亏虚、阳气不足为其内因，风寒湿热之袭为外因，内外合邪致大偻也。《诸病源候论·腰痛不得俯仰候》所说："肾主腰脚，而三阴三阳、十二经、八脉，有贯肾络于腰脊者，劳损于肾，动伤于经络，又为风冷所侵，血气搏击，故腰痛也。"患者或因先天肾气不足，或劳力伤脾，或房劳伤肾，又逢风寒湿邪偏盛，深资入肾，寒与肾同气相感，深入肾督，督脉"挟脊属上项……"，寒湿伤肾殃督，督脉失养，阳气不化，阴津不布，骨髓不充，致骨质受损，肝失养，筋失荣，致筋急挛缩，因而出现了脊背僵硬、腰骶痛重、活动受限等症。

2. 辨部位

经络是运行气血、联络脏腑肢节、沟通内外上下、调节人体各部功能的特殊网络系统，它把人体的五脏六腑、五官九窍、四肢百骸、筋骨皮肉等器官和组织组合成了一个有机的整体。当人体感到机体功能失常，脏腑病变，其相应经络的循行部位就会出现症状，从而可判断病位所在。《灵枢·卫气》所载"察其所痛，左右上下，知其寒温，问经所在"，具体到大偻的证候表现与经络循行的对应关系，其病位主要是腰骶（足太阳膀胱经、足少阳胆经）、踝（足阳明胃经、足少阳胆经、足厥阴肝经）、肘（手太阴肺经、手阳明大肠经、手少阴心经）等外周关节，还可出现胸胁胀痛不舒（足阳明胃经、足少阳胆经、足厥阴肝经）、少腹寒痛（足厥阴肝经、足太阴脾）、女子痛经和月经失调（任脉、冲脉）、目赤目涩（手太阳小肠经、足太阳膀胱经、足厥阴肝经）、耳鸣（手少阳三焦经、手太阳小肠经）等症状，病久，病情严重者，出现驼背，强直畸形。

3. 循经选方用药

循经辨证记住三点：（1）指导治法选方，大偻主证，多属督脉、足少阴肾经、足太阳膀胱经、足厥阴肝经、足阳明胃经和足太阴脾经等循行所经之处，治法用补肾强督、调肝养肝、健脾和胃、化瘀通络等，选方可分用或合用，如独活寄生汤、一贯煎、镇肝熄风汤、理中汤、血府逐瘀汤、四妙丸等加减化裁。（2）当大偻患者出现脊背疼痛、背驼畸形或颈项疼痛、活动不利等，病痛督脉、足太阳膀胱经、足少阴肾经，在补肾强督中不忘加羌活、独活、防风走肾经、督脉、膀胱经，以驱脊背风寒湿邪。若大偻者出现上臂痛、肘关节痛、膝关节痛、踝关节痛和外周关节表现突出者，加青风藤、海风藤、络石藤、鸡血藤、忍冬藤等藤类药物以通达四末，降四肢疼痛。若出现脊背、腰骶僵痛，又有双髋关节疼痛不舒，取足太阳膀胱经和足少阳胆经的交会穴环跳进行针灸，或穴位贴，或离子导入或拔罐治疗。患者足跟痛，鼠溪部疼痛及便溏，月经不调，针灸必取交会穴关元。

4. 验案举例

张某某，男，38岁，主诉腰背疼痛18年。症见夜间腰背痛加重，颈项僵硬疼痛，左膝关节负重乏力，关节无肿胀，活动不受限。舌淡红、苔薄白，畏寒，无口干、眼干。中医诊断：大偻（肾虚、督寒、瘀血阻络）。病久入络，瘀血阻滞，故有夜间痛甚、颈项疼痛僵硬。治法：补肾强督，疏风散寒，活血通络。处方：骨碎补、补骨脂、续断、桑寄生各20g，狗脊30g，鹿角霜、羌活、独活、防风、姜黄各12g，淫羊藿20g，干姜10g，（炙）麻黄10g，威灵仙15g，青风藤、伸筋草、海风藤各20g，白术12g，川牛膝、怀牛膝各6g，僵蚕10g，制穿山甲10g。水煎服，10余剂后加葛根、炒杜仲、徐长卿水泛为丸，服二月余。

5. 用药之理

本病例体现了循经辨证选药的原则，如威灵仙归膀胱经，辛散温通，性猛善走，能通十二经，既祛风湿又通经络，止痛力强，为治风湿痹痛之常品。另如羌活归膀胱、肾经，辛温发散力强，其功能有三：一则辛温解表，二则祛风胜湿，三则升太阳经和督脉经的阳气，因入太阳膀胱经，故除头项肩背之背，其有"治督为病，脊强而厥"的特点，故羌活能治疗因风湿相互搏结的全身骨节疼痛、颈项疼痛、脊背强痛等，还是治疗上半身疼痛和后头部疼痛的引药。

参考文献

[1] 阎小萍. 强直性脊柱炎 [M]. 北京：中国医药科技出版社，2004：96.

急救止痛掐合谷

合谷穴（虎口第一、二掌骨之间，靠第二掌骨中点处），是人体"四总穴"之一，主治头面部各种疾患。晕厥、中暑、中风、虚脱等原因所致的晕厥，可将病人取卧位，用拇指掐捏患者合谷穴，持续 2~3 分钟，即或缓解。若同时用指头掐按人中穴（上唇人中沟的上 2/3 与 1/3 交界处），醒脑回苏的效果好。

鼻出血用拇指掐压合谷穴，至有酸痛感为度，一般左鼻孔出血掐右手，右鼻孔出血掐左手。出血时，用冷水浸透毛巾，放于前额，也有辅助疗效。

牙痛：指按压双侧合谷穴，用力使局部酸麻发胀，持续 3~5 分钟，也可同时按压患侧下关穴（在耳前鬓角下，颧弓下方凹陷中，张口有突起处）、颊车穴（在下颌角前上方 1~1.5 寸处，咬牙时咬肌隆起最高点），患者同时配合做叩齿动作。

小腿抽筋发作时可用拇指掐合谷穴，右侧抽筋掐左手，左侧抽筋掐右手。用力由轻渐重，时间 3~5 分钟，可使疼痛痉挛缓解。

（摘自《南国都市报》张正修文）

大青龙汤合苓桂术甘汤治肿胀一例

林某，女，22 岁。主诉：始有寒热，治后虽退，而咳嗽不已，由上而下全身漫肿。

诊查：头大如斗，双目合缝，气逆不耐平卧，小溲短少，食入脘腹作胀，按脉浮滑而数，舌苔白薄。

辨证：水湿内停，风邪外袭，两者相搏，溢于皮肤成肿。

治法：经云："病始于上而盛于下者，先治其上。"拟大青龙汤合苓桂术甘汤加味 5 剂。

处方：麻黄 15g，桂枝 10g，杏仁 12g，甘草 5g，茯苓 15g，炒白术 20g，生石膏 20g，粉猪苓 10g，茯苓皮 10g，平地木、冬瓜子各 12g，炙桑白皮 12g，生姜皮 10g，大枣五枚，炒椒目 5g。服完后咳嗽、气逆俱平，接服香砂六君子汤加猪苓、泽泻、桂枝、薏苡仁 5 剂告痊愈。

按语：古人的先喘后胀治肺，先胀后喘治脾。肺主一身之表，与皮毛合，风邪袭表，则肺气不宣，气滞则水不行，流溢肌肤成肿。《金匮要略》云："诸有水者，腰以下肿，当利小便；腰以上肿，当发汗乃愈。"此患者先形寒后身热，先肿头面，由上而下，属风水，治当发汗。汗后咳平，水肿去大半，接用五苓散、五皮饮加减，以通水道。虽水肿已消，但水湿之内聚，缘于阳气不足，故续以六君子加味和中煦阳，则水有所而不复聚。

（选自《中国现代名中医医案精粹》第 1 集，人民卫生出版社，2010）

增液汤合白虎汤加味治口疮

处方：生地黄、玄参、麦冬各12g，石膏60g，知母、黄连、栀子、牡丹皮各10g，升麻20g，细辛5g，天花粉10g，白蔹10g，芦根30g，甘草10g，丁香5g，肉桂10g。

适应证：口腔溃疡反复发作，口干、咽干，偶有疼痛，遇冷热刺激更甚，经服抗炎药时发时止。

临床表现：口腔黏膜溃疡多处，表面呈灰白色，边缘略红，纳食、饮水均有轻微疼痛，口干口臭，舌质嫩红，脉细数。属肝肾阴虚，心脾积热。

方解：本病属脾胃溲液不足，木旺伤及肾阴，肾水匮乏而不能制火，乃致龙雷之火上浮生疮，方中生地黄、玄参、麦冬滋水涵木；石膏、知母、甘草清胃热；栀子、黄连清上焦之热；天花粉、芦根、白蔹生津收敛；升麻消风热肿毒，发散疮；细辛有缓和寒凉之弊；用肉桂有引火归源之理。

痿证（重症肌无力）

一、概述

痿证是肢体筋脉弛缓，软弱无力，不能随意运动，或伴有肌肉萎缩的一种病证。临床以下肢痿弱较为常见，也有眼睑下垂者，亦称"痿躄"。

《素问·痿论》提出"治痿独取阳明"的基本原则。"独取阳明"，包括清火、祛湿热，以调理脾胃。"肺热叶焦"与金张子和《儒门事亲》强调"痿病无寒"合拍，认为其病机是由肾水不制胜心火，心火上烁肺金，肺金受火制，肺叶热焦，皮毛虚弱，急而薄者，则生痿躄。《景岳全书》指出痿证并非尽是阴虚火旺，认为"元气败伤则精虚不能灌溉，血虚不能营养者，亦不少矣，若概从火论，恐真阳衰败，及土衰水涸者有不能堪，当酌寒热之浅深，审虚实之缓急，以施治疗"。

二、病因病机

痿证病因复杂，凡外感温热毒邪、内伤情志、饮食劳倦、先天不足、房室不节、跌打损伤以及接触神经毒性药物等，均可致五脏受损，精血不足，气血亏耗，肌肉筋脉失养，而发为本证。

三、痿证的常见病因及诊治

1. 感受湿热毒邪，高热不退，皆令内热燔灼，伤精耗气，肺热叶焦，津伤失布，不润五脏，五体失养而痿弱不用。症见咳呛少痰，咽干五脏，便燥溺赤，舌红苔黄，脉细数。药用清燥救肺汤加减。

2. 湿热浸淫证　起病较缓，逐步下肢或两足痿弱为甚，舌质红，舌苔黄腻，脉滑数，溲赤。治法：清热利湿。方选加味二妙散加减。药用苍术、黄柏、萆薢、防己、薏苡仁、蚕沙、木瓜、牛膝、龟板等。

3. 脾胃虚弱证　肢体软弱无力，逐渐加重，神疲肢倦，少气懒言，肌肉萎缩，面色㿠白或萎黄无华，舌淡苔白，脉细弱。药用参苓白术散合补中益气汤加减。

4. 肝肾虚损证　肢体痿软，以下肢明显，腰膝酸软，不能久立，甚则步履全废，腿胫大肉渐脱，眩晕耳鸣，舌咽干燥或妇人月经不调，舌红少苔，脉细数。方选虎潜丸加减。药用虎骨（用狗骨代）、牛膝、熟地黄、龟板、知母、黄柏、锁阳、当归、白芍、陈皮、干姜等。也可用六味地黄汤加减。药物酌加升麻、葛根、桔梗、桂枝、白芍、甘草、续断。

5. 脉络瘀阻证　久病体虚，四肢痿弱，手足麻木不仁，四肢青筋显露，可伴有肌肉活动时隐痛不适。舌痿不能伸缩，舌质暗淡或有瘀点、瘀斑，脉细涩。方选圣愈汤合补阳还五汤加减。药用人参、黄芪、当归、川芎、熟地黄、白芍、川牛膝、地龙、桃仁、红花、鸡血藤、红藤、丹参。

四、防护措施

1. 痿证应居住在通风向阳的干燥地方，不卧湿地，防御外邪入侵。

2. 病情危重、卧床不起者，要常翻身拍背，鼓励病人排痰，防止痰湿壅肺和发生褥疮。提倡病人进行适当锻炼，如拍打患肢，以促气血运行，有利康复。

3. 饮食宜清淡富有营养，忌油腻辛辣，还得清心寡欲，避免过劳。

痿病患者若呼吸、吞咽困难，是脾肺脏气虚衰的表现，其预后差。

五、典型病例

黄某，男，6 岁，2009 年 8 月 15 日初诊。既往史：在县人民医院诊断为重肌无力，曾用激素及抗胆碱酯类药物治疗 3 个月无明显改善。遂求中医。诊见患儿两眼睑明显下垂，遇强光刺激、感冒症状加重，面色无华，发稀，素体弱易感，汗多，心足心热，舌红、苔薄黄，脉滑数，咽红不利，此肝肾不足之证。方用八珍汤合六味地黄丸加升麻、葛根、女贞子、旱莲草、黄芪、桂枝、肉苁蓉、菟丝子水煎服 10 剂后双眼睑明显提升，后用六君子汤加阿胶、山药、鹿角胶、龟甲、紫河车等血肉有情之物共为细末，炼蜜为丸 1剂，吃两个月以巩固疗效。

儿童多动症的治疗

注意缺陷多动障碍是一种神经性脑功能轻微失调综合征，多发生 6 ~ 14 岁的儿童，主要表现为注意障碍，注意力不集中，多动不宁，容易激动，任性冲动等，还常伴发心理障碍，学习困难，品行障碍，抽动障碍及某些情绪障碍等，属中医"躁动""失聪""健忘"等范畴。

一、分辨病因

多动障碍的病因为先天禀赋不足，后天护养不当，外伤、病后、情志失调等。在就诊时需询问病史以了解患儿的遗传与体质因素，如双亲是否有心理或精神障碍；分娩过程中颅脑损伤、窒息、黄疸、惊风、高热病、疳证及脑外伤、恶劣的家庭环境及不良的教育方式等都可造成儿童心理异常，促发本病。本病的病机是脏腑功能失常，阴阳失调，病位在心、肝、肾三脏。心藏神，肾藏志。心气不足，则志窍不通而昏聩不敏，故智力低下，学习成绩差。肾阳不足，则神志不聪而善忘，肾阴不足则水不涵木，肝阳偏亢，则神飞扬不安，情绪反常，急躁不耐烦。脾为后天之本，气血生化之源，主四肢肌肉，故脾与心、肝、肾都密切相关。

二、辨证分型

1. 肾阴不足，肝阳上亢型　表现为多动多语，急躁易怒，冲动任性，难以自抑，难以静坐，注意力分散，两颧潮红，五心烦热，口干咽燥，盗汗，喜饮冷。舌质红、少苔或无苔，脉细数或弦细。方选杞菊地黄丸加石决明、钩藤、天麻、珍珠母等。

2. 心脾气虚，神失所养型　表现为注意力不集中，动作多动而无章程，神疲气短，自汗忘事，多梦夜惊，面白少华，纳差，舌质淡红、苔白，脉细弱。方选香砂六君子汤合补中益气汤加菖蒲、远志、黄芪。

3. 湿热内蕴，痰火扰心型　表现为多动难静，烦躁不宁，冲动任性，难以自控，注意力不集中，尿赤、便秘或溏而不爽，舌红苔黄，脉浮滑数。方选黄连上清汤合龙胆泻肝汤加青黛、胆南星、法半夏、石菖蒲等。

三、平衡阴阳，综合调治

"阳常有余，阴常不足"是儿童的生理特征，对多动症的治疗要注重调整平衡阴阳，从治肾为本兼以平肝入清心、健脾、安神益智、祛痰化瘀、标本同治。根据分型辨证综合用药拟定基本方天麻钩藤石决明汤：天麻、钩藤、石菖蒲、郁金、远志、酸枣仁、珍珠母、石决明各5g，水煎服。肾阴不足，肝阳偏亢型，加青黛3g，紫草10g，六味地黄汤。心脾两虚，神失所养型：用上述基本方合六君子汤、白芍、夜交藤各30g。湿热内蕴，痰火扰心型：用基本方加陈皮、半夏各15g，白茯苓30g，黄连10g，竹茹20g，胆南星8g。

四、验案举例

李某，男，9岁。因"多动症注意力不集中，学业成绩差，伴不自主眨眼半年多"就诊。视儿体瘦，小学三年级，在家庭、学校都好动，致学习成绩差。白睛色略青，属"白睛青色有肝风"。系肝风内动，风痰作祟。因连眨眼用泻青丸。药用：青黛3g，天麻10g，钩藤15g，石决明、珍珠母、礞石各20g，石菖蒲、蒺藜、郁金、杭菊各10g，胆南星6g，夜交藤、合欢皮各30g，全蝎6g。水煎10剂而愈。

缺铁性贫血治疗三则

1. 党参10～15g，炒白术15～25g，茯苓10～15g，半夏7～15g，陈皮7～15g。每日1剂。治面色苍白之脾肾虚弱之贫血。

2. 党参10～15g，蜜炙黄芪15～25g，炒白术15g，紫丹参15～25g。每日1剂，水煎服。治气短心跳、乏力气血不足的贫血。

3. 鸡血藤50～100g，熟地80g，水煎服。

（摘自《中老年时报》张奎增文）

鼻出血的治疗方法

一、常用局部止血方法

1. 指压止血　以手指紧捏双侧鼻翼，压迫鼻中隔前下区数分钟。此时，患者用口呼吸，患者的头保持直立位，不可低头或后仰。

2. 局部应用止血药物　适用于较轻的鼻腔前部出血。可用浸有 1% 麻黄素、1% 肾上腺素及立止血等药物的棉片或纱条压迫止血，亦可使用 50% 葡萄糖或 70% 乙醇等硬化剂行黏膜内点状注射，使该处血管封闭而止血。

3. 烧灼法　仅用于轻微的鼻中隔前下区域出血。将黏膜表面麻醉后，将 30% ~ 50% 的硝酸银、三氯醋酸等常用化学药物涂于鼻黏膜出血点周围，利用蛋白凝固作用封闭出血血管而止血。此外，利用激光、电凝、微波等方法止血。

4. 冷冻止血　利用液氮汽化时的低温，使出血部位的毛细管很快形成血栓，修复后形成斑痕而止血。

5. 鼻腔填塞　是利用填塞物压迫出血部位使破裂血管闭合，从而达到止血的目的。一般用凡士林纱条等填塞物填塞，48 ~ 72 小时内取出。填塞时间过长，可引起感染。填塞物最好和患者大拇指相仿，纱包做成锥形，大小要正好在中间卡在后鼻孔。还有采用止血气囊，膨胀止血海绵。

6. 鼻内镜下止血　借助鼻内镜的照明、放大和观察作用，可准确地决断鼻内出血部位和局部情况，在直视下，通过填塞、激光、微波、高频电器等手段完成止血，不适宜基层诊所开展。

7. 血管造影下动脉栓塞术

8. 其他方法　对鼻腔或鼻窦肿瘤引起的鼻出血，可直接手术切除。对诸法治疗无效的反复发作鼻出血者，可行血管结扎术。民间还有用艾叶、黄蒿（可提取青蒿素的）、干净纸揉团塞鼻也可止血，也有的用凉水拍打前额和风池处穴止血，还有用缝纫线捆扎中指第一节，捆住没出血的一侧，亦可止血。

参考文献

[1] 李铁刚，李晓瑜，闵中云，等 . 鼻出血的治疗原则和常用方法 [J] . 中国实用乡村医生杂志，2008，7（15）：6 - 7.

辨证分型治鼻衄

一、鼻出血发病特点

鼻出血多发于春、秋季节，各个年龄段鼻出血的发病部位、发病原因各有特点。

1. 儿童、青年鼻出血部位多位于鼻中隔前端黎氏区，出血原因多为局部因素。因冬春季节空气干燥，鼻腔黏膜干燥，毛细血管破裂出血；儿童常有不良卫生习惯，如用力控挖鼻、揉搓、擤鼻等；也有因睡火炕、电褥子引起鼻干燥而出血者。

2. 中、老年患者出血部位位于鼻腔后端吴氏鼻——鼻咽静丛。常因冬、春节血压波动大，加之动脉硬化，引起鼻出血。

二、辨证分型

依据中医对本病病机的认识，将鼻出血分为 5 型。

1. 肺热上攻型　鼻中出血，点滴而出，色鲜红，量不甚多，鼻干口燥，呼气烘热，或咳嗽，痰黄，舌尖或边缘红，苔薄白而干，脉浮数。方选泻白散合桑菊饮加味。药用：桑白皮、地骨皮、甘草、桔梗、白及、百合、菊花、芦根、白茅根、杏仁、黄芩炭、麦冬、藕节、大小蓟。

2. 胃热炽盛型　鼻出血量多，血色鲜红或深红，鼻干口臭，烦渴引饮，嘈杂胀满，大便燥结，小便短赤，舌质红、苔黄厚干，脉洪大而数。方选清胃散合犀角地黄汤加减。药用：升麻、当归、牡丹皮、生石膏、黄连、生大黄、天花粉、赤芍。

3. 肝火上逆型　鼻血量多，血色深红，头痛头晕，口苦咽干，面红目赤，舌质红、苔黄，脉弦数。方选龙胆泻肝汤加味。药用：木通、柴胡、生地黄、车前子、当归、甘草、栀子炭、黄芩炭、泽泻、钩藤、石决明、茜草根。

4. 肝肾阴虚型　鼻血色红，时作时止，量不多，头晕眼花，耳鸣心悸，五心烦热，失眠，两颧潮红，舌质嫩红或绛，脉细数。方选知柏地黄汤加味。加味药：枸杞、黄精、旱莲草、阿胶、生龙骨、生牡蛎、石决明。

5. 心脾两虚型　鼻血渗出，色淡红，量或多或少，面色无华，倦怠乏力，心慌气短，语声低怯，舌淡苔薄，脉缓弱。方选归脾汤加味。药用：黄芪、炒枣仁、五味子各30g，党参、白术、远志、白及、侧柏炭各15g，龙眼肉、木香、枸杞、茯神。若血势猛且量多，气随血脱，阳随阴亡，冷汗淋漓，面白厥冷，脉欲绝者，用参附汤或独参汤。

三、中医治疗鼻衄注意事项

1. 止血与活血结合　中医有"要想止血，祛瘀为先"的理论。过用于止血药有留瘀之弊，经络阻塞，反而加重血瘀，可引起出血。

2. 注意辨证，同病异治　按 5 型辨证审因，对症用药，才能得心应手。

3. 上病下治，注重通利大小便　治鼻衄要体现整体观。因肺与大肠相表里，鼻为肺之窍，大肠燥，屎内积，郁火升，血热也，则鼻易出血。通大便是釜底抽薪法，治在下，上病愈。

4. 四时用药不同　治病要考虑季节因素，不能千篇一律。

5. 与食疗药膳相结合　从饮食中增加一些有益食物，如肺热盛者可用豆腐石膏汤入藕汁蜜糖、紫草白萝卜汤，肝火上逆者栀子菊花茅根粥，肝肾阴虚用银耳、天冬、麦冬、枸杞汤、大枣、生地黄、山茱萸粥。

6. 戒酒少烟，不熬夜，养成良好的起居习惯，起居有时，便是养生之道。

7. 服中药无效者，可请西医。

从辨证思路治疗出血病之经验

临床常见的血液病包括再生障碍性贫血、急性白血病、慢性白血病、骨髓增生异常综合征、持发性血小板减少性紫癜等，出血常为死亡的原因之一，因此，防治出血是治疗血液病的关键所在。

一、病因病机

中医认为，出血是血不循经而溢于脉外，或上溢于口鼻诸窍，或下泄于前后二阴，或渗出于肌肤，属于"血证"范畴，包括鼻衄、齿衄、咳血、吐血、便血、尿血、紫斑、崩漏等。明代张景岳认为，出血是由"火盛"及"气伤"引起。《景岳全书·血证》谓："血动之由，惟火惟气耳。"一是血热，包括实热和阴虚内热，因血中有热，热则迫血妄行，血不循常道，而溢于脉外，故见出血。二是毒邪，包括热毒、湿毒、药毒、癌毒等。湿邪重浊缠绵。即可阻滞气机导致血行不畅，病程日久又化热动血。之所以称之热毒、湿毒，乃邪之盛者。药毒为服用或接触某些药物或毒物入血伤髓，与西医的某些致病因素如化学、电离辐射、生物类有害物质损伤骨髓相对应。癌毒为无形或有形之痰，壅滞血脉均可致血瘀而血溢脉外，导致出血。三是气虚不足以统摄血液。唐容川《血症论·吐血》曰："气为血之帅，血随之而运行，血为气之守，气得之而静谧。"故气能行血又能止血，气摄血实际上是脾统血的作用，当气虚到一定程度，则血无所立，导致出血。《血证论·吐血》又曰："既有瘀血居住，则新血不能安行无恙，终必妄走吐溢矣。"临床中热、毒、虚、瘀四者同时存在，交替夹杂，寒热错综，必须辨证施治。

二、辨证思路

1. 以出血为主的辨证方药

（1）热毒炽盛的出血：出血骤起，量多，色鲜红，伴大热，渴饮，舌红、苔黄，唇焦，脉数。方选清瘟败毒饮加减：石膏、知母、黄芩、黄连、栀子、连翘、金银花、竹叶、生地黄、水牛角、赤芍、牡丹皮、玄参、紫草等。此方是白虎汤、黄连解毒汤、犀角地黄汤合疗的加减。

（2）阴虚内热出血：慢性反复出血，量多少不一，色淡，伴乏力头晕，心悸气短，自汗，面白或萎黄，舌淡、苔白，脉沉细。方选归脾汤加减：黄芪、党参、当归、白术、茯苓、酸枣仁、远志、龙眼肉、仙鹤草、茜草等。

（3）血瘀出血：出血紫暗，面色晦暗，肌肤甲错，伴腹部癥积包块，骨痛，胸痛，舌质紫暗或有瘀斑，脉弦或涩。治以活血化瘀止血。方选血府逐瘀汤加减：桃仁、红花、生地黄、赤芍、川芎、当归、牛膝、枳壳、柴胡、桔梗、三七、茜草等。

2. 出血证的用药特色

治出血证应以辨证治疗为主，并结合现代药理研究，酌情选用下列止血药物：茜草行血止血、通经活络，既可祛血中热，又可通壅积之瘀，使血循行其道而不横逆，用量15g。紫草凉血活血止血、清热解毒，能改善毛细血管通透性[1]，用量15～30g。仙鹤草为强壮性收敛止血剂[2]，补虚健胃，解毒消肿，寒热虚实出血均可应用，用量30g。墨旱莲凉血止血、补肾益阴，用量15～30g。卷柏生用破血，炒用化瘀止血，用于各种出血症，该药有提升血小板作用，用量30g。土大黄清热行瘀、杀虫解毒，用量15g。蒲黄凉血止血，清血消瘀，出血不论寒热有无瘀血，皆用之，用量15g（包）。水牛角清热解毒、凉血，用量30g，先煎20分钟。鸡血藤活血舒筋，为强壮补血药。藕节止血散瘀，止血妄行也，用量15~30g。

3. 出血证的病证结合选药

热盛者，重用黄连、水牛角、紫草、连翘、金银花；气血亏虚者，重用黄芪、当归、阿胶、鸡血藤、仙鹤草益气养血，活血止血；阴虚内热者，重用水牛角、生地黄、牡丹皮、赤芍、墨旱莲滋阴清热、凉血散瘀；血瘀重者用桃仁、红花、丹参、川芎行气活血化瘀。咳血用侧柏叶、苇茎、白及、三七；吐血用白及、乌贼骨、大黄；便血用地榆、土大黄；尿血用白茅根、蒲黄、大小蓟；崩漏用苎麻根、乌贼骨、棕榈（炭）；鼻衄用白茅根、侧柏叶；齿衄用白茅根、藕节；眼底出血用槐花、银杏叶。齿衄者可应用白茅根、藕节各30g，生地黄、五倍子各20g，浓煎含漱，凉血止血，屡获良效。还有茜草、紫草、墨旱莲、仙鹤草、卷柏五药可用于血小板减少的血液病的各个阶段。对于大派凉血止血之品，应中病即止，过用恐留瘀导致新血不生，损伤脾胃气血不长。对于血小板增多的血液病出血，则善用桃仁、红花、丹参等活血化瘀，合并癥积者可用三棱、莪术、水蛭、鳖甲等破血消癥。在用止血药中，亦常佐用行气降气之品，因气行则血行，"气有余便是火，气降即火降"，要选枳壳、柴胡、川芎、大黄、香附、半夏、旋复花等。

参考文献

[1] 孙晓文，张海港，韦卓，等. 紫草科植物药理作用与应用研究进展 [J]. 临床合理用药，2009，2（6）：94 - 96.
[2] 洪阁，戴永红，刘培勋，等. 仙鹤草化学成分和药理作用研究 [J]. 药学服务与研究，2008，8（10）：362 - 364.
[3] 肖海燕，邓成珊. 治疗血液病出血经验 [J]. 中医杂志，2012（21）：1864 - 1865.

古代对黄疸的证治摘要和现代认知

一、汉代以前的证治状况

1. 理论基础

汉代论述黄疸的著作主要来源于《黄帝内经》及张仲景的著作。《黄帝内经》云："溺黄赤安卧者，黄疸；已食如饥者，胃疸；……目黄者曰黄疸。"张仲景认为："然黄家所得，从湿得之。"在《金匮要略》"黄疸病"篇中将疸分谷疸、酒疸、女劳疸、黑疸，体现了黄疸以病因分类立方和辨证论治的思路。

2. 辨证论治

张仲景开创了辨证论治的先河，强调治黄疸应分清表里虚实而不同的立方，还要注重顾护中气的原则。如湿热邪实为主的黄疸应用茵陈蒿汤，表证存在可加桂枝、麻黄、黄芪。因虚而发黄用小建中汤，邪在半表半里用小柴胡汤。

二、隋、唐、宋时期的证治状况

1. 理论基础

隋、唐、宋时期著名医家巢元方、孙思邈、韩祗和等，著有《太平圣惠方》《圣济总录》等。隋代巢元方首次提出了"阴黄"的病名，其描述有："阳邪伏，阴邪盛，热毒加之，故身面黄色，头痛而不发热，名为阴黄。"同时代的窦材黄疸首审阴阳并指出"阳黄"多实证，"阴黄"多虚证。巢元方首次提出"急黄"的病名，对其描述"脾胃有热，谷气郁蒸，因为热毒所加，故卒然发黄，心满气喘，命在顷刻，故云急黄也"。《外台秘要》《圣济总录》等根据"杀人最急"的特点，详细论述了"急黄"的治疗方法。

2. 辨证论治

"治目黄如金，小便如血，心烦躁闷，口苦头痛，宜服茵陈散方"；《圣济总录》记载有"治中焦热结，胃气郁伏，身发黄疸的白英丸方"；《肘后备急方》有治黄疸方甘草一尺，栀子15枚，黄柏15g，水四升，煮取一升半服治温病发黄。《小品方》云：凡人无故，忽然振寒便发黄，皮肤黄，小便赤少，大便时闭，已服诸药，余热不除，久黄者，服"苦参散方"。北宋韩祗和在《伤寒微旨论》中提出温阳化湿之法治疗"阴黄"，并立茵陈四逆汤，茵陈附子汤。宋代窦材强调了"阴黄"重用温补的原则。

三、金元时期证治状况

1. 理论基础

朱丹溪对黄疸的描述，云："黄疸乃脾胃经有热所致，治宜分利为先，解毒次之。""疸病不必分五。"同是湿热，如罨面相似，湿在上宜发汗，湿在下宜利小便，或二法同用，使上下分消其湿。

2. 辨证论治

朱丹溪强调了湿的重要性，以清热祛湿为法，立方茵陈黄疸汤。该方清热祛湿，还有理气之青皮，体现其对黄疸病气机失调的认识。同时其不忽视黄疸虚证的存在。如《丹溪心法》云："诸疸口淡，怔忡耳鸣，脚软，微寒发热，小便白浊，此为虚证，不可过用寒凉。中气不足用四君子汤；羌活、防风、苍术、独活等祛风剂能胜湿，升麻、柴胡、黄芩、黄连等苦寒以清热，猪苓、泽泻等诸淡渗以分利小便，神曲清导积滞。"

四、明代的证论状况

1. 理论基础

明代对黄疸的论述较多，其中代表作《丹台玉案》《普济方》。著名医家张景岳、王肯堂等，以湿热论仍为主导。孙文胤言："黄疸之症皆湿热所成，湿气不能发泄，则郁蒸生热，热气不得宣畅，则因结生湿，湿热相助越久越甚。"李中梓言："土病不能治水也，水闭则湿热雍而为疸。"吴又可亦指出："湿热发疸尤为最多。"

张景岳集各家之长，系统地论述了阴阳黄分类、症状描述、病因病机、理、法、方、药。《景岳全书》言："阳黄证，多以脾湿不流，郁热所致，必须清火邪，利小水，火清则溺自清，溺清则黄自退。轻者，茵陈饮、大分清饮、栀子柏皮汤之类主之。若闭结热甚，小便不利，腹满者，宜茵陈蒿汤、栀子大黄汤之类主之。""阴黄证多由内伤不足，不可以认为是黄，专用清利。宜调补心、脾、肾之虚，以培血气，血气复则黄必尽退。如四君子汤、五君子煎、寿脾煎、温胃饮之类，皆心脾之要药。若六味丸、八味丸、五福饭、理阴煎，及左归、右归、六味回阳等饮，皆阴中之阳虚者所宜也。若元气虚而多兼寒湿者，则以五苓散、四苓散或茵陈五苓散加减用之方可。"如《普济方》对阳黄色泽的描述："治暴黄腹胀，遍身如橘子色，小便不利，并天行温热病，瘀热在里，头汗出，身无汗，烦渴饮水，小便赤涩，发黄，手足冷。"王肯堂言黄疸"大法利小便"，使邪有出路，而黄疸消退。如大分清饮中的茯苓、泽泻、木通、猪苓、车前子诸利水渗湿药的使用体现了湿热从小便解之意。

《证治准绳》云："治黄疸，寒热呕吐，口渴欲饮水，身体面目俱黄，小便不利，全不食，不得卧。用茯苓胜湿汤。"孙文胤言："下半身黄甚，则宜利小便，用除湿汤。"徐春甫曰："黄疸多为脾湿不流并积热而成，此痛目睛、皮肤、小水皆黄，以利小水为捷径，小水清其黄自退。"

五、清代的证治状况

1. 理论基础

陈修园提出黄疸皆由湿热成，有"便清利阴水泱，便短缩，阳水伤"的论点。程钟龄言："然湿热之黄，黄如橘子、黄柏皮，因水气而光彩，此名阳黄；又有寒湿之黄，黄如熏黄色，暗而不明，或手脚厥冷，脉沉细，名阴黄。"林佩琴言："阳黄乃从热化，瘀热在里，蒸动胆液，泄而为黄，明如橘子。"《望诊遵经》中言："疸病面红黄，口渴，尿赤，身热，阳黄也；面色暗黄，身冷如冰，阴黄也。"指出了阳黄色泽鲜明如橘子皮，阴黄晦暗如烟熏。喻嘉言则在《医门法律》中曰："今人但云阳瘅色明，阴瘅色晦，此不过气血之分，辨证不清，转足误入。"为现代黄疸色泽辨证奠定了基础。

在卫、气、营、血辨证的指导下，程钟龄提出："瘀血发黄，亦湿热所致，瘀血与积热熏蒸故见色黄也。"

2. 辨证论治

喻嘉言云："溺黄赤安卧者，疸病。溺黄赤者，热之征也；安静嗜卧者，湿之征也，故有开鬼门，洁净之法。开鬼门者，从汗而泄其热于肌表也；洁净腑者，从下而泄其湿于小便也。"陈士铎在《辨证录》中泻肝利湿汤除了茯苓、木通利小便外，还用了健脾燥湿的白术及柔肝缓急的白芍，体现他在治黄疸中调理肝脾面面，为当代治疗黄疸提供了思路。

针对血分瘀热的病机，唐容川在《血证论》也指出："凡血热者其目多黄。"可酌情加牡丹皮、红花、丹参等活血药。《顾松园医镜》还提出："因女劳而成疸者，血瘀不行，为难治也。"仲景硝矾二石方，以消瘀除浊为主……俾瘀血分从二便而出。

六、小结

黄疸多由感受时气疫毒、湿热风寒诸邪及酒食不节、劳倦内伤等因素导致肝、胆、脾、肾等脏腑功能失调，胆汁外溢于肌肤、黏膜而成，是常见病多发病之一。张仲景治疗黄疸的茵陈蒿汤就用活血作用较强的大黄。关幼波认为，黄疸是血脉受病，指出"治黄必治血，血行黄易祛"。车年聪等认为，血分瘀血是黄疸之本。黄宝英等认为，急性黄疸型肝炎（病毒性）存在瘀血的病理机制，主张早期在辨证论治的基础上，注重使用活血化瘀药，可缩短病程，提高疗效。微循环障碍是黄疸型肝炎的发病机理之一，而纤维形成是急性肝炎向慢性转化的重要因素，在组方中重用桃仁、红花等活血化瘀生新，用其改善肝脏的血供状态，改善循环和抑制纤维形成。恰当运用活血法可能在某些黄疸病例中取得突破。古医家对治疗黄疸较少提到调和肝脾，清代张锡纯认识较为全面，他说："盖人身之气化由中焦而升降，脾土受湿，升降不能自如以敷布其气化，而肝胆之气化遂因之湮瘀，胆囊所藏之汁亦因之湮瘀而蓄极妄行，不泣于小肠以化食，转溢于血中而周身发黄。"明确指出黄疸病位在脾胃，与肝胆有关。

浅谈中医诊治肌萎缩

一、病因病机

肌萎缩属于中医痿证中肢体筋脉弛缓，软弱无力，甚至手不能握物，足不能任身，肢体不能随意运动的病证[1]。常见的证型为肝肾阴虚、脾气虚、脾肾阳虚、肾阳虚。又有素来肾虚，因房色太过，精损难复，阴精亏损，导致肾中水亏火旺，筋脉失其营养，而产生痿证。《素问·痿论》曰："意淫于外，入房太甚，宗筋弛缓，发为筋痿。"或因五志失调，火起于内，肾虚不能制，以致炎灼肺金，肺失治节，不能通调津液以灌溉五脏，脏伤则肢体失养，故曰："肾水不能制心火。"脾胃为后天之本，纳谷者昌，绝食者亡，脾胃虚弱，则受纳、运化、输布功能失常，气血津液生化之源不足，无以濡养五脏，运行气血，导致筋骨失养致痿。脾胃虚弱往往夹杂湿热，或痰湿之邪，当去之，不去之久则损肝肾。

二、治疗原则

在临床上首先是重视调理脾胃这一原则，这主要强调了五谷为养，在此基础上把补益肝肾、活血化瘀、清热润燥、养阴生津、宣通经脉等治法有选择地结合起来。《素问·痿论》提出"治痿者独取阳明"的治疗原则，意思是有湿热必攘。治疗肌萎缩中药的性味选择主要是甘、辛和苦味。司富春、杨晖从57篇文献中检测出，甘味、辛味和苦味，其占83.98%。甘味药具有补益、和中、调和药性的作用，甘药能补能和能缓，补阴阳气血不足，滋养补虚，调节阴阳平衡。辛味药居第2位，占23.03%，辛味药有发散、行气、行血的作用，多用于治表证及气血阻滞之证，辛味药可使血脉畅通。排第3位是苦味药，占22.92%。治疗肌萎缩的中药药性主要是温、平、微温，共占70.37%。治肌萎缩的根本在于重养，而文献中温补药多以补气血阴阳，故温补是治疗肌萎缩重要方法。

参考文献

[1] 周仲英. 中医内科学 [M]. 北京：人民卫生出版社，2010：783.

[2] 司富春，杨晖. 中医诊治肌萎缩证型和用药规律文献分析 [J]. 中医杂志，2012，17：1495-1498.

不　寐

一、不寐的概念及源流

不寐即失眠。主要表现为睡眠时间、深度不足。轻者难入寐，或时寐时醒，或醒后不能再寐；重者彻夜不眠，影响工作、学习、生活和健康。

《素问·逆调论》记载有"胃不和则卧不安"。《景岳全书》中将不寐的病机概括为

"无邪而不寐者……宜以养营养气为主治……"。即有微痰微火皆不必顾，只宜培养营养气血。明李中梓提出："不寐之故，大约有五：一曰气虚，二曰阴虚，三曰痰滞，四曰水停，五曰胃不和。"戴元礼《证治要诀》谓"年高人阴衰不寐"；清《冯氏锦囊·卷十二》亦提出"壮年人肾阴强盛而睡沉熟而长，老年人阴气衰弱，则睡轻微易知"，说明肾阴虚和肾阳虚是不寐的病因之一。

二、病因

1. 饮食不节，暴饮暴食，宿食停滞，脾胃受损生痰热，痰热上扰，或胃气失和，即"胃不和，夜不安"。

2. 情志失常，情志过极，可使五脏功能失调，发生不寐。暴怒伤肝，肝郁化火，火扰心神而不寐；惊恐伤肾，"恐则气下，惊则气乱"。悲伤心，笑喜失过，心神激动、兴奋，神魂不安而不寐。

3. 劳逸失调，过劳伤脾，过逸少动而脾气虚，心神失养而不寐，或思虑伤脾，气血亏虚。超负荷体力劳动，心脏回血不足也失眠。

4. 病后体虚，年迈血少，心血不足，心神不安不寐。总之，不寐原因虽多，但病理变化，总属阳盛阴衰，阴阳失交。

三、不寐的治疗原则

治疗应以补虚泻实，调整阴阳为原则。虚有宜补其不足，如益气养血、健脾，滋补肝肾，实者宜泻其有余，如疏肝泻火，消导和中，清火化痰。再在此基础上配用安神定志之法，如养血安神、镇惊、清心安神。

四、不寐的主症、治法和方药

1. 肝火扰心证

不寐多梦，甚则彻夜不眠，烦躁易怒，纳差口苦，二便不利，舌红、苔黄，脉弦数。

[治法] 疏肝泻肝，镇心安神。

[方药] 用龙胆泻肝汤加大黄和安神药。若口舌生疮，舌边尖红加黄连泻心汤或导赤散之类。

2. 痰热内扰证

不寐头重，痰多胸闷，恶食，心烦口苦，目眩，苔黄腻，脉滑数。

[治法] 清化痰热，和中安神。

[方药] 黄连温胆汤加减。药用黄连、半夏、陈皮、竹茹、枳实、茯苓、生姜、胆南星等。陈修园的"痰火盛，大黄安"也有用场。

3. 心脾两虚证

不易入睡，多梦易醒，心悸健忘，眩晕，神疲，面色少华，舌淡，脉细弱。

[治法] 补养心脾，养血安神。

[方法] 归脾汤加减。药用党参、白术、黄芪、当归、茯神、酸枣仁、龙眼肉、木香、炙甘草、远志、生姜、大枣等。若产妇或老人夜寐早醒无虚类之证，多属气血不足。可用八珍汤加黄芪。

4. 心肾不交证

心烦不寐，入睡困难，头晕耳鸣，五心烦热、咽干少津，男子遗精，女子经乱，舌红少苔，脉细数。

［治法］滋阴降火，交通心肾。

［方药］黄连阿胶汤合交泰丸加减。黄连、阿胶、黄芩、鸡子黄、白芍、肉桂等。

5. 心胆气虚证

虚烦不寐，胆怯心悸、遇事善惊，气短自汗，乏力，小便清长，舌淡，脉弦细。

［治法］益气镇惊，安神定志。

［方药］安神定志丸。药用茯苓、茯神、远志、人参、石菖蒲、龙齿等。心悸甚、惊惕不安者，加生龙骨、生牡蛎、朱砂以重镇安神；病后血虚肝热不寐者，宜琥珀多寐丸。

6. 贪食美味佳肴，生冷油腻，酗酒伤脾胃，难以入睡，用加味保和丸或大山楂丸。

五、调护

三分治七分养。不寐属心神病变，应注意精神调摄，做到喜怒有节，解除忧思焦虑；卧室宜静，睡前避免饮浓茶、烈酒、咖啡及过度兴奋和恐吓刺激；注意作息有序，按时就寝，昼夜分明；适当运动，不要过度劳累；睡前用热水泡脚有促睡作用。

六、验方

罗溪坝村一组王某，40 岁，2010 年 5 月 15 日多年患失眠，素来体弱，在巴一中白土坡当建筑制膜工，夜间只睡 3 ~ 4 小时，其余不能入眠，白天做工打盹，十分苦恼。慕名前来就诊，舌质红边缘紫，舌中有黄淡苔，口苦，脉弦数。先按肝热扰心治，用龙胆泻肝汤加滋阴潜阳药：天花粉、石斛、玉竹参、龙骨、牡蛎，5 剂，水煎服，能睡 6 个小时，后用十全大补汤加百合、茯神、花生叶、草决明、虎杖、丹参、五味子、麦冬、酸枣仁、益智仁、蝉脱为末，水泛为丸吃一个半月，能正常入睡，随访没复发。

七、单味中药疗法

1. 花生茎叶水煎，半月一个疗程。

2. 小夜关门水煎服治失眠。

3. 苦参 10 ~ 15g，水煎分二次服，连用 7 天。苦参入心经，清心热，安心神，适宜心经有热或肝郁化火而不寐者。

4. 将徐长卿全草研粉，每次 10g，冲服。用于神经衰弱引导起的失眠。

5. 萱草花：即黄花菜，常食，每次 30g，水煎服或食用连服 1 个月。

6. 百合 50g，煎汁服。

7. 蝉脱 5g，水煎服，连用 15 ~ 20 天，治失眠有奇效。

8. 酸枣 120g，炒熟研末，睡前冲服 3g。

9. 五味子泡酒服半个月。

参考文献

［1］罗仁，秦建增. 单味中药疗法［M］. 北京：人民军医出版社，2001：190 - 192.

［2］中医执业医师应试指南及习题集［M］. 741 - 755.

失眠症从肝胆论治

失眠症中医称之为"不寐""不得眠""不得卧""目不瞑"，是以经常不能正常睡眠为特征的一种病证。究其病因证型，有心血不足，梦多不得眠；有过度劳累不得眠；有惊恐、神情不安不得眠；还有忧气伤肝、思虑所伤，胃不和则卧不安的患者。

一、治疗方法

基本方：桑叶 10g，菊花 10g，天麻 10g，钩藤 30g，柴胡 10g，龙骨 30g，郁金 10g，菖蒲 10g，山栀 15g，白芍 20g，丹参 15g，合欢皮 30g，夜交藤 30g。加减：肝胆湿热加垂盆草、白花蛇舌草、蒲公英、焦山栀、茵陈、虎杖、金银花等；肝胃不和加旋复花、代赭石、延胡索、金铃子（川楝子）、苏梗、青陈皮；肝脾不和加制首乌、山茱萸、枸杞子四君汤之类。伴胆病者，苔黄腻加半夏、黄连、山栀、蒲公英、白花蛇舌草、茯苓；恶食嗳气加竹茹、枳实、旋复花，吞酸恶心加珍珠母、煅瓦楞子、乌贼骨、神曲、山楂、莱菔子等；胆区疼痛加川楝子、延胡索、乌药、制香附子之类。每日 1 剂，半个月为一疗程。

二、讨论

《灵枢·邪客》中有"今厥气客于五脏六腑，则卫气独行其外，行于阳，不得入于阴，行于阳则阳气盛，阳气盛则阳跷陷，不得入于阴，阴虚故目不瞑"，当今失眠的病因主要有体质因素、精神心理因素、疾病因素。古籍文献多以心主神明为中心，而涉及到肝、肾、脾相关脏腑的证候而立法处方。临床辨证常见因心不藏神，则神不守舍而致不寐（乃心血不足之故）；或因心神不安而致肝郁化火；或因心血不足，脾不统血，或运化失司，表现为心脾两虚；或因心火过旺，肾水不足，水不济火，则出现心肾不交。

中医辨证临床中所见不寐，以实证为多见。当今中壮年人工作生活压力大，夜生活增多，缺乏必要的体育锻炼，正常的睡眠节律被打乱，因此从肝胆论治法治疗失眠，也有较好疗效。

1. 肝亢不寐　主要因精神心理因素引起，入睡困难，或早醒，或间断多醒多梦，甚则通宵难眠等。患者体质多属肝气偏旺，工作责任感强。证属肝阳偏亢，用上述基本方治疗。

2. 肝病不寐　此类病人由于患急慢性肝炎、肝硬化、肝功能异常，或乙肝两对半阳性，GPT 增高，胆红素升高，当以清肝或疏肝利胆，或养肝健脾、活血安神为主方治之。常用柴胡、牡蛎、龙骨、天麻、钩藤、郁金、菖蒲、赤白芍、丹参、合欢皮等为基本方加减。清肝利胆加虎杖、白花蛇舌草、蒲公英、焦山栀、茵陈等。疏肝和胃加旋复花、代赭石、延胡索、川楝子、苏梗、八月桂、青陈皮。养肝健脾加制首乌、山萸肉、枸杞子、女贞子、四君子汤等。

3. 肝郁不寐　多因素体肥胖，素食甘肥，致痰热内扰，加之情志不畅，失眠多梦，患者多有胆结石、胆囊炎、胆汁瘀积等慢性病。表现为不寐头重，恶食嗳气，吞酸恶心，心烦口苦，胆区疼痛，苔黄而腻，脉滑数。以基本方加半夏、黄连、山栀、蒲公英、虎杖；恶食嗳气加竹茹、枳实、代赭石、旋复花、佛手；吞酸加珍珠母、煅瓦楞子、乌贼骨、山楂、莱菔子等；胆区痛者加川楝子、延胡索、天台乌药、制香附等。

三、保养方面

1. 要养成良好的睡眠习惯，不违背生物规律，每晚 10 点以前睡觉，早上 6 点起床。不要人为地去破坏生物钟，养成夜猫子习惯，夜里不睡，白天酣睡，这样不好。

2. 饮食清淡，不暴食暴饮，少食海味佳肴，睡前不饮浓茶、咖啡及过度兴奋。因为胃不和则夜不安。

3. 每天用热水泡脚，有利于睡眠。

4. 提倡科学的人生观、世界观。保持良好的心态，快乐一生。

总之，不寐的病因，不外乎饮食失节致胃气失和，情志失常，劳逸失调，过劳伤脾，病后体虚，心血不足。治疗当虚则补之，实则泻之，调整阴阳为原则。实者泻其余，如疏肝泻火，消导和中，清火化痰。在此基础上配用安神定志之药。

僵蚕天竺姜黄散善治失眠

不寐，其基本病理为阳不入阴，神不守舍。主要是机体内在的气血和脏腑功能失调所致。参考历代医家有关气机升降的理论，吸取天竺黄散（《证治准绳》）、升降散（《寒温条辨》），补脾胃泻阴火升阳汤（《脾胃论》）等方，自拟僵蚕天竺姜黄散，主要用于失眠，有效率为90%以上。

方药组成：僵蚕10g，姜黄6g，天竺黄3g，蝉衣6g，远志10g，合欢皮20g，夜交藤20g，草决明20g，石决明20g，益智仁10g。

功能与主治：化痰解郁，升清降浊，调畅气血，安神宁心。应用于神经衰弱、更年期综合征、失眠多梦、入睡困难、时时惊醒、重者彻夜不寐。

加减运用：见口苦、目眩易烦怒，舌红苔黄，脉弦数者加柴胡、黄芩、连翘、川楝子、栀子、龙胆草。舌红脉数，五心烦热，加黄芩10g、白芍20g、酸枣仁30g。证见坐卧不安，加竹茹、枳壳、半夏、云苓、郁金。若阳明便秘加大黄，若胃不和加山楂，神曲、莱菔子。

组方原理：历代医家论及失眠，不外虚实两大方面，治疗亦多以调节五脏功能为主。其法有：清肝泻火，和胃化痰，滋肾降火，调补心脾，益补血安神等。当从《素问·藏气法时论》中"升降浮沉补泻用药耳"。治以解郁化痰，调畅气机为法，郁散痰消，气机调和，则神安心宁。

附：失眠方适应心肾不交，脾胃不和，即神经衰弱者服。

生枣仁10g，（炒熟）枣仁10g，炙远志15g，茯神10g，五味子10g，山茱萸15g，陈皮10g，黄连10g，肉桂10g，甘草10g，炒山药10g，珍珠母30g，砂仁10g，大枣10枚，酒白芍20g，生姜适量。水煎服，3~5剂。

刺五加对长期失眠有作用

长白山野生茶对失眠很管用。据悉，这种茶叶是采自长白山野生的刺五加嫩叶。"宁得一把五加，不用金玉满车"，是《本草纲目》对刺五加的赞誉。记载称："刺五加叶有效成分对缓解失眠、神经衰弱、抑郁等效果显著。长期服用，还能益气健脾，补肾安神。"这种野生刺五加叶只能五、六月间采摘，产量少且不易保存。产品发明人柳忠润教授（网上可查）告诉我们："野生刺五加鲜叶在采摘后经特殊工艺被制成小叶球，这样既保证有效成分不流失，又可以长期保存。"

五加春茶绿色安全

《神农本草经》将刺五加叶列入上品药，称其"久服延年益寿而无毒"。饮用一段时间后，晚上就会涌上浓浓睡意，自然进入梦乡。长期失眠的人饮用时间稍长一点，失眠逐渐改善，入睡快，睡得沉，睡得香，睡到自然醒。五加春茶无任何添加剂，无毒副作用，已获国家专利，还出口多个国家和地区。

由上文看来，我地野生的刺五加也许对失眠有良好的效果，有待我们研究开发利用。

（2012 年 6 月 7 日《老年文摘》）

益肾清心汤治绝经过渡期失眠

绝经过渡是妇女人生必经阶段，此阶段促卵泡激素变化引起相关症状。失眠就是其中的一种，用益肾清心汤有治疗效果。药用：生熟地黄各 12g，牡丹皮、太子参、牡蛎、酸枣仁、茯神、贝齿、钩藤、百合各 10g，黄连 6g，肉桂 3g，莲子心 3g，连翘 20g。

可配合针刺：主穴取安眠、四神聪、神门、三阴交、申脉、照海；配穴取太溪、大陵。采用 0.35mm×40mm 毫针，进针得气后，有平补平泻法。

老年顽固性失眠多因肾阳渐衰

失眠的病因可概括为：思虑劳倦，内伤心脾；阳不交阴，心肾不交；阴虚火旺，肝阳扰动；饮食失调，痰热内扰；心神失养，心胆虚怯，胃不和则寐不安等[1]。老年人由于年龄因素，肾阳渐衰，则易出现失眠、早醒等症状，且病情顽固不愈。按照上述病因常选用的方剂有：归脾汤、黄连温胆汤、酸枣仁汤、安神定志丸、六味地黄丸、交泰丸、珍珠母丸、半夏秫米汤、栀子豉汤等，但从平衡阴阳角度辨证施治的为数不多。

1. 治则治法

肾中元阳又称"真阳""相火""龙火""命门火"等。水性至柔，封藏为要。龙潜水中，才能助肾化为阳气。若肾阳虚，肾水寒于下，逼龙火浮游于上，则上扰清空而成火不归源证。老年人肾阳渐衰，虚阳（相火）易上浮，不能归根，故致失眠多梦，夜寐早醒，或伴头昏目瞑、头痛耳鸣，临床可不能用平肝潜阳之药，若当肝阳上亢，实为误诊也。治当补益肾阳，引火归源。《素问·阴阳应象大论》云："阴平阳秘，精神乃治。"温阳扶正，就从根本上达到"阳秘乃固"，而用治标的宁心安神法只能短时间见效，疗效不稳定。针对阳虚阴盛虚阳浮越，不能摄纳群阴的失眠，从平衡阴阳、扶阳补肾入手，方选郑钦安所创的潜阳丹（该方见于《医理真传》）。

2. 潜阳丹方义

潜阳丹由西砂仁一两（姜汁炒）、附子八钱、龟板二钱、甘草五钱组成。潜阳丹一方，乃纳气归肾之法也。郑钦安对虚阳上越之证有深刻认识，对头面五官诸疾，尤其红、肿、疼痛等证，多有虚阳上越引起之假热真寒之证，亦即阴火，临床常误为阳热或阴虚火旺之证，用潜阳丹常有桴鼓之效。还用于阴寒内盛、虚阳上浮的口腔溃疡、口臭、牙龈肿痛、出血、咽痛、手足心热、潮热出汗等症，此方据刘力红、孙永章在《扶阳论坛》中谓"能治疗40多种病证。特别是老年顽固性失眠，用此方加玉屏风散，或合逍遥散，或二陈汤、桂枝龙牡汤、六君子汤加减，疗效满意"。

3. 验案举例

例1：李某，女，72岁，2010年8月6日初诊。患者诉反复失眠3年，需服舒乐安定每次1mg维持睡眠，白天头昏重，畏寒肢冷，尿频，舌淡胖，有齿痕，苔白，脉沉迟。属肾阳虚、肺气虚，治当温肾补阳，培土生金。用潜阳丹、玉屏风散加减。（制）附子20g（先煎），龟甲12g，砂仁15g（后下），甘草15g，龙骨、牡蛎各30g，肉桂、熟地黄20g，黄芪30g，防风10g，泽泻、云苓各20g，干姜10g，大枣10g。共10剂，失眠诸症愈。

例2：陈某，女，53岁，失眠焦虑半年，因家庭装修劳心思虑过多，烦躁易怒，失眠，喉间有痰似物梗阻，手足不温，舌淡胖，苔白，脉细，用潜阳丹合逍遥散、二陈汤加减。

例3：许某，男，73岁。失眠10余年，每于凌晨醒来不易入眠，服2mg舒乐安定片无效，有高血压史，舌淡苔白腻，脉弦细。属脾肾阳虚，阴不潜阳，用潜阳丹合桂枝汤、六君子汤加减12剂，水煎服愈。

参考文献

[1] 周天梅，万海同，张卫华. 扶阳法治疗老年顽固性失眠体会［J］. 中医杂志，2012（12）：1060 - 1061.

[2] 周仲英. 中医内科学（第2版）［M］. 北京：中国中医药出版社，2007：148.

从阳虚论治失眠

长期以来，中医对失眠病机的认识多从"邪火亢盛，阴亏血少，神失所用"立论，总认为属阳盛阴衰，阴阳失调[1]。治疗常以滋阴清热、宁心安神为主，遣方多用寒凉之品，少有从阳虚论治者。然而中医治病优势在于辨证求因、审因论治，对阴虚型失眠者法当滋阴敛阳，对阳虚型失眠者当扶阳捐阳。

一、阳虚失眠辨治的主要依据

神疲乏力、畏寒怕冷、手足不温、口干喜温饮、大便溏、夜尿多、腰膝酸痛；舌淡、舌胖、舌边有齿印、苔白、苔润、脉沉、脉细、脉弱等阳虚表现，其次应考虑是有久病缠绵伤阳，久治不愈，迭进养阴镇静之品无效者。

二、常用治法和方剂

从阳虚论治失眠所用治法是温阳安神法，它包括温阳潜镇安神和温阳宁心安神两方面，其代表方为桂枝去芍药加蜀漆龙骨牡蛎救逆汤和桂枝甘草龙骨牡蛎汤；其次是温阳补益和温阳去湿，其代表在方剂分别肾气丸和四逆汤类；而温阳祛湿（痰）、温阳解表、温阳理血相对少用。上述治法正好适合阳虚失眠的病机：阳虚阴盛，虚阴浮越，神失所主，为从阳虚论治失眠的正治之法。

从阳虚论治失眠使用最多的方剂是桂枝汤类（35.4%；其次为自拟方 22.9%），四逆汤 18% 和肾气丸类 14.6%。《金匮要略》桂枝加龙骨牡蛎汤原为虚病"男子失精、女子梦交"而设，但该方具有调和营卫、和阴益阳、潜镇摄纳之功，用以治疗失眠症，也能起到调节阴阳、安神定志的作用。《伤寒论·辨太阳病脉证并治》曰："伤寒脉浮，医以火迫劫之，亡阳，必惊狂，卧起不安者，桂枝去芍药加蜀漆牡蛎龙骨救逆汤主之。"既能温补心阳，又能化痰安神，方药合用，使心阳复，痰浊去，神明得守，其卧当安，惊狂当止。张仲景所言："但欲寐"者，即呈现欲睡不能、似睡非睡、迷迷糊糊的但欲寐状态。此乃阳气虚衰、神失所主而成。方从四逆汤加减。因下法、汗法应用不当所导致的烦躁不得眠之症，是因误治伤阳所致，应当急救回阳、温阳劫阴，方用干姜附子汤。

参考文献

［1］张伯臾. 中医内科学［M］. 上海：上海科学技术出版社，1985：113.

［2］黄春华，陈建斌，黄鹏，等. 阳虚论治失眠中医文献评析［J］. 中医杂志，2012（16）：1412 - 1415.

肝腹水（臌胀）诊治

肝硬化腹水相当于中医学的臌胀、蜘蛛臌、单腹胀、肝腹水等症。臌胀是指腹部胀大如鼓的一类病证，临床以腹大胀满，绷急如鼓，皮色苍黄，脉络显露为特征。

一、病因病机

臌胀病的形成因素颇多，但其基本病理变化总属于肝、脾、肾受损，气滞血瘀，水停于腹中。病变主要在肝脾，久则及肾，肝病则疏泄不行，气滞血瘀，横逆乘脾，脾主运化，脾病则运化失健，水湿内聚，进而土壅木郁，日久累及肾，肾开阖不利，水湿不化，则胀满愈甚。此病总属本虚标实，起初以实为主，晚期以虚为主。究其病因多为酒食不节、情志刺激、黄疸、病证继发、血吸虫感染、房劳伤肾。

二、辨证论治

1. 气滞湿阻证

胀满按之不坚，胁下胀满或疼痛，食少，食后胀满，得嗳气、矢气稍减，小便短少，舌苔薄白腻，脉弦。方药：柴胡疏肝散合胃苓汤。

2. 水湿困脾证

腹大胀满，按之如囊裹水，甚则颜面微浮，脘腹痞胀，得热则舒，怯寒懒动，溲少便溏，苔白脉缓，温中健脾，行气利水，方用实脾饮。

3. 水热蕴结证

腹大坚满，脘腹胀急，烦热口苦，渴不欲饮，或有面目皮肤发黄，小便赤涩，大便秘结或溏垢，舌边尖红，苔黄腻或灰黑，脉弦数。治则：清热利湿，攻下逐水。方选中满分消丸合茵陈蒿汤。大黄、滑石不可少。

4. 瘀结水留证

腹大坚满，青筋显露，胁下癥积，痛如针刺，面色晦暗黧黑，或见赤丝血缕，面、颈、胸、壁蜘蛛痣或蟹爪纹，口干不欲饮水，或见大便色黑，舌质紫暗或有瘀斑，脉细涩。治法：活血化瘀，行气利水。方选调营饮加减。当归、丹参、赤芍、桃仁、三棱、莪术、鳖甲、大腹皮、马鞭草、泽兰、泽泻、赤茯苓等，重用软坚散结药物——穿山甲、牡蛎、水蛭、蜈蚣等。

5. 阳虚水盛证

腹大胀满，形似蛙腹，朝宽暮急，面色苍黄，或呈㿠白，脘闷纳呆，神倦怯寒，肢冷浮肿，小便短涩不利，舌体胖，质紫，苔淡白，脉沉细无力。方选：附子理中汤合济生肾气丸加减。药用附子、干姜、人参、白术、鹿角片、葫芦巴、茯苓、泽泻、陈葫芦、车前子等。

6. 阴虚水停证

腹大胀满，或见青筋暴露，面色晦滞，唇紫，口干面燥，心烦失眠，时或鼻衄牙龈出血，溲少，舌质红绛少津，苔少或光剥。方选六味地黄丸合一贯煎，可加玉米须。

三、臌胀之水热蕴结治疗加减变化

热重加连翘、龙胆草、半边莲清热解毒。溲赤涩不利者，加陈葫芦、蟋蟀粉（另吞服）行水利窍。如腹部胀急殊甚，大便干结，可用舟车丸黑牵牛（炒）120g，大黄（酒浸）60g，甘遂（面裹煨）、芫花（醋炒）、青皮、橘皮各30g，木香15g，轻粉3g组成，为末，水泛为丸，每次服2g，早晨天明时用白开水送下，以大便下利3次为恰当。若一两次不通利，最大不超过3g，通便后可减量服，服药期间忌食盐酱一白天，另水煎服安宫牛黄丸合龙胆泻肝汤。

四、臌胀护理

饮食清淡，富含营养且易于消化之食物，禁服损脾阳之寒凉、生湿热之辛辣食物。要吃低盐食物，下肢肿甚，溲少时，则应禁盐。

抑郁愤怒，情志失调，会加重病情；气火伤络，引起呕血、便血。要怡情养生，避免劳累。清心寡欲，戒烟戒酒，是患者配合的上策。

人参鳖甲汤治肝腹水

加减人参鳖甲汤的基本方：炒白术30g，茵陈25g，白参20g，泽泻15g，赤茯苓、赤芍、当归各20g，川芎、柴胡、蟋蟀、猪苓、鳖甲、牡丹皮、甘草各10g。1日1剂。鳖甲捣烂先煎半小时，再入其他药，文火煎，空腹温服。忌食辛辣、酒、醋、肥腻油炸、生冷之品，切忌房事、恼怒。

辨证加减：腹水重，腹大如鼓，腹压增高而脐突出形成脐疝，体壮不虚者，加用"逐水散"以甘遂、大戟、芫花、木香、牵牛子研面，并以大枣汤服下。贫血肝功能异常者，可用黄芪、黄精肉、白术、白参、三七、琥珀研面装胶囊调之；亦可用"鲤鱼赤小豆冬瓜汤当药膳"（鲤鱼1条，赤小豆50g，冬瓜带硬皮150g，煎至豆熟透食之，频饮其汤）。

"单腹胀，实难除"。得了肝腹水要治疗及时，要医患配合，要中西药结合，多方面调理，才有治愈希望。

参考文献

[1] 中医执业医师应试指南及习题集（上册）[M]．北京：中医古籍出版社，2005：839 - 843.

下肢静脉曲张该怎么治

一、概述

下肢静脉曲张属于中医"筋瘤""恶脉""青蛇毒""股肿""下泣疮""流火""臁疮"的范畴。该病的病机是：气虚为本，瘀热为标。奚九一治疗静脉曲张总结出"因邪致瘀，祛邪为先"的学术观点，按 4 个类型辨证施治，即湿热证：常见于慢性湿疹、郁血性皮炎、紫癜性皮炎、郁血性溃疡（臁疮）、淋巴肿；血热证：常见于单纯性浅静脉炎（血栓性浅静脉炎）、多发性浅脉炎；热毒证：常见于皮肤性血管炎、丹毒；气虚下陷型：常见于单纯性浅静脉曲张。

二、分期治疗

（一）急性发作期

急则以祛邪为先，反对用大剂量活血化瘀药物，因邪气盛，急于扶正和活血化瘀，会激惹血管反应，致病情恶化。

1. 湿热之邪为主者，患肢红肿疼痛明显，或伴有皮下出血点，或溃疡边缘红肿、高起，肉芽暗红，分泌物色黄黏稠，气味腥臭，舌红苔黄、脉滑数。基本处方：茵陈20g，栀子15g，重楼15g，金银花30g，蒲公英15g，苦参15g，水牛角30g（先煎）；肿胀明显加桑叶15g、桑白皮20g、薄荷20g、荆芥15g、防风10g。

2. 血热之邪为主者，单一多发条索疼痛、红肿为主，以后红肿消退，留下硬索，并有色素沉着，局部有牵制、隐痛、坠胀感，舌红苔黄腻，脉滑数。基本处方：生地黄30g，牡丹皮15g，益母草30g，紫草15g，生甘草10g。加减法：热甚加生石膏50g、水牛角20g、羚羊角粉等。

3. 热毒之邪为主者，红肿疼痛甚为剧烈，溃疡较深，垂直状凹陷，有时发热，舌红苔少脉数，清热解毒用白英30g，白花蛇舌草30g，半枝莲20g，仙鹤草20g，金银花30g，野菊花20g，蒲公英20g，生甘草10g，生地黄、地骨皮、黄柏、土茯苓各20g，也可以加上四妙散（黄柏、苍术、川牛膝、薏苡仁）。

（二）缓解期

当邪去之后就进入邪去正虚阶段，这时在治疗上以扶正为本。"气虚下陷"：要用益气升提之药效果好，在无明显红肿热痛，舌质淡、苔薄白、脉缓用补中益气汤加减，还可以加牛膝、冬瓜皮等。

疏风宣肺为主治愈失音

患者罗某，女，28岁。1985年4月20日初诊。主诉：感冒发热、头痛、咳嗽、咽痛，继而声音嘶哑，渐呈完全失音。咽喉干燥，呼气灼热，小便赤涩，大便干结。

诊查：咽未见膜嫩红，扁桃体Ⅰ度胖大，舌质深红，苔黄干，脉浮数。

辨证：此属风热犯肺，肺气不宣，气机闭塞，热邪化火，上蒸咽喉所致。

治法：宜疏风宣肺，清热解毒。

处方：桔梗12g，牛蒡子9g，蝉蜕10g，金银花12g，连翘10g，百合20g，甘草10g，冬桑叶10g，硼砂5g，竹叶菜20g，僵蚕10g。3剂，水煎，每日1剂。第一剂另用大黄15g，芒硝10g，泡服，便通后弃掉大黄、芒硝。

4月24日，二诊语音已出，发热退，咳嗽减轻，呼气清爽，其症状好转，续服3剂告愈。

[按语] 本例失音，年值壮年，是因风热犯肺，壅塞气道，肺气失宣，热郁化火，上蒸咽喉致会厌病变以致失音。方中首用大黄、芒硝泻阳明胃经实热，即釜底抽薪。再以桔梗、牛蒡子、蝉蜕、僵蚕疏风清热，宣肺利咽，用蒲公英、金银花、连翘、青天葵、硼砂、竹叶菜以清热解毒。《黄帝内经》："热淫于内，治以咸寒，以甘缓之。"火邪最易伤阴，故用清热生津润肺之品玄参、玉竹参、沙参、百合、桑叶。诸药合用，共奏疏风清热、宣肺利咽之功，使声道通畅，咽喉清利而告愈。

附：青天葵 [异名] 独叶莲(《陆川本草》)、珍珠叶（广西中药志）、青莲（广东）。多年生宿根，小草本，高10～27厘米，全株光滑无毛，地下茎不规则的球状肉质，白色，径约1厘米。茎极短或无，叶根生，多为1片，2片的罕见。长4.5～6厘米，宽8厘米，呈圆形，先端尖短。

[功用主治] 甘、凉，无毒。清肺、润肺散瘀解毒。治肺痨、痰火咳血、疼痛、肿毒、跌打损伤。

硼砂：化学成分为四硼酸钠，有收敛抑菌的药理作用。甘、咸、凉。归肺、胃经，其功效是清热化痰，防腐解毒。用于咽喉肿痛、口舌生疮、肺热痰嗽、目赤肿痛。外用：水化，局部冲洗或含漱；内服：1～3g。

独活寄生汤是治疗类风湿关节炎的首选方剂

应用《备急千金要方》中独活寄生汤治疗类风湿关节炎，不仅可改善患者关节炎活动期的病情，而且也可改善贫血，提高患者生活质量。

药物组成：桑寄生、牛膝各20g，独活、杜仲、秦艽、白芍、生地黄各15g，党参、当归、茯苓各12g，肉桂（心）、防风、川芎各10g，细辛6g，甘草10g。水煎服，每天1剂。治疗期间患者应避免过度劳累，注意保暖，坚持功能锻炼。

贫血的类风湿关节炎患者属中医"痹证"范畴，但相对一般痹证在病因病机上有独特之处，气血亏虚、肝肾不足为本虚，风寒湿痹阻为标实。虚实夹杂，本虚标实。治疗以补气血、益肝肾、祛风湿为大法，标本同治。

张秉成云："所谓祛邪先扶正，正旺邪自除也。"独活寄生汤中人参、茯苓、甘草益气扶正以资生血之源；当归、川芎、生地、白芍养血活血；同时配有独活、秦艽、防风、细辛止痹痛；杜仲、牛膝、桑寄生益肝肾，强筋骨，祛风湿；肉桂（心）温通血脉，宣痹止痛。诸药合用，达到补气血、益肝肾、祛风湿、止痹痛之目的。

又据报道：独活寄生汤配合牵引、针灸、拔罐等理疗手法对腰椎间盘突出效果好。

补肾法是治疗骨关节炎的重要治法

骨关节炎是以关节疼痛、活动受限和关节畸形为主要临床表现的风湿性疾病。骨关节炎属于中医学的"骨痹""筋痹""鹤膝风"范畴。由先天禀赋不足或年高肾气衰退，肾精不足，筋骨不坚，复感外邪或长期慢性劳损，骨失所养而致骨折。肾为先天之本，在体为骨，藏精生髓，为作强之官，故骨关节炎发病与肾脏关系尤为密切。

孙思邈《备急千金要方》首次将补肾药应用于痹证的治疗中。腰背痛者，皆由肾气虚弱，卧冷偏枯，冷痹，缓慢疼重，若有腰痛挛脚重痹，急宜服独活寄生汤。宋代《圣济总录》中载有骨痹6方，如鹿角胶丸、补肾熟地黄丸、鹿茸天麻丸等。元代《卫生宝鉴》载："老年腰膝久痛，牵引少腹两足，不堪步履，奇经之脉，隶于肝肾。"

附：秦伯未治疗肾阴肾阳两虚，常发作腰痛日久，用山药丸。药用：山药、熟地黄、山茱萸、肉苁蓉、鹿角胶、巴戟天、补骨脂、菟丝子、杜仲、续断、怀牛膝、骨碎补。

从肾藏象论衰老与骨关节炎（摘录）

骨关节炎（OA）是以关节疼痛、活动受限和关节畸形[1]为主要临床表现的风湿性病，其病因一般认为与遗传、年龄、肥胖、职业、体力活动、外伤及雌激素水平下降等因素有关。骨关节炎属于中医学"骨痹""筋痹""鹤膝风"范畴。先天禀赋不足或年高肾气衰退，肾精不足，筋骨不坚，复感外邪或长期慢性劳损，骨失所养而致骨痹。

1. 肾虚骨衰退是 OA 的病机关键

中医学认为，骨痹的主要症状表现主要在关节疼痛，活动受限，遇寒冷则疼痛加重；而其本源在肾；主要病因病机为肾气亏虚，肾精不足，肾虚引邪入内，内外合邪而发骨痹。正如《中藏经》所云："骨痹者，乃嗜欲不节，伤于肾也，肾气内消……而精气日衰，精气日衰则邪气妄入……"强调了房帏肾虚引邪入客的病机关键。《素问·六节藏象论》曰"其充在骨"，说明只有肾中精气充盈，才能充养骨髓，故《素问·痿论》说："肾主身之骨髓。"人随着年龄增长出现骨软无力，骨及软骨发生退行性病变，都与肾中精气不足、骨髓空虚有关。

肾藏精，精生髓，髓养骨，肾精充足则骨髓生化有源，骨得髓之滋养而坚固有力，肾虚则骨弱骨空，不能束骨而利关节也。

另外，OA 发病与肝、脾相关。肝为罢极之本，藏血主筋，统司筋骨关节，《黄帝内经》指出："肝主筋。"又云："膝者筋之府，屈伸不能，行则偻附，筋将惫矣。"肝藏血，肾蕴精，可谓精血同源，肝肾同源。肾精不足，则不能滋生肝阴、肝血，肝体不足，则不能滋荣筋腱，以致筋挛节痛。"脾为后天之本、气血生化之源，主四肢肌肉。肾为先天之本，赖于后天之本的滋养，脾为后天之本，需在先天之本的基础上发挥作用。"即先天生后天，后天养先天。脾运健旺，生血有源，则肝有藏。肝血充盈，才能养筋，筋得其养，才能运动有力而灵活。

2. 肾虚是衰老的根本原因

衰老的原因是多方面的，有肾气虚衰学说、脾肾虚弱学说、脏器虚损学说、阴阳学说、气滞血瘀学说等。其中肾虚是衰老最根本的原因。《素问·上古天真论》曰："丈夫……三八，肾气平均，筋骨隆强……四八，筋骨隆盛，肌肉满壮，五八，肾气衰，发落齿槁……七八，肝气衰，筋不能动，天癸竭，精少，肾脏衰，形体皆极。"认为肾对全身的生理功能起着调节整合作用，从而调控人的生、长、壮、老、已。叶天士认为，肾阴虚，肾阳虚，均可促成衰老，曰："男子向老，下元先亏；花甲以外年岁，到底下元衰矣；高年下焦根底已虚，六旬又六真阴衰，年高水亏，高年下焦阴弱。"

3. 补肾法是治疗 OA 的重要治法

孙思邈《备急千金要方》首次将补肾方药应用于痹证的治疗中，"腰背痛者，皆由肾气虚弱，卧冷湿地，当风所得也，不时速治，喜流入腰膝，为偏枯，冷痹，缓弱疼重，若有腰痛挛脚重痹，急宜独活寄生汤。"宋代《圣济总录》中载有骨痹 6 方，主要是从肾脏亏虚进行治疗，多为鹿角胶丸、补肾熟干地黄丸、鹿茸天麻丸等，多以补肾填精药物为主，并重视补肾药为君药。元代《卫生宝鉴》载："老年腰膝久痛，牵引少腹两足，不堪步履，奇经之脉，隶于肝肾。"明确提出高年患腰膝疼痛，是肝肾两虚的表现。要采用温补肝肾、填精益精，大壮筋骨。明代《证治准绳·类方·鹤膝风》中载有经进地仙丹，亦是从补肾益精、大壮筋骨入手。

现代医学研究证实，补肾法可以通过促进软骨细胞增殖、抑制软骨细胞凋亡[1]，改善 DNA 随年龄性变化等。

总之，通过调补肾气，延缓衰老治疗 OA。

参考文献

[1] 殷海波，王海南，刘宏潇，等. 从肾藏象论衰老志骨关节炎 [J]. 中医杂志，2012（14）：1192 –
1194.

不同温度熏洗药可治疗关节疼痛

骨性关节炎（OA），亦称骨关节病等，膝关节骨性关节炎（KOA）发病率逐渐升高。KOA 属于中医"痹证""骨痹""膝痹"等范畴，采用中药熏洗疗法，对骨性关节炎有一定的治疗效果。

熏洗药方：当归、川芎、赤芍、熟地黄、木瓜、豨莶草、徐长卿、三百棒、活血莲、大血藤、泽兰、牛膝、续断、五加皮、杜仲、何首乌、羌活、独活、艾叶各 15g，加水 2500ml，煮沸后再煮 20 分钟。制成 1000ml，放入全自动熏洗治疗床。每次熏洗时间为 30 分钟。

一、治疗方法

将上药熏洗剂 1000ml，放入熏洗治疗床，提供准确温度进行治疗，温度以 38℃、41℃、44℃为准（皮肤温度，烫伤阈值为 45℃）。

二、讨论

中医学认为，KOA 病因病机为本虚标实，肝肾不足、气血亏虚是根本原因，另加风寒湿邪入侵致本病。治疗上以补肝肾、祛风湿、舒经活络、活血祛痰为大法，中药熏洗疗法又称中药气雾透皮疗法，具有发汗解表、散寒止痛、活血通脉等功效，其理法方药与内治疗法一致[1]。

唐刚健、蕲荷、蕲家昌等 7 人研究结果表明，熏洗药在 41℃温度下对膝骨关节炎疼痛疗效较佳，是因为有 40~42℃的温热刺激，从而降低皮肤感觉神经的兴奋性，提高痛阈。温热刺激可提高免疫功能，达到广泛镇痛效果。熏蒸药在 44℃温度对关节活动功能改善疗效较佳，原因在于在较强温热作用下，静脉和淋巴回流加速，降低肌肉和结缔组织的张力。在治疗过程中热能和药效持续作用于人体，可祛风除湿、活血止痛、利水消肿、加快清除疼痛部位代谢产物、炎性渗出物等，从而减轻肿胀，缓解或消除关节、肌肉拘挛，使疼痛缓解。[2]

参考文献

[1] 陆继绵，沈鹰．熏蒸疗法的历史沿革［J］．中医杂志，2006，47（7）：556.
[2] 肖京，王京菊，李雁．体感温度对中药熏蒸疗效的影响［J］．中国中医药焦虑杂志，2008，15（11）：80.

少弱精子症的中医药方

一、概述

男性少弱精子症是男性不育症的常见原因，约占男性不育病因的 46%[1]。

西医诊断标准，参照《类精液及精子——宫颈黏液相互作用实验室检验手册》[2]拟定。已婚夫妻同居一年以上，性生活正常，未避孕而不育，女方妇科检查正常。精液常规：精子密度 $<20\times100/ml$，或（和）前向运动 A+B 级 $<50\%$ 或 A 级 $<25\%$。

二、中医辨证标准

参照《中药新药临床研究指导原则》[3]及临床实际拟定。肾虚证主症：腰膝酸软，五心烦热，性欲淡漠。次症：耳鸣盗汗，脱发遗精，舌红少苔，脉细数。

1. 纳入标准　符合西医和中医诊断标准；精子存活率 $\geq40\%$ 但 $\leq70g$；受试者夫妻关系稳定；自愿接受中药治疗者。

2. 排除标准　年龄 <25 岁或 >45 岁；生殖器先天畸形睾丸萎缩或下降不全及输精管畸形、缺如，精络梗阻等器质性疾病或严重无精子症患者；有明确性激素紊乱、生殖系感染等原因未愈者；精子密度低于 $5 \times 10^6 / ml$ 者。

三、治疗方法

熟地萸杞菟汤（自拟）

熟地黄、山茱萸各 15g，山药 12g，枸杞子 12g，菟丝子 12g，当归 10g，黄芪 20g，茯苓 10g，白术 10g，覆盆子 10g，车前子 15g，鹿角胶 12g，五味子 12g，玉竹参、沙参、百合各 20g。偏阳虚者加锁阳、巴戟天各 10g，偏阴虚者加黄精肉。水煎服，每日 1 剂，分 2 次早晚服用。服用期间禁服克罗米芬、十一酸睾酮、维生素 E、五子衍宗丸等可能改善精子的药物，疗程为 3 个月。

四、观察指标与方法

治疗前在本院检查精液 2 次，取最优质作为治疗前基线值，并于治疗后 1.5 个月、3 个月分别复查精液 2 次（两次取精液时间间隔≥3d 但≤7d）为治疗中、治疗后观察值、观察精子密度、活力等指标。采取中科恒业全身动系统进行精液分析。

五、讨论

不育症又称"无嗣"，中医多认为是肾虚所致。肾精的盈亏，肾气的盛衰，决定着人的生育能力。肾精亏虚是造成不育症的根本原因。《景岳全书》倡导"善补阳者，必于阴中求阳，则阳得阴助而生化无穷；善补阴者，必于阳中求阴，则阴得阳生而泉源不竭。"此语是以说明"阴生阳长，阴阳互根"的哲学道理。

本方中熟地黄味甘，入肾经，填精益髓为君药。山茱萸酸温入肝经，补肝肾，涩精气；山药甘平入脾经，健脾固肾，补后天以充先天，同为臣药。枸杞子、五味子、黄精、当归等补肝肾阴血，涩精益髓；鹿角胶、菟丝子等温肾助阳；茯苓、白术健脾益气；车前子泻利而通之；玉参、沙参、百合润肺生津。诸药合用促进睾丸生精功能恢复，提高精子数量和活力，改善精液质量，促进生育能力。据现代药理研究证明，菟丝子水煎液可明显提高人精子体外活动功能活性。[3]

要想治好男性不育症，应嘱患者要节制房事，欲速则不达。要注意养成良好的生活习惯，不酗酒，不吸烟，要心情舒畅，保证正常的睡眠时间不低于 8 小时，有利于保证疗效甚佳。

参考文献

[1] 郭军，常德贵．中西医结合男科治疗学［M］．北京：人民军医出版社，2003：245－256.

[2] 世界卫生组织．人类精液及精子——宫颈黏液相互作用实验室检验手册（第 4 版）［M］．北京：人民卫生出版社，1993.

[3] 中华人民共和国卫生部．中药新药临床研究指导原则［M］．1993：192－195.

[4] 杜宝俊，陈国卫，宋春生，等．滋肾生精汤治疗少弱精子症 206 例临床观察［J］．2012（14）：1217－129.

清暑益气汤也治头痛

柳某，男，21 岁，2010 年 4 月 15 日初诊。

患者因在县一中读高三，持续紧张地复习功课，准备迎接 6 月上旬的高考，因劳心伤神而发头痛，其部位以两侧头部及头顶为主，甚则全头胀痛。读书则头痛加剧，眩晕，终日头脑昏沉不清，记忆力减退，乏力，大便干燥，每周一行，心烦失眠。视其舌胖大而淡、苔白，脉沉缓无力，两寸尤弱。辨证属劳伤心脾，湿火内生，清阳不升则头痛，浊气不降则便秘，用清暑益气汤加味，3 剂见效，再服 3 剂而愈。

处方：黄芪 30g，当归 15g，党参、炙甘草、麦冬、五味子、青皮、陈皮、神曲、黄柏、葛根、川芎、苍术、白术、升麻、柴胡、白芍、枳实各 10g。第 1 剂加大黄 12g。

苏黄地龙五味汤治疗风咳

一、风咳症状与特征

参照《中医儿科学》[1]诊断标准：咳嗽，呈阵发性呛咳，少痰或无痰，黏稠难咯，以夜间、晨起明显。

《中药新药临床研究指导原则》[2]确定风邪犯肺、肺失宣降的表现如下：咳嗽、咽痒、咯痰或呛咳阵作，气急，遇冷空气、异味等因素突发或加重，或夜卧晨起加剧，多呈反复性发作，干咳无痰或少痰，舌苔薄白，脉浮，或紧，或弦。

二、治疗方法

药味组成：（炙）麻黄、紫苏叶、地龙、五味子、蜜枇杷叶、（炒）紫苏子、（炒）葶苈子、蝉蜕、前胡、（炒）牛蒡子、桔梗、僵蚕、干姜、细辛、大枣为细末装胶囊，6～9 岁每次 2 粒，3 次/日，9～14 岁每次 3 粒，3 次/日，总有效率可达 90%。

三、讨论

苏黄地龙五味汤是根据隋代《诸病源候论》提出的风邪可独立致咳的观点，其证候为受风、冷、刺激性异味等容易发病，出现阵发性、反复性干咳或呛咳，并伴有咽痒症状，体现了中医风证"善行数变""风为百病之长""风盛则挛急"的致病特点。哮咳病位在肺，咽喉为肺之门户，故组方以（炙）麻黄为君，重在宣理肺之邪气，止咳平喘，能有效减少咳嗽症状。

参考文献

[1] 徐荣谦，王俊宏，王素梅，等. 中医儿科学 [M]. 北京：中国中医药出版社，2010：93－95.

[2] 郑筱萸. 中药新药临床研究指导原则 [M]. 北京：中国医药科技出版社，2002：26－28.

[3] 历晔，王有鹏. 苏黄止咳胶囊联合孟鲁司特钠治疗儿童咳嗽异型哮喘 30 例临床观察 [J]. 中医杂志，2012（11）：949－947.

朱建华辨治灼口综合征经验

一、概述

灼口综合征是指发生在口腔黏膜，以烧灼样疼痛感觉为主要表现的一种病证，又称舌痛症、舌感觉异常、口腔黏膜感觉异常等。

朱建华教授认为灼口综合征病因以肾之阴阳失调为本，治疗当以燮理阴阳和络护膜为基本原则，用验方灼口饮辨证加味辨证施治。并配合心理调摄、饮食调养及适度运动可巩固疗效。

1. 病位在口腔，其本在肾

灼口综合征多发于更年期的中老年女性，随着年龄的老化，人体机能逐渐衰退，免疫功能下降，唾液分泌减少，口腔黏膜变薄，其口腔黏膜反复受损[1]，从而引发灼口综合征。

另外一方面，患者烦躁、抑郁、焦虑等各种更年期综合征，也可以诱发和加重病情。其主要病因为内分泌失调，系由"肾之阴阳失调所致"。灼口综合征是一种全身性疾病，虽发病在口腔，但与五脏相关，而关键在肾。

根据"孤阴不生，孤阳不长""阴阳互根"的生命发展变化的客观规律，当"天癸"逐渐减少至耗竭，肾中阴阳平衡失调随之而生。出现阳虚的症状，如较常人形寒畏冷，神情疲乏，情绪压抑，性欲降低，易汗量多，腰膝酸软；阴亏内热症状，如口干明显，口腔黏膜灼热疼痛，舌痛舌麻，烦躁，面身烘热时作，阵作汗出或盗汗等；再者，因肾之阴阳失调而引起一般阴阳失和，气血化生及运行受阻，日久则黏膜现青紫色、瘀斑，舌体发麻刺痛；同时肾阴亏耗，津不上承，可致黏膜失养、变薄，舌乳头萎缩，味觉减退，饮水而口干不减。

2. 辨证论治

基本处方：黄芪 20~30g，石斛 30g，淫羊藿 15g，仙茅 15g，枸杞子 15g，赤芍 20g，人中白 10g，凤凰衣 10g，木蝴蝶 10g，酸枣仁 g30g，甘草 10g。每日 1 剂。

灵活应用加减：烦躁烘热明显者，去黄芪，加知母、黄柏，汗出量多加龙骨、牡蛎、浮小麦，舌红无苔少津加生地黄、玄参、天花粉，口淡口干便溏加山药、白术。抑郁者加酒白芍。

3. 验案举例

张某，女，65 岁，2010 年 8 月 2 日初诊，主诉口腔黏膜灼痛反复 1 年余，经西医抗炎、维生素治疗乏效。常感口干，烘热阵作，二便尚调，寐安。刻诊：牙龈红肿，舌红苔少，脉细。药用：石斛、赤芍、玄参各 20g，生地黄、天冬、麦冬、淫羊藿、（炙）僵蚕各 15g，木蝴蝶、淡竹叶、人中白各 12g，甘草 10g，女贞子、仙茅各 15g，肉桂 10g，蒲公英 30g。7 剂，每日 1 剂，另用墨旱莲含嗽。见效后，再服 7 剂告愈，随访一年没复发。

参考文献

[1] 周曾同. 老年口腔黏膜病的诊断与治疗 [J]. 中华口腔医学杂志，2006，41（9）：565-567.

[2] 赵旭，徐建伟，朱建华. 辨治灼口综合征经验 [J]. 中医杂志，2012（17）：1505-1506.

肝病中 "急黄" "臌胀" 的中医治疗

中医治疗病毒性肝炎方法甚多，效果良好，尤其是对急性黄疸型肝炎。而肝炎中重症，即西医的急性、恶急性肝坏死、肝昏迷则演变迅速，极凶险，十难救一二。肝硬化变症迭出，胀大鼓胀，治之棘手。实属值得研究。

1. 急黄（重症肝炎）

肝炎重症包括急性和恶急性肝坏死。初起与急性黄疸型肝炎相似，但传变迅速，症状逐渐加重，黄疸深，呕吐厉害，继则出现鼻衄、呕血、便血、谵语、狂躁、昏迷等。

《沈氏尊生书》曰："又有天行疫病，以致发黄者，俗称为瘟黄，杀人最急、蔓延亦烈。"《诸病源候论》认为："脾胃有热，谷气郁蒸，因为热毒所加，卒然发黄，心满气喘，命在顷刻，故云急黄也。"

急黄之症乃因外感疫病之邪，蕴毒化火伤阴，热毒内攻，郁蒸肝胆，伤及营血，内陷心包，耗血动血。治当大剂清热解毒，此时用一般药物无济于事。必须投丹剂，如神犀丹、紫雪丹、安宫牛黄丸等，若缺药时则用犀角粉 3g，或兑入冰片 0.1g，灌服、生地黄、玄参、金银花 20g，连翘、丹参、麦冬 15g，茵陈、板蓝根各 30g，水煎服。

2. 臌胀（肝硬化）

《灵枢·水胀》记载："腹胀，身皆大……色苍黄，腹筋起，此其候也。"《难经》云："肝之积，名曰痞气，在胃脘，腹大如盘，久不愈，令人四肢不收，发黄疸，饮食不为肌肤。"

肝硬化常规治法，可用逍遥散为基本方，配加治血化瘀之品。形成腹水者则行气逐水，用疏凿饮子、胃苓汤，后期累及脾肾，以健脾温肾或育阴利水，用金匮肾气丸合一贯煎。

臌胀（肝硬化）之症，虚中夹实，不可纯攻纯补，宜疏肝理气，治血软坚，补肝肾，可长服。自拟"虎杖茵陈鳖甲汤"加味。虎杖、茵陈各 15g，柴胡 10g，郁金 10g，枳实 11g，丹参 30g，延胡索 10g，鸡内金 15g，黄芪 30g，甘草 10g，鳖甲（醋炙）15g，党参、白术各 25g，山楂 30g。患者正气尚可，腹水多，可用大黄䗪虫丸与丑牛粉（一次 3～5g）分别服用，每日各一次。腹水多而阴虚症状明显者，可改用金匮当归芍药散加味。药用：当归 15g，白芍 15g，川芎 12g，白术（土炒）15g，茯苓 30g，泽泻 15g，高粱根、葫芦壳 1 个。水煎服，每日 1 剂。

参考文献

[1] 岳代锐. 浅谈肝病中"急黄""臌胀"的医治疗 [J]. 中华临床医药学杂志，2005（5）：412.

不可忽视的小儿食积咳嗽

食咳，中医古籍中有诸多相关记载。《黄帝内经》云："食于胃，关于肺。"《医学入门》提出"食咳因食积生痰，痰气冲胸腹满者，二陈汤加厚朴、山楂、麦芽"，才明确了食咳的提法。但近代食咳已不被重视，就连中医院校教材也只是寥寥数语，一带而过。然而，在临床上，特别儿科中，食咳并不少见，常缠绵难愈，一般止咳药难以奏效，唯有四子南星白前汤疗效满意。

1. 证候特点

食咳与一般咳嗽不同，食咳发病时间不定，引发因素无定次，咳嗽时多伴痰涎，每于进食后出现咳嗽，若食甜糖之类、哭闹后咳嗽加重。咳嗽轻者数声，重者连咳不已。患儿可见乳食不化，手足热，夜晚不宁及咳嗽、有痰以及舌苔白厚、脉数等。

2. 治疗方法

消积止咳，佐以化痰理气之法。葶苈子、紫苏子、炒白芥子、莱菔子各10g，胆南星2g，白前10g，木蝴蝶10g，芦根10g，薏苡仁10g，旱半夏5g，山楂、神曲各10g，7天为一疗程，后用香砂养胃汤善后（香附子5g，砂仁3g，苍术5g，厚朴5g，陈皮10g，茯苓10g，党参5g，木香4g，炒白术10g，白豆蔻3g，甘草5g，瓜蒌子5g）。

3. 对食积咳嗽的见解

随着生活条件的改善，小儿喜食肉类、糖类者居多，且不知饱足。日久生积，由积生热，热积生痰。痰热阻于肺，肺失宣降则咳。食积日久则伤脾，脾虚则生痰，其色黄者居多。故《幼儿集成》云：“因宿食而得咳者，必痰涎壅盛。”夜间咳甚，后夜或黎明时尤甚；每遇多食或感冒，咳嗽加重，反复不愈。

滥用抗生素，对脾胃损伤而致咳也屡屡出现。用中药治食咳，首先要控制饮食，避免吃巧克力、花生米等脂肪高的食物，少喝冷饮，禁食橘子、鱼肉。肥甘厚味易生痰黏稠，不易咳出，过凉使肺气闭塞则日久不愈。少吃咸、酸、辣等味重食物，而以清淡为主，多食蛋白质、维生素丰富易消化食物，如鲜菜、蛋类。

参考文献

［1］ 李立新. 化积止咳汤治小儿食积咳嗽 128 例临床观察［J］. 中国实用乡村医生杂志，2007，11（14）：42.

运用膏方治疗恶性肿瘤放疗、化疗毒副反应

恶性肿瘤已成为威胁人类生命的罪魁祸首，当代放疗、化疗仍然是治疗恶性肿瘤的主要手段。由于放疗、化疗在杀伤肿瘤细胞的同时，对正常的组织细胞有着同样的杀伤作用，容易造成机体抵抗力下降、骨髓抑制、恶心呕吐、肝肾功能损害、局部刺激等临床症状，直接影响着治疗效果和预后。

本文就如何减轻西药毒副反应，使放疗、化疗能顺利完成，采用中医学的辨证施治、调整阴阳，从而改善患者症状，提高自下而上质量。而把膏滋药（膏方）作为中医药治疗慢性疾病的最佳剂型之一，使其在改善体质、补益虚羸、祛除疾病等方面发挥独特功用。

1. 膏方的特点

中医药的剂型有膏、丹、丸、散、汤、酒等。膏方是在中医辨证论治原则指导下，经过特殊工艺（浸泡、煎煮、过滤、浓缩、防腐、辅料、包装）制成的半固体状的内服制剂，具有滋补强身、抗衰延年、治病纠偏等多种作用。而且膏方服用方便，便于保存。名医秦伯未在《膏方大全》中指出：“膏方并非单纯之补剂，乃包含救偏祛病之义。”膏方

具有 4 个特点：（1）煎煮浓缩而成，有效成分高，作用持久。（2）可长期服用。（3）毒性小，反应小，用量少，生物利用度高。（4）具有补中寓治，治中寓补，补治结合的特点[1]。适用于慢性、顽固性、消耗性的疾病。

恶性肿瘤是一种特殊的慢性消耗性疾病，容易复发和转移，即使手术、放疗、化疗后也需要长期的调理，中药治疗肿瘤的特点是缓攻、补虚，早期以攻邪为主，中期则攻补兼施，后期以扶正为主。而中医膏方遵循"阴阳贵乎平，治病必求本"的理论，从整体观念出发，通过扶正和祛邪两个方面治疗肿瘤，用以提高患者的生存率。运用膏方治疗恶性肿瘤符合缓攻、补虚之特点。早期膏方在肿瘤的应用主要为防止复发，宜用健脾益气、祛瘀解毒法；中晚期患者要根据正邪消长的情况采用不同的治疗原则，或健脾补肾，或清热解毒，或祛瘀软坚；放疗、化疗出现毒副作用者，随证拟益气养阴、健脾和胃、补益肝肾。

2. 放疗、化疗毒副反应

放疗、化疗的毒副反应的主要表现：（1）消化道症状：如腹胀、纳呆、恶心、干呕、腹泻等；（2）造血系统反应；（3）机体衰弱；（4）炎性反应；（5）神经毒性。

3. 对症用药

（1）机体衰弱

在化疗过程中或治疗后出现全身乏力、四肢困倦、腰膝酸痛、精神不振、心慌气短、失眠多梦等，此类多为脾肾两虚，心肾不交。应以归脾汤或补中益气汤为代表方剂加减制作膏方，药物主要有党参、黄芪、白术、山药、龙眼肉、山茱萸、熟地黄、五味子、酸枣仁、木柏仁、丹参、夜交藤、木香、阿胶、茯苓、杜仲、续断等。若放疗后咽干舌燥者，加养阴生津之品，如龟甲、鳖甲、天冬、麦冬、天花粉、葛根、玄参等；若兼见纳呆者宜用消积导滞之品，如砂仁、陈皮、鸡内金、（炒）麦芽、山楂、神曲等；汗多者加浮小麦、麻黄根、（煅）牡蛎、乌梅等。

（2）造血系统反应

放疗、化疗出现的造血系统反应主要表现为白细胞下降、血小板减少及贫血等，严重时可引起感染、失血等并发症。改善骨髓抑制的西药，例如鲨肝醇、利血生、核苷酸、促红素等，疗效不肯定，还可出现食欲差、恶心、呕吐、发热、头疼、乏力、心悸等不良反应甚至休克。而中医在治疗骨髓抑制方面，作用缓慢而持久，通过补益脾肾、滋养肝肾等能恢复骨髓功能，健体强魄，补肾生发，和胃健脾等。临床加减选方，如属气血两虚者，代表方是归脾汤、八珍汤。主要药物为：黄芪、党参、茯苓、甘草、白术、炙甘草、当归、鸡血藤、阿胶、熟地黄、白芍、大枣、龙眼肉、山药、木香、酸枣仁；肾阳虚用右归丸、肾气丸等加减，药用（制）附子、肉桂、当归、巴戟天、菟丝子、淫羊藿、杜仲、续断、鹿角胶、龟甲胶、补骨脂、肉苁蓉、山药、山茱萸等；肾阴虚者用左归丸等方，药有：枸杞子、龟甲、何首乌、鳖甲、女贞子、墨旱莲、山茱萸、熟地黄、山药、鹿角胶、牛膝等。

（3）神经毒性

主要表现为肢体远端对称性分布的感觉和运动障碍，如感觉缺失，或手套袜子样分布，或感觉异常、过敏、无力、腱反射减弱或消失，长春新碱、草酸铂、紫杉醇等化疗药物均可引起以上症状。从中医辨证上分，主要有气血亏虚、气滞血瘀、脉络受阻。气血亏虚者可用八珍汤、十全大补丸化裁，可加鸡血藤、阿胶、（制）何首乌等，偏阳虚者可加入巴戟天、肉桂、桂枝、鹿角胶、海马、紫河车、菟丝子等，或合阳合汤、右归丸加减；偏阴虚者，酌加龟甲、鳖虫、枸杞子、女贞子、墨旱莲、黄精等，或合左归丸、三甲复脉汤；气滞血瘀者选血府逐瘀汤、补阳还五汤加减，主要药物为：黄芪、熟地黄、桃仁、红花、当归、川芎、赤芍、地龙、柴胡、枳壳、炙甘草、牛膝、土鳖虫、蜈蚣、桑寄生、九香虫等。偏寒虚者加桂枝、小茴香、美茱萸、细辛等；偏热者加川楝子、牡丹皮、忍冬藤等，适当选用虫类药以通络活血。

4. 体会

从中医理论分析，肿瘤发病机理主要为痰、热、瘀、毒、虚，其常互为因果，胶着难分，而致本虚致实、寒热错杂之候。服用膏方，药物能在机体充分吸收，见效虽不及汤剂快而药力持久，坚持服用疗效自显，正如叶天士云："王道无近功，多服自有益。"至于患者素有脾胃虚弱或痰湿偏盛之症，出现腹胀、纳呆等症，则不太适宜用膏方，因服膏方后则更易壅滞脾胃，阻碍运化吸收，甚至加重病情。

膏方的药物配伍时，须动静结合，不宜一味滋补。在补肝益肾、益气养血的同时，宜佐以运脾健胃之品，如茯苓、白术益气运脾，木香、陈皮、砂仁醒脾开胃，鸡内金、山楂、神曲消食导滞。在服膏方之前更宜服一些开路方（发汗解表，通脏泻下），或健脾益胃，或健脾化痰除湿，脾胃健运，方能使膏方功效彰显。

总之，膏方的运用是一门学问，医者必须遵循辨证论治的法度，深思熟虑，理法方药合度，力求整体考量，循因施药，全面、平衡、阴阳调和，攻补相宜，动静配合，施之有度。否则，恐生异端，后果难赎。

参考文献

[1] 颜新，胡冬裴．中国膏药学［M］．上海：上海中医药大学出版社，2004：147－152.
[2] 林丽珠，张少聪．膏方治疗恶性肿瘤放疗化疗毒副反应探讨［J］．中医杂志，2012（8）：651－654.

慢性阻塞性肺疾病的治疗方法

慢性阻塞性肺疾病临床上以反复咳嗽、咳痰、喘息、心悸、肢体浮肿等为主要表现，西医名曰慢性阻塞性肺疾病，归属中医咳嗽、喘证、肺胀的范畴。对此病治疗大抵从四个方面进行。

1. 通气道——降气平喘、活血化瘀

"气能统血"，"气能生血"，"气能行血"，"血为气母"，"血以载气"，气不通则难以推心之血脉，心血运行不畅而瘀阻，则咳嗽吐痰，气急喘息，口唇发绀，舌暗有瘀点，无苔，脉沉细涩等，即由肺病累及心，而致肺心同病。慢性肺源性心脏病的发生、发展和预后都与气血相关。在治疗上必须注重遵循"气血相学说，强调心肺同治"，在清热化痰、宣肺止咳的同时，酌加活血化瘀药物，如当归、地龙、虎杖等。针对肺心病，"虚、瘀、痰、热"病理特点，选择相应药物配伍。

2. 通水道——宣肺利尿治疗心力衰竭

"肺主行水"，"脉为水之上源"。《素问·经脉别论》曰："饮入于胃……上归于肺，通调水道……"凡外感邪气致水道失常者，多系肺失宣降，上窍闭而致下窍不通，玄府阻闭，发作时，由于水液输布失常，聚而成痰，痰邪壅盛，不易咯出，以致气道阻塞，造成肺通调失节，水道不利而加重病情。出现正阳虚衰，则见胸闷心悸，气急尿少，肢体肿胀，大汗淋漓，四肢厥冷，面色淡白，舌淡苔白，脉虚等症，当通肺气则下窍自利，温振元阳则正气渐复，故发作期治宜通阳利水，并非单补气血、养心复脉之所能。西医治疗慢性阻塞性肺疾病心力衰竭多用利尿剂等药物，容易引起水电解质紊乱，日久伤阴，加重病情。相比之下，选用中药五苓散合防己黄芪汤或真武汤等方剂通利水道，可降低血液黏滞性，减低血流阻力，减轻心脏负担，增加肾血流量，使尿量增加，达到消肿化瘀的目的。

3. 通神窍——开窍醒神治呼吸衰竭

肺气上逆则咳，升降失和则喘，津液失于输化则聚而化痰，气血失和则血行瘀滞，导致通气血流比例失调，使清气不能入，浊气不能出，而发生缺氧、二氧化碳潴留等表现。在病变中，尽管存在着由肺及脾、及肾，乃至及心、及肝之演变和病理性质的虚实之分，痰邪和瘀血始终贯穿在疾病发展过程中。在西医常规治疗及机械通气的基础上加用中药益气活血化瘀、开窍醒神之剂，能获良效。

4. 关于清热解毒和补肺益气

此病在初期阶段常伴外感表证，宜宣肺解表，重在祛邪，但需辨寒热观痰色。黄痰有热，白痰未必有寒（可能有湿，有虚），应根据痰的性状、全身伴随症状及舌脉来辨证。肺为娇脏不耐热，不宜多投温热之药，因此对痰白量多的患者，不轻易用温药，否则易灼伤肺叶，应多选黄芩、鱼腥草、大青叶等清热解毒之药，每每效佳。

肺有"主气""司呼吸"的功能，"诸气者，皆属于肺。""天气通于肺。"慢性阻塞性肺疾病迁延不愈，久则肺气不足，则出现咳嗽气短，痰液清稀，畏风自汗易感等症，选用沙参、太子参、黄芪、党参等药物，肺气得充则肺气宣降得以恢复正常。

慢性阻塞性肺疾病反复发作，气机升降失利，水湿运化失常，致聚湿生痰。所以痰由内或由外而生，贯穿该病始终，痰既是病理的产物，也是致病因子。若痰不清除，将会造成恶性循环，因此"通气道""通水道""通神窍"应贯穿于整个治疗的全过程。

5. 关于治痰必治脾

脾为肺之母，脾生痰，肺贮痰，脾土健运，使肺气旺盛，则痰渐除。方选六君子汤、参苓白术散之类。

附：保肺定喘汤加减。适应证：高龄肺气虚出现痰，脾虚则痰湿内生，咳痰色黄黏稠，痰浊痰血互结，下肢压陷性水肿者。药物：杏仁10g，浙贝母20g，甘草6g，桔梗10g，（法）半夏10g，猪苓15g，茯苓15g，陈皮10g，党参30g，黄芪30g，红景天30g，白术15g，地龙15g，淫羊藿12g，葶苈子10g，川芎15g，降香（后下）9g，虎杖20g，（炙）紫苏子12g，猪苓15g。

参考文献

[1] 徐丽颖. 王乃仍治疗慢慢阻塞性肺痰病经验 [J]. 中医杂志，2012（10）：828－829.

血瘀发热

发热症，原因很多，有表热，有里热，有虚热，有实热，有食积发热，有血瘀发热，种类不一，若抓住特征，不愁难治；倘若见热不加分辨，一味"以寒治热"，会事倍功半。

血瘀发热的特征，多发在午后，舌质暗，面无热色，每日午后两度热势上升，至早则稍降，体温达41℃，患者自觉不发热，脉弦涩，大小便正常，虽高热而自觉不热，可见无表热，口不渴，便不结，是无里热也，方用血府逐瘀汤加减。处方：当归尾、赤芍、生地黄、川芎、桃仁、红花、川牛膝、炒枳壳、桔梗、生甘草、北柴胡、制乳没、干地龙各10g，加生鳖甲、生牡蛎、延胡索、血竭、丹参服一周发热降至正常。

食积发热

杨某某，女，1岁半，发热4天不退。往某镇医院，屡用退热剂，汗出较多，并用抗生素类治疗仍发热不解。请余用中药试试看，详问：白昼发热39℃，至夜间体温多达40℃，时有惊惕，手足反凉，无咳喘，食纳不佳，大便日两次，夹不消化物，尿少而短，面黄舌淡，苔中心秽，苔色黄白厚，脉滑数，右大于左，顿时忆起《幼科铁镜》中"以吾三指按儿额，感受风邪三指热，三指按兮三指冷，内伤饮食风邪感"，用发汗法而热不退，非外感表证，此病例据舌苔厚秽腻，乃食积发热也。方用四逆汤：柴胡、芍药、枳实、炙甘草、竹茹、焦山楂、建曲、麦芽、莱菔子各10g，生姜5片，黄芩、白术各5g，番泻叶3g，2剂热退。

小儿发热，证有不同，治法有异，或因风寒，或因里热便秘，或因肺部发炎感染，或因饮食内伤，或因血虚发热种种，必须辨析清楚，对症施治。本病例初起惊惕，兼有屡用发汗伤阴，致肝脾失调，故用四逆汤。枳实泄热，柴胡散半表半里之热，白芍药敛阴，甘草和中，为治阳热所致厥逆（手足反凉）极为适合。柴胡、枳实加楂、曲、麦芽少许番泻叶推陈致新，以助消导之力。

夏禹铸在《幼科铁镜》云："以吾三指按儿额，感受风邪三指热，三指按兮三指冷，内伤饮食风邪感。"这种夹食伤寒病例在儿科发热现象中确实占相当大的比例，可是往往被忽视。

中西医结合治疗膝关节滑膜炎

膝关节滑膜炎多为病程长，有几个月与几年不等，单侧者多。临床表现为膝关节肿胀、沉重不适、屈伸不利、行走不便；疼痛不剧烈、局部无红热、膝腿饱满；触之囊性感，有压痛或浮髌试验阳性；关节穿刺为淡黄色液体或溢血性液体。X线检查示骨关节无明显异常，或部分退变、增大、排除滑膜结核。

一、治疗方法

1. 局部封闭　在无菌操作下抽出关节液，再注入 0.25% 利多卡因注射液 10ml 加曲炎舒松 A20mg 的混合液。用 20ml 注射器、7 号针头，通过关节腔给药，每周 2 次，症状好转后，每周 1 次。4～5 次为一个疗程。曲炎舒松 A 不能久用。

2. 中药内服　处方自拟为四物伸筋草汤：当归、白芍、二地黄、川芎、铺地伸筋、树儿伸筋、转筋草、薏苡仁、川牛膝、怀牛膝、秦艽、乳没药、丹参、独活、木瓜、鸡血藤各 20g，熬水药喝，2～3 周即愈。

运用中药治疗风湿病中的辨证特色

风湿病在祖国医学中属于"痹病"的范畴，在《黄帝内经·素问》中称之为"痹"，汉代张仲景在《金匮要略》中提出"风湿"的病名，该书中"痉湿暍病脉证治"中说："病者一身尽疼，发热，日晡所剧者，名风湿。"

风湿病的病因是由风寒湿热等外邪侵袭人体，闭阻经络，气血运行不畅所致。以肌肉、筋骨、关节发生的疼痛、麻木、酸楚、重着、屈伸不利，甚或关节肿大，畸形等为主要临床表现。

一、痹证分类

痹证具有肢体、关节疼痛、肿胀、酸楚、僵硬不舒、活动不利，因致病之邪不同而临床表现各异。

1. 行痹　以肢体关节游走不定疼痛、舌苔薄白、脉浮为主要特征。是因感受风邪而得。治用防风汤（防风、当归、赤芍、秦艽、葛根、麻黄）为主方。

2. 痛痹　感受寒邪致病者称为痛痹，以肢体关节疼痛，痛有定处，且痛甚如锥刺，得热痛减，遇寒痛增，舌苔白，脉弦为主要特征。治以散寒为主，佐以祛风除湿，以乌头汤（川乌、麻黄、芍药、黄芪、甘草）为主方。

3. 着痹　感受湿邪致病为主者称为着痹，以肢体关节重着，痛有定处，肌肤麻木，活动不便，苔白腻，脉濡缓为主要特征。治以利湿为主，佐以祛风散寒，方剂用薏苡仁汤（薏苡仁、川芎、当归、麻黄、桂枝、羌活、独活、防风、川牛膝）为主方。

4. 热痹（西医学中的痛风）　或因素体阳气偏盛，内有蕴热，风寒湿邪从阳化热，或因风寒湿痹经久不愈，邪留经络蕴化为热，均可发为热痹。临床以四肢关节焮热、肿痛、局部皮肤发红，痛不可近，得冷则舒，活动不利，伴发热、恶风、口渴、烦闷、舌苔黄燥、脉滑数为主要特征。治以清热为主，佐以祛风胜湿。方用白虎汤加桂枝汤（石膏、知母、粳米、甘草、桂枝、白芍、生姜、大枣、秦艽）为主方。

5. 尪痹　风寒湿热诸邪深侵入肾致骨质受损，关节变形，筋脉挛缩，肉削形羸，发为尪痹。临床表现以关节疼痛难忍，肿胀僵硬，活动不利，入夜尤甚，筋肉挛缩，关节变形，身形羸弱为特点，即西医学中的类风湿关节炎。

二、久痹者必从肾治

1. 肾虚寒盛证　患者形寒肢冷，阳事衰弱，舌淡苔白，乏力倦怠。治宜补肾祛寒为主，辅以化湿散风、养肝荣筋、活血通络、强壮筋骨，方以补肾祛寒治尪汤（桂枝、制附片、赤芍、白芍、干姜、知母、熟地黄、续断、桑寄生、骨碎补、防风、羌活、独活等）为主方。

2. **肾虚标热轻证** 若出现邪欲化热之势，症见口干欲饮，关节发热，皮肤无明显变化，心烦，溲黄便干，苔微黄，脉沉细弦数为主要特征，治宜补肾祛风、散寒除湿，佐以清热。方宜加减补肾治尪汤（生地黄、川断、骨碎补、桑寄生、桂枝、芍药、知母、酒浸黄柏、络石藤、伸筋草、地鳖虫等）为主方。

3. **肾虚标热重症** 若出现化热之势较重，关节痛重，自觉关节内有发热感，关节肿胀，轻度发热，皮肤变红，口干咽燥，五心烦热，溲黄便干，舌质红苔黄厚或兼腻，脉滑数或弦滑为主要特征。治宜补肾清热，佐以祛风除湿，以补肾清热治尪汤（生地黄、川断、桑枝、骨碎补、赤芍、白芍、秦艽、知母、酒黄柏、忍冬藤）为主方。

三、大尪（强直性脊柱炎）

本病病情复杂，体征部位牵涉面宽，病邪错综交叉，非得细心审辨，从以下五证论治。

1. **肾虚督寒证** 兼见腰脊冷痛，畏寒喜暖，得热则舒，男子阴囊寒冷，女子白带寒滑，舌淡苔白，脉沉弦或沉弦细者，治宜补肾壮督祛寒汤（枸杞、熟地黄、制附片、鹿角、杜仲、川断、桂枝、白芍、知母、羌活、独活等）为主方。

2. **邪郁化热证** 兼见无明显畏寒反喜凉爽，伴见口干咽燥、心烦、盗汗、发热，关节红肿热痛，溲黄便干，舌苔黄白或黄，脉沉弦细数尺脉弱。治宜补肾清热，壮督通络。方药以补肾壮督清热汤（枸杞、生地黄、知母、龟板、鹿角霜、骨碎补、黄柏、杜仲、桑寄生、地鳖虫等）为主方。

3. **湿热痹阻证** 兼见腰臀髋酸痛沉重，僵硬不适，身热不畅，绵绵难缠，汗出心烦，口苦，口黏不欲饮，脘闷纳呆，便黏溲黄，舌质偏红，苔腻或黄腻，脉沉滑、弦滑。治宜清热除湿，祛风通络，益肾壮督。方药以补骨壮督清化汤（枸杞、苍术、黄柏、牛膝、薏苡仁、桑枝、络石藤、秦艽、白蔻仁、萆薢、泽泻、桑寄生等）为主方。

4. **邪痹肢节症** 兼见髋、足、膝、踝、肩等关节痛肿，沉重僵硬，活动不便，畏寒或反喜凉爽，舌淡红暗、白苔，脉沉弦或沉细弦者。方用补骨壮督利节汤（枸杞、骨碎补、鹿角片、青风藤、络石藤、桂枝、白芍、秦艽、威灵仙、川断、海风藤、穿山甲等）为主方。

5. **邪及肝肺证** 兼见胸胁疼痛，腹股沟部位、臀部深处、坐骨结节等部位疼痛，僵紧不舒，舌苔薄白或微黄，脉多沉弦。治宜燮理肝肺，益肝壮督，通络利节。方用补肾壮督燮理汤（枸杞、骨碎补、鹿角片、延胡索、香附、苏梗、姜黄、枳壳、桂枝、白芍、续断、杜仲、羌活、独活、防风等）为主方。

四、治疗风湿病的中成药

补肾舒脊颗粒、尪痹颗粒、风湿骨痛胶囊、帕夫林、壮腰健肾丸、独活寄生丸、血塞通片、草乌甲素片、金乌骨痛胶囊、天麻壮骨丸、四妙丸（用于热痹）等。

痹证四肢用药

1. 上肢痛

寒盛者遇冷更剧，湿盛者重着麻木，风胜者多走注。上肢手臂系六经交会之处，偏风寒者多。若血不养筋要重用四物，疏散活络"防风汤"（防风、桂枝、秦艽、葛根、杏仁、黄芩、赤芍、甘草、生姜）。

若剧痛拘挛者用透经解挛汤（荆芥、防风、羌活、白芷、当归、川芎、红花、苏木、蝉衣、天麻、山甲、连翘、甘草）。亦可地鳖虫、全蝎。

2. 下肢痛

下肢痛是六经的交会，与足三里经有密切关系。腿足疼痛偏在寒湿，用三痹汤（人参、芪、归、芎、芍、熟地、肉桂、细辛、独活、防风、秦艽、杜仲、续断、牛膝、云苓、蝉、姜、枣），寒重者用千金乌头汤（乌头、附子、肉桂、川椒、细辛、独活、防风、干姜、秦艽、归、芍、云苓、红枣）可加蜈蚣。湿重者用薏苡仁汤（薏苡仁、苍术、麻黄、桂枝、归、芍、甘草、生姜）常加肉桂、附片、杜仲、续断、牛膝强筋骨，若湿热重者用三妙丸（黄柏、苍术、知母）加牛膝。

二妙散、三妙丸、四妙丸、新四妙方的具体运用

1. 二妙散

组成：黄柏酒炒，苍术米泔水浸，炒（各15g），姜汁调服为散剂，每次服3~5g，或为丸剂，亦可作汤剂，水煎服。

功用：湿热下注证，筋骨疼痛，或两足痿软，或足膝红肿疼痛，或湿热带下，或下部湿疮，小便短赤，舌苔黄腻者。

辨证要点和加减：本方为治疗湿热下注的基本方。湿热下注，流于下肢，使筋脉弛缓，则两足痿软无力，而成痿证。湿热痹阻筋脉，以致筋骨疼痛、足膝红肿，或为脚气；湿热下注于带脉与前阴，则带下臭秽或下部湿疮；溲赤苔黄腻是湿热之证。入姜汁调服，意在取辛以助药力，增强通络止痛之功。运用此方湿热痿证，可加豨莶草、木瓜、萆薢等清湿热，强筋骨；湿热脚气，加薏苡仁、木瓜、槟榔。下部生湿疮、湿疹加赤小豆、土茯苓。对于风湿性关节炎、阴囊湿疹、阴道炎等属湿热下注者也有效果。

张友安用二妙散加防己、土茯苓、蚕沙等为基本方治疗痛风急性发作，配合外敷如意金黄散，效果良好。

2. 三妙丸（《医学正传》）

组成：黄柏120g，酒炒苍术180g，米泔浸一二宿，川牛膝60g。以上共为细末，面糊为丸，每服10~15g，姜、盐汤下。忌鱼腥、荞麦、煎炒。

主治：湿热下注之痿痹。两脚麻木或肿痛，或如火烙之热，痿软无力。

3. 四妙丸(《成方便读》)

组成：黄柏、苍术、牛膝、薏苡仁各 240g，水泛丸，每服 6～9g，温水送下。

功用：清热利湿，舒筋壮骨。

主治：湿热痿证。两足麻木，痿软、肿痛。《丹溪心法》卷 4："治筋骨疼痛因湿热者，有气加气药，血虚者加补药，痛甚者加生姜汁，热辣服之。"《医略六书》卷 5："湿热下注，腰脊不能转枢，故机关不利，腰中疼重不已。"苍术燥湿升阳，阳运则枢机自利；黄柏清热燥湿，湿化则真气行。为散，酒调服，此为清热燥湿之剂，为湿热腰痛之专方。

4. 新四妙方

治疗活动期风湿性关节炎（湿热痹阻症）关节疼痛、肿胀、晨僵、屈伸不利，关节局部触之发热，皮色发红，全身发热（T 小于 38.5℃），有沉重感，烦闷，舌红苔黄腻，脉濡数或滑数。

组成：土茯苓 30g，黄柏 30g，川牛膝 24g，徐长卿 20g。

每日 1 剂，15 天为一个疗程。此方适合类风湿关节炎活动期 RA 为邪毒痹阻经脉肢节，流注骨骱经隧，气血不通而发病。急则治其标，故首当祛邪，以清热解毒、利湿通络、活血化瘀为治疗大法。

方解：新四妙方中土茯苓解毒，除湿，通利关节；黄柏清热燥湿，泻火解毒，退虚热，以泻为补，长于清下焦湿热，与土茯苓相须为用，为君药。川牛膝祛风湿、补肝肾、强筋骨、利水通淋、活血祛瘀、引药下行为臣药。徐长卿祛风镇痛、利水消肿、活血解毒为佐药。全方攻邪为主，但仍有补益，充分兼顾活动期 RA 湿、毒、瘀互结又有肝肾亏虚的特点。

参考文献

[1] 邓中甲.全国高等中医药院校规划教材·方剂学［M］.北京：中国中医药出版社，2009：302－303.
[2] 宋彩霞.新四妙方治疗活动期类风湿性关节炎 29 例临床观察［J］.中医杂志，2007（7）：604－606.

痹 证

一、概述

（一）痹证的概念及源流

1. 概念　痹证是由于风、寒、湿、热等邪气痹阻经脉，影响气血运行，导致肢体筋骨、关节、肌肉等处发生疼痛、重着、酸楚、麻木或关节屈伸不利、僵硬、肿大、变形等症状的一种疾病。轻者病在四肢关节肌肉，重者可涉及内脏。

2. 源流　《黄帝内经》提出了痹之病名，对病因病机、证候分类及转归、预后做了详细阐述。《素问·痹论》曰："所谓痹者，各以其时重感于风寒湿之气也。""风寒湿三气杂至，合而为痹。其风气胜者为行痹，寒气胜者生为痛痹，湿气胜者生为着痹也。"

《素问·痹论》曰："以冬遇此者为骨痹，以春遇此者为筋痹，以夏遇此者为脉痹，以至阴遇此者为皮痹。"宋《圣济总录》补充了热痹的病因病机内容，认为脏腑内热、复感外邪可致热痹。张仲景《金匮要略》有湿痹、血痹、历节之外，历节者遍历关节疼痛，创立了桂枝芍药知母、乌头汤等方，至今运用广泛。王焘《外台秘要》述其症状痛如虎咬，昼轻夜重称"白虎病"；严用和《严氏济生方》刚称"白虎历节"；朱丹溪《格致余论》又称痛风；王肯堂《证治准绳》对膝关节肿大者称为"鹤膝风"，手指关节肿大称为"鼓槌风"。

（二）痹证与西医病名的关系

本病的临床表现与西医的结缔组织病、骨与关节等疾病密切相关，常见疾病如风湿性关节炎、类风湿关节炎、反应性关节炎、肌纤维炎、强直性脊柱炎、痛风等，其他如增生性骨关节炎等出现痹证的临床表现时，均可参考本病的内容辨证论治。

二、病因病机

病证的发生与体质因素（先天禀赋不足）、气候条件、生活环境及饮食、自身保养都密切相关。正气虚弱是痹证发生的内在基础，感受外邪是痹证发生的条件。邪气闭阻经脉为其病机根本，病变多累及筋骨、肌肉、关节，甚则影响脏腑。

1. 外因为痹证发生的条件

（1）感受风寒湿邪，如久卧湿地、严寒冻伤、贪凉露宿、睡卧当风、暴雨浇淋、水中作业或汗出入水，外邪注于肌腠经络，滞留于关节筋骨，导致气血痹阻而发生为风寒湿痹。

（2）感受风湿热邪，久居炎热潮湿之地，外感风湿热邪，袭于肌腠，壅于经络，痹阻气血经脉，滞留关节筋骨，发为风湿热痹。

2. 内因为发病的基础

（1）劳逸不当，劳欲过度，休息失宜，精气亏损，卫外不固；或剧烈活动后体力下降，防御机能降低，汗出肌疏，外邪乘袭。

（2）久病体虚，年老体弱，肝肾不足，肢体筋脉失养；或病后、产后气血不足，腠理空疏，外邪乘虚而入。

此外，恣食甘肥厚腻或酒热海腥发物，导致脾运失健，温热痰浊内生；或跌仆外伤，损及肢体筋脉，气血经脉痹阻，亦与痹证发生有关。

（二）痹证发病的总病机及转化

1. 风、寒、湿、热、痰、瘀等邪滞留于肢体筋脉、关节、肌肉，经脉闭阻，不通则痛是痹证的基本病机。人的体质各异，寒热转化，素体阳气偏盛，易从阳化热，而成为风湿热痹；阳气虚衰者，多从阴化寒而得风寒湿痹。

2. 痰浊、瘀血、水湿在疾病发生的过程中起重要作用，邪痹经脉，脉道阻滞，迁延不愈，影响气血津液运行输布。血滞为瘀，津停为痰，痰浊瘀血阻痹经络，可出现皮肤瘀斑、关节周围结节、屈伸不利等。痰浊瘀与外邪相合，从经络入骨节，导致关节肢体肿胀。痰瘀水湿互结，旧病新邪胶着，而致病程缠绵，顽固不愈。

3. 痹病初邪在经脉，久则累及筋骨、肌肉、关节，日久耗伤气血，损及肝肾，虚实相兼；痹证日久，累及脏腑，其中以心痹为多见。

（三）久痹的病理变化

一是风寒湿热痹，日久不愈，气血运行不畅，可出现皮肤瘀斑，关节周围结节，有的色红肿大、屈伸不利等症；二是久病气血耗伤，因而出现气血亏虚和肝肾不足的证候，其中以心痹较为常见。

三、诊断要点和鉴别

（一）痹证的诊断要点

1. 症状肢体关节、肌肉疼痛，屈伸不利，或疼痛游走不定，甚则关节剧痛、肿大、僵硬、变形。

2. 病情轻重与劳累、季节、气候的寒冷、潮湿等因素有关，某些痹证（痛风）的发生和加重与饮食不当有关，如喝啤酒、吃海鲜和发物，疼痛很快发作。

3. 本病可发生在任何年龄，年龄不同发病的类型不同。

（二）痹证与痿证的鉴别

1. 痛与不痛 痹证以关节疼痛为主；而痿证是肢体力弱，无疼痛症状。

2. 痿证是无力运动，痹证是因痛而影响活动。

3. 肢体关节肌肉外观形态 部分痿证病初即有肌肉萎缩，而痹证则是由于疼痛剧烈或关节僵直不能活动，日久而不用导致肌肉萎缩。

四、辨证论治

（一）痹证的辨证要点

1. 辨邪气的偏盛 痹痛游走不定者为行痹，属邪盛；痛热较急，痛有定处，遇寒加重者为痛痹，属寒邪盛；关节酸痛、重着、漫肿者为着痹，属湿邪盛；关节肿胀，肌肤嫩红，灼热疼痛为热痹，属热邪盛；关节疼痛日久，肿胀局限，或见皮下结节者为痰；关节肿胀、僵硬、疼痛不移，肌肤紫暗或瘀斑等为瘀。

2. 辨别虚实 一般说来，痹证新发，风、寒、湿、热、痰、瘀之邪明显者为实；痹证日久，耗伤气血，损及脏腑，肝肾不足为虚；病程缠绵，常为痰瘀互结，肝肾亏虚之虚实夹杂证。

（二）痹证的治疗原则

治疗以祛邪通络为基本原则。根据邪气的性质，分别予以祛风、散寒、除湿、清热、化痰、行瘀，兼顾"宣痹通络"。

另外，痹证的治疗还得重视养血活血；治寒宜结合温阳补火；治湿宜结合健脾益气；久痹正虚者，应重补气血、益肝肾。

（三）痹证的证候及主症、治法及方药。

1. 风寒湿痹证

（1）行痹

［主症］肢体肌肉疼痛酸楚，屈伸不利，涉及多关节，疼痛呈游走性，初起恶风、发热，舌苔薄白，脉浮或浮缓。

［方药］防风汤加减。药用防风、桂枝、葛根、当归、茯苓、生姜、大枣、甘草等。

（2）痛痹

［主症］肢体关系疼痛，痛势较剧，部位固定，遇寒则痛甚，得热则痛缓，关节屈伸不利，局部皮肤有寒冷感，舌质淡，舌苔薄白，脉弦紧。

［方药］乌头汤加减。本方重在温经散寒止痛，适用痹证寒邪偏盛，关节疼痛明显，药用制川乌、麻黄温经散寒，通络镇痛；芍药、甘草、蜂蜜缓急止痛；黄芪益气固表，利

血通痹。

（3）着痹

[主症] 肢体关节、肌肉酸楚、重着、疼痛、肿胀散漫，关节活动不利，肌肤麻木不仁，舌质淡，舌苔白腻，脉濡缓。治宜除湿通络，祛风散寒。

[方法] 薏苡汤加减。药用薏苡仁、苍术、甘草、羌活、独活、防风、麻黄、桂枝、制川乌、当归、川芎等。

2. 风湿热痹

[主症] 游走关节疼痛，可涉及一个或多个关节，活动不便，局部灼热红肿，痛不可触，得冷则舒，可有皮下结节或红斑，常伴有发热、恶风、汗出、口渴、烦躁不安等全身症状，舌质红，舌苔黄或黄腻，脉滑数或浮数。治宜清热通络，祛风除湿。

[方药] 白虎加桂枝汤合宣痹汤（即三方合用）加减。

白虎汤（石膏、知母、炙甘草、粳米）。

桂枝汤（桂枝、芍药、生姜、炙甘草、大枣）。

宣痹汤（黄柏、连翘、防己、杏仁、薏苡仁、滑石、赤小豆、蚕沙加苍术、牛膝）。

3. 痰瘀阻痹证

[主证] 痹证日久，肌肉关节刺痛，固定不移，或关节肌肤紫暗、肿胀，按之较硬，肢体酸麻或重着，或关节僵硬变形，屈伸不利，有硬结、瘀斑，面色黯黑，眼睑浮肿，或胸闷痰多。舌质紫暗或有瘀斑，舌苔白腻，脉弦涩。

[方药] 双合汤加减，即桃红四物汤合二陈汤加白芥子、竹沥、生姜汁。

4. 肝肾两虚证

[主证] 痹证日久不愈，关节屈伸不利，肌肉瘦削，腰膝酸软，或畏寒肢冷，阳痿遗精，或骨蒸劳热，心烦口干，舌质淡红，舌苔薄白或少津，脉沉细弱或细数。

[方药] 补肾荣筋汤加减。药用熟地黄、肉苁蓉、五味子、鹿茸、菟丝子、牛膝、杜仲、桑寄生、木瓜、天麻。

（四）常见证候治疗的加减变化

1. 行痹　腰背酸痛为主者，多与肾气不足有关，加杜仲、桑寄生、淫羊藿、巴戟天、续断等温补肾气。若见关节肿大，苔薄黄，邪郁化热之象，宜寒热互用，投桂枝芍药知母汤加减。

2. 痛痹　若寒湿甚者，制川乌改为生川乌或生草乌；关节发凉，疼痛剧烈，遇冷更甚，加附子、细辛、桂枝、干姜温经散寒，通脉止痛。

3. 着痹　若关节肿胀甚者，加草薢、木通以利水通络；肤肌麻木不仁，加海桐皮、豨莶草以祛风通络；小便不利，浮肿车前子以利水祛湿；痰湿盛者，加湿热盛者，加黄柏、苍术。

4. 风湿热痹　若皮肤有红斑者，加牡丹皮、赤芍、生地黄、紫草以清热凉血，活血化瘀；咽痛者加牛蒡子、桔梗、万年青；热盛伤阴，症见口渴心烦者，加元参、麦冬、生地黄以清热滋阴生津；热毒炽盛，化火伤津，深入骨节，凉血止痛，可选五味消毒饮合犀黄丸。

5. 痰瘀痹阻证　痰浊滞留，皮下有结节者，加胆南星、天竺黄；痰瘀不散，疼痛不已者，加穿山甲、白花蛇、全蝎、蜈蚣、地龙搜剔络通；痰瘀化热者，加黄柏、牡丹皮；

瘀血痹阻，关节疼痛，甚至肿大、强直、畸形、活动不利，舌质紫暗、脉涩，可选桃红饮。

6. 肝肾两虚证　肾气虚，腰膝酸软乏力较著，加鹿角霜、续断、狗脊；阳虚畏寒肢冷，关节疼痛枸杞加附子、干姜、巴戟天，或合用阳和汤加减；肝肾阴亏，腰膝疼痛，低热心烦，或午后潮热，加龟板、熟地、女贞子或合用河车大造丸加减。

（五）痹证疼痛按部位加减

1. 痹在上肢可选用片姜黄、羌活、桂枝以通经达络，祛风胜湿。

2. 下肢疼痛可选用独活、川牛膝、木瓜以引药下行。

3. 痹证累及颈椎，出现颈部僵硬不适、疼痛，左右前后活动受限者，可选用葛根、伸筋草、桂枝、羌活以舒筋通络，祛风止痛。

4. 腰部疼痛、僵硬，弯腰活动受限者，可选用桑寄生、杜仲、巴戟天、淫羊藿、䗪虫以补肾强腰，化瘀止痛。

5. 两膝关节肿胀，或有积液者，可用土茯苓、车前子、薏苡仁、猫爪草以清热利湿，消肿止痛。

6. 四肢小关节疼痛、肿胀、灼热者，可选用土贝母、猫眼草、蜂房、威灵仙以解毒散结，消肿止痛。

（六）虫类药和川乌、草乌等药物在痹证中的应用。

1. 痹证久病入络，抽掣疼痛，肢体拘挛者，多用虫类搜风止痛药物，深入隧络，攻剔痼结之痰瘀，以通经达络止痛。常用全蝎、蜈蚣、地龙、红黑蚂蚁、水蛭、穿山甲、白花蛇、露蜂房等。这些药辛温、力猛也有一定毒性，故用量不可过大，不宜久服，应中病即止。其中全蝎、蜈蚣二味可焙干研末吞服，既可减少药量，又能提高临床疗效。

2. 在治疗痹证过程中，风寒湿痹疼痛剧烈者，常用附子、川乌、草乌等，需经炮制，内服用量5～12g，应久煎，或与甘草同煎，有缓解毒性作用。服了这些含生物碱的药后，如果出现唇舌发麻、喉头不适、头晕、心悸、恶心、脉迟等中毒反应，即应停服，喝淡猪油并用绿豆甘草频饮，无效或病危者，按药物中毒处理。

3. 马钱子苦寒、有大毒，强筋通络，消肿止痛。用于风湿痹痛、肢体瘫痪，炮制后入丸散，内服0.2～0.6g，大量剂0.9g。不宜多服、久服。中毒反应为头昏头痛、烦躁不安、颈项强硬、角弓反张，甚至昏迷死亡。

4. 雷公藤苦寒，有大毒，有祛风除湿、舒筋活血的功效。近年用于类风湿关节炎、系统性红斑狼疮、强直性脊柱炎等疾病的治疗，收到良好效果。本品有大毒，内服宜慎，常用量10～25g，并去皮根心，先煎1小时。雷公藤提取物临床效果亦佳，副作风主要是胃肠道反应、肝损害、白细胞及血小板减少、头昏、心悸、心律失常、女子闭经等，服药后副作用明显时，应停用并对症处理。

附：毒药炮制

1. 制川乌

①取净川乌、大小个分档。②用水泡泡至内无干心。③取出。④加水煮4～6小时（或蒸6～8小时）。⑤取个大及实心者切开内无白心，口尝微有麻舌感。⑥取出，晾至六成干。⑦切厚片、干净。制草乌和制川乌相同。

乌头中含有毒性极强的乌头碱，乌头碱性质不稳定，在较长时间的浸泡和煮制过程中被水解成毒性较小及很小的苯甲酰乌头胺和乌头胺，所以加热和水处理都能降低毒性。

根据水解去毒原理，川乌炮制改革如下：将净川乌置高压罐内，以110~115℃的温度，98kPa的气压炮制40分钟即可。其炮制品没有乌头碱特有的苦味，也无麻辣感，毒性降为原生药的1/200。

民间草医尿泡法：取干净无霉变的生川乌，用童子尿泡七个昼夜，取出用篾制的簸箕盛着，放入流水沟处冲洗去粗皮，离水晒六成干，纵切厚片。再干燥，成人用量5~10g，水煎服，不会中毒。

2. 制附子

（1）附片：白附片、黑附片直接入药。

（2）炮附片：①取砂子置锅内。②用武火加热至滑利，容易翻动。③投入净附片。④拌炒至鼓起并微变色。⑤取出，筛去砂。⑥放凉。

（3）淡附片：①取净盐附子。②用清水浸漂，每日换水2~3次，至盐透心。③切开后口尝无麻舌感。④取出，除去甘草、黑豆。⑤切薄片、干燥。

生附子有毒，加工后降低毒性，便于内服。炮制片以温肾暖脾为主，淡附片长于回阳救逆。（制：淡附片比例，100kg盐附子，用甘草5kg，黑豆10kg）。

附子四种成品性状

规格	形状	颜色	气味	质地
黑附片	不规则纵切厚片上宽下窄	外皮黑褐色切面暗蓝色	气微，味淡	硬而脆
白附片	无外皮	黄白色	气微、味淡	同上
炮附片	略鼓起	色泽加深	气微，味淡	同上
淡附片	不规划纵切厚片	同上	味淡	同上

川乌、制川乌成品性状

规格	形状	颜色	气味	质地
生川乌	不规则的圆锥形稍弯曲	表面棕色或灰棕色，断面类白色或浅灰黄色	气微、味辛辣，麻舌	坚实
制川乌	不规划厚片	黑褐色或黄褐色	无臭，微有麻舌感	轻脆

生草乌、制草乌成品性状

规格	形状	颜色	气味	质地
生草乌	不规则的圆锥形略弯曲	表面灰褐色或黑棕褐色，断面灰白色或暗灰黄色	气微、味辛辣，麻舌	坚实
制草乌	不规则圆形或近三角形片状	黑褐色	无臭、味酸辛辣、稍有麻舌感	轻脆

参考文献

[1] 李松涛. 中药炮制学 [M]. 北京：中医古籍出版社，2000：295 – 298.

痹证与肝有关

一、痹与肝有关的理论基础

祖国医学认为，肝藏血，主筋。《素问·痿论》说："肝主一身之筋膜。"筋膜是一种联络关节、肌肉，专司运动的组织；肝有藏血的功能，筋膜的功能有赖于肝血的滋养，肝血充盈，筋脉能足够的得到肝血的滋养，关节活动自如，若肝血不足，血不养筋，可出现关节肌肉疼痛，关节屈伸不利，肌肤麻木或腿抽筋等而发生痹证。

肝主疏泄，喜条达，调理气血。肝的疏泄功能正常，则气机条达舒畅，气行则血行，血行则不瘀滞。反之，若情志失调，抑郁而致肝的疏泄功能失常，气机不畅，则血行受阻而发生瘀滞，就可出现关节、肌肉疼痛为主要症状的病证，亦诊断为痹证。

二、与肝郁气痹有关的临床表现

（1）大小关节、肌肉均可受累；（2）疼痛时轻时重，或似行痹；（3）关节无肿胀；（4）关节功能不受限；（5）多伴肢冷畏风寒，状似寒痹；（6）不合并湿热痛（痛风）；（7）常有工作紧张，心绪不畅，或因情绪波动而发作；（8）伴有心烦、易怒、口苦、胸闷、嗳气不寐、悲观欲哭；（9）中年人多见，女性多见。

三、治疗方略

痹证从肝论治大抵从三个方面考虑。

1. 养血柔肝　肝主疏泄、肝主筋均是以肝血为物质基础，若肝血不足则会疏泄失司或筋失所养，故治疗宜养血柔肝。

2. 清肝泻火　"气有余便是火"，肝气郁结日久，不得宣散，郁而化火，热者寒之，故宜清泄肝火。

3. 化痰安神　肝气郁结易犯脾胃（肝木克脾土），脾失健运聚湿生痰，痰浊内阻挠及心神，故宜疏肝健脾，化痰安神。

四、治疗方剂及运用

逍遥散是治疗肝郁气痹的代表方剂。运用该方可加香附、郁金、佛手；上肢痛加桂枝、桑枝；肌肉痛加葛根、五加皮；产后肢体疼痛加鸡血藤；不寐加夜交藤、合欢皮；痰湿盛加石菖蒲、远志。此外，常用方剂有当归四逆散、柴胡疏肝散、柴胡温胆汤等。

辨证论治痹证

一、概述

痹证是难治病之一，以肌肉、关节、筋骨发生疼痛、麻木、重着、灼热、屈伸不利，甚或关节肿大变形为主要临床表现，其病程长，治疗并非一药而效，必须详辨病机，审慎用药，方可相得益彰。

二、辨证论治

肢体关节疼痛为本病的基本特征，但病因各异，受邪各有偏盛，则临床表现各有不同。治疗须详细审证求因，辨虚实，明轻重，应分不同证型。首先辨寒热，以关节有无红肿热痛为辨证要点。由于人体禀赋素质不同，阴阳始有偏盛偏衰的差异，风寒湿邪则随其转化，而痹证证候则不同。《素问·痹论》说："痹……其寒者，阳气少，阴气多，与病相益，故寒也。其热者，阳气多，阴气少，病气胜，阳遭阴，故为痹热。"还有素体阳气偏盛，阴精不足，内有郁热者，感受阳气虚衰，阴气偏盛，寒自内生，感受风寒湿邪，多从阴化寒而为寒湿痹。或因风寒湿痹久不愈，邪留经络关节，郁而化热，以致出现关节红肿疼痛、发热等症，而形成热痹。热痹以关节红肿灼热疼痛为特点，其发病急骤，痛时剧烈，不痛时一如正常人，属现代医学中的痛风，为疑难病之一。

要治疗痹证还得抓住一些明显特征，如游走不定是风邪偏盛；痛有定处，遇寒加重者为寒邪偏盛；关节酸痛、重着、漫肿，为湿邪偏盛；肌肤焮红，灼热疼痛者，为热邪偏盛；关节疼痛日久，肿胀局限，或见皮下结节者，为痰湿偏盛；关节肿胀、僵硬、疼痛不移，肌肤紫暗瘀斑者，为瘀血阻络。

为医者在弄清痹证偏盛之后，就得重点使用针对性较强的药物。如风邪偏盛者，用防风、白芷；湿邪偏盛、肢体漫肿者，用防己、萆薢、薏苡仁；寒邪偏盛、冷痛恶寒者，用制川乌、制草乌、熟附子、麻黄、桂枝。另外还可以根据疼痛的部位选择用药，如在上肢项背者，用桂枝、葛根、防风、羌活、姜黄、鸡血藤；痛在下肢腰背，用独活、防己、木瓜、牛膝、续断；痛及全身筋脉，用松节、威灵仙、路路通、蜈蚣。痹证初起或急性发作阶段，外邪袭表，病势尚浅，可用发汗开腠理肌表，祛邪外出，轻者用防风、羌活，重者用麻黄、桂枝、苍术、三百棒等辛温之品。

辨证论治时要善于运用仲景经方，疗效方为稳妥。如治疗寒湿疼痛，肢体肌肉疼痛剧烈，遇寒痛剧，得热痛减，疼点固定，日轻夜重，关节活动受限，痛处无红肿，治疗重在温经散寒，通络止痛，用乌头汤、桂枝加附子汤；若演变为阳虚寒湿，症见形寒肢冷、腰膝酸软、大便溏薄、小便清长、夜尿多、口不渴，则用真武汤或附子汤。

治疗湿热疼痛，以关节肿胀热痛，或局部暗红，关节自觉有热感或触之发热，或伴全身发热，舌质红、苔黄厚或黄厚腻，脉滑数为临床特征。当分偏盛用药，湿偏重，用麻杏苡甘汤加石膏。若寒热夹杂，反复发作，治疗必须温凉并用，宜用桂枝芍药知母汤加减，但临证时必须辨别寒热孰轻孰重，再确定以温散为主，或以清热为重。寒湿虚证，多见于中老年人，症见腰膝疼痛，伴有麻木感，疲乏短气，或见下肢浮肿，小便频数，此为气血皆虚，治疗用黄芪桂枝五物汤加减。

在用药配伍上，还得有所讲究，兹举例如下：（1）发汗祛湿，苍术配麻黄。适应于痹证初起，出现关节疼痛，伴有恶寒发热，无汗或汗出不畅，此时只有开腠发汗，宣散肌表的风寒湿邪，气血畅行，痹痛乃止。用麻黄加苍术汤发小汗；苍术3倍于麻黄，则利尿作用强；苍术4倍于麻黄，虽无明显的发汗利尿作用，但湿能自化。（2）散寒止痛，必用乌附。无论痹在哪个部位，只要夜间疼痛甚，形寒畏冷，脉沉细迟或弦紧，舌苔白滑或白腻，寒象明显者，要想得心应手，必以乌头、附子加味治疗。只有川乌、草乌合用，才速效而持久。此类方剂，首推仲景乌头汤。乌头汤温经散寒镇痛，其中麻黄温开宣痹，芍、甘相伍，缓急止痛舒筋，黄芪、芍药可益气和营，同时，益气与散寒之品相伍，可增强祛邪之力，乌头、麻黄得黄芪相助，气旺则温散寒湿之力自强，且药力持久。又可防麻黄过于发散，在用乌、附时，必须用制品，不得贸然用生品，还要严格控制剂量，以防不测。

三、治痹兼顾扶正

"邪之所凑，其气必虚"，风寒湿热之邪，乃痹证之外因。正气亏虚，卫外不固，邪气乘虚而入，才是致病的根本。痹证常因禀赋不足，或久病，或产后正虚等，外邪乘虚而入，入关节经络，致使气血凝滞，久痹必耗伤气血，出现肝肾不足，气血虚衰之象。前人云："久病必虚，穷必及肾。"患者乏力，头昏心悸，腰酸腿软，面色无华，脉沉细弱等症，称为虚痹，宜调补气血，方选八珍汤。观仲景之方，黄芪五物汤治血痹，乌头汤治疗"病历节不可屈伸"，"疼痛"，皆用黄芪、桂枝、白芍等益气温阳养血之品。历代治痹之名方，独活寄生汤、羌活续断汤等皆为祛风药与参、芪、归、芍并用，意在扶正祛邪并用。实践证明，对于体弱神疲的风湿痹，轻者用黄芪桂枝五物汤比单纯用祛风除湿药效果好得多；重者可用左归饮、右归饮化裁。阳气偏虚者常用黄芪、党参、鹿角片、淫羊藿、附片等。阴血不足者，多配生地黄、熟地黄、当归等，地黄可用于30g，阳虚者在此基础上再加上淫羊藿、补骨脂、熟附子。

颈性眩晕要用补阳还武汤

一、临床表现

颈椎病患者均有头昏、眩晕，有短时间视物旋转或不旋转者、恶心、呕吐、从头至脚出汗过后乏力等症状。

二、诊断标准

头昏、眩晕、伴或不伴视物旋转、恶心、呕吐、持续数分钟或数天；舌暗淡夹瘀斑、苔白腻，脉细涩或弦滑；单侧或双侧血管狭窄，血流速减慢，血供不良；X线检查示：颈椎生理弯曲改变，椎体前缘、后缘呈唇样增生，椎间隙狭窄，椎间孔变小；排除中枢性眩晕。

三、治疗方法

补阳还五汤加味。组成：黄芪20g，赤芍10g，川芎10g，当归10g，丹参20g，地龙6g，桃仁10g，红花6g，天麻10g，钩藤15g，白术10g，陈皮10g，半夏10g，甘草6g。随症加减：痰湿盛者加茯苓、竹沥；呕吐加生姜、竹茹；阴虚者，加生地黄、山药、枸杞子。

四、病理用药讨论

颈性眩晕常系颈椎骨质肥大性改变，使椎动脉外段血运受阻所致，发作性眩晕与头颈转动（大脑供血不足缺氧）有关。《景岳全书·眩晕》指出："眩晕一证，虚者居其八九，而兼火兼痰者不过十中一二尔。"强调了"无虚不作眩"，故本病多属本虚标实，多由病久体虚，气血衰弱，气无力则血运不畅，瘀血内阻，致髓海缺血而清阳不展，轻窍失养而为眩晕。陈修园《医学三字经·眩晕》云："眩晕证，皆属肝。"《医学从众录·眩晕》

亦云："厥阴气逆，则风生火发。""虚痰火，各分观。"其言虚者，言其病根；其言实者，言其病象。痰火亢盛，"寸口脉滑，按之益坚"。可用一味大黄散（酒大黄 3～6g，研末，茶调一次服）平息。如果眩晕是由于上虚所致，动则眩晕加剧，舌质淡苔白，面色无华用丹参四物汤加酒煎鹿茸 10g 服之。若是下元亏虚，劳累即发，用左归饮正元丹合用治之。

补阳还五汤出自于王清任《医林改错》，是为中风（脑梗死急性期气虚血瘀）所设。现用该方加味，意在补气活血，祛瘀通络，祛痰止晕，标本兼治。该方用大剂量黄芪补益元气，取其气旺则血行、瘀去则络通之意。辅以剂量活血通经之赤芍、川芎、当归尾、地龙、桃仁、红花、丹参，共奏补气、活血、通经之功，加用陈皮、半夏理气健脾，燥湿化痰，降逆止呕；白术健脾益气、燥湿；天麻、钩藤平肝熄风，止眩晕；甘草调和诸药。在用此方时："若见脉象实而有力者，其人脑中多患充血，而黄芪大量之温而升补，恐助血愈上行，可至凶危立见，故应慎之。"此乃清代名张锡纯之告诫。

在治疗颈椎性眩晕还配合针刺通经活络、止晕，选穴为风池、丝竹空、列缺。

附：补阳还五汤的实验研究

张鹤年以黄芪 120g、60g、30g 分别组成补阳还五汤 1 号、2 号、3 号，并分别治疗脑梗死恢复期 32、34、43 例。临床疗效以 1 号方最优，2 号方次之，3 号方最逊，1 号方对改善血液黏度、使血液的流动性增强……有利于脑梗死病损的改善，而其他两方，均不甚明显。补阳还五汤原方剂量：黄芪 120g，当归尾 6g，赤芍 5g，地龙 3g，川芎 3g，红花 3g，桃仁 3g。水煎服。

参考文献

[1] 李树纲，吴金香，姜赵华. 补阳还五汤加味配合针刺治疗颈性眩晕 310 例疗效观察 [J]. 中国实用乡村医生杂志，2008（6）：36-37.

浅谈治疗燥痹方略

燥痹属西医学的"干燥综合征"，以口、眼、干燥为主要明显特征，是一种不易治疗，严重影响健康的病证之一。经多年实践，总结如下：治燥痹之方略有四。

1. 明白阴阳互根，气津互化的关系

口眼干燥大多与肾虚相关。肾主蒸腾气化，肾虚则气化失职，津液不得上承，故见口舌津枯。肾虚为本，口腔干燥是标。补肾是根本大法。然肾为水火之脏，如果单纯养阴生津是治标不治本，犹如扬汤止沸，可暂效而终难善后。当明白谨记阴阳互根及相互转化的辩证关系，所谓"补阴者，当于阳中求阴，则阴得阳助而泉源不竭"。临证时当以养阴生津壮水，以承真火；温肾以化阴生津，以固真阴。于大队养阴药中加三四味温肾之药，如杜仲、巴戟天、鹿茸、淫羊藿、肉苁蓉、锁阳之类，以助真火蒸化，上升津液，奏效更捷。总之，对燥痹的治疗，益阴生津勿忘益气，或津气并重，或补气相佐，或益气为先，各安其气，因而和之。

2. 保肺救津的用药选择

保肺救津乃治燥第一要法。然清润之法，只知麦冬、沙参、玉参、火麻仁、生地黄等润剂润燥，或用黄连、黄芩、知母苦寒之属清热降火，燥必难除。正治之法首当顾护胃气，因胃土为肺金之母。苦寒下气伤胃尤在所忌。盖燥热焚金，所存阴气，不过一线，肺且不能自保，倘更伤胃气，遂成无源之水，祸必旋踵矣。其次，燥热为患必致津枯液涸，水道涩结。当以辛凉通润之药如桑叶、杏仁、枇杷叶、薄荷、金银花、桔梗、川贝母、瓜蒌之属开其郁结，复其宣达。燥虽近火，但不同于火，故燥必异于治火。治火可用苦寒，治燥必用甘寒；火郁可以发之，燥胜必用润泽；火可以直折，燥必用濡养。以上虽为治燥火之论，实为保肺救津之法。

3. 力倡气机条达

燥痹患者很多因病情缠绵出现情绪抑郁难舒，其人多愁善虑，肝失条达，因此，要把疏达肝气以展气化贯穿于治疗的全过程。用药大忌辛香燥烈，苦降敛涩。当以辛凉润通之法。常用郁金、蒺藜、钩藤、桑叶、薄荷、防风、香附、佛手、香橼、柠檬、延胡索、玫瑰花等辛润宣通之药，配以白芍、当归、生地黄、酸枣仁、麦冬、阿胶、女贞子、石斛等酸甘柔润之品，理气不破气，滑润濡燥而不滋腻气机。

4. 不拘以润治燥，谨记辨证为先

干燥综合征病情轻重差异较大，患者往往需要合用糖皮质激素和其他免疫抑制剂，从而使变证蜂起，与自然病程患者证型存在较大差异。如使用糖皮质激素的患者，既可出现面浮、面赤痤疮、身体困重、舌苔黄腻等湿热内盛之证，又可出现倦怠乏力、舌淡苔白等脾胃虚弱之证，或者出现五心烦热、颧红盗汗、失眠多梦、舌红少苔、脉细数等阴虚内热之证。临证又当辨证论治，或清利湿热急则治其标，益气养阴缓图其本；或清热养阴标本兼顾，而不能拘于润燥一法。

燥热内结大肠，无水舟停，皆可致大便燥结。六腑以通为用，燥屎内结，腑气不通，焦枯立至。此时若墨守以润治燥，如同扬汤止沸，理当釜底抽薪以达到通腑泻热，方选张仲景的麻子仁丸，润下缓图。治燥病切戒轻阳承气辈苦寒攻下。

《血症论》所谓："瘀血发渴者……胞中有瘀血，则气为血阻，不得上升，水津因不能随气上布。但去下焦之瘀，则水津上布，而渴自止。"常用辛润通络之品，当归、茜草、五灵脂、蒲黄、桃仁、穿山甲、延胡索、柏子仁、泽兰、郁金、没药等。

参考文献

[1] 于健宁. 陶筱娟辨治干燥综合征经验 [J]. 中医杂志，2012，4 (12)：1062 - 1063.

干燥综合征的中医治疗

干燥综合征是一种主要累及外分泌腺的慢性炎症性自身免疫病，尤以唾液腺和泪腺常被累及。临床以眼、口干燥为主要特征。

干燥综合征发病率较高，在老年人中可高达 3% ~ 4%。其他年龄也有发病，以中年妇女多见，国内外学者认为干燥综合征与自身免疫、遗传基因、病毒感染等因素有关。

一、临床表现

1. 口腔　症状轻时常被病人忽视，重时唾液少，食物刺激和咀嚼不能相应增加唾液分泌，舌红、干裂或溃疡，活动不便，舌系带底部无唾液积聚，咀嚼和吞咽困难。龋齿和齿龈炎常见，牙齿呈粉末状或小块破碎掉落，唇和口角干燥皲裂，有口臭。约半数人反复发生泪腺肿大，重度时形成松鼠样脸，颌下腺亦可肿大。

2. 眼　呈干燥性角结膜炎，眼干、痒、痛，可有异物或烧灼感，视力模糊，似有幕状物，畏光，角膜可混浊，有糜烂或溃疡，小血管增生，严重时可穿孔。

3. 呼吸道　鼻腔干燥，鼻痂形成，常出鼻血和鼻中隔炎。欧式管堵塞可发生浆液性中耳炎，传导性耳聋。咽喉干燥，音嘶哑，痰液稠黏。并发支气管炎。

4. 消化道　咽部和食管干燥可使吞咽困难，偶见食管狭窄。胃黏膜皱襞粗大，胃酸分泌减少，伴萎缩性胃炎发病率可高达70.5%。小肠吸收功能受损。

5. 泌尿道　肾病变占1/3，常见为间质性肾炎，有肾小管功能缺陷等。

6. 神经系统　出现精神障碍、抽搐、偏盲、失语、偏瘫、截瘫、共济失调等。

7. 骨骼、肌肉　原发性患者中，80%有轻度关节症状并伴滑膜炎，表现为关节痛和非畸形关节炎，症状多，但不严重。

8. 皮肤黏膜　皮肤干燥如鱼鳞病样，有结节性红斑、紫癜、雷诺现象或皮肤溃疡。阴道黏膜亦有干燥和萎缩。

9. 甲状腺　可是轻度或中度弥漫性肿大。

10. 局部或全身淋巴结肿大。

二、中药治疗

干燥综合征属中医"燥痹"范畴，当属内燥，其病因属阴虚致燥。《素问·宣明五气》云："心为汗，肺为涕，肝为泪，脾为涎，肾为唾，是谓五液，为脏所化。"燥的发生与内伤脏腑有关，脾胃津不上乘则涎少口干；肾阴不足，阴虚津亏，则口咽干燥。此外，与肝血虚肺燥伤阴、阴虚内热、血瘀津滞和燥毒内盛相互交错，相互影响，故病程长缠绵难愈。

中医治疗干燥综合征的基本原则为益气养阴润燥。基本方：黄芪50g，沙参30g，党参、生地黄各25g，天冬、麦冬、菊花、石斛、肉苁蓉各20g，白术、枸杞子、知母、玉竹各15g。1天1剂，水煎服。随症加减：关节肿痛者，加青风藤30g、伸筋草20g、威灵仙15g；低热者，加柴胡、地骨皮各15g；瘀阻者，加丹参30g，红花、地龙各15g；肝脾大者，加三棱、莪术各15g。

配合针灸治可提高疗效。主穴：合谷、廉泉、肾俞、三阴交、太溪、足三里。眼干者，加睛明、攒竹、阳白等，针用雀啄法，至眼球湿润；口干者，加金津、玉液，以1寸毫针快速点刺；腮腺肿大者，加颊车、翳风，针用泻法。燥毒盛者，少泽点刺放血；膝关节疼痛者，加梁丘、血海等；外阴或阴道干涩明显者，加中极会阴等，留针30分钟，每10分钟行针1次，10天为一个疗程，休息2天，继续下一疗程。

三、典型病例

沿渡河吴某妻钱女士，患干燥综合征，患初都认为是炎症作祟，住院使用大量抗生素和清热解毒中药，结果越治越重，后到省级医院检查为干燥综合征，思想负担重，屡药不效，自溺于巴东长江。

参考文献

[1] 高明利. 干燥综合征的中西医治疗 [J]. 中国实用乡村医生杂志, 2008, 4 (15) 42 – 43.

治疗热痹可以药针并用

一、概述

热痹一症, 属中医痹证范畴, 是临床常见病多发病, 又称"痛风"。其临床表现以膝、踝关节、跖趾关节单侧或双侧, 单独或同时出现红肿热痛, 局部灼热, 饮后或受寒或食多嘌呤的食物发作, 来势急去也快。

二、治疗方略

中药, 以白虎汤加桂枝汤清热通络, 祛风除湿, 加赤芍、川芎、独活祛风活血通络; 土茯苓50g, 薏苡仁20g, 牛膝15g, 忍冬藤30g, 秦艽15g, 地龙15g, 清热解毒利湿。每日1剂。

针刺疗法: 取患侧公孙、太冲、三阴交、阳陵泉, 局部皮肤常规消毒后, 以40mm毫针进针, 用开阖补泻法之泻法, 得气留针30分钟, 取针时摇大针孔取针, 以针孔出血为度, 每日一次, 5次为一疗程。

若是关节肿胀红紫得厉害, 可用放血疗法后及时拔罐, 可以及时缓解症状, 然后服药。

阿莫西林联合蒙脱石散治小儿急性腹泻

据周进科、熊祖明报道, 阿莫西林联合蒙脱石散治疗小儿急性感染性腹泻疗效高, 病程短, 是安全有效的方法。

用法: 采用阿莫西林50～100mg (kg/d) 分3～4次服用 (对青霉素过敏者禁用), 蒙脱石散剂量: 年龄小于1岁, 3g/d; 1～2岁, 3～6g/d; 2～3岁, 6～9g/d; 大于3岁, 9g/d, 分3次加温水30～50ml口服, 首次剂量加倍。

此方治小儿腹泻, 解放军63600部队第一门诊部进行统计, 阿莫西林联用蒙脱石散治腹泻组显效率82.2%, 总有效率96.4%, 优于单用阿莫西林组显效率66.5%, 总有效率84.2%。此方对于脾胃虚寒腹泻无效。

化顽痰调脾胃能治痫证

黄某, 男, 12岁。1995年春, 主诉病史: 痫证反复发作4年, 经某医院诊断为"原发性癫痫", 近月频作, 发时叫如猪羊, 昏仆着地, 目上视, 不省人事, 眼睛长视, 四肢抽搐, 吐涎沫, 小便自禁, 片刻即醒, 醒后头昏脑胀, 困倦乏力。诊脉滑数。辨证: 顽痰作祟，蒙阻清窍。治法，先投礞石滚痰汤加味。

处方：礞石15g，黄芩12g，大黄9g，牛膝12g，白芥子9g，沉香3g，法半夏12g，胆南星10g，皂荚5g，莱菔子20g。每日1剂，按上方加减连续调治3个月，痫证发作次数减，由原来数日一发减为数月一发。继以调理脾胃，健脾化痰。

处方：党参10g，白术20g，陈皮10g，甘草10g，全蝎5g，法半夏10g，山药20g，扁豆12g，云苓12g，谷芽20g，薏苡仁20g，大枣15g，莲籽12g，山楂20g。守上加减服半年，未见复发。

脾为生痰之源，肺为贮痰之器，脾胃健旺，运化有权，则痰无所生，故调理脾胃是治病之本。

痫　证

一、概念及源流

痫证是一种发作性神志异常的疾病，又名"羊角风"，其特征为发作性精神恍惚，甚至突然仆倒，不知人事，口吐涎沫，两目上视，四肢抽搐或作猪羊叫声，移时苏醒如常人。发作后乏力。《素问·奇病论》曰："人生有病癫痫者……病名为胎病，婴儿在母腹中时，其母大惊，气上而不下，精气并居，故令子发为癫痫也。"

二、病因

七情失调，先天不足，脑外伤或脑肿瘤，或劳累过度，痰浊阻滞，气机逆乱，以痰作祟。《丹溪心法·痫》云："无非痰涎壅塞，迷闷心窍。"王清任认为痫证发生于元气虚，"营血不能上转入脑髓"和脑髓瘀血有关，并创龙马自来丹、黄芪赤风汤治之。

三、痫病发作期和间歇期的治疗原则

急发在即，以开窍醒神治其标；病缓则去邪补虚，以治其本。治标重在泻肝火，豁痰熄风，开窍定痫；治本益气补血，健脾化痰，补益肝肾，养心安神。养好精神，注意饮食，莫过度劳累。

四、辨证论治

1. 风痰闭阻证

在发作前常有眩晕、胸闷、乏力等症。发作时突然跌倒，神志不清，抽搐吐涎，或伴尖叫与便失禁。也有短暂神志不清，或精神恍惚而无抽搐者。苔白腻，脉多弦滑。

[治法] 涤痰熄风，开窍定痫。

[方药] 定痫丸加减。药用：天麻、川贝、胆南星、姜半夏、菖蒲、琥珀、茯神、远志、陈皮、丹参等。

2. 痰火扰神证

发作时抽搐、吐涎，或有叫吼，平时情绪急躁，心烦失眠，口苦而干，咳痰不爽，便秘，舌红苔黄腻，脉弦滑数。

[治法] 清肝泻火，化痰开窍。

[方药] 龙胆泻肝汤和涤痰汤加减。加制半夏、制南星、陈皮、枳实、茯苓、人参、石菖蒲、竹茹、甘草、生姜。

3. 痰阻脑络证

平素头晕头痛，痛有定处，常伴单侧肢体抽搐，或一侧面部抽动，颜面口唇青紫，舌黯红或有瘀斑，舌苔薄白，脉涩或弦，多发于颅脑外伤、产伤、颅内感染性疾患后，或先天性脑发育不良。

[治法] 活血化瘀，熄风通络。

[方药] 通窍活血汤加减。赤芍、川芎、红花、桃仁、地龙、僵蚕、全蝎、麝香、老葱等。

4. 心脾两虚证

反复发痫，神疲乏力，心悸气短，面白体瘦，便溏，舌质淡，苔白腻，脉沉细而弱。

[治法] 补益气血，健脾宁心。

[方药] 六君子汤合归脾汤。

5. 心肾亏虚证

痫证发作日久，健忘，心悸，乏力，失眠。苔薄腻，脉细弱。

[治法] 补益心肾，潜阳安神。

[方药] 左归饮合天王补心丹加减。药用熟地黄、山茱萸、山药、枸杞子、川牛膝、鹿骨胶、龟板胶、人参、玄参、丹参、当归、天冬、麦冬、柏子仁、酸枣仁、远志、桔梗等。

五、随证加减

1. 风痰闭阻证，眩晕、目、斜视者，加生龙骨、生牡蛎、磁石、珍珠母重镇安神。

2. 痰火扰神证，有肝火动风之势者，加天麻、石决明、钩藤、地龙、全蝎以平肝熄风。

3. 痰涎偏盛者，加半夏、胆南星、竹茹。夜游者，加生龙骨、生牡蛎、生铁落等。

4. 便溏加炒扁豆、炮姜。血虚者，加阿胶。

六、验方

1. 1965 年初春石马山村七组李六喜 5 岁时，患痫证，突然倒地，不省人事，两目上视，面白，牙关紧闭，流涎沫，手足抽搐，项背强直，吾采取急救措施，掐人口不应，接着用夏禹铸的元宵灯火声出吐出痰涎。面色由白转红，再灌竹沥 2 汤匙，按脾虚痰阻用药。法夏 15g，化橘红 20g，炙甘草 10g，白茯苓 15g，胆南星 15g，僵虫 10g，沙白术 20g，降香 5g，细辛 6g，竹茹 20g，地龙 10g，全虫 5g。水煎连服 5 剂，后熬健脾膏 1 剂，以善其后，持续服药一个月之久，此后没反复过。

1978 年仲夏，石马山村九组，黄某，男，3 岁，病状和李六喜相似，故用此方只服 5 剂病愈。

2. 发作间歇期服丸药　半夏 30g，陈皮 30g，胆南星 20g，茯苓 20g，甘草 30g，钩藤 30g，川贝 20g，丹参 30g，远志 30g，菖蒲 30g，全蝎 20g，僵蚕 30g，琥珀 15g，竹沥 80g，姜汁 80g，白胡椒 15g，蜈蚣 20g，土鳖虫 20g，乌梢蛇 20g，天麻 30g，人参 30g，紫河车 1 具，共为细末为丸服。

附：患痫证者，应做头部 CT 或磁共振检查。若肿瘤所致，要用手术治疗才是上策。石马山村李某频发痫证，在恩施中心医院手术切除肿瘤才生效。2010 年央视 10 频道曾报道河北一老奶奶八旬，七旬起频发疑似痫证，放射科张医生根据不吐涎沫判断不是痫证，

CT 判断为金属片，经颅脑手术取出，枪械师鉴定为日本三八式子弹头。老奶奶回忆是抗日战争逃难时曾被子弹打中过脑袋，几十年只好头痛，老了经常仆倒，不省人事。

　　3. 单味中药疗法

　　（1）用干地龙每次 3～6g，儿童每次 1～3g，水煎服，每日 2 次，连服 1～2 月，或用湿地龙与黄豆同煮后豆粒喝汤。可用于治各型癫痫，尤其是外伤属局限性癫痫。现代研究表明，地龙具有中枢抑制、松弛平滑肌、抑制血栓形成等作用。

　　（2）全蝎研末，成人每次 0.6～1g，儿童每次 0.3～0.6g，饭后服用，每日 2 次，20 天为一个疗程，间隔 7 天后再服第二个疗程。

　　（3）代赭石 50g，成人每次服量，白开水送下，治各型痫证，1 个月为一个疗程，用于各型癫痫。

　　（4）苦参 10～15g，每日 1 剂，分 2 次服用，连用 1 个月。

　　（5）红花研末，每次服 2～3g，连用 6 个月，痫兼血瘀表现者宜。

　　（6）刺五加注射液 40～60ml 加 5% 葡萄糖液 250ml，中静脉滴注，每日 1 次，10 次为一个疗程，连用 2 个疗程，刺五加具有安神、益气、健脾、补肾的功效，有一定抗癫痫作用。

　　（7）石菖蒲 15～30g，水煎服，每日 2～3 次，30 天为一个疗程不停药。或取石菖蒲研末，每次 3g，每日 3 次连服 1 年。

　　（8）白矾研细末，每次 3～4.5g，每日早晚各服 1 次，一般发病 1～2 个月服药 20 天，半年者服药 1 个月，1 年能上能下者服药 3 个月。

　　（9）《梅氏验方》痰迷心窍，取石菖蒲（九节菖蒲）、生姜捣汁灌下。

　　（10）《医学正传》治癫痫：九节菖蒲（去毛焙干），以水臼杵为细末，不可犯铁器，用黑粮猪心以竹刀批开，砂锅煮汤送下。每服 10～15g，

　　（11）民间用猴头骨或老鹰一只为末吞服治癫痫证。

参考文献

［1］罗仁，秦建增. 单味中药疗法［M］. 北京：人民军医出版社，2001：184－185.
［2］中医执业医师应试指南及习题集. 767－771.

内伤发热治疗方略

　　因脏腑病变引起发热的原因颇多，风寒感冒、风热感冒、夹食伤寒的肠胃疾患，还有肺部感染，发生炎性痰阻现象，以及大小便不畅通，都有发热症状。内伤系非感染性发热，可见于各系统疾病中。引起内伤发热的原因主要有久病体虚，饮食劳倦、情志失调及外伤出血，其病机大体可归纳为虚、实两类，主要为气、血、阴、阳亏虚，或气、血、湿等郁结。根据病机各异采取不同治法，属实者，清热、通便、解郁、活血、除湿为主；属虚者，应益气、养血、滋阴、温阳；虚实夹杂者，则宜兼顾之。《景岳全书·火证》说："实火宜泻，虚火宜补，固其法也。然虚中有实者，治宜以补为主，而不得不兼乎清……，若实中有虚者，治宜以清为主而酌兼乎补。"

1. 处方选择

实者泻心汤、导赤散、清燥救肺汤、三黄石膏汤、大承气汤、理中汤、麻杏甘石膏等；虚者八珍汤、秦艽鳖甲汤、当归补血汤、升降散、黄芪鳖甲散、六味地黄汤等。

2. 病例

王某，男，46岁，2011年3月10日初诊。患者诉午后低热半年余（排除肺结核）。近3天出现寒战发热，凌晨2点左右开始退热，热退后伴头晕心慌，舌质淡，苔中部淡黄薄腻，脉细兼滑。辨证：内伤劳热，湿热内蕴，气血两伤。处方：（炙）鳖甲15g（先煎），黄芪20g，当归10g，秦艽10g，地骨皮15g，白薇15g，青蒿20g，柴胡10g，知母10g，乌梅10g，（炙）僵蚕10g，蝉蜕5g，姜黄10g，穿山龙20g，虎耳草10g。水煎服7剂后，体温下降到37.6℃，舌质红、苔黄，脉细数。将上方去掉虎耳草、僵蚕、乌梅、穿山龙4味药，换上北沙参、麦麦、五味子各10g，石膏50g，再服5剂而愈。

3. 讨论

《幼科铁镜》夏禹铸有血虚发热之说，本病患者午后发热半年余，四诊合参为内伤劳热。据症状体征，久患低热，气阴两伤，而且虚的表现明显，兼有湿热并存，使病情缠绵难愈。吾从湿热内蕴，气血两伤并治。选用秦艽鳖甲汤、当归补血汤、升降散、生脉散化裁。方中清透虚热，滋阴生津，祛风透热，以补为主，补中有攻。药证相符，相得益彰。

感冒药酒

感冒分风寒、风热感冒两大类。还有普通感冒和流行感冒之别。下面列风寒和风热两类药酒，适用普通感冒，至于流行感冒则运用水煎剂或中成药效果好些。

1. 姜蒜紫苏柠檬酒

生姜200g，大蒜800g，柠檬5～10枚，紫苏200g，野菊花50g，蜂蜜200g，甘草30g，白酒1500ml。先将大蒜蒸5分钟后切薄片，柠檬去皮后切片，生姜切片与蜂蜜一起入容器中，加白酒密封，3个月后，去渣饮用。每次20ml，1日2次。

2. 桑菊玄参年青酒

本方选自《温病条辨》之桑菊饮加味，改为酒剂。桑叶、菊花、连翘、杏仁各30g，芦根35g，桔梗20g，薄荷、甘草加玄参50g，万年青20g，40度白酒1500ml。浸泡5日后，开启饮用。能清热解毒，疏风散热。主治风湿病初起，发热恶寒，咳嗽鼻塞。

3. 银蒲羌蒡桔玄蓝酒

适应于风热感冒、流行性感冒、上呼吸道感染、扁桃体炎、腮腺炎等。金银花、蒲公英、玄参、板蓝根、牛蒡子、连翘、桔梗、杏仁、前胡、厚朴、枳壳、九月花、羌活、大黄各20g，万年青30g，白酒1000ml，1日3次，每次15ml。

4. 桂附杜仲淫独酒

淫羊藿30g，独活、牛膝各50g，附子、独活、肉桂、枸杞、山茱萸各10g，大黄20g，白酒150ml，泡服。本方适用于老年易感冒属体质偏虚寒者。

脾虚湿重可致发声嘶哑

导致声音嘶哑的重要原因是中气不足，致声滞发生变化，责之脾肺。有红肿而发生糜烂的，有双侧声带均为苍白、水肿者，也有 1/3 段边缘不齐呈类息肉样变形状态的。

1. 脾虚湿重型

舌质红或淡红，舌中部苔白或白或腻。面色白、无华。伴头重、困倦、纳差。检查声带色淡而水肿者。

首选三仁汤加味：杏仁、白蔻仁、生薏苡仁、厚朴、半夏、白通草、滑石、淡竹叶，加木蝴蝶、桔梗、甘草、山豆根、牛蒡子、万年青、忍冬藤、茵陈、桑白皮、射干、炒白术。

2. 病理讨论

"小儿脏腑娇嫩，形气未充，苦寒凉药不可重用"。上述三仁汤从调理脾胃入手，以其宣化、畅中、渗下、辛香、芳化、健脾和中清热化湿、开郁理气作用，使脾升、胃降、三焦通利，则湿去病除。加有清肺利咽，使气化则湿化，肺的升降自如，脾的运化正常，消除停滞水湿，声带水肿得到改善，声音嘶哑逐渐恢复正常。

齿紧（颞颌关节炎）

齿紧即西医学中的颞颌关节炎，其症状与《医宗金鉴》中的骨槽风类似，其临床表现主要是上、下牙齿启合有碍，即使用力开启，亦仅能张开 5~7 毫米，有的伴耳前肿痛，影响饮食和说话。

本病有肝气郁结，夹风痰阻堵上犯，致使经络不舒而口齿紧闭难伸者，药用：柴胡 20g，郁金 30g，僵蚕 10g，制香附 20g，蜈蚣 2 条，全蝎 6g，浙贝母 15g，益母草 30g，丹参 20g，夜交藤 20g，白芍 20g，当归尾 10g。还有素体虚弱，或病后正气未复，风寒湿阻络致颊车处肌肉紧张，有血虚不能养筋的根本原因所在。舌淡苔薄，治用桃红四物汤加味：丹参、全蝎、僵虫、白芷、防风、羌活、连翘、蒲公英、黄芪。水煎，1 剂/日，7 天为一个疗程。在无热毒作祟的基础上可配合针灸、热敷或神灯烤治疗，有利于缩短病程。

中耳炎的辨证施治

中耳炎系中医学的"耳脓""耳疳"范畴，其主要病因病机为肝胆实热、痰瘀交阻、脾肾阳虚、阴虚火旺型。

一、辨证分型

1. 肝胆湿热型

耳胀而痛，听力下降，耳鸣耳聋，耳道脓液黏稠，且脓色黄有臭味，舌苔黄，脉弦滑。治用龙胆泻肝汤加味：蒲公英、虎杖、黄柏、连翘、郁金、金银花。或当归龙荟丸加味：当归30g，龙胆草30g，黄连20g，黄柏20g，黄芩30g，黑栀子30g，芦荟15g，木香5g，青黛15g，生姜大黄15g，加虎杖20g。共为细末为丸，肝经实火上盛可用。

2. 痰瘀交阻型

耳道脓液黏稠，耳内疼痛牵及巅顶，伴胸闷眩晕，嗜睡乏力，舌苔薄腻，舌质暗或有瘀斑。多见于病程长者。治法：化痰通络，清热解毒。选方为二陈汤、黄芩滑石汤、通窍活血汤加减：半夏、陈皮、茯苓、甘草、黄芩、薏苡仁、胆南星、白芥子、莱菔子、滑石、红花、桃仁、赤芍、当归、鱼腥草、金银花。

3. 脾肾阳虚型

耳道流液，脓色清稀不臭，眩晕耳鸣或耳聋，纳呆面黄，腰膝酸软。舌苔薄白质淡，脉沉细。服香砂六君子汤加辛夷、苍耳、益智仁、菖蒲、补骨脂或参苓白术散合归脾汤加肉桂、附片、菖蒲。

4. 阴虚火旺型

耳内脓出经久不干，色黄不黏，微有腥臭，耳鸣耳聋，心烦失眠，手足心热，舌红少苔，脉细数。方选知柏地黄丸、耳聋左慈丸加减：知母、黄柏、泽泻、山茱萸、生地黄、牡丹皮、金银花、鱼腥草、淡竹叶、赤芍、连翘、山药、黄金芪（草药）。

二、小验方

1. 用大蒜1～2瓣，蒸馏水100ml，将大蒜捣烂，与蒸馏水混匀，滴耳，每日数次，每次2～3滴。

2. 五倍子（炒存性）3g，枯矾1g，冰片1g，研极细末，揩净耳脓后，取少许吹入耳中，每日2～3次。

3. 取鲜虎耳草揉汁，用竹管斜插取芭蕉水、冰片3g，三样混合滴耳。

三、饮食疗法

冬瓜200g，生薏苡仁100g，金银花50g，鳖甲20g，山药50g，其中两味取汁，同糯米100g，煮粥吃，连食5～7天。

还可以吃清热解毒、健脾除湿的蔬菜，如芹菜、苦瓜、荠菜（又名地米菜）、丝瓜、茄子、胡萝卜等。

四、案例

枫香坪村一组退休干部万某，七旬男人，2008年患中耳炎长达2个多月，右耳频频滴清水，夜间打湿枕头。期间在两家诊所和某镇医院用抗生素药物，口服和静脉滴注，未见疗效，致右耳听力下降，欲聋，后求我治疗。我根据齿耳从肾治的医理，视舌质淡而苔白，故采用补肾健脾，少佐通窍和甘寒清热药，5剂水煎止脓，后服上述脾肾阳虚型处方的蜜丸1剂，服一个半月，体健耳聪眼明，告愈，4年没复发。

参考文献

[1] 吴沛田. 如何辨证治疗中耳炎 [J]. 中医杂志，2007，48（7）：663.

牙痛针灸疗法

治牙痛方法颇多，内服、外敷、含漱各显其能。太冲配下关穴治疗风火牙痛和虚火牙痛。

一、辨证施治

1. 风火牙痛　牙痛甚，龈肿，形寒身热，口臭便秘，舌苔黄，脉浮数或弦。中药用清胃汤加味：升麻、黄连、当归、生地黄、牡丹皮、石膏、滑石、甘草、连翘、防风、细辛、大黄等。

2. 虚火牙痛　隐隐作痛，时作时止，疼痛剧烈，无口臭，舌尖红，脉细。方选金匮肾气丸加味：代赭石、滑石、川牛膝、甘草、怀牛膝。

二、针灸疗法

无论上下或左右牙齿疼痛，先取患侧太冲穴，常规消毒皮肤，捻转进针，得气后风火牙痛用泻法，虚火牙痛先泻后补。当出现牙痛缓解或痛止时，再配患侧下关穴，得气后留针30分钟，每10分钟行针1次，最多4次。

有用合谷、颊车两穴针刺治牙痛者。上述方法是遵循足厥阴肝经"目系支脉，下颊里，环唇内"。配合针下关穴待得气痛止。

治咽喉干痒方

桔梗15g，甘草30g，开水冲泡代茶饮。桔梗有宣肺祛痰、利咽排脓作用。配以甘草清热解毒，使得热气得泄，肺窍得开，咽喉干痒疼痛自然会减轻。

（摘自《大众卫生报》）

蒲地蓝年青汤治疗疱疹性咽峡炎

一、临床表现

疱疹性咽峡炎具有急性传染性，主要侵犯1~7岁小儿，以夏秋季发病率居高。患儿均为发热持续2~3天，小年龄儿拒食、流涎明显，较大儿童发热、咽痛，偶有诉腹痛者。视其咽部色红或紫（即充血），软腭、扁桃体、咽峡部可见散在灰白色疱疹，直径1~2mm，四周绕有红晕，2~3天后红晕扩大，破溃形成溃疡。

二、治疗方法

处方（自拟）：万年青15g，蒲公英20g，苦地丁10g，黄芩10g，板蓝根20g，金银花20g，滑石60g，甘草10g，石膏50g，薄荷10g，连翘10g。3剂，水煎服。第1剂中加大黄或番泻叶通大便排毒。

三、药理浅释

草药万年青又名开口剑、牛尾七、斩蛇剑、冲夫七、千年润、山苞谷、状元红等。《中药大辞典》（江苏新医学院主编）称："万年青强心利尿，清热解毒，止血。治心力衰竭、咽喉肿痛、白喉、水肿、咯血、吐血、疔疮、丹毒、蛇咬、烫伤。"蒲公英有"植物抗生素"之称，含有蒲公英甾醇、豆甾醇，具有较强的清热解毒作用，内服外敷效果甚佳；苦地丁含有苦地丁素、香豆精等，具有清热解毒、消肿作用；黄芩含有黄芩苷元、黄芩苷等，具有清除湿热痞闷之热重于湿的"诸热"证，用于肺热咳嗽、痈疮火毒、咽喉肿痛、因火毒的出血证；板蓝根清热解毒之功效；金银花、连翘、薄荷为广谱抗菌药；运用六一散是使三焦湿热从小便排出；用大黄是釜底抽薪之法，以泄热邪。以上11味药物水煎口服，优于利巴韦林口服。

中西医治疗流行性腮腺炎

中医学认为，本病为风热壅阻引起，可分为风热型及痰毒型。风热型宜疏风清热，可用柴胡清肝汤、柴胡葛根汤、牛蒡汤合海藻玉壶汤加减。有脑膜炎时，用羚羊钩藤汤加减；有睾丸炎时，用龙胆泻肝汤或大黄牡丹汤加减。

外敷药：腮腺局部肿痛明显者，可采用如意金黄散或将仙人掌除皮洗净捣烂、鲜鱼腥草捣烂敷肿胀处，1次/天，3~5天。病重者短期用地塞米松。

另外，一种慢性腮腺炎多发生的幼少年儿童，常流涎水，浸润到下唇、口角，最严重者下巴呈淡红色，经久不愈，不少人用清热解毒药不见起色。若当脾胃虚寒，用香砂六君之汤加肉桂、补骨脂收效甚佳。

蝎尾粉外贴配合针刺放血治疗咽喉肿痛

一、治疗方法

取患者坐位，双侧穴位皮肤常规消毒后，先取采血针将少商、耳尖刺络放血，6~8滴/穴。然后以毫针针刺合谷、尺泽，合谷刺入15mm左右，尺泽刺入15~30mm，施以捻转泻法，以患者局部产生酸、胀感为宜，留针20分钟，1次/天。之后取蝎尾粉均匀撒3cm×3cm的胶布上，贴于双侧天容穴，每24小时换药1次。同时加服维生素C100mg，3次/天。嘱患者多饮水，一般800~1000ml/d。若有便秘者还加服三黄片或酚酞片。

二、医理讨论

咽喉肿痛以实热发病者居多，任何年龄都有发生，临床表现为咽喉红肿、疼痛，吞咽不适，扁桃体肿大，伴有发热、口渴、尿黄、便秘诸症。此病因精神过度紧张、劳累、熬夜等导致机体功能失调，抗病能力下降时发生。

咽喉为肺胃门户，咽接食管于胃；喉接于气管，通于肺。少商为肺经的井穴，有苏厥开窍、清利咽喉的功能。耳尖为耳穴，是治急性咽喉肿痛的经验穴之一。二穴合用，通过点刺出血，使热血泻出。尺泽为五输穴之一，肺经合穴，有泻肺清热之功。合谷为手阳明经原穴，为治热四穴之一，是十四经中止痛效果最好的穴位，可解表清热、通络止痛。天容是手太阳小肠经的穴位，是治咽喉肿痛的有效穴。蝎尾粉外用贴敷，具有攻毒散结之效，药力通过穴位借助经络直达病所，收效甚效。现代药理研究证实，蝎尾含有蛋白质和多种有机酸等，其中，牛磺酸是人体内的一种游离氨基酸，具有解毒、镇痛、消炎、抗惊厥、抗风湿的作用，用于发热、上呼吸道感染、扁桃体炎、支气管炎等；还有抗疲劳和调节机体免疫力的作用。加服维生素 C 可降低咽喉局部血管通透性，改善血液循环，增强抵抗力，使局部和全身症状明显改善。

民间医生在百会穴用三菱针放血或用百草霜调鸡蛋清都可治好咽喉炎。

参考文献

[1] 樊德厚，王永利. 中国药物大全·西药卷（第 2 版）［M］. 北京：人民卫生出版社，2000：88.

舌痛舌裂

一、中医病因病机

中医认为："舌为心之苗。""舌病多属心。"心阳炽盛或心阴虚损多导致舌体疼痛。《医醇賸义》曰："舌卷而肿塞作痛，难于言语，此心阳炽盛也。舌色绛红、边尖破碎，舌有血痕而痛者，及阴液火舌，心火上炽也。"《证治汇补》曰："心脉系舌根，脾脉络舌旁，肝脉络舌本，肾液出舌端。"故中医认为：心脾肝肾等多脏腑均上连于舌，均可致舌痛。

二、临床表现

常为舌体疼痛、烧灼、麻涩，有时涉及口、上腭、牙龈、唇、下颌义齿支撑区。部分患者清晨一醒即痛，有的持续一天，时轻时重。

舌痛多由全身因素引起，多有维生素缺乏、营养不良表现，糖尿病患者除"三多一少"症状外，还舌刺痛，齿痕，舌色深红，浅裂。

内分泌失调者，多见于 40～50 岁以上的妇女。

出现舌体麻痛、干燥、灼热，舌面光滑如蜡，口腔内黏膜苍白，但无溃疡。

精神因素：舌体疼痛多为游走性的，除疼痛外，有时有刺痒、蚁走等奇异感觉，在鉴别诊断时，鼻咽部及邻近部位的肿瘤亦可引起舌麻舌痛。

三、中医辨证

《医参》曰："舌尖属心，舌本属肾，舌中属脾，舌左属肝，舌右属肺。"不同脏腑的功能失调可导致舌体不同部位疼痛。虚火舌痛病程长，疼缓舌质色不变，苔薄黄或无，脉细弱。实火舌痛病程短，痛剧，灼热刺痛，喜冷饮便干溲赤，舌红苔黄或厚，脉实气粗。气滞血瘀舌体刺痛麻涩，舌紫瘀斑，舌下血管青紫瘀胀。苔白或黄，脉结代。

舌上有裂纹，少则一两条，多者纵横交错，也有极深如沟的。舌中属胃，舌尖属心，一般有苔的属内热，无苔者属阴虚，用导赤散泻心汤滋阴降火汤合用。久病舌裂横七竖八不规则，是危证。

四、中医治疗

1. 心火亢盛　舌尖红、灼痛，心烦、失眠，喜冷饮。方用《幼科铁镜》中导赤散加黄连、升麻、胆草、柴胡、栀子。

2. 心阴血虚　方用补心丹加炙甘草、大枣、小麦、黄连、知母、黄芪、菖蒲、党参。

3. 肝肾阴虚　用六味地黄汤加天花粉、石斛、沙参；五心烦热加地骨皮、秦艽、黄柏、知母。

4. 气滞血瘀　用血府逐瘀汤。

5. 体针　取神门、内关、三阴交、血海、阳陵泉、合谷及背部各俞穴。

6. 耳针　取神门、舌、小肠、内分泌、神衰相应脏腑穴位。

7. 穴位注射　10%胎盘组织液2ml及维生素B_{12}500μg，每穴0.5ml，选取体针穴位，每周2次，10次一疗程。

参考文献

[1] 曹洪欣，朱定华，等. 基层医生临床实用全书［M］. 北京：中医古籍出版社，2006：557–559.

三白五虫汤治疗面瘫

一、概述

面瘫的主要症状为突然口眼歪斜，眼皮不能闭合；面部表情消失，音哑、吐字不清；进食时漏水漏饭；不能做皱眉、皱额、鼓腮、示齿、流泪和吹口哨动作，额纹消失，鼻唇沟变浅；闭眼时，患侧眼球转向外上方，常露出白色巩膜。

二、治疗

1. 中医治疗

白附子6g，白芍20g，白芷15g，僵虫15g，全蝎15g，炒地龙15g，蝉蜕15g，蜈蚣（另包）2条（此味研末兑汤药冲服），钩藤20g，防风10g，川芎10g，黄芪30g，当归20g，丹参30g，熟地黄30g。

歌曰：三白五虫治面瘫，僵蝎龙蝉蜈钩伴，防风黄芪熟川芎，白附芷芍服之安。

2. 西医治疗

（1）肾上腺皮质激素，泼尼松10mg，3次/天，2周后减药或停药。（2）神经营养药。维生素$B_1$100mg，维生素B_{12}500μg，肌内注射，1次/天，或静脉注射三磷酸腺苷、辅酶A、细胞色素C、维生素$B_6$1次/天。或地巴唑10mg，3次/天口服。治疗7天为一个疗程。

中药治愈率60%，西药对照组治愈率33%。

中医认为，本病多由脉络空虚，风寒侵袭，以致经气阻滞，气血不和，瘀滞经脉，而导致经络失于濡养，肌肉纵缓不收而引起。

面瘫起病急骤，如及早治疗，则效果很好；失治，则不易治愈；如6个月以上不愈者，则有可能终身面瘫。因此，及时采用正确的方法是治疗本病的关键。

西医的治疗原则，选用肾上腺皮质激素、大剂量B族维生素及神经营养药，以促进神经功能的恢复，也可以用物理治疗改善局部血液循环。

肌肉注射加兰他敏和维生素 B_{12}，15 天为 1 疗程有疗效。

五虫三白汤方中防风、白芷、白附子、钩藤祛风散寒，增强组织代谢，减轻炎症和水肿，促进血液循环畅通；五虫祛风通络，加快经络气血运行；白芍、川芎养血活血；黄芪益气扶正祛风。诸药组合，能祛邪、除风寒，使经络得养，血脉流畅，面瘫得以治愈。防复发，可服十全大补汤。

参考文献

[1] 黎顺瑜. 中医药治疗面瘫 38 例 [J]. 中国实用乡村医生杂志，2007（2）：42－43.

面瘫自我按摩

面神经瘫痪（口眼歪斜）在进行针灸、热敷、口服中药的同时，还可以进行自我按摩，其作用是促进血循环，达到缩短病程之目的。

1. 双手拂面，四指并拢　两手掌自下颌沿鼻两侧向上推至额部，再从额部分推至太阳穴，沿面颊推至下颌。用力轻柔推 8 次。

2. 捏患侧额部　用手拇指、食指捏患侧的额部，从眉头至眉梢捏 8 次。

3. 推擦太阳穴　用手掌的掌根，自患侧太阳穴向耳尖上方推擦，共推擦 32 次。

4. 揉按四白穴　四白穴位于瞳孔直下一横指半处，用食指按顺时针与逆时针方向揉按四白穴，各揉按 16 次。

5. 推擦地仓穴　地仓穴位于嘴角旁一横指处，用手掌的掌根自患侧的地仓穴，向耳根部推擦 32 次。

6. 揉按翳风穴　翳风穴位于耳垂后凹陷中，用手的食指按顺时针与逆时针方向揉按翳风穴，各按揉 16 次。

以上步骤早晚各重复一次，7 天为一疗程。

肺痈（肺脓肿、肺脓疡）的中医治疗

一、概述

肺痈即肺叶生疮，形成脓疡的一种病证，属内痈之一。临床以咳嗽、胸痛、发热、咯吐腥臭浊痰，甚则脓血相兼为主要特征。《金匮要略》云："咳而胸满振寒，脉数，咽干不渴，时出浊唾腥臭，久吐脓如米粥者，为肺痈。"未成脓时，治用葶苈大枣泻肺汤；已成脓者，治以解毒排脓，用桔梗汤，并提出"始萌可救，脓成则死"的预后判断。唐·孙思邈《备急千金要方》创用苇茎汤以清热排脓、活血消痈，成为后世治疗本病的要方。明·陈实功《外科正宗》提出初起在表宜散风清肺，已有里热者，宜降火抑阴，成脓者宜平肺排脓，脓溃正虚者宜补肺健脾等治疗大法。

西医的肺脓肿与本病基本相同，此外，化脓性肺炎、肺坏疽及支气管扩张、支气管囊肿、肺结核空洞等伴化脓感染也可表现出肺痈证候。

二、肺痈溃脓期的逆顺判断

顺证表现为溃后声音清朗，脓血稀而渐少，热退，胸胁痛减，食欲好转，脉象缓滑。逆证表现为溃后音哑无力，脓血如败卤，腥臭异常，气喘鼻煽，胸痛，热不退，颧红，食少，坐卧不安。脉短涩或弦急，为肺叶腐败之恶候。

三、肺痈的诊断要点

1. 临床表现　发病多急，常突然寒战高热，咳嗽胸痛，咳吐黏浊痰，经旬日左右，咯出大量腥臭脓痰，或脓血相兼身热遂降，病情好转，经数周逐渐恢复。如脓毒不净，持续咳嗽，咯吐脓血臭痰，低热，消瘦，则转为慢性。

2. 验痰法　病人咯吐的痰，吐在水中，沉者为痈脓，浮者是痰。

3. 验口味　肺痈病人吃生黄豆或生豆汁不觉腥味。

4. 体征　可见舌下生细粒。慢性患者可见指甲发绀而带弯，指端形如鼓槌。脓肿接近胸壁者，叩诊呈浊音，听诊呼吸音减弱，或闻湿啰音。

5. 实验检查　血白细胞计数可升高；肝肾功能异常；酶抗体特殊；染色或用间接免疫荧光抗体检测，抗体效价上升达 1：256。

6. 病原学检查　痰、炎性渗出物或肺组织切片用直接免疫荧光抗体染色可显示致病菌。

7. X 线检查　可见肺部有片状或圆形阴影，继而肺实变，病变进展迅速。

肺脓肿是由化脓性细菌感染引起的肺组织炎性坏死，形成空洞。与肺脓肿有关的病原菌有肺炎球菌、流感嗜血标菌、放线菌等。

四、辨证施治（按四期辨证用药）

1. 初期

［主证］恶寒发热，咳嗽，咯痰白而黏，痰量日渐增多，胸痛，咳则痛甚，呼吸不利，口干鼻燥。舌苔薄黄，脉数而滑。

［方药］银翘散加减。药用金银花、连翘、芦根、竹叶、桔梗、贝母、牛蒡子、前胡、甘草、鱼腥草、薏苡仁、蒲公英等。

2. 成痈期

［主症］身热转甚，时时振寒，继则壮热，汗出烦躁，咳嗽气急，胸满作痛，转侧不利，咳吐浊痰，呈黄绿色，自觉喉间有腥味。口干咽燥，舌苔黄腻，脉滑数。

［方药］千金苇茎汤合如金解毒散加减。药用薏苡仁、冬瓜仁、桃仁、桔梗、黄芩、金银花、鱼腥草、红藤、蒲公英、紫花地丁、甘草、芦根、黄连、栀子。

3. 溃脓期

［主症］咳吐大量脓痰，或如米粥，或痰血相兼，腥臭异常，有时咯血，胸中烦闷而痛，甚则气喘不能卧，身热面赤，烦渴喜饮。舌红，苔黄腻，脉滑数或数实。

［方药］加味桔梗汤加减。药用桔梗、冬瓜子、薏苡仁、鱼腥草、败酱草、金银花、黄芩、芦根。痰血或咯血者，加白芍 15g、白茅根 20g、仙鹤草 15g、丹参 20g，气促明显者，加麻黄 10g。

4. 恢复期

［主症］身热渐退，咳嗽减轻。咯出脓痰渐少，臭味亦淡，痰液转为清稀，精神好转，食欲增强。或见胸胁隐痛，难以平卧，气短，自汗盗汗，低热，午后潮热，心烦口干咽燥，形瘦无华，神疲。舌红或淡红、苔薄，脉细数无力。

［方药］沙参清肺饮合桔梗杏仁煎加减。药用沙参、麦冬、百合、玉竹参、党参、太

子参、黄芪、当归、川贝母、冬瓜仁、白及、桔梗、杏仁、阿胶等。

五、单验方

1. 白及末 120g，浙贝母 30g，百合 300g，蛤蚧 3 对，桔梗 50g。共为细末，6g/次，2次/天。

2. 鲜鱼腥草 200g，鲜藕 100g，捣烂取汁，用热豆浆冲服。2 次/天。

3. 金荞麦根茎，洗净，去须切碎，以瓦罐盛干药 250g，加清水 1250ml，罐口密封，隔水小火煎煮 3 小时，得净汁 1000ml，30ml/次，3 次/天。

参考文献

[1] 王玉洁，王彦田. 肺脓肿的中医治疗 [J]. 中国实用乡村医生杂志，2008，6 (15)：57.

中医对呼吸道感染反复发作的防治

呼吸道感染反复发作可以不分年龄、性别，小儿在不同年龄段呼吸道感染年次在 8 次左右，成人呼吸道感染年次比少儿少得多。现代医学认为，呼吸道好感染主要是免疫功能紊乱和微量元素等营养物质缺乏，西医治疗采用抗生素、免疫调节剂及补充营养物质的方法治疗。中医学认为其病机为禀赋不足（先天不足）或后天失养而致正气虚弱、邪毒乘虚而入，造成呼吸道感染容易发作。下面就病因病机和如何防治进行探讨。

一、病因病机

1. 肺脾肾功能虚弱为病理的基础

人的身体强弱与先天禀赋有着密切关系，早产、母亲体弱、母腹受病等都可致先天不足，出生后养护失宜，无母乳哺育，致肺、脾、肾功能不足，抵抗力低下。肺主皮毛，腠理不密，稍有不慎外邪从皮毛或口鼻犯肺，肺气不利而失宣，肃降失调，水液停聚而生痰浊而贮于肺。脾为肺之母，脾是生痰之源。小儿"脾常不足"，脾胃易伤致运化失健，土不养金，则卫外不固而易感。肾为人生之本，充盛的肾气为小儿生长发育之动力，"肾常虚"影响其他脏腑的发挥，以致整个机体缺乏生长。

因肺脾肾功能不足，三焦水道失疏，水聚成痰，注入血脉，壅塞致脉络瘀阻，每遇诱因，即外呼内应，发为呼吸道感染。

2. 痰瘀结为重要的病理环节

呼吸道感染后，普遍存在间断性咳嗽、咽炎、扁桃体发炎、鼻窦炎、苔腻、脉滑、指纹紫滞等。此乃邪气羁留，阻于脉络，使血运不畅形成瘀血，瘀血阻络，又使津液难行，聚为痰浊，如此恶性循环。痰滞则血瘀，血瘀则痰滞，痰瘀互结伏于肺，伺机作祟，就出现炎性反应，以发热、咳嗽、喘促、身体不适为主要特征。

3. 夹积滞为发病特点

胃主受纳，脾主运化，脾胃虚弱，纳化失和，腐熟运化不及，饮食稍增便可停聚不消，积而不化，形成积滞于胃，或胸胃下闷烦难舒，乃积滞损伤脾胃，在病理就是因虚致滞，因滞致虚，相互影响，互为因果，致生化乏源，土不养金而卫外不固。还有脾胃弱，纳食少不香，营养吸收欠佳，气血虚弱，易遭外邪侵袭。研究证明，积滞患者免疫系统功能低下而易发生呼吸道感染。

二、分期辨治

1. 感染期 驱邪为主，扶正为辅。

在感染初期，外邪横行，束缚肺卫，急需疏风散邪，宣肺理气；此时邪胜正气未大虚，宣肺化痰，理气活血，兼益气（或养阴）扶正为常法，用败毒散为基本方进行加减。感染后期要因势利导，引邪外出，把剩下外邪从表解，还积极清除伏邪，兼以扶正。用五积散为基本方进行加减。在扶正方面只需一味黄芪即可。

2. 恢复期 标本兼治，廓清伏邪

呼吸道感染反复发作，根本之因为肺脾肾三脏虚弱，但在临床十有八九责之于脾肺，而忽视补肾，故疗效难以长久巩固。肾为根，所以防反复发作必须注重补肾，疗效必然可靠。在恢复期用补益之剂。清代名医张锡纯的《医学衷中参西录》云："山茱萸救脱之力十倍于参芪，大能收敛元气，振作精神，且敛正气而不敛邪气，与他酸敛之药不同。"现代药理研究，山茱萸对非特异免疫功能有增强作用，还有抗炎、抑制血小板聚集、保护心脏等作用。还可用山药、白术补脾益气，生津益肺，补肾固本。山药具有滋补、助消化、止咳、化痰、脱敏的作用。山茱萸、山药相须为用，有益肾固本、不热不燥、补而不滞的特点。白术能提高机体免疫功能，对溶血性链球菌、金黄色葡萄球菌有抑制作用。《本草求真》云："白术味苦而甘，燥湿实脾，缓脾生津，因其性温，健脾消谷，为脾脏补气第一要药也。"《珍珠囊》曰："黄芪治虚劳，补肺气，实皮毛，益胃气。"现代研究提示黄芪能显著提高机体非特异性免疫、体液免疫、细胞免疫功能，对多种病毒有抑制作用，能改善血液流变性，促进造血功能，还有强心、保肝、改善肾功能、抗应急、解毒、镇静、止痛作用。上药共奏调补肾、肺、脾三脏功能。

3. 化痰活血贯穿始终

感染期须用效专力重的理气化痰、活血化瘀药物，如半夏、胆南星、瓜蒌、贝母、竹茹、桃仁、红花、川芎之类，以期尽快控制感染，缓解症状。

总之，呼吸道感染的防治是多方面的，应从补肾固本入手，激发和充养肾气，配合健脾补肺、理气化痰、活血化瘀、消食导滞等治法，调理阴阳平衡，达到"正气内存，邪不可干"之目的。

参考文献

[1] 陈仁寿. 国家药典中药实用手册 [M]. 南京：江苏科技出版社，2004：576 - 579，656 - 657.
[2] 张永兴. 神奇的抗病毒中草药——抵抗病毒防治疾病 [M]. 北京：中国中医药出版社，2004：7 - 78.

支气管扩张症用中药治疗

一、概述

支气管扩张症大多数继发于呼吸道感染和支气管阻塞，尤其是儿童和青年时期麻疹、百日咳后的支气管肺炎。临床可分湿性和干性两种支气管扩张。湿性支气管扩张以慢性咳嗽伴脓性痰，痰色或白或黄，或稀或稠，有高热、胸痛、消瘦、贫血等症状。干性支气管扩张，主要是反复咯血，咳嗽、咳痰不太明显。支气管扩张临床表现为慢性咳嗽，伴大量脓痰和反复咯血，属中医"咳嗽""咯血"范畴。

二、辅助检查

1. 血常规　无特殊，继发感染时，可有白细胞总数增高，中性粒细胞增多。病程连绵，可有轻度贫血。

2. 影像学检查　胸部 X 线片可见纹理粗乱、肺不张、胸膜增厚、纵隔和膈肌牵拉移位。典型病例晚期可见蜂窝状阴影。CT 可见支气扩张和变形。

3. 痰液培养　大多为混合感染。应注意取痰方法：将 24 小时痰液集中于一透明玻璃瓶内，可见上层呈泡沫、中层悬液、底层为脓痰凝块，应取脓痰凝块做细菌培养。

三、自拟四白栀桔玄麦汤治咳血

百部、桑白皮、白及、百合、白茅根、栀子、桔梗、玄参、麦冬、鱼腥草、生地黄、板蓝根、枇杷叶、茯苓各20g。痰多者，加瓜蒌皮、半夏、胆南星各10g；咯血且血色暗者，是有瘀之征，加三七粉（冲服）3g；胸胁刺痛者，加柴胡9g、桃仁12g、丝瓜络15g；痰多难咯者加浙贝母12g、陈皮20g、旋复花（包）10g；反复咯血者，加茜草根、生蒲黄（包）各12g；气虚者加四君子汤。

四、单验方（在感染炎症完全控制之后采用）

1. 木香、土元（地鳖虫）、桑寄生、白及各100g，共为细末，每次服5g，3 次/天。

2. 百合100g，白芍40g，南、北沙参各30g，百部30g，共为细末，5g/次，3 次/天。

3. 大蓟根100g，阿胶30g，三七10g，5g/次，3 次/天。

4. 三七粉每次口服 3～5g，每日 3 次，连服 3～4 天，主要是缩短凝血时间，还影响血小板聚集，有很强的止血作用。

5. 干地榆 3kg，加水煎 2 次过滤、浓缩至 12000ml，成人每次 30ml（相当于生药7.5g），4 次/天，疗程为 10 天。地榆所含的鞣质能缩短出血时间，还有消炎和抗菌作用。

6. 仙鹤草10g，泡开水服，每日 2 次，疗程 1 周。本药能促进血液凝固，对金黄色葡萄球菌、绿脓杆菌等有抑制作用。

7. 苎麻 50g 烧灰存性冲水喝，可以止血。

8. 鲜大蒜捣成泥状，置于纱布上，分别敷双侧涌泉穴，用胶布固定，每晚敷一次，每次敷 10～12 小时，以局部有烧灼感及皮肤发红为度，疗程 7～10 天。

五、病例

巴东县白土坡石油站退休职工，老患支气管扩张，咯血，屡次发病咯血，经治疗控制，反反复复近十年。后经一友人介绍用鲜侧柏叶500g，生地黄200g，藕节300g，艾叶50g，熬三次滤汁，加蜂蜜适量入冰箱，3 次/天，7 天一个疗程，5 个疗程没复发。

参考文献

[1] 禹纯璞，杨玉英. 地榆治疗咯血 136 例 [J]. 中医杂志，1984（8）：33.

[2] 薛文忠. 一味单药巧治病 [M]. 北京：中国中医药出版社，1994：3.

[3] 王玉洁，王彦田. 支气管扩张的中医治疗绝招 [J]. 中国实用乡村医生杂志，2008，4（15）：54.

肺 痨

一、临床表现

低热（午后潮热）、盗汗、乏力、食欲不振、体重减轻等，育龄女性可有月经不调或闭经。主要呼吸道症状为咳嗽、咳痰和咯血。以喘咳为主，有空洞形成时，痰量增多，若合并细菌，痰可呈脓性。若合并支气管结核，表现为刺激性咳嗽，为大量咯血。若病变累及到胸膜时则有胸痛，出现大量胸腔积液时（其积液量超过 500ml），可出现呼吸困难（此时就是西医学的结核性胸膜炎）。

二、肺痨的常见病因

1. 感染痨虫（结核分枝杆菌的微滴排到空气中而由飞沫传播）　痨虫感染是形成肺痨的唯一因素，如问病吊丧，看护病人，骨肉亲属与患者朝夕相处等，由呼吸传播。

2. 正气虚弱　①先天不足，小儿发育未充，痨虫乘虚而入；②酒色劳倦，损精伤正；③病后失调，外感咳嗽，经久不愈，胎产失调；④营养不良，身体免疫力低下，易感痨虫。

三、肺痨的病机及转化

痨虫侵肺，必涉他脏，先损肺肾，再涉心肝。肺肾之间，金水相生，故肺阴耗伤必累及肾阴，肾阴亏乏则肺阴更虚，可见于咳、咽燥、痰中带血及骨蒸、潮热、遗精、经乱等肺、肾阴虚证候。肺肾阴虚日久，亦可致肝阴不足，相火偏亢则多怒、胸胁掣痛等症；若肾水不济心火，则虚烦不寐、盗汗等。肺病及脾是子病犯母，则脾虚疲乏、食少、便溏，终至肺脾肾皆亏。

病理性质主要是阴虚，可致气阴两虚，甚则阴损及阳，而见阴阳两虚之候。

四、肺痨病的治疗原则

以补虚培元和抗痨杀虫为原则。当滋阴为主，兼顾气虚、阳虚用药。

五、辨证论治

1. 肺阴亏损证，应滋阴润肺

［主症］干咳，咳声短促，或咯少量黏痰，或痰中带血丝，色鲜红，胸部隐痛，午后手足心热，面部潮热，盗汗咽干，乏力纳差，苔薄白，边尖红，脉细数。

［方药］月华丸加减。北沙参、天冬、麦冬、玉竹、百合、白及、百部、青蒿、乌梅、石斛、黄精肉等。

2. 虚火灼肺症，应滋阴降火

［主证］呛咳气急，痰而黏，或吐黄稠量多，时时咯血，色鲜红，午后潮热，骨蒸，五心烦热，颧红，盗汗，口渴，失眠，或胸胁掣痛，遗精经乱，舌干而红，舌苔黄薄，脉细数。

［方药］百合固金汤合秦艽鳖甲散加减。药用南沙参、北沙参、麦冬、玉竹、百合、百部、白及、生地黄、五味子、玄参、阿胶、鳖甲、秦艽、龟板、地骨皮、知母、黄精肉、冬虫夏草等。

3. 气阴耗伤证，应益气养阴

［主症］咳嗽无力，气短声低，咯痰清稀色白，量多夹血，或咯淡红色血，午后潮热，自汗和盗汗并作。面色白，颧红，舌光，脉细弱数。

［方药］保真汤或参苓白术散加减。黄芪、党参、白术、山药、甘草、鳖甲、沙参、麦冬、地黄、阿胶、五味子、白及、百合、百部、紫菀、款冬花、秦艽、苏子、葶苈子等。

4. 阴阳虚损证，应滋阴补阳

［主症］咳逆喘息少气，咯痰白有沫，或夹血丝，血色暗淡，潮热，自汗，盗汗，声嘶或失音，面浮肢肿，心慌，肢冷，唇紫，形寒，或五更泄泻，大肉尽脱，遗精阳痿，经闭，苔黄而剥，舌质光淡隐紫，少津，脉细数，或虚大无力。

［方药］补天大造丸加减。人参、黄芪、白术、山药、麦冬、生地黄、五味子、阿胶、当归、枸杞子、山茱萸、龟板、鹿角胶、紫河车等。

六、常见证候加减变化

咳嗽频而痰少质黏者，可合川贝母、甜杏仁心、润肺化痰止咳；痰中带血丝者，加蛤粉炒阿胶、仙鹤草、白茅根以润肺和络止血；若低热不退者，可配银柴胡、青蒿、胡黄连、地骨皮、十大功劳叶、葎草、鳖甲以清热除蒸；若咳久不已，声音嘶哑者，加诃子皮、木蝴蝶、凤凰衣以养肺利咽，开音止咳；盗汗较著，加乌梅、浮小麦、煅龙牡养阴止汗；咳呛而声音嘶哑者，合诃子肉、血余炭、白蜜润肺肾通声音。有湿痰者加云苓、姜半夏、橘红。咯血量多者，加山茱萸、仙鹤草、煅龙牡、人参、三七，配合补气药，共奏补气摄血之功；纳少腹胀、大便溏薄者，加扁豆、薏苡仁、莲肉、炒白术以健脾，忌用地黄、麦门冬、阿胶等过于滋腻的药物。

七、常用抗结核病的西药

（1）异烟肼（INH，H）：成人剂量每日 300mg，顿服；儿童每日 5～10mg/kg，最大剂量每日不超过 300mg。

（2）利福平（RFP，B）：成人剂量每日 10～20mg/kg，儿童每日 8～10mg/kg，早晨空服或早饭前半小时顿服。

（3）吡嗪酰胺（PZA，Z）：在 6 个月标准短程化疗中，PZA 与 INH. H 和 RFP 联合用药是第三个不可缺的重要药物。成人用药为 1.5g/d，儿童每日为 30～40mg/mg。

（4）乙胺丁醇（EMB，E）：成人剂量为 0.75～1.0g/d。

（5）链霉素（SM，S）：肌肉注射，每日量为 0.75g，每周 5 次。不良反应主要对耳对肾损害。

咯血者，用氨基己酸、氨甲苯酸（止血芸酸）、酚磺乙胺（止血敏）、卡络柳钠（安络血）等药物止血。

治疗肺结核少数患者对上述西药的副作用难以承受，在急性期过后，可用中医治疗，同样可收到较好的效果。

八、病例

2003 年石马山村六组李某，年逾五十，患肺结核。服西药一年半，病情无明显缓解，因体质素来虚弱，故改为中药治疗。

处方：白及 200g，百合 100g，百部 50g，黄精肉 100g，沙参 50g，人参 50g，白术

100g，茯苓 50g，甘草 30g，黄芪 100g，山药 100g，山茱萸 50g，石斛 50g，制首乌 100g，麦冬 50g，五味子 50g，蛤蚧 5 对，胡桃肉 100g，当归 50g，大黄 30g，阿胶 50g，紫河车 1 具。以上为细末蜜为丸，食 2 个月，疗效显著，再服两剂丸药后，经胸部 X 线检查，肺病告愈。

九、单位药疗法

1. 紫外线照射法。选择晴天，患者将上衣脱下，胸背轮换对太阳光照射，每天 2 次，每次不少于半小时。

2. 阿胶研成粉末，每次 20～30g，每日 2～3 次，开水送服，疗程 2 周。主要有补血作用。

3. 生山药 120g 煎水当茶饮服，每日剂，连用 2 周。

4. 鲜白及每日 500～1000g 不等，煮、炒食之，连服 1～2 年。药理研究表面白及有白及胶及挥发油，内服外用均有较好的止血作用，并对结核杆菌有显著的抑制作用。

5. 干大蓟根 100g，水煎，每日 1 剂，分 2 次口服，每剂加瘦肉或猪肺 60g，连服 3 个月。药理研究表明大蓟对人型结核杆菌有抑制作用，能增加全血及血浆黏度，有一定的止血作用。

参考文献

[1] 临床助理执业医师考试 [M].356－358.
[2] 罗仁，秦建增. 单味中药疗法 [M]. 北京：人民军医出版社，36－40.

老年人肺炎用芪银当草芩半知贝汤

一、诊断标准

中医诊断参考社区获得性肺炎中医诊疗标准（讨论稿）[1]拟定。

1. 痰热壅肺证　①咳甚则胸痛；②痰黄或白，干黏；③发热口渴；④便秘或腹胀；⑤舌红、苔黄或黄腻，脉数或滑数。具有①、②、③、④、⑤中的 2 项。

2. 气阴两虚证　①气短或乏力，动则加重；②干咳或少痰或咯痰不爽；③口干渴；④盗汗自汗；⑤手足心热；⑥舌淡或红、苔薄少或剥苔，脉沉细或细数。具备①、②两项加③、④、⑤、⑥中的两项。

同时符合上述两个证候诊断标准者，即可诊断为痰热壅肺兼气阴两虚证。年龄≥65 岁；病程 7 天者，排除肺肿瘤、肺结核、重症肺炎。

二、治疗方法

基础治疗：给予吸氧、解痉平喘、化痰及必要的对症处理，给予左氧氟沙星注射液每次 200mg，静脉滴注，每天 2 次，然后根据痰培养皿结果选择敏感抗生素治疗，在此治疗基础上用芪银当草芩半知贝汤口服。处方：黄芪、金银花、当归各 30g，甘草 10g，（炒）黄芩 12g，清半夏 10g，知母 12g，浙贝母 12g，麦冬 15g，百合 20g，天冬、百合、瓜蒌各 15g，虎杖、葶苈子、贯众各 12g。

三、讨论

老年肺炎属于中医的"风温""风温肺热病"范畴，是以发热、咳嗽、咯痰、胸闷等为主要表现的外感热病。多为风热、温毒之邪炼液成痰，化燥伤阴。在治疗上，在清热祛邪的同时，还须养阴生津，培本祛邪，标本兼顾，确立以清肺化痰、益气养阴为大法。

上述处方来自古验方"三两三"，黄芪、金银花、当归各为一两，甘草用三钱，故名三两三。本方寒热并用，清补兼施，具有扶正祛邪、益气养阴、清肺解毒之功，结合老年"风温肺热病"之病机特点，在此基础上，加入（炒）黄芩、知母清肺热；百合、麦冬、养阴润肺，浙贝母、法夏、陈皮化痰止咳；虎杖、贯众、青蒿清热解毒；瓜蒌清热涤痰，宽胸散结；葶苈子泻肺喘而通水气。以上诸药共奏益气养阴、清热化痰之功，契合病机。诸药有解热、抗炎、缓解气管痉挛、增强人体自身免疫功能等多个方面的作用，反映了中药多成分、多途径、多靶点的特点，显示了中医药的优势。

参考文献

［1］李建生，王至婉，李素云，等. 社区获得性肺炎中医诊疗标准（讨论稿）//全国中医内科肺系病第十四次学术讨论会论文集［C］. 2010：444－445.

［2］沈益谦，郝瑞福. 芪银三两三方治疗老年社区获得性肺炎 36 例临床观察［J］. 中医杂志，2012（13）：1116－1118.

扶正化痰清热法治疗支气管扩张症

一、病因

支气管－肺组织感染和支气管阻塞是引起支气管扩张的主要原因，如反复支气管－肺组织感染、支气管结核、肺结核、支气管曲霉菌感染和肿瘤、异物等。

二、临床表现

反复咳嗽，咳大量脓痰，咯血是其典型症状。症状特点为：①慢性咳嗽，大量脓痰，并与体位改变有关。由于支气管扩张部位分泌物积蓄，改变体位时分泌物刺激支气管黏膜引导起咳嗽和排痰。急性感染发作时，黄绿色脓痰量每日可达数百毫升，若置玻璃瓶中静置后可分出三层，上层为泡沫，下悬脓性成分，中层为混浊黏液，下层为坏死组织沉淀物。②50%～70%的患者有不同程度的反复咯血，从痰中带血至大量咯血。③反复肺部感染发生肺炎。④慢性感染中毒症状，如反复感染可出现发热乏力、纳差、消瘦、贫血等。

三、用药讨论

作为一种难以治愈的疾病，支气管扩张的治疗目的是抑制感染与炎症的恶性循环，减少急性加重频率，提高生活质量。

支气管扩张缓解期（亦称稳定期）辨证多为肺脾气虚或气阴两虚，痰热夹杂。痰热多因肺脾气虚，津液不布，运化失司，聚液为痰，郁而化热；或因气阴亏虚，虚火内盛，灼液成痰。

因此，吴银根教授提出"痰热"是支气管扩张辨证论治的主要矛盾，应以扶正不留邪、祛邪不伤正为原则进行辨证施治，培土生金以治生痰之源，润燥养阴以护阴液，兼顾清热化痰。

根据上述治疗原则，我拟定六君二冬桔及地黄地龙汤，随证加减。南北沙参、党参、白术、云苓、甘草、陈皮、法夏、黄芪、麦冬、天冬、桔梗、薏苡仁、金荞麦、白及、生地黄、地龙共18味，若做丸药加蛤蚧、五味子。此方从健脾补肺、益气养阴、祛痰排脓、清热消痈等多方面解决"痰热"这一主要矛盾，体现了扶正、化痰、清热的治疗法则。

部芩丹山及精合治疗耐多药肺结核

肺结核属于中医"肺痨"范畴，是呼吸道慢性传染病，初期多见肺阴亏虚，继而出现肺肾阴虚、阴虚火旺或肺脾同病之气阴两虚，后期则肺脾肾俱亏，阴阳两虚，而阴虚贯穿整个病程。肺结核以肺阴虚多见，治疗过程在抓住阴虚这个重点，在清肺解毒的基础上，佐以行瘀活血。

我国结核分枝杆菌的耐药率高，与其他国家相比处于较高水平。由于耐药性，结核病仍是对人类威胁很大的一种疾病。目前国家由防疫站免费用西医治疗治愈率偏低，加之个体差异耐受不了西药异烟肼、利福平等毒副作用。对于这类患者采用中药治疗，药用百合、白及、百部、丹参、黄精肉、黄芩、蛤蚧、山药等为主治疗肺结核具有一定的优势。对于上述药物，上海中医药大学附属龙华医院邵长荣教授在1970年将黄芩、百部、丹参3药分别组成针剂进行穴位注射治疗复治肺结核结果表明，3药中以百部针剂效果最佳[1]。

治肺结核主药：百部、黄芩、丹参、山药、白及、黄精肉、百合、蛤蚧，再根据临床症状加味，如潮热加黄芪、鳖甲、秦艽、地骨皮、胡黄连、青蒿；痰中带血丝较多者，加蛤粉、炒阿胶、仙鹤草、白茅根（花）、三七、白薇；咯血甚者，加牡丹皮、黑山栀、醋制大黄，或配十灰丸、血余炭；盗汗加乌梅、碧桃干、浮小麦、煅龙牡、五味子；五更泻者，配煨肉蔻、补骨脂、炒白术补火暖上，不用地黄、阿胶。

参考文献

[1] 邵长荣，戚志成，马济人. 百部针穴注射复治肺结核 [J]. 中成药研究，1981（8）：26-27.
[2] 部芩片联合西药治疗耐多药肺结核17例临床观察 [J]. 中医杂志，2012（8）：669-672.

维生素 D 有助肺结核治疗

高剂量的维生素D补充剂能加速肺结核患者的康复过程。英国研究人员将95名接受抗生素标准法治疗的肺结核患者分为两组，第一组44人，同时服用高剂量维生素D补充剂，另51名患者服安慰剂。8周后，维生素D组患者肺部清除结核杆菌的速度明显快于安慰剂患者。

（摘自《生命时报》）

四参二百二冬黄精汤协同西药治疗肺结核

一、诊断标准

参照《中国结核病防治规划实施工作指南》[1]制定：因咳嗽、咯痰 3 周或者咯血或血痰者来诊，从未因结核病应用或试用过抗结核药物治疗或因结核病应用抗结核化疗不足 1 个月。

二、纳入标准

符合初治肺结核诊断标准：年龄 18～65 岁；胸片证实肺内治性结核病变；肝肾功能正常；同意以中西药结合治疗者。

三、排除标准

合并肝、肾代谢、自身免疫性疾病者；合并内分泌、血液、神经系统疾病者；合并恶性肺肿瘤者；长期服用免疫抑制剂者；妊娠或哺乳期妇女；精神病患者；慢性纤维空洞性改变者，都不适用上述方药。

四、处方

强化期用异烟肼片每日 1 次，每次 0.3g，口服；利福平胶囊体重小于 50kg 者，每日 1 次，每次 0.45g，体重大于 50kg 者，每日 1 次，每次 0.6g，均为饭前口服；吡嗪酰胺片，每次 0.5g，每日 3 次，口服；乙胺丁醇片，每日 1 次，每次 0.75g，口服。强化期配合自拟四参二百二冬黄精汤，连服 2 个月。药物：北沙参、玉竹参各 20g，生晒参 5g，百合 20g，百部 10g，黄精肉 15g，阿胶 10g，麦冬、天冬各 15g，丹参 20g，黄芪 30g，野荞麦（金荞麦）、冬桑叶各 10g，白及 20g，白术 20g，先服 10 剂水煎剂，酌情加减熬膏或水泛丸服，效果甚佳。

五、讨论

自拟四参二百二冬黄精汤，广泛运用于初治、复治肺结核及耐多药肺结核治疗中，特别是素体差的患者疗效显著，全方以扶正祛邪、活血滋阴为大法。方中四参益气滋阴，二百二冬滋阴润肺，白及、黄精肉是中药抗结核的上品（首选之药），阿胶补血、补肺脾气，桑叶、黄芩、野荞麦、丹参清热利湿活血。诸药合用可以较快改善肺结核症状，缓解抗结核西药的不良反应，还可以缩短疗程，故此，中药治肺结核的效力不可低估，望同道共辟中药治疗结核病新方法、新途径，为人民的健康事业做出新贡献。

参考文献

[1] 肖东楼，王宇. 中国结核病防治规划实施工作指南 [M]. 北京：中国协和医科大学出版社，2009：25 - 28.
[2] 李凫坚，周敏，马国敏，等. 益肺合剂协同西药治疗肺结核 37 例 [J]. 中医杂志 2012（2）：1501 - 1502.

茵陈蒿汤加减治疗小儿湿热型支气管哮喘

一、中医证候诊断标准

根据《中医儿科学》（新世纪版）哮病中有关"中医证候诊断标准"内容制定。主症：咳嗽、喘息、咯痰、哮鸣音。次症：胸痞腹胀，大便稀溏，倦怠纳差，小便赤涩。舌质红苔黄厚腻，脉滑数。上述标准中，主症 2 项，次症中具备 1 项以上，舌脉必具 1 项以上者可诊断为湿热哮喘。

二、排除标准

①支气管哮喘缓解者；②支气管哮喘发作期属重度和危重者；③合并有心血管、肝、肾和造血系统疾病等。

三、治疗方法

茵陈蒿汤加减药物组成：茵陈、栀子、苦参、秦艽、石菖蒲、郁金、石韦、车前草、浙贝母、瓜蒌子、甘草。水煎，每日 1 剂，7 天为一个疗程。

用此方治疗小儿湿热型哮喘，优于生理盐水、地塞米松注射液、盐酸氨溴索注射液。

四、药理解释

哮喘反复发作与湿热有着密切的关系，沿用经方茵陈蒿汤加减治疗效果显著，茵陈蒿汤是清利湿的名方。以茵陈为清热利湿的主药。栀子清利三焦之火为臣，加用苦参、秦艽以增清热利湿之功。石菖蒲、郁金化湿浊、醒脾，石韦、车前草清利小便，湿性重浊趋下，虞抟在《医学下传》中指出："治湿不利小便，非其治也。"浙贝母、瓜蒌子清热化痰，通腑泄热，肺气得降。

用上述方药加上葶苈大枣泻肺汤治热喘效佳。

参考文献

［1］中华医学会儿科会呼吸道学组．儿童支气管哮喘防治常规（试行）［J］．中华儿科杂志，2004，42（2）：14－15.

［2］桑勉，张鹏．茵陈蒿汤加减治疗小儿支气管哮喘 32 例［J］．中医杂志，2012（10）：876－877.

周平安治疗慢性支气管炎经验

慢性支气管炎是气管、支气管黏膜及其周围组织的慢性非特异性炎症，是呼吸系统疾病之一。其病因复杂，可能与感染、遗传、吸烟、粉尘、化学毒物、过敏等有关。本病病程缓慢，病程早期多在寒冷季节发病，咳嗽、咳痰，可伴有喘息。咳痰连续 2 年以上，且每年连续咳嗽、咳痰超过 3 个月即可诊断为慢性支气管炎。此病属于中医学中的"咳嗽""喘证""痰饮"等病证范畴。

一、辨证要点

1. 急则治其标，祛邪为主，首当辨清寒热

《素问·至真要大论》云："诸气膹郁，皆属于肺。""膹"为气逆而咳喘，"郁"为

闭塞。肺为五脏之华盖，最易感受外邪侵袭，或由正气不足，卫外不固，或因气候变化，外邪乘虚而入，或因贪凉喜冷，寒冷饮食入胃，以致肺寒发病。其临床表现为：咳嗽且痰多，或伴气喘，或有寒热。治疗应祛邪为先。邪气不能外达，肺气壅遏不宣，则喘咳难愈。辨证要四诊合参，寒痰宜温化，热痰宜清化。急性期均有外邪，故祛邪为先。对久病体虚和老年病者要标本兼治，不可忽视痰的颜色、质量的鉴别。

另有一种属肝气不舒、少阳枢机不利者（肝咳），多见于更年期妇女，由情志诱发，伴有胸闷、胸痛、善太息、两胁疼痛、口苦、口干、易怒、头昏、舌红、脉弦等。此证若投宣肺止咳之品疗效欠佳，必须配合疏肝理气才能奏效。

2. 缓则治本，扶正固本为主，从肺脾肾三脏辨治

慢性支气管炎患者初病在肺，久咳必肺气虚，卫外不固，抗御外邪力弱，外邪反复袭来，病越频繁发作，且逐渐加重，日久则影响脾胃，纳差致水谷不能化为精微上输以养肺气，也不能下输以滋肾元，反而聚为痰浊，上贮于肺。脾肾亏损，又致气血生化无源，无以滋养五脏，病久及肾，肾不纳气，气喘不按，或肾阴不足，内热灼津生痰或肾阳不足，温化无权，水湿上泛为痰，终致肺脾肾三脏俱虚，故缓解期不忘培肺脾肾。

3. 久病入络，痰瘀同治

"老慢支"的后期多夹有瘀血之证，出现痰瘀互结的表现，常伴见出痰不畅，口渴不欲饮，唇暗，有瘀斑，舌下络脉迂曲，脉涩等，在祛痰止咳平喘的同时予以活血化瘀通络，常能事半功倍。

二、辨治选方用药心得

咳嗽频繁，较平日明显加重，痰多，或伴气喘、恶寒发热等。症见咳嗽清涕，痰白而稀，舌苔薄白，脉浮，属寒痰，应宣达肺气，温化寒痰，选用三拗汤、止嗽散、小青龙汤加减。方中麻黄、荆芥外散风寒，杏仁、桔梗一升一降以宣肃肺气、化痰止咳，陈皮化痰理气，紫菀宣肺止咳，加款冬花，一止咳一化痰，止咳化痰作用更强。（炙）百部止咳，寒热虚实均可配伍，干姜、细辛、五味子温化寒痰，甘草调和诸药。

若证见咳嗽气急，咳痰量多，痰黄或痰白而质黏，口干喜饮，舌红、苔黄，脉数者属痰热。张仲景曰："病痰饮者，当以温药和之。"痰饮为阴邪遇寒则凝，得温则行，肺喜温而恶寒，故纵有痰热，亦不能以苦寒直折其热，避免过量使用苦寒药，当予宣肺化痰清热是为正途。可用麻杏甘石汤、温胆汤、泻白散加减。方中麻黄、石膏宣肺清热，桑白皮、地骨皮清泻肺热，温胆汤中茯苓健脾利湿化痰，陈皮、半夏性温，枳实、竹茹性凉，温凉同用，清热而不寒，化痰而不燥，共奏清热化痰理气降逆之功。肺气得宣，痰热得清，诸症自愈。

若肝气不舒，可在宣肺止咳化痰的基础上佐以柴胡疏肝散加减以疏肝理气。方中柴胡、香附疏肝解郁，川芎行气活血止痛，陈皮理气化痰，芍药、甘草养血柔肝、缓急止痛，温胆汤清热化痰、理气降逆。若久病体虚，反复外感，伴有痰白而稀，自汗恶风，倦怠，可合用玉屏风散。

缓解期主要治则为培补肺脾肾，其中补脾为中心，常用六君子汤、参苓白术散。补肺宜用玉屏风散、补肺汤加减化痰。玉屏风散中黄芪甘温入肺经，内补脾肺，外可固表止汗，白术健脾益气，助黄芪益气固表，防风走表祛风，合方固表不留邪，祛邪不伤正。补

肺汤中黄芪、太子参益气固表，防风祛风，白术、茯苓健脾利湿，补土生金，半夏燥湿化痰，橘皮理气化痰，五味子收敛肺气。滋补肾阴宜六味地黄丸，温肾阳用金匮肾气丸、右归丸等。右归丸中附子、肉桂、鹿角胶补肾中元阳，温里祛寒，熟地、山茱萸、枸杞子、山药滋阴益肾，养肝补脾，取阴中求阳之义；菟丝子、杜仲补肝肾，健腰膝；当归养血活血。久病入络，痰瘀互结时，用桃红四物汤、血府逐瘀汤。

三、体会

周平安治疗慢性支气管经验丰富，理论深入浅出，善用经方，具有一定的实用性、科学性，值得学习。

参考文献

[1] 金在艳，李辉，刘世刚．谈周平安治慢性支气管炎经验［J］．中医杂志，2012（8）：647–648.

阳和汤治疗支气管哮喘

刘某，男，34岁。患支气管哮喘有年，入冬则喘咳并作，痰稀量多，胸脘痞闷，入夜难以平卧。舌淡苔白，脉弦滑。药用（炙）麻黄5g，白芥子6g，熟地黄15g，干姜3g，细辛5g，肉桂3g，葶苈子15g，法半夏9g，（炙）地龙9g。先后服20余剂，咳喘见平，入夜已能平卧，冬季亦未再发。（颜德馨诊治疑难病秘籍）。

按：本病例在汤剂见效后，要改为蜜丸增强免疫力，以免复发。

结核病的饮食原则

肺结核患者脾胃虚弱，消化吸收功能低下，故饮食选择宜清淡而忌过于甘肥油腻。

根据中医对肺结核的辨证论治，多认为肺结核属肺阴虚而虚热伤阴。其治疗原则主要是滋阴降火，对于辛辣香燥之品，因其可助虚热炽盛，耗伤本已枯竭的肺之津液，理当禁用或慎用。故凡肺结核在短期化疗时，多选有滋阴退虚热作用的食物。凡辛辣甘肥生痰助火的食物，应不吃和少吃。对肺结核的饮食烹调要讲究科学配方，要注意以清淡可口、五谷杂粮、荤素搭配为主，保证蔬菜新鲜，力求营养丰富。一般以蒸、煮、炖、汆等为佳，不宜吃煎、炸、爆、烩、炙、炒和过夜食品，更不宜吃烧烤食物。

治小儿肺热咳嗽验方

一、方药与用法

川贝母6～10g，大梨1个，白桦树皮50g，冰糖适量（干咳去痰去冰糖，用蜂蜜50g）。将川贝母碾粉，梨去皮、核，切成小块放入碗内，加川贝母、冰糖或蜂蜜拌匀，置锅内隔水炖熟，一剂一天，分3次服。一般4剂可愈。

本方适应于小儿肺热咳嗽或小儿肺炎后期咳嗽。

二、药理分析

小儿咳嗽一症多为外感六淫，六淫侵袭肺脏所致。实邪犯肺而使肺气壅遏不畅。若未及时祛邪外出，则化风寒为热，风热化燥生痰，成为痰热咳嗽之症。川贝母有清肺润燥、化痰、止咳之功；梨有润肺化痰之力；白栎树皮润肺健脾。三味合用各显其能，再取蜂蜜的润肺作用，当然效如桴鼓。

另外，肺热咳嗽兼发热者，方选百合固金汤合清燥救肺汤，沙参麦冬饮加通大便药可以取效。三个月咳嗽不愈，应进行 X 线检查，恐怕与结核有关。

谈治疗久咳之经验

一、病因病机

肺居高位，为华盖之脏，肺叶娇嫩，不耐寒热，易被邪侵，肺主气、司呼吸，主宣发肃降，通调水道。如果两个方面失调达则水津不布聚为痰。王永炎在《中医内科学》云：“咳嗽是由六淫外邪侵袭肺系，或脏腑功能失调，内伤及肺，肺气不清，失于宣肃所成，临床以咳嗽咯痰为主要表现。”陈修园在《医学三字经》载：“气上呛，咳嗽生；肺最重，胃非轻。肺如钟，撞则鸣，风寒入，外撞鸣；劳损积，内撞鸣。”高度概括了咳嗽的病因。

二、治疗法则

《黄帝内经》云：“五脏六腑皆令人咳，非独肺也。”久咳病程缠绵，一脏病而牵及多脏，病因病机复杂，医家有从心治、从脾治、从肝治、从肾治，还有从大肠治咳，真是众说纷纭。王发渭教授治咳从肺入手，兼顾其他脏腑。肺气宣降失司为久咳的主要矛盾，脾为生痰之源，肺为贮痰之器，肾为纳气之根，肝主疏泄，喜条达，恶抑郁，在治疗中要有所侧重。把强调宣肺降气、止咳化痰作为基本治法，若兼他症可辅以健脾、补肾、清肝、泻腑等法。

三、辨治方药

明代医家汪机有“肺受病易，药入肺难”之说，吴鞠通则言“治上焦如羽，非轻不举。”肺喜润恶燥，用药宜温润，明梁学孟《痰火颥门》云：“大抵治咳方禁用辛燥，学者不可不知。”不宣肺则咳不止，不降气则痰难化。可用拟桔杏浙贝汤（桔梗、杏仁、浙贝母、炙百部、炙紫菀、前胡、橘红、炙枇杷）。临床中，若痰黄稠加金荞麦（野荞麦）、瓜蒌皮；痰少加（炙）桑白皮、地骨皮，浙贝母改为川贝母；痰浓腥气发热加鱼腥草、虎杖、黄芩、金荞麦；痰白稀有泡加半夏、茯苓；咳痰不爽加三子养亲汤；咳嗽喘憋加炙麻黄、紫苏子；口渴咽干加石膏、芦根、白茅根；舌红干咳加南沙参、天冬、百合；咽干咽痒加金莲花、射干、牛蒡子、玄参；刺激性呛咳属肝火犯肺加黛蛤散；久咳肺脾两虚可合四君子、六君子汤，参苓白术散；久咳年老体弱者可加山药、炒白术；肺与大肠相表里，腑气不通则肺气难降，应加（焦）槟榔、熟大黄通腑导滞。典型的寒咳用小青龙汤加罂粟壳也有良效。脾虚咳嗽用六君子加姜、细辛效果甚佳。若有喘咳必加地龙。

久咳缠绵不愈，达到三个月者，应进行 CT 摄片，看是否与肺结核有关，若是结核，只有用抗结核药才能治咳嗽。

附：1. 金莲花（《中药大辞典》）载：异名：旱金莲、金梅草、金芙蓉。处方名：金莲花。多年生草本，高 30～70cm，不分枝。基生叶 1～4，具长柄；叶片五角形，长 3.8～6.8cm，开黄花，分布东北、山西。《纲目拾遗》："味苦、性寒、无毒。"清热解毒，治上感，咽炎、口疮、疔疮。

2. 金荞麦（《恩施中草药》）记载：异名野荞麦、天荞麦、苦荞麦。多年生草本，根茎横走，节间球状膨大。茎直立，中空，叶互生，卵状三角形，花白色，蒴果三棱形，比家种荞麦大，黑褐色。清热解毒，祛风散湿，关节肿痛，用全草泡酒服。流火、乳痈、肝炎用鲜根水煎服。

百 日 咳

百日咳（中医学指顿咳），是小儿常见的传染病之一，是感受百日咳时邪（百日咳杆菌）引起的肺系传染病，因咳嗽时间长而久治不愈而得名。临床以阵发性痉挛性咳嗽和痉咳未伴有较长的鸡鸣样吸气性吼声为特征。

本病可发于四季，但以冬春季节 5 岁以下婴幼儿为多见，10 岁以上少年少见。

一、辨证施治

（一）邪犯肺卫证、气阴耗伤证

1. 初咳期

咳嗽、喷嚏，鼻塞流涕，或有发热，2～3 天后咳嗽加剧，日轻夜重，痰稀白，量不多，或痰稠易咯出，咳声不畅，舌苔薄白或薄黄，脉浮。主方：三拗汤加味或华盖散药用：麻黄、桑白皮、紫苏子、杏仁、赤茯苓、陈皮、炙甘草。

2. 恢复期

痉咳缓解，咳有所减轻，仍干咳无痰，或痰少而黏，音嘶哑，伴低热，午后颧红，烦躁，夜寐不宁，盗汗，口干，舌红，少苔或无苔，痰白清稀，脉细数弱。治宜养阴润肺，用沙参麦冬饮加味或人参五味子汤加减。

（二）痰火阻肺证

症状：主要为咳嗽连作，持续难止，日轻夜重，咳剧时喉后伴有深吸气样鸡鸣音，吐出痰涎及食物后，痉咳才暂时缓解，但不久又发作。轻则昼夜咳 5～6 次，重症多达 40～50 次。每次痉咳多出于自发，有些外因，如进食、用力活动、闻到刺激性气味、情绪激动常易发作。一般 3 周后，可伴有目睛红赤，两胁作痛，舌系溃疡，舌质红，苔薄黄，脉数。治法：泻肺清热，涤痰镇咳。方选桑白汤合葶苈大枣泻肺汤。加减：痉咳频作者加僵蚕、蜈蚣解痉镇咳；呕吐频作，加代赭石、枇杷叶、紫石英镇逆降气；两目红赤者，加龙胆草清泄肝火；胁痛者，加柴胡、郁金、桃仁燥湿涤痰；呛咳少痰，舌红少苔者，加沙参、麦冬润肺止咳。若窒息发绀时，紧急予以吸痰吸氧。邪陷心肝证，选用羚羊角、钩藤汤、牛黄泻心丸，待神清搐止再续治百日咳。

二、病案举例

石马山村七组，李某，男，4 岁，1964 年春，患咳嗽三个多月，在本地经几个医生治疗无效。其父背往 30 里外请沿渡河名医赵维甲诊治。赵医生诊后说:"你孩子目赤、咳声有回声如鸡鸣,瘦弱体虚,应当按百日咳医治。"处方:沙参、麦冬、五味子、桑白皮、玉竹参、百合、甘草各 10g,天花粉 6g,枸杞 15g,野菊花 10g,杭菊 15g,葶苈子6g,大枣 10 枚,红花 5g,另用川贝母 30g,研末,用冰糖水冲 2g 服。共服 5 剂而康复。

三、干咳方,适应肺阴虚,咳嗽日久,排除肺结核

百部 20g,天冬 10g,麦冬 10g,核桃仁 10g,白及 10g,紫菀 60g,补骨脂 10g,胡萝卜 15g,冬瓜子 15g,红枣 10 个,太子参 10g,北沙参 10g。水煎浓缩加蜜糖 100g 服。

附注:此病近年很少发生。咳嗽达 3 个月者,应经 X 线检查,确诊是不是与肺结核有关。

参考文献

[1] 郭玉成. 中医执业医师(应试指南及习题集)[M]. 北京:中医古籍出版社,1399 – 1401.

哮喘的分型辨证和用药

支气管哮喘(简称哮喘)通常表现为广泛多变的可逆性气流受限,并引起反复发作性的喘息、气急、胸闷或咳嗽等症状,常在夜间或清晨发作、加剧。有入冬则病重,入夏则病轻者,有遇寒即发,淋雨、贪凉、涉水即发者。此病属疑难病之一,有遗传因素,年岁已高者均难得根治。本病属于"哮病"范畴,其病机在于先天不足,后天失养,有宿痰伏肺,因外邪、饮食、情志、劳倦等因素,致气滞痰阻,气道挛急,或因风邪夹痰、暑湿或秽浊之气侵犯肺卫,肺气上逆所致。

一、中医分型辨证标准

1. 冷哮证　主症:喉中哮鸣如水鸡声,咯痰色白多泡沫。次症:口不渴或渴喜热饮,形寒怕冷,天冷或受寒易发,面色青晦。舌脉:舌苔白滑,脉弦肾或浮紧。

2. 热哮证　主症:喉中痰鸣如吼,咯痰色黄或白,黏浊稠厚。次症:面赤,或有身热,口苦,口渴喜饮,汗出。舌脉:舌苔黄腻、质红,脉滑数或弦滑。

3. 风哮证　主症:喘憋气促,喉中鸡鸣如吹哨笛,咳嗽咯痰黏难出。次症:无明显寒热倾向,起病多急,常倏忽来去;发前自觉鼻、咽、眼、耳发痒;喷嚏、鼻塞流涕。舌脉:舌淡苔薄,脉弦。

以上三型诊断标准为主症必备,兼有次症 2 项结合舌脉即可决定。

二、治疗方法

1. 热哮(清热宣肺,化痰定喘)

[方药] 定喘汤或自拟芩龙清肺汤。麻黄、黄芩、桑白皮、杏仁、半夏、款冬花、苏子、白果、蝉蜕、金荞麦、鱼腥草、地龙、胆草、栀子、胆南星、川贝母。

2. 寒哮(宣肺散寒,化痰定喘)

[方药] 射干麻黄汤或小青龙汤或自拟麻苏姜细味汤。麻黄、射干、干姜、细辛、五味子、半夏、紫菀、款冬花、大枣、葶苈子、甘草、紫苏子、桂枝。

3. 风痰哮（祛风涤痰，降气平喘）

[方药] 三子养亲汤加减或自拟黄苏止嗽汤。白芥子、苏子、莱菔子、麻黄、杏仁、僵蚕、厚朴、陈皮、半夏、南星、紫苏叶、地龙、五味子。

哮主要按热、寒、风三哮论治，若病程长，发作频繁的可当虚哮论治，其口唇、指甲青紫，痰涎清稀或质黏起沫，面色苍白或颧红唇紫，形寒或烦热，舌质淡或偏红、紫黯，脉沉细或细数。方选平喘固本汤加减。药用党参、黄芪、胡桃肉、沉香、冬虫夏草、五味子、苏子、半夏、鹿角片、款冬花、橘皮、白术、茯苓、薏苡仁、熟地黄、山茱萸、人参、麦冬、百合、北沙参、蛤蚧等蜜为丸食。

治哮的预防不可忽视，注意保暖，避免冷空气的刺激。适当运动，提高机体免疫力。饮食清淡，禁烟酒，忌食大量猪肉油腻、海膻发物，避免不良情绪，不过度疲劳，不频繁房事。

若哮病持续大发作，出现喘急鼻煽，胸高气促，张口抬肩，汗出肢冷，面色青紫，烦躁昏迷等喘脱危候，必须送往上级医院救治。

支气管哮喘

中医对"哮""喘"两证各有所指。"哮"以声响言，气为痰阻，呼吸有哮鸣，喉若拽锯，甚则痰咳不能卧息；"喘"以气息言，肺肾之气，升降失常，则张口抬肩，呼吸急促，不能平卧。一般哮证多有兼喘，而喘则有不兼哮的。哮喘发病时，先除邪治标，寒证用温化宣肺，热证则用清热肃肺，佐以化痰、止咳平喘之药；病久当标本兼治，未发作时，应当益气健脾、补肾扶正培本。

一、哮病发作期

1. 冷哮　症见呼吸急促，喉中哮鸣如水鸡声，胸膈满闷如窒，不得平卧，咳吐稀痰，面色青灰或苍白，背冷，口不渴，或喜热饮，或兼发热恶寒，头痛，舌苔白滑，脉浮紧。治宜宣肺散寒，化痰降气，平喘。

配方：茶叶6～12g，炙麻黄、干姜、五味子各6～12g，杏仁、法夏、炒苏子、莱菔子各10g，化橘红12g，茯苓15g，白芥子、细辛各3～6g，诃子6g，甘草5g。水煎服。若有瘀血加丹参、红花、苏木、地龙。1剂/日，7天为一个疗程。

2. 热哮　症见呼吸气促，喉中哮鸣，胸高气急，声如拽锯，张口抬肩，不能平卧，胸闷烦躁，痰黄而稠，不易咯出，呛咳不利，或发热面赤，口渴饮冷，便秘，舌红苔黄，脉滑数。治宜宣肺清热，化痰降气，定喘。

细茶叶、白僵蚕、净地龙各15g，共为细末，饭后调服，每日1～2次。屡试屡验。

二、支气管哮喘缓解期

此病到缓解期按证分型有肺虚、脾虚、肾虚，或二证、三证兼有，应以调补为主，增强体质，减少复发。

综合三证煮粥方：细茶叶10g，银耳10g，核桃肉20g，冰糖50g，蜜糖50g，红枣10枚，五味子10g，猪板油50g，麦芽糖10g，白果肉10g，粳米50g。

喘　证

一、喘证的概念及源流

临床表现以呼吸困难，甚至张口抬肩，鼻翼煽动，不得平卧为特征者，称为喘证。汉·张仲景《金匮要略》中所言"上气"即指气喘、肩息、不能平卧的证候，辨证分虚实两大类。《景岳全书》说："实喘者有邪，邪气实也；虚喘者无邪，元气虚也。"清·叶天士《临证指南医案》说："在肺为实，在肾为虚。"清·林佩琴《类证治裁》认为："喘由外感者治肺，由内伤者治肾。"

二、喘证与西医病名的关系

西医的肺炎、喘急性支气管炎、肺气肿、肺源性心脏病、心源性哮喘、肺结核、硅沉着病以及癔病等发生呼吸困难，均可参照本病辨证论治。

三、喘证的常见病因

1. 外邪侵袭　重感风寒，邪袭于肺，外闭皮毛，内遏肺气，肺气不宣，气机壅阻，上逆作喘。若外邪未解，热不得泄，肺失宣降，亦气逆作喘。或风热外袭或邪热灼津生痰，痰热壅阻肺气，亦发生喘逆。

2. 饮食不当　过食生冷、肥甘或嗜酒伤中，脾失健运，化生痰湿，痰湿上客于肺，肺气壅阻，发为喘促。

3. 情志所伤　由忧思气结，肺气痹阻，气机不利，或郁怒伤肝，肝气上逆于肺，气逆而喘。

4. 劳欲久病　慢性咳嗽、肺痨等病，久病肺虚，气失所主，气阴亏耗，日久累及于肾，肾不纳气而喘；或劳欲伤肾，精气内夺，真元不固，气失摄纳，逆上而喘；若肾阳虚弱，肾不主水，水邪泛滥，上潜心肺，亦可致喘。

三、喘证的病机及转化

实喘病久伤正，由肺及肾；虚喘亦可复感外邪，或夹痰浊，则虚实错杂，则形成上盛下虚之证候。

喘证严重阶段，不但肺肾俱虚，而且在孤阳欲脱之时，每多影响到心，导致心气、心阳疲惫，鼓动血脉无力，血行瘀滞，出现面色、唇舌、指甲青紫，甚至出现喘汗致脱，亡阴、亡阳的危重局面。

四、喘证的治疗原则

喘证治疗当分清有虚实，实喘治肺，以祛邪利气为主，区别寒、热、痰、气的不同，采用温化宣肺、清化肃肺、化痰理气的方法。虚喘以培补摄纳为主，或补肺，或健脾，或补肾，阳虚则温补之，阴虚则滋养之。虚实错杂，寒热并见，当分主次，权衡标本，辨证施治。

五、各类喘证的主症、治法和方药

1. 风寒壅肺证

喘息咳逆，呼吸急促，胸闷痰多稀薄而带泡沫，色白质黏，无汗，苔薄白而滑，脉浮紧。治宜宣肺散寒。用麻黄汤合华盖散加减。药用麻黄、紫苏、半夏、陈皮、杏仁、苏子、紫菀、白前、云苓、桑皮、桔梗等。

2. 表寒肺热证（寒包火）

喘逆上气，胸胀或痛，息粗，鼻煽，咳而不爽，吐痰黏稠，形寒身热，烦闷身痛，苔薄白或薄黄，边尖红，脉浮数或滑。治法解表清里，化痰平喘。

[方药] 麻杏甘石汤加减。药用麻黄、杏仁、甘草、石膏、黄芩、桑白皮、苏子、半夏、款冬花等。

3. 痰热郁肺证

喘咳气涌，胸部胀痛，痰多色黄黏稠，或夹有血色，伴胸中烦热，身热，有汗，喜冷饮，面赤，咽干，小便赤涩，便秘，舌苔薄黄或黄腻，脉滑数。

[治法] 清热化痰，宣肺平喘。

[方药] 桑白皮汤加减。药用桑白皮、黄芩、知母、浙贝母、射干、瓜蒌皮、前胡、地龙等。

4. 痰浊阻肺证

喘而胸满闭塞，甚则胸盈仰息，咳嗽，痰多黏腻色白，咯吐不利，兼呕恶，食少，口黏不渴，苔白腻，脉滑或濡。

[治法] 祛痰降逆，宣肺平喘。

[方药] 二陈汤合三子养亲汤加减。药用半夏、陈皮、茯苓、甘草、苏子、白芥子、莱菔子、杏仁、旋复花、紫菀等。

5. 肺气郁痹证

每遇情志刺激而诱发，发时突然呼吸短促，息粗气憋，胸闷痛，咽中如窒，但喉中痰鸣不著，或无痰声。平素多忧思抑郁、失眠，心悸。苔薄，脉弦。

[治法] 开郁降气平喘。

[方药] 五磨饮子加减。药用沉香、木香、川厚朴花、枳壳、金沸草、代赭石、杏仁等。

六、三类虚证的主症、治法和方药

1. 肺气虚耗证

喘促短气，气怯气低，喉有鼻干声，咳声低弱，痰稀薄，痰少质黏，烦热而渴，咽喉不利，颧红，舌淡红，脉软弱或细数。

[治法] 补肺益气养阴

[方药] 生脉散合补肺汤加减。药用党参、黄芪、五味子、炙甘草、百合、麦冬、炒白术等。

2. 肾虚不纳证

喘促日久动则喘甚，呼多吸少，气不得续，形瘦神疲，汗出肢冷，面青唇紫，舌淡苔白或黑润，脉微细或沉弱；或见喘咳，面红烦躁，口干咽燥，足冷，汗出如油，舌红少津，脉细数。

[治法] 补肾纳气。

[方药] 金匮肾气丸合参蛤散加减。药用附子、肉桂、山茱萸、胡桃肉、紫河车、熟地黄、泽泻、当归、黄芪、牡丹皮、云苓、人参、蛤蚧等。

3. 正虚喘脱证

咳逆剧甚，张口抬肩，鼻煽气促，端正不能平卧，稍动则喘咳欲绝，或有痰鸣，心慌动悸；烦躁不安，青唇紫，汗出如珠，肢冷，脉浮大无根，或见歇止，或模糊不清。

〔治法〕扶阳固脱，镇摄肾气。

〔方药〕参附汤送黑锡丹。药用人参、黄芪、炙甘草、山茱萸、冬虫夏草、五味子、蛤蚧、龙骨、牡蛎、附子等。

七、随症加减

1. 风寒壅肺证　表证明显，寒热无汗，头身疼痛，加桂枝配麻黄解表散寒；寒痰较重，痰白清稀量多起沫，加细辛、生姜温肺化痰；若喘咳重，胸满气逆者，加射干、前胡、厚朴、紫菀宣肺降气化痰。

2. 表寒肺热证（寒包火）　表寒重加桂枝解表散寒；痰热重，痰黄黏稠量多，加瓜蒌子、贝母清化痰热；痰鸣息涌加葶苈子、射干泻肺消痰。

3. 痰热郁肺证　身热重加石膏辛寒清气；如喘甚痰多，黏稠色黄，可加葶苈子、海蛤壳、鱼腥草、冬瓜仁、薏苡仁清热泻肺，化痰泄浊；痰涌便秘加瓜蒌仁、大黄或芒硝通腑清肺。

4. 痰浊阻肺证　痰湿较重，舌苔厚腻，可加苍术、厚朴燥湿理气，以助化痰定喘；脾虚纳少、神疲、便溏加党参、白术。痰色白而清稀，畏寒，加干姜、细辛、五味子。

5. 肺气郁痹证　肝郁气滞较明显，可加用郁金、柴胡、青皮等疏理肝气之品，以增强解郁之力；若有心悸、失眠者加百合、合欢皮、酸枣仁、远志等；气滞腹胀者加大黄、枳壳、枳实。

6. 肺气虚耗证　咳逆咯痰稀薄者合紫菀、款冬花、苏子、钟乳石等温肺定喘止咳。偏阴虚者，加玉竹、麦冬、沙参、百合、诃子；咳痰稠黏，合川贝母、百部、桑白皮化痰肃肺。若腹中气坠，用补中益气汤。

7. 肾虚不纳证　脐下惕惕跳动，气从少腹上冲胸咽，为肾失潜纳，加紫石英、磁石、沉香等镇纳之。喘剧气怯，不能稍动，加人参、五味子、蛤蚧；肾阴虚宜用七味都气丸合生脉散加减。药用生地黄、天冬、麦冬、龟板胶、当归、五味子、诃子敛肺纳气。

八、验方选

1. 治喘的思路在急性期应先治标，让呼吸畅通、痰浊减少，到缓解期应从脾生痰、肺贮痰来治本，用六君子汤加姜、细、味、川贝等治其本。

2. 热敷和灯火　当患者受寒而喘咳加重时则在肺俞穴烧六灯火，再将棉织毛巾烤热在45℃左右，不得超过50℃热敷肺俞穴，可以减轻症状，还可以用神灯烤肺俞15分钟即产生同样的效果。

3. 补虚平喘，蛤蚧有验　李时珍云："昔言补可去弱，人参、羊肉之属。蛤蚧补肺气，止喘止渴，功同人参；益阴血，助精扶羸，功同羊肉。"人参蛤蚧散：人参、杏仁、甘草、茯苓、知母、川贝母、桑白皮、蛤蚧。共为细末，以米汤调服。可治久嗽成肺痈，咳脓血，用蛤蚧配阿胶、鹿角胶等熬汁含咽有验。所以人们称赞："定喘止嗽，莫佳于此。"唐代药学家李珣甚至把炙黄的蛤蚧捣粉"口含少许，奔走不喘息"作为鉴定真伪的标准。

另外，蛤蚧对肾阳不足、精血虚亏的阳痿有效。还用紫河车合扶正药做丸药治喘亦效。

参考文献

［1］中医执业医师应试指南及习题集［M］. 705 – 711.

［2］唐由之，蓝思聪，贾维诚. 简明家庭中医百科全书［M］. 北京：人民军医出版社：102.

麻杏甘石菀桔汤加味治哮喘

哮喘是西医学慢性支气管炎，引起本病的原因复杂，涉及感染、有害气体（如柴油、油漆、玩具漆等），长期刺激冷空气刺激、自主神经功能紊乱、长期吸烟饮酒与本病的发生关系密切。也有由遗传因素或后天因素致病，往往由急性喘咳治疗不及时或治疗不当就转变成为哮喘病（慢性支气管炎）。本病有一年四季发生者，也有秋冬季为重者，其主要症状是咳嗽、咯痰、喘息或气急。

一、治疗方法

自拟麻杏甘石菀桔汤：石膏、炙紫菀、桔梗、徐长卿、炙款冬花、炙桑白皮、前胡、鱼腥草、川贝母、陈皮各 15g，再按咳嗽辨证加味。风热咳嗽加桑叶、野菊花、金银花各18g；风寒咳嗽加防风、紫苏各 12g；肺热咳嗽加黄芩、百部各 15g；痰浊多者加苏子、莱菔子 12g；肺虚加党参、黄芪、百合；肾虚加补骨脂、菟丝子、山茱萸；气急加葶苈子、地龙。

二、单验方

1. 重楼（七月一枝花、蚤休、海螺芪）60g 研细末，饭后 3g，2 次/天，10 天为一个疗程。

2. 仙灵脾 50g，研细末，每次服 5g，2 次/天。

3. 徐长卿 30g，水煎服，1 剂/天，半个月一疗程。

4. 绞股蓝 50g，桔梗 20g，甘草 10g，水煎服。1 剂/天，半个月一疗程。

三、预防及注意

患者应坚持体育锻炼，加强耐寒能力，可经常用冷水洗脸，清晨散步，做深呼吸，尽量把痰咳咯出。要戒烟戒酒，避免烟尘和有害气体，饮食注意清淡，少吃辛辣和猪肥肉，清心寡欲，适度劳动，加强营养，增强机体免疫力。还可采用冬病夏治，贯穿治未病的学术思想，有病早治，无病预防也是健康之路。

附：有遗传因素致哮喘者，终生不愈，可谓疑难也；哮喘年轻可治，年老难治。

哮 病

一、概念及源流

哮是一种发作性的痰鸣气喘疾病。发作时喉中有哮鸣声，呼吸气促困难，甚则喘息不能平卧。《圣济总录》曰：呷嗽者（哮喘病痰鸣咳喘称为呷嗽或呀呷）。《医学正传》谓："喘以气息言，哮以声响鸣。"汉·张仲景《金匮要略》曰："咳而上气，喉中水鸡声，射干麻黄汤主之。"《丹溪心法》认为"哮喘专主于痰",提出"未发以扶正气为主,既发攻邪气为急"的治疗原则。西医的支气管哮喘、喘息性支气管、嗜酸性粒细胞增多症或其他急性肺部过敏疾患引起的哮喘可参考本病辨证论治。

二、哮病的常见病因

1. 外邪侵袭　外感风寒或风热之邪,未能及时表散,邪蕴于肺,壅阻肺气,气不布津,聚液生痰。或因吸入烟尘、花粉、动物毛屑、异味气体(化学漆类、柴油燃烧浓烟、塑料燃烧臭气等),影响肺气宣降,津液凝聚,痰浊内生而致哮。

2. 饮食不当　过食生冷,寒饮内停,或嗜食肥甘(猪肥肉生痰)甘,积痰蒸热,或进食海膻发物,以致脾失健运,痰浊内生,上干于肺,壅塞气道,遇诱因而致哮。

3. 体虚病后　幼儿禀赋不足,素体虚弱,易感外邪而致哮;病后体弱,阴阳不调,痰饮内生,上客于肺而致哮。

4. 哮喘多与遗传基因有关　受遗传因素和环境因素双重影响(此类病难以根治)。

三、辨证施治

哮总属邪实正虚之证。发作时以邪实为主,当分清寒、热、寒包火、风痰、虚哮五类,注意是否兼有表证。未发时以正虚为主,应辨阴阳之偏虚,肺、脾、肾三脏之所属。久发必正虚,虚实错杂者,当按病程新久及全身症状分辨主次。

1. 哮证

喉中哮鸣如水鸡声,呼吸急促,喘憋气逆,胸膈满闷如塞,咳不甚,痰色白而多泡沫,口不渴喜饮热,形体冷,天冷受寒更易发,舌苔白滑脉沉紧或浮紧。

治宜宣肺化痰,散寒平喘。药用射干麻黄汤或小青龙汤或冷哮丸。三方合用的药物是射干、麻黄、细辛、半夏、紫菀、款冬花、五味子、干姜、大枣、杏仁、甘草、胆南星、制川乌、白矾、牙皂、神曲、桂枝、白芍。

注:白矾又名明矾。火煅过名枯矾。内服、入丸、散,1~3g,有小毒。

2. 热哮证

喉中痰鸣如吼,喘而气粗息涌,胸高胁胀,呛咳阵作,咯痰色黄,黏浊稠厚,排吐不利,口苦,喜饮,汗出,面赤,或有身热,舌红,苔黄腻,脉滑数或弦滑。治宜清热宣肺,化痰定喘。药用定喘汤或越婢汤加半夏汤加减。麻黄、黄芩、桑白皮、杏仁、半夏、款冬花、苏子、白果、甘草、大黄(用于釜底抽薪),也有用玉涎丹者,药有蛞蝓、土狗子(蝼蛄)、大贝母三味药。

3. 寒包火热哮症

喉中鸣息有气,胸膈烦闷,呼吸急促,喘咳气逆咯痰不爽,痰黏色黄,或黄白相兼,烦躁,发热,恶寒,无汗,身痰,身痛,口干欲饮,大便偏干,舌苔白腻,罩黄,舌边尖红,脉弦紧。治宜解表散寒,清化痰热,药用小青龙加石膏汤、厚朴麻黄汤加减。前方祛寒,后方清郁热,还可用大黄泄热。药物是:麻黄、桂枝、细辛、干姜、五味子、白芍、半夏、甘草、石膏、厚朴、杏仁、黄芩、栀子、九月花(草药)。

4. 风痰哮证

喉中痰涎壅盛,声如拽锯,或鸣声如吹哨笛,喘急胸满,但坐不得卧,咯痰黏腻难出,或为白色泡沫痰液,无明显寒热倾向,面色青黯,起病多急,常倏忽来去。舌苔厚浊,脉滑实。治法:祛风涤痰,降气平喘。方药:三子养亲汤加减。药用苏子、白芥子、莱菔子、麻黄、杏仁、僵蚕、地龙、厚朴、半夏、陈皮、茯苓。

5. 虚哮证

喉中哮鸣如鼾，声低，气短息促，动则喘甚，发作频繁，甚则持续喘哮，口唇爪甲青紫，咯痰无力，痰涎清稀或质黏起沫，面色苍白或颧红唇紫，口不渴或咽干口渴，形寒肢冷或烦热，舌质淡或偏红，或紫黯，脉沉细或细数。

［治法］补肺纳肾，降气化痰。方用平喘固本汤加减。

药用党参、黄芪、胡桃肉、沉香、冬虫夏草、五味子、苏子、半夏、款冬花、橘皮、百合、威灵仙、紫河车。

四、哮病缓解期（肺脾气虚、肺肾两虚的主症治法和方药）

1. 脾肺气虚证

［主症］气短声低，喉中时有轻度哮鸣，痰多质稀，色白，自汗，怕风，常易感冒，乏力，食少，便溏，舌质淡，苔白，脉濡软。

［治法］健脾益气，补土生金。

［方药］六君子汤加减。药用党参、白术、山药、薏苡仁、茯苓、法半夏、橘皮、五味子、黄芪、甘草。

2. 肺肾两虚证

［主症］短气息促，动则为甚，吸气不利，咯痰质黏起沫，脑转耳鸣，腰酸腿软，心慌，不耐劳累。或五心烦热，颧红，口干，舌红少苔，脉细数；或畏寒肢冷，面色苍白，舌苔淡白、质胖，脉沉细。

［方药］生脉散合金水六君煎加减。人参、麦冬、五味子、熟地黄、山萸肉、胡桃仁、六君子汤。

五、随症加减用药

1. 冷哮证　表寒明显，寒热身痛，配桂枝、生姜辛散风寒；痰涌气逆不得平卧，加葶苈子泻肺降逆，并可加杏仁、苏子、白前、陈皮化痰利气；咳逆上气，汗多加白芍敛肺。

2. 热哮　若表寒外束，肺热内郁，加石膏配麻黄清理解表；肺气壅实，痰鸣气涌，不得平卧，加葶苈子、广地龙泻肺平喘；吐痰稠黄，加海蛤壳、射干、知母、鱼腥草以清热化痰；便秘加大承气汤、全瓜蒌通腑以利肺；久病热盛伤阴，痰少质黏，舌红少苔，脉细数，加沙参、知母、天花粉。

3. 寒包火哮证　寒重者加桂枝、细辛；痰吐稠黄胶黏加黄芩、前胡、瓜蒌皮等。

4. 风痰哮证　痰壅喘急，不得平卧，加葶苈子、猪牙皂泻肺涤痰，必要时可暂予控涎丹泻肺祛痰；受风邪而作者，可加苏叶、苍耳草、蝉衣、防风、地龙祛风化痰。

5. 虚哮证　肾阳虚加附子、鹿角片、补骨脂、钟乳石；肺肾虚加沙参、麦冬、生地黄、当归；痰气瘀阻、口唇青紫加桃仁、苏木；气逆于上，动则气喘加紫石英、磁石镇纳肾气。

6. 肺脾气虚证　自汗加炙黄芪、浮小麦、大枣、附子；痰多加前胡、杏仁。

7. 肺肾两虚证　加黄芪、沙参、百合；肾阳虚加补骨脂、仙灵脾、鹿角片、制附片、肉桂；肾阴虚可加生地黄、枸杞、山茱萸。可常服紫河车补益肾精。

六、预防、预后

注意保暖，防止感冒，避免寒冷空气的刺激而诱发。适当运动，增强体质。饮食清淡，忌肥甘油腻、辛辣甘甜、猪肥肉，防止生痰生火，避免烟尘异味、清心寡欲，不吸烟、酗酒，不过度劳累。可常服玉屏风散、肾气丸、六君子汤以扶正抗病。

哮易反复发作，缠绵难愈。部分青少年随年龄增长，正气充，肾气盛，再辅以药物，可以终止发作；而中老年人患者，肾衰体弱，频繁发作，或有遗传因素，难以根除。若出现喘急鼻煽，胸高气促，张口抬肩，汗出肢冷，面色青紫，肢体浮肿，烦躁昏昧等喘脱危候，则预后不良。

七、外治方选

1. 《张氏医通》对于冷哮有白芥子涂法　夏月三伏天，用白芥子30g，甘遂、细辛、延胡索各12g，四味共为细末，分为三份，用时取45g，生姜捣汁，调药末成稠糊状，推在六块油纸上，贴背部的肺俞、心俞、膈俞穴上，用胶布固定，贴4～6小时取下，每10天贴1次，共贴3次，以预防喘咳在冬季发作。这是治未病之法。

2. 针灸科对冷哮用灸、热敷肺俞有效　热哮因痰热用针，取肺俞、膏肓、天突、膻中、列缺、足三里、丰隆等穴。

3. 外科割治，亦有效果。

八、单味药运用

1. 丹参注射液20ml（每支2ml，含生药3g）加入5%葡萄糖250ml中，静脉滴注，每日一次，疗程10天。具有抗菌、解除平滑肌痉挛、扩张微动脉口径，改善微循环及兴奋呼吸中枢等作用。

2. 羚羊角丝10～15g，煎煮10分钟左右，即可服用，每次煎汁50ml，可连煎煮5～10次，每20分钟服1次，最多喝10次。本药有镇静及抑制金黄色葡萄球菌、绿脓杆菌、链球菌等作用。

参考文献

[1] 罗仁，秦建增. 单味中药疗法［M］. 北京：人民军医出版社，2001：25 - 26.
[2] 中医执业医师应试指南及习题集·第三单元哮病：698 - 702.

止咳平喘勿忘通便

肺系疾病，如咳嗽、哮喘等，是肺功能出现失调，常常会影响大肠的通便功能，出现便秘；而大肠内熙熙攘攘排不出去，又反过来影响气息的摄入，使哮喘、咳嗽的症状加重。

如邪热蕴肺，肺失清肃，津液不能下达，可导致大便秘结；而肠道热结，腑气不通，反过来会影响肺的肃降，使喘咳、胸满等症加重。

因此，在治疗咳嗽、哮喘这些肺系疾病的时候，不能忽视通大便这一环节，只要大便一通，咳嗽、哮喘就轻检大半。

众医治复发性口腔炎

一、徐治鸿（北京医科大学口腔医学院）

复发性口腔炎是一种常见的口腔黏膜病，无性别年龄限制。属于中医口疮、口疳、口破、口糜等范畴。病因病机位因火而发，虽发于口腔局部，但与脏腑功能失调有关。

辨证分型有阴虚火旺、脾虚湿困、心火上炎、脾胃伏火、肺胃热壅等，以阴虚火旺型最为常见。凡病程长者，多属虚火。其中有虚实夹杂，寒热互有，正虚邪实者。

阴虚火热型，阴虚可为肾阴虚，亦有肝肾、心阴虚等，火旺可以为肾火、肝火、心火等。当分辨治之。口疮表现为典型阿弗他溃疡，呈圆形或椭圆形，边界清楚略高起，周围绕有窄的红晕。治方用地黄汤加减，或以养阴清肺汤、甘露饮、一贯煎、二至丸、二阴煎、滋阴降火汤等加减。脾虚湿困型主要表现脾虚运化失调，水湿停滞，蕴久化热上蒸于口。溃疡面水肿高起，充血相对较轻，溃疡较深而局限，愈合期较长。治用补中益气汤、参苓白术散合清脾除湿饮、香砂六君子汤等加减。以上为虚火型。

实火型有脾胃伏火型，主要表现胃经实热，胃火熏蒸于口，口舌生疮，牙龈肿痛。溃疡是不规则，有黄色伪膜覆盖，较表浅，周围充血广泛。治宜清胃降火，凉血通便。方用清胃散、凉膈散、玉女煎、清胃降火汤等加减。心火上炎型主要表现为舌尖红赤，口舌生疮，黏膜红赤，溃疡小而散在。治宜清心泻火，以导赤散、升麻煎等加减。

若各型也有脏腑传变和不同兼证，应酌情处置。如有咽干口苦胁痛，苔黄腻，溃疡充血渗出多，应导热下行，佐以龙胆泻肝汤。如因外感而加重复发，可合用银翘散、玄参解毒汤、升麻消毒饮等。

关于标本兼治是相对而言，急则治标，缓则治本，急性期得到控制后，在溃疡后期和愈合治疗上，即实行清补结合，无论是虚火还是实火溃疡，都有火的存在，只是选择甘寒滋阴或苦寒通利的不同清热药物罢了。

复发性口疮外治法亦不可少。外治法利于缓解局部症状，消除炎症，促进溃疡愈合，消肿止痛，收敛生肌。含嗽的药物可用金银花、白芷、竹叶、薄荷、黄芩、佩兰等。含嗽口腔后，可用局部敷药，外敷中药以粉末散剂，常用的有养阴生肌散（牛黄、青黛、黄柏、龙胆草、甘草、冰片）、锡类散、白清胃散、珍珠散、冰硼散、口腔溃疡散、西瓜霜等。简易药方如蔷薇根茎煎汁含漱，其叶焙干研末加冰片外用。吴茱萸研末，用醋调成糊剂，敷于足心涌泉穴。

另外配合体针、耳针亦有好的效果。以合谷、足三里为主穴。上唇溃疡配人中、地仓，下唇溃疡配承浆、颊车、地仓，舌部溃疡配廉泉，颊部溃疡配颊车、地仓。

二、董德懋（中国中医科学院广安门医院）

口疮缠绵难愈，反复不已，证非一端，有阴虚者，有火旺者，还有脾胃病变者并不少见。口唇属脾，脾的经脉连舌本而散舌下，故口唇舌体溃疡应责之于脾胃。脾失健运，湿浊内生，滞于中焦，清气不升，浊气下降，浸淫唇舌则口腔溃烂。湿浊黏腻不易速除，脾虚失运湿浊难化，故反复难以根治。若常见口腔溃烂多处，此起彼伏，溃疡面有黄白色膜片覆盖，周围黏膜色泽不甚红赤，舌体多涎，口中发黏，舌苔厚腻，脉滑。治宜健脾利湿，芳香化浊，药用七味白术散化裁。白术、黄芩、人参、甘草、木香、藿香叶、葛根。口疮有湿浊阻滞，去人参、甘草，加佩兰、生薏苡仁、荷梗、白扁豆之类渗湿化浊；纳呆食少者，酌加焦三仙、莱菔子；呃逆、嗳气者，加旋复花、代赭石降逆和胃；疮周边红赤者加炒黄连，反佐少许吴茱萸清降郁火；便秘加大黄、炒枳壳。

口疮患者要注意调节饮食，忌食生冷食物、辛辣之品、肥甘厚味，不饮酒，不喝浓茶。辛辣之品和饮酒蕴热生火；生冷食物伤脾胃；肥甘厚味及浓茶每致留湿，皆能使口疮复发。

三、许履和（江苏省中医院）

治口疮可分急性发作期和慢性迁延期两类。急性发作期，口腔内黏膜、上腭、牙龈及舌体糜烂，灼热疼痛，难以饮食，合身伴发热，舌边尖红赤、苔薄白微黄，脉数。按肺胃之热上攻用药：生甘草、桔梗、黄芩、元参、薄荷以清肺，生石膏、芦根以清胃，连翘、竹叶、蒲公英以清心，瓜蒌仁12g、生大黄10g以通腑，口腔内糜烂用绿袍散吹之。4～5次/日。

若因使用抗生素而引起口疮，多由禀性不耐，心胃伏热伺机上升所致，唇发紫斑，小便红赤，脉数有力，内服导赤散（生地黄、木通、生甘草梢、竹叶、黄芩）以清心火，化斑汤（生石膏、知母、甘草、犀角、玄参、粳米）以清胃热，并加金银花、绿豆衣以解药毒；口舌糜烂处吹锡类散，日4～5次。

慢性迁延期，经久不愈，阴虚火旺者，治以养阴清火，方选甘露饮（生熟地黄、天麦冬、黄芩、枇杷叶、石斛、茵陈、枳壳、甘草）合导赤散加减；外用养阴生肌散吹口中溃疡，收效甚著。

四、傅宗翰（南京市中医院）

治此症，首辨寒热虚实。属实火者，来势急，病情重，病程短而易愈，多因邪毒入侵或恣饮醇酒、过食炙煿辛辣，致使心脾积热，热盛化火，症见口疮唇颊黏膜多处生疮溃烂，周围红肿，甚则腮舌俱肿，疼痛较甚，便秘溲黄，以苦寒清泄，可求速效。

因虚火而发者，昼轻夜重，口内溃疡色泽淡红，可布斑，苔少，花剥，舌红露底舌体龟裂，脉细眩，常由禀赋阴亏液燥，或烦劳过度，阳伤阴耗，肾水亏乏，或由思虑太过，失寐神劳，心肾不交，均致虚火上炎熏蒸口舌所发。"虚火宜养宜潜"，忌用苦寒，以生地黄、茯苓、泽泻、玉竹、白芍、石斛、女贞子、墨旱莲、牛膝、淡秋石、生甘草、桂附八味丸等育阴摄纳之剂。

外用锡类散、珠黄散、绿袍散等涂搽，或用野蔷薇（落叶灌木、茎上多刺，夏初开花，有红、黄、白等色，可制香料，也可入药）、生甘草煎汤频频含漱，内外合治，相得益彰。

五、汤承祖（南通市中医院）

"慢性口疮"的病因多属肾阳虚于下，虚阳浮于上，簇聚口腔部、心脾所主唇舌，甚至上腭、颊内侧亦出现症状。如兼湿困于内，则舌必白腻。脉象细无力。

病例：患本病，女性，26岁。其唇内侧及舌尖部发生口疮三载。不分冬夏，三四处如米粒大，白腐而浅表，三五日自消，后又现新患，说话、进食痛苦，内服、外敷迭治无效。口不干渴，脉细无力，舌苔薄，脉证合参，是肾水不足，脾阳不振所致。欲清上浮之阳，应先温下元。砂仁10g，油肉桂5g，补骨脂12g，陈皮10g，茯苓12g，甘草5g，加玄参、麦冬、生地黄、磁石益肾而潜摄浮火。4 剂愈。

六、李兴培（新疆医学院第二附属医院）

王文鼎认为：久病必及于肾，肾阴不足，肾火偏亢，消烁真阴，而"肝肾内源"，故口舌生疮，口渴，头晕耳鸣，心烦易怒，失寐多梦、溲黄便干，舌质鲜红或绛红无苔或薄黄。药用：生地黄、北沙参各 15～30g，麦冬 15g，当归、枸杞、炒川楝子、连翘、山茱萸各 10g，川连、甘草各 5g，麦芽 30g。有医屡用维生素 B_1、B_2、B_6、C，烟酰胺和土霉素等未效，大多投本方数剂见效。笔者外用 1% 明矾液频频含漱，或以明矾末、白砂糖等量撒布溃疡面，少顷泛流不已，任其流淌，及至涎净痛止，溃疡告愈，内服一贯煎加减。

七、蔡神养（河南中医学院）

口疮临证以虚证为多，主要表现有心阴虚、脾阴虚、肾阳虚、脾肾阳虚等不同证型。

（一）心阴虚型

溃烂多发于舌尖部，口燥咽干，心烦失眠，多梦，舌质红，脉细数。用熟地黄、天冬、当归、白芍加减。若溃烂在舌两侧，口苦善怒，溲黄，加车前子、泽泻、龙胆草清肝胆之热；溃烂漫及舌面中央，口年苔腻，不欲饮者，加茯苓、苡米、佩兰化湿；溃烂涉及舌根部，伴耳鸣者加知母、黄柏、女贞子；溃烂久不愈者，加瓦松、五倍子清热燥湿，收敛溃烂。

（二）脾阴虚型

溃烂多发于唇龈上腭等，伴有口黏不欲饮，小便时黄或大便初头硬，舌质红、苔黄腻，脉濡数，治宜滋脾益胃，化湿清热。方用甘露饮加减。

舌苔腻而厚者，加佩兰、茯苓醒脾化湿；倦怠、乏力、自汗加太子参益气补脾。

（三）肾阴虚型

多发于舌根部，伴见腰膝酸软，舌红少苔，脉细数等。治宜滋阴补肾，方用六味地黄汤加味。或溃烂面在舌体两侧，兼有口苦咽干，溲黄者，加另胆草、车前子；溃烂面扩及舌尖部，心烦失眠，多梦者，加远志、柏子仁、桂圆肉、连翘滋阴养血，收敛溃烂等。

（四）肾阳虚型

溃烂面色白，周围不红肿，久而不愈，怕冷，四肢不温，喜热饮，舌淡苔腻白、脉沉弱等。治宜温补脾肾，散寒化湿。方用附子理中汤加减。久溃者加苍术、茯苓健脾燥湿，便溏便次多加山药、扁豆、吴茱萸。小便清长，常有冷感加肉桂温补肾阳。

病例治验一则：巫山县东红煤矿叶老板患口腔溃疡年余，反复用抗生素、维生素类不能根治，饮食不方便，辣椒白酒不沾，用金匮肾气丸加太子参、玄参、炒白术 4 剂愈，此乃取壮水之主以制阳光。

喉 痹

喉痹是以咽喉红肿疼痛、异物感或咽痒不适等为主要临床表现的咽部疾病。

一、病因病机

喉痹之名最早见于《五十二病方》。历代文献根据喉痹发病的缓急、病因病机及咽部色泽形成之同，记载有"风热喉痹""风寒喉痹""阴虚喉痹""帘珠喉痹""紫色喉痹"

"白色喉痹"等不同的病名。《医学心悟》说："喉间肿痛，名曰喉痹，古人用甘桔汤主之。然有虚火、实火之分，喉紧、慢喉之别，不可不审。虚火色淡，微肿、溺清，便利脉细虚，饮食减少。此因神思过度，脾气不能中护，虚火易至上炎，乃内伤之火……"喉痹的发生常因气候变化，起居不慎，风邪侵袭；或外邪不解，壅盛传里，肺胃郁热；或久病劳伤，脏腑虚损所致。

二、五型变证

1. 外邪侵袭型

以咽部干燥灼热疼痛、吞咽不利并有异物感为主症，伴发热、恶寒、头痛、身痛、咳嗽有痰。舌质淡、苔薄白或微黄，脉浮数或浮紧。对风热者用疏风清热汤加减。荆芥、防风、金银花、连翘、黄芩、赤芍、玄参、浙贝母、天花粉、桑白皮、牛蒡子、桔梗、甘草。风寒者用九味羌活汤加味。

2. 热毒入里型

咽痛剧，吞咽难，咽喉梗阻感为主症，兼有高热、头痛、便秘溲赤。舌质红、苔黄，脉洪数。用清咽利膈汤加减。荆芥、防风、薄荷、金银花、黄芩、栀子、连翘、黄连、桔梗、甘草、牛蒡子、玄参、大黄，可以加射干、山豆根、鱼腥草、水牛角、大青叶。

3. 肺肾阴虚型

以咽干少饮、灼热感、隐隐作痛不适，午后较重，或咽部不利，干咳痰少而稠，或痰中带血为主症，兼手足心热，午后唇红颧赤，舌干红少津，脉细数。用养阴清肺汤加减。常选六味地黄丸或知柏地黄丸加百合、玉竹参、沙参。

4. 脾气虚弱型

以咽部干灼不适，微痛，痰黏不利，异物感为主症，兼有脘腹胀闷，纳呆便溏，少气懒言，乏力倦怠。舌体肿大，边有齿痕，苔薄白，脉弱无力。用补中益气汤加减。若咽部充血（红肿）严重者加丹参、郁金；痰黏者加浙贝母、香附、枳壳；咽干少津加玄参、麦冬、沙参、百合；恶心、呃逆者加半夏、旋复花、佛手；纳差、苔腻者，加砂仁、茯苓、薏苡仁、炒麦芽。

5. 痰凝血瘀型

以咽部异物感、黏着感、焮热感、咽微痛、咽干不欲为主症，兼有恶心呕吐、胸闷不适等症。舌质暗红，或有瘀点，苔白或微黄，脉弦滑。用贝母瓜蒌散加味。处方为：贝母、瓜蒌、橘红、桔梗、香附、枳壳、桃仁、红花、丹参、（怀）牛膝引上部火热下行。

呃　　逆

一、概述

呃逆是指胃气上逆动膈，以气逆上冲，喉间呃呃连声，声短而频，难以自制为主要表现的病证。《黄帝内经》中记载的"哕"即包含本病，胃气上逆，与肺有关，且认识到呃逆是病危的一种征兆，如《素问·宝命全形论》曰："病深者，其为哕。"《金匮要略》将呃逆分为三种：一为实证，即"哕而腹满，视其前后，知何部不利，利之则愈"；二为寒证，即"哕逆者，橘皮竹茹汤主之"。《格致余论》曰："呃，病气逆也，气自脐下直冲上出于口，而作声之名也。"《景岳全书》曰："无物之吐即呕也，噫者饱食之息即嗳气也。""虚脱之呃，则诚危之证。"清代李中梓《证治汇补》系统提出本病治疗法则："治当降气化痰和胃为主；阴虚火旺，用滋阴；气逆者，疏异之；凉药过多者，当温补；食滞者，消化之；痰滞者，涌吐之；热郁者，清下之；血瘀者，破导之。"

二、呃逆与西医病名的关系

呃逆相当于西医学中的单纯性膈肌痉挛，而其他疾病如果肠神经官能症、胃炎、胃扩张、胸腹腔肿瘤、肝硬化晚期、脑血管病、尿毒症，以及胸腹手术后等所引起的膈肌痉挛之呃逆，均可参考本病辨证论治。

三、病因病机

呃逆的病因多因饮食不当，情志不遂和正气亏虚所致。胃失和降、气逆动膈是呃逆的主要病机。常见病因有三：

1. 饮食不当，进食太快，过食生冷或滥服寒凉药物，寒气蕴蓄于胃，循手太阴之脉上行于膈，导致呃逆。或过食辛辣煎炒，醇酒厚味，或过用温补之剂，燥热内生，腑气不行，气逆动膈，发生呃逆。

2. 情志不遂，恼怒伤肝，气机不利，横道犯胃，逆气动膈；或肝郁克脾，或化胃伤脾，运化失职，滋生痰浊；或内有痰饮内停，加之恼怒气逆，逆气夹痰浊动膈，发生呃逆。

3. 体虚病后，或素体不足，年高体弱，或大病久病，正气未复，或吐下太过，虚损误补，均可损伤中气，或胃阴耗伤，胃失和降，发生呃逆。甚则病深及胃，肾气失于摄纳，浊气上乘，上逆动膈，均发生呃逆。

四、呃逆的发生与肺胃的关系及病理因素

胃居于膈下，其气以降为顺，胃与脾有经脉相连属；肺处脾上，其主肃降，手太阴肺之经肺还循胃口，上膈，属肺。肺胃之气均以降为顺，两者生理上相互联系，病理上相互影响。肺之宣肃影响胃气和降，且膈居肺胃之间，上述病因影响肺胃时，使胃失和降，膈间气机不利，逆气上冲于喉间，致呃逆频作。

病理因素当分虚实，寒凝、火郁、气滞、胃失和降属于实；脾肾阳虚，或胃阴耗损等都属于虚。但也有虚实夹杂，寒火相兼，当考虑寒热互用，消补相顾。治疗原则是分清寒热虚实，分别以祛寒、清热、补虚、泻实。危重病大补元气。

五、呃逆与干呕、嗳气的鉴别

呃逆和干呕，二者同属胃气上逆的表现，皆为胃气上逆，冲咽而出。呃逆则气从膈间上逆，气冲喉间，呃呃连声，声短而频，不能自制。

嗳气，俗名"馊臭呃"，饱食胃阴，气逆于上，冲咽而出，发出沉缓的嗳气声，常伴酸腐气味，张景岳称之为"饱食之息"。若呃逆出现于危重病人，往往为临终先兆。

六、辨证论治

（一）呃逆的辨证要点

呃逆声高，气涌有力，连续发作，多属实证；呃声洪亮，冲逆而出，多属热证；呃声沉缓有力，得寒则甚，得热则减，多属寒证；呃逆时断时续，气怯声低乏力，多属虚证。

（二）五类治则

1. 胃中寒冷证

呃声沉缓有力，喜饮热，口淡不渴，舌苔白润，脉迟缓。丁香散加减。药用：丁香、柿蒂、高良姜、干姜、荜茇、香附、陈皮等。

2. 胃火上逆证

呃声洪亮有力，冲逆而出，口臭烦渴，多喜冷饮，脘腹满闷，便秘，溲赤，苔黄燥，脉滑数。药用竹叶石膏汤加减。竹叶、生石膏、沙参、麦冬、半夏等。

3. 气机郁滞证

呃逆连声，常因情志不畅而加重，胸胁满闷，肠鸣矢气，苔薄白，脉弦。

方选五磨饮子加减。药用木香、乌药、枳壳、沉香、槟榔、丁香、代赭石等。

4. 脾胃阳虚证

呃声低长无力，气不得续，泛吐清水，脘腹不舒，喜温喜按，面色㿠白，手足不温，食少乏力，便溏，舌质淡，苔薄白，脉细弱，方选理中丸加减。药用人参、白术、甘草、云苓、吴茱萸、丁香、柿蒂、干姜等。

5. 胃阳不足证

呃声短促而不得续，口干咽燥，纳差，食后饱胀，便干，舌质红，苔少而干，脉细数。方选益胃汤合橘皮竹茹汤加减。药用沙参、麦冬、玉竹、生地黄、橘皮、竹茹、枇杷叶、柿蒂等。

（三）胃火上逆和脾胃阳虚治疗加减变化

1. 胃火上逆证

若腑气不通，痞满便秘者，可合小承气汤通腑泄热，腑气通胃气降，呃自止；若胸膈烦热，大便秘结，可用凉膈散攻下泻热。（芒硝、大黄、炙甘草、黄芩、薄荷、栀子、连翘、淡竹叶）

2. 脾胃阳虚证

若嗳腐吞酸，夹有食滞，可加麦芽、神曲消食导滞。若脘腹胀满，脾虚气滞，加半夏、陈皮、香附、木香理气化浊；若呃声难续，气短乏力，中气大亏者用补中益气汤。若久病及肾，肾阳亏虚，形寒体冷，腰膝酸软，呃声难续，为肾失摄纳，可用肾气丸、七味都气丸，还可用附子理中丸、香砂六君子汤等。

参考文献

［1］中医执业医师考试：789－792.

呃逆要从肺胃论治

呃逆既是较常见的疾病，也是其他疾病（如胃肠神经官能症、胃炎、胃扩张、肝硬化等）的症状。在治疗中发现，除胃气上逆动膈，肺失肃降也是本病的致病因素。手太阴肺经之脉还循胃口，上膈属肺，以致胃、膈、肺三脏紧密相连。膈位于肺胃之间，若肺失肃降或胃气上逆，皆可使其气机不畅，逆气动膈出喉间，发生呃呃之声。《灵枢》中也有"肺主为哕"之说。故本病位在膈，病变关键在肺和胃，治宜降逆和胃、宽胸理气，佐以温阳、健脾、益气。治疗时，注意饮食清淡，忌食生冷、辛辣，保持心情愉快。

治疗方法：薤白丁香柿蒂散（自拟方）。代赭石、桃仁、红花、丁香、柿蒂、人参、干姜、薤白、苍术、厚朴、半夏、柴胡、枳壳、瓜蒌各 10g，薏苡仁 25g，苔黄去丁香、干姜加黄连、石膏、蒲公英；胸闷气滞窒闷加三棱、莪术；胃胀酸腐加焦三仙。水煎服，1 剂／日。

参考文献

[1] 田德禄．中医内科学［M］．北京：人民卫生出版社，2002：196.

病例一则

龚某某，男，年过七旬有三，干部，2003 年 4 月 15 日初诊，有肺结核史多年没痊愈。现又起呃逆频作，嗳气响亮，时觉气从小腹或胁部上冲咽喉，其气带臭味，偶尔伴胸闷塞憋气，胃纳少，情绪易急躁。诊期脉沉细弦数，舌质暗，苔秽腻，治宜疏肝和胃降逆。

处方：用旋复代赭汤和丁香柿蒂散加减。

代赭石（醋制）30g，旋复花（布包）10g，丁香 6g，柿蒂 10g，苏梗 10g，黄连 10g，石膏 80g，茯苓 20g，半夏 10g，陈皮 10g，竹茹 15g，灶心土 30g，木瓜 10g，降香 10g，炒麦芽 10g，柴胡、郁金各 15g。若有便秘者加大黄、芒硝。水煎服 5 剂告愈。

反流性食管炎可施中医综合疗法

一、概述

反流性食管炎是消化系统疾病，是指胃或十二指肠内容物反流入食管，造成食管黏膜炎性损伤的疾病。对于 RE（反流性食管炎）的治疗，西医主要采用抑酸剂、胃黏膜保护剂及胃肠动力药，这些药物尽管在短期有一定疗效，但有副作用大、复发率高、价格昂贵等缺陷。

对于 RE 的治疗采用中医综合疗法（即中药内服、针灸、按摩、外治等方法）治疗优于单一疗法。

二、中医综合疗法

1. 中药内服

反流性食管炎以烧心、反酸、胸骨后疼痛、咽中不利、吞咽不适、反胃、上胃部疼痛、胃胀等为主要临床表现。其病因不外乎饮食不节或情志失调等因素，导致脾胃虚弱，痰浊内生，胃气上逆，痰随气逆而引发诸症。我常用旋复代赭汤为主方治疗此病，每获良效。处方：旋复花 15g，代赭石 5g，法半夏 10g，生姜 24g，生晒参 10 ~ 15g，炙甘草 6 ~ 10g，大枣 15g。方中代赭石用量不宜过大。张仲景原方用量代赭石与旋复花为 1：3 剂量比例，量大则直抵下焦肝肾潜镇肝阳，全方用药恰合脾虚生痰，胃虚气逆，升降失常之病机。

对于 RE 的治疗，在主方的基础上随证加减：烧心加用左金丸；泛酸加用乌贝散；胸骨后疼痛，加用威灵仙和土鳖虫；对于咽中不舒，吞咽不利之症，若辨证为痰气郁阻，加用半夏厚朴汤；若属痰瘀结聚，伤及阴分，加用启膈散；若兼咽中有痰，咯吐不利，加用桔梗、（炙）枇杷叶；若见食则反胃作吐，加用大黄甘草汤；若兼少阳不和则合用柴胡剂；若兼寒热错杂之下痞则合泻心剂；若兼血瘀证候，加丹参饮或失笑散；若兼气阴不足之恶心、呕吐合麦冬汤；若伴食管糜烂加三七（粉）、白及；若伴食管息肉、白斑，加薏苡仁、仙鹤草、鸡内金、白花蛇舌草。

此外，患者服用汤剂一段时间后，见效了即改用蜜丸或水泛丸服用，用以巩固疗效和防止复发。

2. 背俞穴药酒按摩

在遇 RE 患者出现胸骨后和或后背部疼痛时，可以在内服中药基础上，加用背俞穴药酒按摩治疗。处方：清半夏、厚朴、紫苏叶、生姜、吴茱萸、黄连、丹参、郁金、荷叶、旋复花、玫瑰花、炒白术、白芷、土鳖虫、威灵仙、桂枝、藿香组成。

上药装入棕色瓶中，加 50 度白酒浸泡 7 天后，即可使用。

患者取俯卧位，充分暴露背部。医者站于一侧，每次蘸取少量药酒，涂在患者双侧足太阳膀胱经第一侧线上，先后以一指禅推法从肺俞至肾俞反复 6～7 遍；然后，自上而下分别对肺俞、心俞、膈俞、肝俞、胆俞、脾俞、胃俞、三焦俞、肾俞进行指揉法操作 6～7 遍。

3. 穴位外敷

对于 RE 兼有脾胃虚寒证或脾肾阳虚证，症见胃脘或腹中寒凉，或兼见疼痛，喜温喜按，手足不温，平素畏寒喜暖，或兼见大便清稀甚至完谷不化者，外敷方由（炮）附子、党参、炒白术、荜茇、细辛、艾叶、吴茱萸组成。将上药打成细粉，纳入小棉布包中，固定于神阙穴或中脘穴，待外敷药包气味渐渐消失后，可换用新药。

4. 调节饮食

在 RE 脾胃气虚，痰浊内生，胃气上逆，脾虚是本，气逆是标。因此，在临床治疗中纠正患者的不良饮食和生活习惯，祛除引发脾虚的致病原因，防止复发。平时饮食不宜过快，食物过硬过烫，睡前 2 小时不要进食，烟酒辛辣物不沾为宜，常易反流者，应垫高枕头睡觉。

三、讨论

《史记·扁鹊仓公列传》曰："疾之居腠理也，汤熨之所及也；在血脉，针石之所及也；其在肠胃，酒醪之所及也……"[1]可见，不同的治疗方法适用不同的疾病或疾病的不同阶段。煎汤剂，去大病之用，圆丸粒，舒缓而治之也，酒素有"百药之长"之称，多种中药有效成分溶于其中，药借酒力，提高疗效。外敷法（大多气味辛香，具有温热特点，作用于中脘或神阙穴），恰合《黄帝内经》"形不足者，温之以气"[2]之旨。中医综合疗法对疾病施行多靶点、多途径的治疗法，优于单一疗法。

参考文献

[1] 段逸山. 医古文［M］. 北京：中国中医药出版社，2002：5.

[2] 田代华整理. 黄帝内经素问［M］. 北京：人民卫生出版社，2005：13.

[3] 丁沛，刘菊，胡蔗宝，等. 中医综合疗法在反流性食管炎治疗中的应用 [J]. 中医杂志，2012 (10)：879－881.

中医药治疗胃食管反流病颇有优势

食管反流病系指胃内容物反流入食管，引起不适症状和（或）并发症的一种疾病。主要症状有烧心、反酸、非心源性胸痛、吞咽性胸痛，与反流相关的咳嗽、哮喘、咽喉炎、口腔溃疡等，部分患者无典型症状。

一、西医治疗胃食管反流者的局限性

1. 难治性抑酸治疗效果差。

2. 长期抑酸治疗可能导致病情反复。

3. 抑酸治疗停药后易导致病情反复。

4. 症状重叠时无明确的综合治疗手段。

二、中医药治疗的优势分析

根据胃食管反流的症状，可将其归属于中医学的"吞酸""吐酸""反胃""嘈杂""胸痛""胃脘痛""郁证""梅核气""哮""喘"等范畴。病位在食管、胃，与肝、胆、脾密切相关，多寒热错杂，虚实夹杂。治疗以调理中焦气机为主，随症佐用他法。

1. 中医药治疗该病可降低其复发率。

2. 中医药治疗该病的难治性可提高疗效。中医认为，由胃气上逆所致，与外邪、肝气、肝火等犯胃有关，可以用紫苏梗、香附、枳壳、厚朴、莱菔子、旋复花、代赭石、半夏等理气、降逆的中药来抑制胃气上逆，同时配伍疏散外邪或疏肝理气或清肝利胆等药物调整脏腑功能，如苏叶、藿香、生姜、柴胡、青皮、香橼皮、佛手、龙胆草，使肝胆、脾胃功能正常，从而消除反流症状。还可以佐用健脾益胃的中药来改善脾胃功能，促进胃排空，如黄芪、党参、白术、茯苓、枳实等。

3. 中医药治疗该病可缩短疗程

中医症证结合观为治疗胃食管反流（GERD）提供了具体的用药思路，如结合内镜、中药药理等用药，有利于病情快速恢复，缩短疗程。胃镜 TCERD 多呈现胃食管充血、糜烂、溃疡等病变，在内镜下结合望诊辨证用药，可发挥中医药优势。田德禄根据镜下食管和胃黏膜充血、水肿明显，则加连翘、蒲公英、黄连、黄芩清热解毒；黏膜糜烂或溃疡加珍珠粉、三七粉冲服，敛疮生肌、去瘀生新；潴留液较多，混浊色黄，明显胆汁反流者，用柴芩温胆汤和胃降逆。孙志广认为，补益药有抑制胃酸过度分泌，增强胃肠平滑肌张力，调节食管下段括约肌和提高机体免疫力的作用，常选四君子汤等健脾益气以固本；活血化瘀药能改善微循环，促进受损黏膜修复、再生和抗纤维化；黄连、吴茱萸、（煅）瓦楞、乌贼骨等具有制酸作用，常用来中和胃酸，保护胃黏膜；止痛用蒲黄、五灵脂、白芍、甘草等调节迷走神经张力，解除胃肠痉挛；护膜宁络用白及、仙鹤草、三七粉等止血，促进损伤黏膜修复。

参考文献

[1] 吴娟, 金基成, 田德禄. 治疗胃食管反流病经验 [J]. 中医杂志, 2004, 45 (8): 578 - 579.

[2] 牛晓玲. 孙志广治疗胃食管反流病经验 [J]. 中医杂志, 2009, 50 (11): 979 - 980.

[3] 张兆华, 唐旭东, 等. 中医药治疗胃食管反流病的优势的探讨 [J]. 中医杂志, 2012 (8): 658 - 660.

运用中医药治疗反流性食管炎

反流性食管炎是指由于食管下段的括约肌功能失调, 不能阻止胃和十二指肠的内容物非一过性地反流入食管, 因长时间的反复刺激而引起食管黏膜炎症。反流性食管炎有胃和十二指肠内容物反流, 还有胆汁和胰液的反流。日子久了, 食管会形成瘢痕和狭窄。此病可能发生在任何年龄, 但以中老年人多见。

一、常见症状

1. 胸骨后烧灼感或疼痛　是本病的主要症状, 可涉及剑突下、肩胛区或颈耳部, 多在饭后 1 小时发生, 服制酸制剂可消失, 吃过热或过酸食物可加重病情。

2. 反胃　每于餐后、上体前倾或平卧睡眠时, 有酸味或苦味液体从胃、食管反流至咽部和口腔, 多在胸骨后烧灼感或疼痛发生前出现。

3. 咽下疼痛或咽下困难　当炎症加重或发生溃疡时, 可出现咽下困难, 后期出现食管痉挛时, 可出现间歇性或持续性咽下困难, 对干食尤为明显, 多表现在胸骨后或剑突处堵塞感伴疼痛。

二、中医治疗

1. 旋复代赭汤加味

旋复花 10g, 代赭石 30g, 人参 10g, 半夏 15g, 炙甘草、生姜、大枣、佛手、沉香各 10g, 吴茱萸 6g, 黄连 10g。烧心反酸加煅乌贼骨 15g、煅瓦楞子 30g; 胸痛甚者加郁金、延胡索、浙贝母各 15g; 肝胃郁热者, 加蒲公英 30g, 败酱草 15g, 川楝子、白芍各 10g; 呕吐加竹茹、刀豆子、柿蒂各 10g; 精血亏虚者加参芪、熟地黄、玉竹、当归各 20g, 水煎服, 1 剂/天。

2. 小验方

①云南白药 1g, 线藕粉 2 匙, 白糖适量, 开水冲成糊服; ②锡类散 1 支, 加入氢氧化铝凝胶 30ml 中混匀, 每天临睡下卧后口服, 服后不进食和水, 2 周为 1 疗程。

参考文献

[1] 王玉洁, 王彦田. 反流性食管炎的中医治疗绝招 [J]. 中国实用乡村医生杂志, 2008 (5): 52.

降逆启膈散治胃食管反流病

一、概述

胃食管反流病（GERD）是指由于胃内容物（包括胃酸、胃蛋白酶、胆汁、胰液、十二指肠液等）异常反流入食管产生不适症状或并发症的一种疾病，它包括非糜烂性和食管炎症以及食管腺癌。中医科学院李游、刘绍能用古方启膈散加减治胃食管反流病，优于奥美拉唑肠溶胶囊。

推除标准：①胃镜检查有消化性溃疡或糜烂，有萎缩性胃炎、胃癌等患者；②有严重的肝胆胰肠道及心肾疾病患者。

二、治疗方法

降逆启膈散汤剂主要药物有紫苏梗、枳壳、丹参、茯苓、砂仁、浙贝、郁金、荷叶、乌贼骨、代赭石、大黄、白及、滑石、甘草。热郁加黄连、黄芩；泄泻加炒白术、党参、白扁豆；便秘加苏子、枳实、生白术；腹胀加苍术、香附、厚朴；嘈杂加川黄连、吴茱萸、煅瓦楞子；呃逆加旋复花、半夏、陈皮。水煎服。

三、药理分析

启膈散出自清代名医程钟龄所著《医学心悟》，原用于治疗痰气互结之噎膈。该方不但抓住胃气上逆的基本病机，而且针对病理产物痰浊与瘀血，进行降逆化痰，解郁活血，以逐步恢复脾胃升降功能，进而缓解咽炎、梅核气等症状；对食管溃疡狭窄癌变也有疗效。

方中苏梗、枳壳、代赭石行气降逆和胃，恢复胃以降为顺的基本生理特性。丹参、郁金活血理气，砂仁、茯苓、贝母化痰健脾行气消积，调节胃肠功能。乌贼骨、荷叶制酸止痛，白及敛疮止血，乌贼骨所含碳酸钙、镁等成分，可中和胃酸，保护食管和胃黏膜，促进炎证吸收和愈合。

吐酸有寒热之分

泛吐酸水，有寒热之分。高鼓峰《医学心法·吞酸》说："凡是吞酸，尽属肝木曲直作酸也。河间主热，东垣主寒；毕竟东垣言其因，河间言其化也。盖寒则阳气不舒，气不舒则郁而为热，热则酸矣；然亦有不因寒而酸者，尽是水气郁甚，熏蒸湿土而成也，或吞酸或吐酸也。又有饮食太过，胃脘填塞，脾气不运而酸者，是佛郁之极，湿热蒸变，如酒缸太热则酸也。然总是木气所致。"以上说明，吐酸一证，虽分寒热，总以治肝为根本。兹分述如下：

1. 热证　吐酸而兼心烦、口干、口苦或口渴，脉弦或数。宜清肝泻火，用左金丸为主方，可酌加乌贼骨、螺蛳壳、瓦楞子以抑酸和胃。

2. 寒证　吐酸而兼脘胀不适，喜温喜按，嗳气臭腐，苔白，脉弦。治宜温养脾胃，以香砂之君子汤为主方。可加吴萸温散肝郁。若发于食后，纳少苔厚，可加神曲、谷芽、山楂以消导和胃。湿浊留恋，舌苔白腻不化者，可酌加砂仁、苍术、藿香、佩兰之属，以化湿醒脾。

嘈 杂

嘈杂是脘中饥嘈，或作或止，正如《景岳全书·嘈杂》中所说："其为病也，则腹中空空，若无一物，似饥非饥，似辣非辣，似痛非痛，而胸膈懊侬莫可名状，或得食而暂止，或食已而复嘈，或兼恶心，或渐见胃脘作痛。"其证有胃热、胃虚和血虚之不同。

1. 胃热　嘈杂而兼见口渴喜冷、口臭、心烦、苔黄或见脉数。治宜和中清热，用温胆汤为主方，热盛者加黄连、山栀子之类。

2. 胃虚　嘈杂而兼见口淡无味，食后脘胀，舌淡脉虚，宜健脾和胃，用四君子汤加山药、扁豆之类。

3. 血虚　嘈杂而见面唇淡，心悸头晕，目眩，舌淡脉细，治宜补心脾，用归脾汤为主方。

4. 蛔虫所为一病例

巴东县白土坡商业街一中年妇人，患嘈杂长久不愈，一诊当胃热用中药水煎2剂滋阴稍有缓解，后单用肠虫清4片分两次吃完病情告愈。

文献摘录

《程杏轩医述·吞酸》引李东垣："吐酸者，则酸水浸其心，令上下牙酸涩，不能相对，以辛热疗之必减。酸者收气也，西方金旺也，寒水乃金之子，子能令母实，故用热剂泻其子，以泻肺之实。若以病机之法，作热攻之，误矣。杂病醋心，浊气不降，欲为中满寒药岂能治乎？"

上消化道反流症中西药适用临床表现

一、概述

上消化反流属于中医呕吐、吞酸、反酸、口苦、反胃、嘈杂等范畴。临床表现：①上腹胀、嗳气、反酸、口苦、呕吐酸水或苦水，或吐胃容物。剑突下或胸骨后有烧灼感，可伴有咽干或咽痛，按咽炎治疗无效。②可因寒热、饮食或精神刺激以及烟酒过度而加重。③上消化道内镜检查都有程度不同的贲门或（和）幽口门消化液反流，黏膜正常或有红白相兼改变。

二、辨证分型

1. 肝胃不和型　胸胁胃脘胀闷不舒，情志抑郁，时有叹息，呕吐、吞酸或吐酸，舌苔薄，脉弦。若因怒加剧者，舌红、苔黄，脉弦数。

2. 食滞胃脘型　胸脘满闷，嗳腐吞酸，或恶心呕吐，腹满拒按，便秘不爽，苔腻脉滑。若伤于酒食则兼胸脘灼痛，所吐酒食酸臭难闻。

3. 痰湿中阻型　脘腹胀满，呕吐酸水痰涎，不思食，头重身困，舌苔腻，脉弦滑。

4. 脾胃虚寒型　嘈杂呕吐，口泛清水而酸时作时止，或脘胀嗳气，喜热饮食，食入难化，倦怠无力，面白无华，肢冷便溏，舌淡脉虚。

三、治疗方法

常规措施：多潘立酮 10mg，3 次/日（便秘者改用西沙必利 5～10mg，3 次/日），内镜下胃黏膜有红白相间改变者加庆大霉素片 8 万，3 次/日，均在餐前半小时口服；谷维素 20mg，3 次/日口服。

四、辨证论治

1. 肝胃不和型　治以疏肝和胃。柴胡疏肝散合左金丸。酸水过多者海螵蛸、贝母；呕吐者加半夏、苏梗；口苦加黄芩、栀子、蒲公英；两胁痛加郁金、佛手；咽干或声嘶加射干、贝母。

2. 食滞胃脘型　治以消食导滞。保和丸为基本方（山楂 180g，神曲 60g，半夏、茯苓各 90g，陈皮、连翘、莱菔子各 30g）。胀甚加炒白术、枳实；伤酒者还吐的加葛根。少数胸腹满闷者，可用吐法，吐后便轻松。

3. 痰湿中阻型　治以燥湿化痰。平胃散合导痰汤（半夏 120g，天南星 30g，枳实、橘红、赤茯苓各 30g，生姜适量，水煎服，可按比例酌减）。呕酸加左金丸，重用吴茱萸，身困加白术，脘腹胀甚加瓜蒌、桂枝。

4. 脾胃虚寒型　治以温中健脾。香砂六君子汤合良附丸。呕甚加紫苏，酸多加左金丸，便溏加山药、补骨脂，肢冷腹痛加桂枝、白芍。

以上各方中都可加代赭石，因为代赭石主含二氧化二铁，有平肝潜阳、降逆止血的功能。

上述方法 7 日为一个疗程，间隔 3～4 天。

参考文献

[1] 王生发，冀振旭. 中西医结合治疗上消化道反流症 69 例疗效分析 [J]. 中国临床医学，2008（12）：51.

胃 脘 痛

一、概念及源流

胃脘痛是指以上腹胃脘近心窝处经常发生疼痛为主症的病证。《黄帝内经》首先提出胃痛的发生与肝、脾有关，还提出寒邪、伤食致病之说。《医学正传》说："古方九种心痛……详其所由在胃脘，而实不在心。气在上者涌之，清气在下者提之，寒者温之，热者寒之，虚者培之，实者泻之，结者散之，留者行之。"《医学真传》还指出了要辩证去理解和运用"通则不痛"之法。陈修园的《医学三字经》中说："心胃痛，有九种，明虚实，辨轻重，痛不通，气血壅，通不痛，调和奉。"

二、西医病名与胃痛的关系

急慢性胃炎、消化性溃疡、胃痉挛、胃下垂、胃黏膜脱垂症、胃神经官能症、浅表性胃炎等，以上腹疼痛为主要表现都是胃痛的范畴。

三、常见病因

胃痛的发生，主要有蛔虫入胃、外邪犯胃、饮食伤胃（食物中毒）、情志不畅和脾胃虚弱。

四、胃痛的病理转化

胃痛的病理因素主要有气滞、寒凝、热郁、湿阻、瘀血及蛔虫进入胃中。胃为仓廪之官，主受纳腐熟水谷，其气以和降为顺。若胃气阻滞，胃失和降，不通则痛。其病理变化复杂，如胃热炽盛，迫血妄行，或瘀血阻滞，血不循经，或脾虚不统血，而致便血、呕血；大量出血，可致气随血脱，危及生命。腹痛剧烈拒按，导致大汗四肢厥冷。日久成瘀，胃气上逆，致呕吐反胃，痰瘀互结可成噎膈。

五、胃痛与真心痛的鉴别

真心痛是心经病变引起的心痛证。多见于老年人，为胸痛，动辄加重，痛引肩背，常伴有心悸、气短、汗出肢冷，病情危急，正如《灵枢·厥论》曰："真心痛手足青至节，心痛甚，旦发夕死，夕发旦死。"其病变部位、疼痛程度与特征、其症状及预后与胃痛有明显区别。

六、胃痛与胁痛、腹痛的区别

胁痛以胁部疼痛为主要症状，可伴发热恶寒，或目黄肤黄，或胸闷太息，极少伴嘈杂泛酸、嗳气吐腐。肝气犯胃的胃痛有时可攻痛连胁，但仍以胃疼部位为主症。

七、胃痛治疗原则

理气和胃、止痛为胃痛的基本治则。先祛邪后扶正，或祛邪扶正兼顾。还应从广义角度理解"通则不痛"。属寒者，散寒即谓通；属食停者，消食即谓通；属气滞者，理气则为通；热郁者，泄热亦谓通；血瘀者，化瘀即谓通；阴虚者，益胃养阴也云通；阳虚者，温运脾阳则能通；蛔虫作祟，杀死蛔虫，通大便则胃痛止。

八、八种胃痛的主症、治法和方药

1. 寒痛（寒邪容胃证）

胃痛暴作，恶寒喜暖，喜按得温则减，胃部表温低，苔薄白，脉弦紧。

[治法] 温胃散寒，行气止痛。

[方药] 香苏散合良附丸加减。药用高良姜、香附、紫苏、炙甘草、陈皮等。若脾胃寒湿气滞可用厚朴温中汤。姜厚朴、陈皮各30g，甘草、茯苓、草豆蔻仁、木香各15g，干姜10g。痛甚者加良姜、肉桂，兼身重肢肿加大腹皮下气利水消肿。

附：良附丸现代用法

高良姜酒洗七次，香附醋洗七次，焙、研各等份（各9g）研细末，作散剂或水丸，每日2次，每次6g，开水送下。功用：行气疏肝，祛寒止痛。

寒痛还可用神灯烤，毫针刺中脘，烧艾灸、热水袋熨胃脘、拔火罐都是寒遇热则通，通则不痛。

2. 热痛（湿热中阻证）

痛急迫，脘闷灼热，口干口苦，纳呆恶心，小便黄，大便不畅，苔黄腻，脉滑数。

[治法] 清化湿热，理气和胃。

[方药] 清中汤加减。药用黄连、栀子、半夏、茯苓、草蔻、甘草、陈皮、大黄。

3. 食痛（饮食伤胃证）

因饮食不节（生冷、过硬食物、酗酒、霉变食物中毒）引起脘腹胀满，吞酸，或呕吐矢气后痛减，不思食，苔厚腻，脉滑。

[治法] 消食导滞，和胃止痛。

[方药] 保和丸加减。药用山楂、神曲、莱菔子、半夏、陈皮、茯苓、连翘等。

4. 肝气犯胃证

胃脘胀闷，攻撑作痛，脘痛连胁，嗳气频繁，大便不畅，每因情志不畅而痛或痛甚，苔薄白，脉沉弦。

[治法] 疏肝理气，和胃止痛。

[方药] 柴胡疏肝散加减。药用柴胡、香附、枳壳、白芍、陈皮、川芎、甘草、柠檬、佛手。

5. 胃阴亏耗证（阴虚）

胃脘隐隐灼痛，似饥不欲食，口燥咽干，五心烦热，消瘦乏力，口渴便干，舌红少津，脉细数。

[治法] 养阴益胃，和中止痛。

[方药] 一贯煎合芍药甘草汤。前方用沙参、麦冬、当归、生地黄、枸杞子、川楝子。后方用白芍、炙甘草。

6. 血痛（瘀血停胃证）

痛有定处而拒按，或痛有针刺感，食后痛甚，夜间明显；或见吐血、黑便、舌紫暗、脉涩。

[治法] 化瘀通络，理气和胃。

[方药] 失笑散合丹参饮加减。前方药用蒲黄、五灵脂；后方药用丹参、檀香、砂仁。也可以用桃红四物汤加三七、破血子、大血藤等，草药朱砂莲有活血祛瘀的作用，其胶原可保护胃黏膜。

7. 脾胃虚寒证（浅表性胃炎）

胃痛隐隐，喜温喜按，空腹痛甚，得食痛减，泛吐清水，神疲乏力，手足不温，便溏，舌淡苔白，脉细弱或迟缓。

[治法] 温中健脾，和胃止痛。

[方药] 黄芪建中汤加减。药用黄芪、桂枝、白芍、甘草、生姜、大枣、饴糖等。

8. 虫痛

当蛔虫上行于胃就会疼痛起来，痛点比较固定，手足冷，常面发黄，纳差，常吐清水，脉弦。小孩唇内有白花点，个别的还可触及胃或腹中成团的蛔虫。

[治法] 安蛔和胃，杀虫。

[方药] 安蛔用乌梅丸。药用乌梅 10 枚为君药（醋一宿，去核打烂），蛔得酸则安。川椒、细辛各 6g，辛可伏蛔，温能去寒；黄连、黄柏各 10g，苦能下蛔清热；附子、桂枝、干姜温脏祛寒；人参、当归补养气血；共为臣佐药。蜂蜜甘缓和中，为使药。还有一种蛔虫作祟的胃病：胃部不痛，主要症状是嘈心（俗名），很容易当浅表性胃炎治疗，这种痛只要驱虫则愈。

经历：20 世纪 70 年代，我曾蛔虫入胃作痛数天，后用蜀椒 50g，炕干为末，温开水吞下，无效，后吃山道年 12 片，分两次吃，结果下蛔虫 12 条而胃痛止。现在山道年被淘汰，服肠虫清（阿苯达唑片）可以驱蛔。

九、随症加减

1. 寒痛

兼风寒表证，恶寒、头痛者加苏叶、藿香。胃脘痞闷，嗳气作呕，是为寒夹食滞，可加枳实、神曲、鸡内金、制半夏、生姜消食导滞，降逆止呕；若寒热错杂，可用半夏泻心汤。

2. 热痛

湿偏重加苍术、藿香燥湿醒脾；热偏重加蒲公英、黄芩清胃泄热；兼恶心呕吐者，加灶心土、石膏、竹茹，气滞腹胀者加厚朴、枳实、大黄。

3. 食痛

脘腹胀甚者，加枳实、砂仁、槟榔行气消滞；胃胀便秘用大承气汤或枳实导滞丸。

4. 肝气犯胃

痛甚加川楝子、延胡索理气止痛；嗳气频者，加沉香、旋复花顺气降逆；泛酸者加乌贼骨、煅瓦楞子中和胃酸；痛势急迫，口干苦，舌红苔黄，脉弦数，改为化肝煎或丹栀逍遥散加黄连泄热和胃。

5. 阴亏（胃阴亏耗）

若见胃脘灼痛、嘈杂、泛酸者，可加珍珠粉、牡蛎、海螵蛸或配用左金丸（黄连、吴茱萸）以制酸；胃胀重者，加厚朴花、玫瑰花、佛手行气止痛；便秘加火麻仁、瓜蒌仁等润肠通便；若阴虚胃热，加石斛、知母、黄连、山药、白及（山药有补脾益胃、养肺固肾之功。其补益作用十分广泛，与含较高的铁、锌、铜、锰有关。白及补肺生肌敛疮，止血消肿，其黏液胶可修复胃黏膜，滋润胃壁）。

6. 血痛（瘀血停滞证）

如出血不止加三七、白及、阿胶珠以化瘀止血。属脾胃虚寒、脾不统血，可用黄土汤（灶心土、干地黄、甘草、白术、炮附子、阿胶、黄芩）；阴虚血热，加沙参、生地黄、麦冬、阿胶、牡丹皮。

7. 脾胃虚寒证

泛酸者，加吴茱萸暖肝温胃以制酸，再加瓦楞子；泛吐清水者，可加半夏、干姜、陈皮、茯苓以温胃化饮；寒胜呕吐肢冷，可用大建中汤（川椒、干姜、人参、饴糖）或理中汤，痛止后用香砂六君子汤。

8. 虫痛

具有杀虫的功效，以杀灭和麻痹虫体为主要作用的中药适用于蛔虫、钩虫、蛲虫、绦虫、姜片虫等肠道及其他部位的寄生虫。

使君子用治蛔虫、蛲虫，单味使用即可。煎服 6～10g，捣碎入煎。单服使君子仁 6～9g，炒香嚼服。小儿每岁 1 粒半，一日总数不超过 20 粒，连服 2～3 天。使君子甘、温，有毒，水浸剂对猪蛔虫有麻痹作用。过量服用会引起中毒，出现呃逆、头痛、眩晕、恶心、呕吐、抽搐、惊厥、呼吸困难，血压下降。

雷丸：苦寒，有小毒。用治绦虫、钩虫、蛔虫，常与槟榔、木香等同用，也可以单用，入丸散，一日 3 次，每次 3～6g，饭后温开水调服，连服 3 天。本品不耐高温，须在

60℃以下，否则药物成分被破坏。

苦楝皮：苦、寒。有毒，不得过量久服，主治蛔虫、蛲虫、钩虫、疥疮头癣、湿疮湿疹，用量6～9g。

槟榔：苦、辛温，有小毒。主治绦虫、蛔虫、蛲虫、钩虫、姜片虫。主治腹痛、便秘、食积等。用量6～15g。生用力佳，炒用力缓。

十、中药疗法

1. 属寒痛的用制香附120g，高良姜90g，共为细末，每次吞3g，3次/日。

2. 属热痛者，用蒲公英15g，黄连6g，泡水服，每日1剂。有胃酸分泌过多用延胡索5～10g，分2次。亦可吞乌贼骨粉每次5～10g。

3. 消化性溃疡可用地龙白糖浸出口服液，每次30ml，每日3～4次。

4. 地榆70g，制成煎剂200ml，每次100ml，每日3次，对胃及十二指肠溃疡出血者佳。

5. 龙骨（生或煅）、牡蛎各30～50g，水煎分2次服。

6. 珍珠层粉每次1g，2次/日，开水送服，连服20～30天。

7. 胃下垂　苍术100g，枳实50g，白术50g，黄芪200g，共为细末，每次服10g，1天3次，饭前服，30天为一个疗程。或用猪肚具炖上属药减半量吃2天，连吃10具，此后服补中益气丸10瓶。

附：对于胃痛久治不愈者，应考虑是否与胆结石有关，应进行B超、CT检查确诊。

十一、胃脘痛的鉴别要点

寒凝胃脘痛，得热则减，兼呕吐清水，肢冷。热盛胃灼痛，口干喜冷。气虚病程长，痛较松，喜温喜按，阴虚胃痛，进食痛缓，倦怠乏力，后者唇干舌燥，五心烦热，食后胀满。气滞、血瘀、食积胃脘痛，三者属实，拒按或按之不适，与胃虚胃脘痛不同；无明显寒热、喜冷、肢冷、便秘症，与寒凝、热盛胃脘痛不同；气滞者是排气暂舒，舌瘀刺痛不移，舌隐青有瘀点，食积嗳腐，便臭。

参考文献

[1] 中医执业医师（下）. 北京：中医古籍出版社，767－771.

[2] 邓铁铁，郭振球. 中医诊断学［M］. 上海：上海科技出版社，177.

中医治胃脘痛辨证分型9种

1. 脾胃虚弱型　症见胃脘疼痛，痞满，食后腹胀，食少纳差，嗳气泛酸，神疲乏力，少气懒言，大便不调，舌苔薄白，脉弦或缓。江氏用异功散合黄连温胆汤、吴茱萸汤加减。药用党参、茯苓、炒白术、法夏、枳壳、陈皮、炒竹茹、吴茱萸、黄连、生姜、大枣。如寒明显者，以黄芪建中汤合黄连温胆汤加减。田氏以升降脾胃方，用四君子汤加山药、佛手、半夏、枳壳、旋复花、代赭石、白芍、柴胡，殷氏用黄芪建中汤加生赭石、吴茱萸、生麦芽。

2. 气滞血瘀型　证见胃脘胀痛或刺痛，痛有定痛，胸闷胁胀，吞酸嗳气，饮食减少，面色晦滞，舌紫暗或瘀斑点，脉弦细。气滞为主者用香苏饮合四逆散加减。苏梗、香附、陈皮、柴胡、枳壳、白芍、香橼皮、佛手。血瘀为主者用刺猬皮、九香虫汤。炙刺猬皮、九香虫、延胡索、川楝子、三七、炙五灵脂、丹参。

3. 胆胃不和型　胃脘胀痛，痛连胸胁，嗳气频繁，或呕吐苦水，每因情志不畅而痛增，舌淡红、苔白，脉弦。田氏以小柴胡汤化裁。药用：柴胡、黄芩、半夏、炒川楝子、竹茹、郁金、代赭石、山药、大枣、甘草。便秘加生白术或大黄；嘈杂者加黄连、吴茱萸；反酸加瓦楞子、乌贼骨；腹胀加山楂、麦芽。王氏提出用柴胡疏肝散，如痛甚倍加白芍以舒挛止痛；如舌边红用左金丸辛开苦降。

4. 寒热错杂型　症见胃脘隐痛，喜温喜按，但同时存在烧心或口苦、痞满、嘈杂、恶心、呕吐、口黏，苔薄，此类病王氏主张寒热互用，不可大寒大热。药用黄连、黄芩、栀子、龙胆草、炒白术、干姜、半夏、石膏、木香。

5. 脾胃虚寒型　胃脘疼痛，腹部冷感，大便稀，阳痿，舌淡苔白或薄黄，脉弦缓。李氏用黄芪建中汤或以理中汤加荜茇、吴茱萸。泛吐清水较多者，可加半夏、陈皮、茯苓以化饮降逆。痛止后，可用香砂六君子汤调理。

6. 瘀血停滞　胃脘痛定处，痛为针刺或刀割，舌质紫暗，脉涩。用失笑散合丹参饮。呕鲜血，舌红苔黄，脉弦或数者，用泻心汤加味；呕血色紫暗，四肢不温，舌淡脉细可用黄土汤；呕血较重者，可酌加花蕊石、炒蒲黄炭、三七等。

7. 阴虚胃痛　胃痛隐隐，口燥咽干，或口渴，大便干燥，舌红少津，脉多细弦。可用滋阴降火汤加石斛、山药、玉竹参、参子参、白芍、延胡索。

8. 伤食胃痛　因酒伤胃，因饮食过量，或吃过硬的油炸煎物，或咀嚼不细而食速过快。嗳腐吞酸、恶食腹满、脉实滑，右关更实。治法：一是清热，二是消食，三是催吐（初病在胃，可用平胃散加山楂、麦芽，加用手指探吐），四是通便（吐泻法不可两种同用），五是服药期间吃软流质食物（半饱状态），让胃自我修复，早日恢复正常功能。此种病以询问病史为主要诊断方法。方选保和丸加减。

9. 因虫积而致胃痛　用乌梅丸加味即可。在不痛时吃肠虫清驱除犯上作乱的蛔虫。

消化性溃疡中西医诊治法

一、概述

消化性溃疡是指胃肠黏膜被胃液消化而形成的溃疡，其主要表现是上腹部呈明显的节律性疼痛，可以长期周期性发作，且有嗳气、泛酸、流涎、呕吐、恶心等，有时并发出血、穿孔及幽门梗阻，它可能发生在食管、胃、十二指肠、胃空肠吻合口和含有胃黏膜的梅克憩室，但一般指胃和十二指肠。属于中医的"胃脘痛""心胃气痛""吐酸""嘈杂"等范畴。

二、临床表现

1. 上腹部疼痛，呈周期性发作。可因季节变化（如秋末、冬、春）、精神紧张、过度疲劳、饮食失调等因素而加重，休息或内服碱性药物后可缓解。

2. 疼痛性质可为饥饿样不适，钝痛、胀痛、灼痛或剧痛。

3. 疼痛多有节律性特征，胃溃疡的疼痛常于餐后半小时至两小时发生，持续 1～2 小时后可以自行缓解，故有进食、疼痛、缓解的规律，患者常在夜间痛醒。

4. 上腹部有局限性压痛。胃溃疡的压痛多在剑突下正中或偏左处；十二指肠溃疡则位于上腹正中或稍偏右处。

三、实验室及其他检查

1. X 线钡餐检查　气钡双层造影可以显示 X 线的直接征象和间接征象，有明显诊断价值。

2. 胃镜检查　是确诊消化性溃疡的主要方法，采用活组织标本或细胞做病理检查，对鉴别良性或恶性溃疡很有价值。

3. 隐血试验　经过三天素食后，如见粪便隐血试验呈阳性，提示溃疡有活动性。

4. 幽门螺杆菌检测　如呈阳性提示感染，是导致溃疡的重要因素。

5. 胃液分析和血清胃泌素测定　常用于胃泌素瘤的鉴别诊断。

四、辨证论治

1. 脾胃虚寒

主症：胃脘隐痛，饥时痛甚，得食则减，喜温喜按，遇冷加重，畏寒肢冷，神疲便溏，舌质淡、苔白，脉沉细或沉弱，治用黄芪建中汤合理中汤。

加减：泛酸加海螵蛸、煅瓦楞子；泛吐清水加吴茱萸、姜半夏；寒凝脘腹隐痛加佛手、高良姜、制香附；纳少嗳气加神曲、鸡内金。

2. 肝胃不和

主症：胃脘胀痛，胸胁胀满，遇情志变化加重，嗳气吐酸，喜叹息，舌质红、苔白，脉弦。

加减：如胃脘灼热苔黄加胡黄连、柠檬；泛酸加海螵蛸、煅白螺蛳壳。

3. 胃阳不足

主症：胃脘隐隐发作疼痛，灼热，嘈杂，口苦口干，便秘，舌红少苔，或苔黄少津，脉细数，治用一贯煎合化肝煎。

生地黄、白芍、北沙参、麦冬、石斛、川楝子、八月扎、柠檬、陈皮、瓜蒌仁、冬瓜仁、天花粉、淡竹叶、当归、枸杞子。

4. 湿热郁阻

主症：胃脘胀痛，恶心呕吐，口苦口黏，口干欲饮，纳差，肢重神倦，小便赤黄，大便溏而不爽，舌质红、苔黄腻，脉滑数，治用王氏连朴饮合半夏泻心汤。川黄连 10g，黄芩 15g，炒山栀 15g，制半夏 12g，白蔻仁 5g，生薏苡 20g，川厚朴 10g，炒枳壳 12g，广陈皮 6g，藿香叶 15g，云茯苓 15g，生谷芽 30g。

加减：湿热甚者加苍术、石菖蒲，少食加炒神曲。

5. 气滞血瘀

主症：胃脘刺痛，痛处固定，拒按，食后痛甚，呕血、黑便，舌有瘀点或紫黯，脉弦或涩。治用膈下逐瘀汤。全当归 12g，大川芎 6g，赤芍 12g，紫丹参 12g，五灵脂 9g，生蒲黄 12g，广木香 5g，炒枳壳 12g，延胡索 12g，制香附 12g，广陈皮 10g，参三七 9g，炙甘草 5g。

加减：胃脘胀甚加莪术、焦山楂；口臭、便秘加大黄、口干舌红苔少加生地黄、炒白术、玉竹；脉细软加黄芪、党参。

五、治疗原则

运用西药治疗消化性溃疡，有较好的近期疗效，但存在较多的不良反应，而远期疗效欠佳。因此，为医者把中医的辨证论治和现代病理，对症处理很好地结合起来，可以提高疗效，减少复发和不良反应。

六、药物治疗

1. 根除幽门螺杆菌感染

处方一：胶体次枸橼酸铋每日 480mg，克拉霉素每日 500mg，甲硝唑每日 800mg，口服，分 2 次服下，7 天为一个疗程。

处方二：奥美拉唑每日 40mg，克拉霉素每日 500mg，阿莫西林每日 200mg，上药分 2 次服完，7 天为一个疗程。

2. 制酸

①H_2受体阻滞剂：西咪替丁 800mg，口服，每晚睡前 1 次；雷尼替丁 150mg，每日 2 次。

②质子泵抑制剂：奥美拉唑 20mg 口服，每晨 1 次。

③保护胃黏膜：硫糖铝片 1g 口服，每日 4 次。

3. 并发症　如见出血、穿孔、幽门梗阻等按急症处理。

七、中医疗法

1. 针药结合

针灸在止痛理气散寒方面有独特的疗效。

（1）针刺取穴：内关、中脘、足三里、脾俞、胃俞；肝胃不和肝俞、膈俞、梁门、梁丘、阳陵泉，用泻法；脾胃虚弱加章门、建里，用补法；胃阴不足加三阴交、太溪，用补法；气滞血瘀加肝俞、期门、三阴交、膈俞，用泻法。

（2）耳针：取胃、脑、十二指肠、脾。

（3）灸法：取足三里、神阙、中脘，每日 1 次，适用于虚寒性胃脘痛。

（4）拔罐：对胃部皮肤冷而痛者，拔火罐可见效；用热水袋隔毛巾熨胃部亦可；还用神灯烤 15 分钟效果良好。

八、单方验方

1. 海螵蛸 60g，川贝母 30g，白及 60g，延胡索 30g，蛋黄粉 90g，甘草 30g，诸药研末口服，开始用 1 次，每次 3g，饭后空腹服。

2. 海螵蛸、白芍各等份，研末，口服 1 次 9g，1 日 3 次。

3. 炒白术 100g，枳实 50g，白及、山药、海螵蛸各 30g，呋喃唑酮（止痢片）50 片，共为细末，每次温水送下 5g，3 次/日，对糜烂性胃肠病效果好。

4. 重楼 20g，三七、白及、延胡索、大黄各 12g，研细末，每次服 3～5g，温开水送下。

九、心得体会

1. 以通为止痛大法

陈修园在《医学三字经》中云："心胃痛，有九种，明虚实，辨轻重，痛不通，气血壅，通不痛，调和奉。"辨证是关键，以通止痛的方法是从审因论治出发，采取理气、散寒、化湿、泄热（通大小便）、温阳、养阴、化瘀、通络、驱虫等都属通法的范畴。

2. 用好经方

经方是古代名医总结出的疗效可靠的药方。比如脾胃虚寒的黄芪建中汤，用于寒热错杂的甘草泻心汤，用于湿热郁阻的半夏泻心汤，以及芍药甘草汤、四逆散、竹叶石膏汤等对消化性溃疡均有很好疗效。

3. 勿犯脾胃

"胃为仓廪之官，五味出焉"，胃主受纳，为消化道的首关，切忌凶猛克伐之品，更不宜苦寒化燥劫阴之药，以免加重病情。

在用药过程要有主有从，寒热互用，补消兼施。

在饮食方法也要注意，不得乱吃乱饮，少食生硬、辛辣，戒酒少烟。

参考文献

[1] 沈庆法，沈峥嵘. 消化性溃疡的中西医诊法 [J]. 中国临床医生，2008（12）：60－62.

自拟三参三七乌梅汤治疗慢性萎缩性胃炎

一、辨证论治

1. 基本处方

太子参20g，沙参15g，丹参20g，三七10g，乌梅15g，黄芪20g，白术、白芍各15g，麦冬、山药、玉竹参、白及、莪术、半夏、薤白各10g，草果、佛手、枳壳、甘草、黄金芪各12g。

加减：气虚兼阳虚者，去沙参，加豆蔻6g、砂仁10g；嗳气明显者，去沙参、白芍、枳壳加厚朴、枳实、旋复花各10g；胃络瘀阻、胃脘刺痛、舌质紫暗或瘀点、瘀斑明显者，加灵芝12g，蒲黄10g，制没药、延胡索10g；若急性发作，湿热明显者，减黄芪、沙参、乌梅加蒲公英、黄药子；伴肠上皮化生者，加半枝莲20g、蜈蚣2条、黄药子15g、白花蛇舌草20g。水煎每日1剂，分早晚服。

2. 针刺处方

脾俞、胃俞、中脘、内关、足三里、气海、三阴交、丰隆、血海，双侧取穴。针刺方法：取30～32号1～1.5寸不锈钢毫针，75%酒精常规消毒。平补平泻，留针30～40分钟，每10分钟行针1次，每日1次，10天为一个疗程，休息3～5天再进行下一个疗程，可连续3个疗程。

治疗期间患者禁食对胃黏膜有刺激的食物，忌生冷，戒烟酒，心情舒畅，生活有规律。

二、讨论

自拟三参三七乌梅汤是治疗以气虚、阴虚为致病之本，以血瘀、痰阻、气滞为发病之标，本虚标实，虚实夹杂的慢性萎缩性胃炎。

方中黄芪四君子汤补中益气健脾升阳，"脾气升则健"。黄精、黄芪、沙参、麦冬、玉竹参甘凉濡润，生津养胃，有助于胃黏膜腺体的再生与生长；乌梅酸甘生津，以酸生酸，激活胃腺体；白芍酸甘化阴，滋生胃液，且缓急止痛，活血养血；三七活血散瘀止痛；莪术行气破血，消积止痛，化痰散结；草果祛湿化痰；治胃必调肝，方中加佛手、枳壳理气降胃，胃气降则和，气机畅则瘀、痰易消；白及三角扁球形，肥厚肉质，富黏性，是补肺、止血、消肿、生肌敛疮、治溃疡痈疽的良药，特别是富有黏糊性的物质，有利保护胃黏膜。山药异名白药子，健脾补肺，固肾益精；太子参补气养阴。诸药共奏活瘀通络、化痰行气、补气养阴之功，补中寓泻，泻中寓补，补虚而不恋邪，泻实而不伤正。针刺上述相关腧穴，激发脾胃二经经气，调节或改善脾胃功能，以增加胃黏膜血供，改善胃微循环，使萎缩的黏膜及腺体得到气血濡养，使胃微循环、萎缩的黏膜及腺体再生修复及恢复屏障作用。

参考文献

［1］高征，刘银伟，张翠月．补泻萎愈汤配合针刺治疗慢性萎缩性胃炎 42 例［J］．中医杂志，2012（5）：1323－1324.

慢性萎缩性胃炎三型综合用药

一、总体用药

六君健胃是根本，枳壳佛手附苏梗，苡仁白芍莪术斛，半边乌梅芪黄精，山药楂丹鹤沙参，黄连重楼鸡内金，石斛麦冬乌贼骨，姜半寒热须辨证，气滞肝胃虚胃阴。

二、分型用药

按三型进行辨证治疗。

1. 中虚气滞证　党参、炒白术、黄芪、炒山药、茯苓、炙甘草、陈皮、炙鸡内金、佛手、莪术、仙鹤草、薏苡仁。

2. 肝胃不和证　柴胡（或紫苏梗）、刺香附、炒枳壳、炒白芍、佛手、橘皮、橘络、郁金、炙鸡内金、甘草、莪术、薏苡仁。

3. 胃阴不足证　北沙参、麦冬、石斛、白芍、乌梅、炒山药、甘草、香橼皮、佛手、炙鸡内金、丹参、牡丹皮、薏苡仁，可加半边莲、重楼、玉参、三七等。

三、对慢性萎缩性胃炎几个主要治法的探讨

慢性胃萎缩性胃炎具有病程缓慢、证候多有潜变、病理组织不易恢复正常的特点。中医对这类病情的治疗确有一定的优势，现就几个主要治法与同道探讨。

1. 健脾法　此法适应于脾胃虚弱，或脾胃虚寒为本病的主要类型。常用香砂六君子汤、黄芪建中汤、良附丸等，以健脾为主，酌用温中，适当加入理气，兼顾胃阴。其药物有黄芪、甘草、白术、党参、陈皮、白芍、茯苓、山药、干姜、枳壳、香附、木香、砂仁、黄连、大枣、乌梅、鸡内金。

2. 养阴法　本病阴液不足，胃失濡养。常用方为益胃汤、沙参麦冬汤，有的认为肝胃阴虚，主张用一贯煎；也有主张清心火、养胃阴的，如顾维超的养胃复原汤（乌梅、沙参、白芍、麦冬、谷芽、木蝴蝶、刺猬皮、炙甘草）。用养阴法时，应酌加理气药以防滞腻，加补气药益气生津。常用的药物有沙参、麦冬、白芍、甘草、枸杞子、玉竹、石斛、山药、生地黄、山楂、黄连、佛手、乌梅、黄芪、太子参。其中芍药甘草酸甘化阴，对胃黏膜有修复作用；芍药、乌梅能提高胃液酸度。

3. 补脾胃、泻阴火法 脾胃虚弱（脘痛、痞闷、纳少、大便不调），又有阴火（胃灼热、嘈杂、喜冷饮、呕血、便血）等证。临床须益气、养阴、泻火三者结合起来，要权衡证情，灵活掌握。

4. 活血法 史载祥提出慢性消化道病变，如溃疡、充血、水肿、组织变性或增生、血运障碍等，与血瘀证现代病理学相吻合。其依据有：①久病必瘀，久痛入络；②疼痛固定；③胃黏膜局部缺血，苍白或红白相兼，呈颗粒、结节状，有肠腺化生形成；④本病气滞、气虚、虚寒均可致血瘀。常用的活血中药有莪术、没药、当归、丹参、蒲黄、赤芍、乳香、枳壳、延胡索、川芎、山楂、红花等。赵汉鸣的丹参饮加味（丹参、檀香、砂仁、川楝子、莪术、延胡索、川芎、山楂、红花等）治疗萎缩性胃炎有较好疗效。

5. 调气法 脾胃主一身之气。本病中脘痞腹胀系由脾虚不运、气机失调引起，故调理气机也为本病的基本治法之一。在临床上本法常与益气、活血并用。

6. 清化湿热法 脾虚湿阻、郁久化热者宜予清化湿热。代表方剂三仁汤（杏仁、滑石、通草、白蔻仁、竹叶、厚朴、生薏苡仁、半夏）、藿朴夏苓汤。常用药物有茯苓、黄连、薏苡仁、藿香、厚朴、半夏、蔻仁、苍术、扁豆等。

7. 解毒消痈法 李玉奇认为萎缩性胃炎与《圣济总录》所描述的胃脘痈相吻合，主张"以痈论治"，即辨证的基础上，加黄芪、五味子、白蔹、香砂、马齿苋、乳香、没药等解毒祛腐消痈之品，常用药物有蒲公英、白花蛇舌草、半枝莲、鱼腥草、败酱草、壁虎、僵蚕。

8. 补肾法 有作者认为慢性萎缩性胃炎有肾虚表现占大半数。

9. 关于胃酸缺乏的治疗 中医一般用酸甘化阴和甘寒生津之品治疗，胃酸分泌，可以渐得到恢复。如果对酸甘化阴、甘寒生津之品疗效不满意者，即用反治法，即佐用左金丸、乌贼骨、瓦楞子等制酸之品，反可取得较好效果。

参考文献

[1] 赵荣莱.中医治疗慢性萎缩性胃炎的进展概况［J］.中医杂志，1989（3）：50－51.

辨证用药治胃泛酸

泛酸是一种常见症状，如饱食、甜食、酸食、辣食过多，都会出现泛酸。泛酸持续时间不超过5分钟，属于基本正常。超5分钟、几十分钟、几个小时，都算病理现象。

对于患者慢性胃炎、胃及十二指肠溃疡、胃食管反流、食管炎等病，要及时进行抑酸治疗。中医治疗泛酸须辨证用药。

1. 肝气泛酸型

因情志不舒，肝气郁结，气郁化火，肝火犯胃，导致胃失和降而泛酸。患者常伴口苦口干，两胁胀痛，烧心等症状，可用舒肝丸、清胃丸口服，水煎服舒肝汤：柴胡15g，黄芩、郁金各12g，杭芍20g，木香、香附、佛手、陈皮、半夏、白及各12g，莱菔子20g，黄连 10g，吴茱萸 8g，川楝子 12g，甘草 6g。

2. 湿滞泛酸型

患者体内湿邪停滞，阻遏中焦脾胃，或本身脾胃功能不好，脾失健运，水湿不能运化，以致胃液过多而反流。常伴倦怠乏力、纳差、呕吐、腹胀、便溏等症状。应用香砂健脾汤：木香 12g，砂仁 10g，党参、白术、苍术、茯苓各 20g，神曲、山楂各 15g，草果、鸡内金、苏梗各 12g，大腹皮、杭芍 15g，甘草 10g，水煎服；健脾丸口服。

3. 郁热泛酸型

长期食用辛辣油腻酒类食物，可致胃中温热积聚泛酸。可伴胃部灼热，口苦口干，喜冷饮，便干溲赤黄等症状。治用清胃汤：黄连 10g，石膏 30g，柴胡、香附、木香各 12g，茯苓 15g，陈皮、半夏、木通、淡竹叶、花粉各 12g，海螵蛸 15g，瓦楞子 20g，白及 15g，甘草 6g，水煎服；口服清胃保安丸。

（摘自 2012 年 4 月 23 日《中国中医药报》）

胃下垂中医治法

胃下垂属中医腹胀、痞满之范畴。胃下垂是以胃小弯角切迹低于髂嵴连线、十二指肠球向左偏移为主要特征的一种病证，是消化系统常见病。

一、临床症状

1. 轻者一般无症状；重者多有腹部不适，如腹部下坠感、腹胀、腹痛、恶心、嗳气等，常于餐后、站立及劳累后加重。

2. 全身表现 患者多为瘦长体型，可同时出现其他脏器下垂表现，以及低血压、心悸、乏力、眩晕等表现。

3. 体征 上腹部可触到明显的腹主动脉搏动，下腹隆起，以双手向上托扶患者下腹，上腹坠胀减轻。

4. X 线胃肠钡餐检查 站立时，胃位置下降、紧张力减退，胃小弯弧最低点在髂嵴连线以下，胃小弯切迹距髂嵴连线 1~5cm 为轻度下垂，胃小弯切迹跟髂嵴连线 6~10cm 为中度下垂，胃小弯切迹距髂嵴连线大于 11cm 为重度下垂[1]。

二、治疗方法

方药：补中益气汤加味，黄芪、炙甘草、人参、白术、当归身、陈皮、升麻、柴胡、枳壳、厚朴、苍术各 20g，桃仁、红花各 15g，砂仁 10g，半夏 15g。

三、讨论

中医认为，胃下垂多由先天不足，素来体弱，后天饮食失调，久病，多产，七情失和或劳力劳神过度等因素致中气不足、气虚下陷、气血凝滞。其病位在脾胃；病机为虚、瘀，以虚为主。治宜补中益气、行气活血。方中参芪补中益气，升麻、柴胡升阳举陷；白术、苍术、厚朴、半夏健脾燥湿，消滞除痞；枳壳、红花、桃仁调畅气机、行气活血。推拿则有调理脏腑、行气活血、疏通经络之作用；揉颤适用于腹胀、消化不良；按揉脾俞、胃俞可调理肠胃，缓解胃肠痉挛；按揉大肠俞、中脘、巨阙、足三里，主治腹胀、腹痛、消化不良[2]。

参考文献

[1] 尹国有，李广. 脾胃疾病［M］. 北京：人民军医出版社，2007：303.
[2] 罗才贵. 推拿治疗学［M］. 北京：人民卫生出版社，2003：3 - 9.
[3] 段春朝. 中医治疗胃下垂 25 例观察［J］. 中国实用乡村医生杂志，2007，11（14）：41 - 42.

陈修园治五淋癃闭之诸方

一、概述

用利尿药治癃闭，人所皆知。若利水无效，若愈利而愈闭，胀闷欲死，宜治其本。经云："膀胱者，州都之官，津液藏焉，气化则能出矣。"凡小水不出，病在气化。用药少不了肉桂、桂枝。阴虚不化，热逼膀胱，小腹胀痛，尺脉旺，宜服滋肾丸。阳虚不化，寒结膀胱，小腹不痛，脉弱，宜加减肾气丸主之。又有一法，譬之滴水之器，闭其上而倒悬之，点滴不能下也，去其上之闭，而水自通流，以补中益气汤煎浓，先用手探吐，顷刻即通。还有启外窍以开其内窍，用八正散加麻黄、杏仁以降气，肺气下达州都，其应如响。如夏天不敢用麻黄，恐脱而汗漏不止，以苏叶、防风、杏仁三味等份，水煎温服，得取微汗，而水即利矣。（此张隐庵治水肿验案）虚者，以人参、麻黄各一两煎服，神效。（此卢晋公验案）如汗多不任再散者，即以紫菀、桑白皮各 10g，麦冬 15g，加入利水药中，或加于升提药中亦效（此李士材验案）。皆下病取上之法也。

凡治淋病，统以景岳大分清饮（茯苓、泽泻、木通各 10g，猪苓、栀子、枳壳、车前子、甘草各 5g）。

石淋，用大分清饮合益元散加琥珀。

膏淋，加萆薢、海蛤粉各 10g，石菖蒲 5g。

气淋，脐下烦闷胀痛，加荆芥 6g，香附、生麦芽各 5g；不愈，再加升麻，或用吐法。

血淋，瘀血停蓄于阴茎中，割痛难忍，加牛膝、生地黄、当归、桃仁 10g，红花、川芎各 15g。

劳淋，因劳役过度而得，用大分清饮合补中益气汤。

以上五淋，俱属蕴热所致。还有一种冷淋，表现为"四肢厥冷，喜饮热汤"。尿道肿痛，小便清白，以加味肾气汤主之，亦可用大分清饮加萆薢、菟丝子、石菖蒲、远志之，后服六味地黄汤。

赤白浊，陈修园谓："浊出于精窍，与淋出溺窍者不同。病之稍久，宜固肾气不宜利水。"即用治淋利尿的五淋汤来治赤白浊，会使肾精愈利愈虚，而使下元不固而赤白浊更重矣。

小便混浊，白如泔浆，或混有血，分别称为赤浊、白浊。《医学从众录》中说："方书多责之肾，而余独求之脾。盖以脾主土，土病湿热下注，则为浊病。湿胜于热则为白，热胜于湿则为赤。治之之法，不外导其湿热，湿热去而浊自清矣。"陈修园的独求以脾，我理解为万物以土为母，土旺则疾病少，治标当清热利湿，治本为补脾善后。理脾的方法是用萆薢分清饮加黄柏，再加入治心肾的方药，那就更全面、更有效。

萆薢分清饮：《丹溪心法》方。主治下焦虚寒，小便白浊，频数无度，白如米泔，凝如膏糊，有温暖下元、利湿化浊之功。

萆薢分清饮组方：益智、川萆薢、石菖蒲、乌药各10g，水煎，入盐少许，日服2次。

二、方药录

1. 八正散治诸淋

瞿麦、栀子、萹蓄、大黄、滑石、木通、车前子、灯心草。

2. 牛膝膏治死血作淋

桃仁、归尾各10g，牛膝酒浸30g，白芍、生地黄各20g，微火煎至二碗，入麝香少许，四次空心服。如夏月，置凉水中换水，此膏不坏。

3. 治石淋方　用车前子50g，绢袋装煎，空心服，须臾，当下石子。

4. 治热淋方见《千金翼方》用鲜白茅根四斤，熬服，日三夜二次。

5. 治血淋方　用生苎麻根（洗尽去皮），水煎服。又可治血热崩漏。《诗经》中谓苎麻为天青地白草。

6. 独蒜栀子贴脐膏（见《种福堂》）治小便不通

独囊大蒜1个，栀子21个，盐一匙，共捣，敷脐中，良久即通，若没通，敷阴囊上，即愈。

七蛭地龙散治疗癃闭症

前列腺增生是男性老年病，发病率占38%～43%，以夜尿次数增多、排尿困难为主要表现，尿频、尿急、尿滴、尿点滴无、尿细，严重影响患者的休息、生活与工作。中医学将其归属为"淋证""癃闭"范围。《素问》云："膀胱病，小便闭。膀胱不利为癃，不约为溺。"本病病位在膀胱，膀胱与三焦气化不利，可导致本病。治宜以"六腑以通为用"为原则，以"祛瘀开闭"为主法[1]。

1. 七蛭地龙散组方　三七10g，生水蛭10g，地龙10g，蒲公英10g，琥珀3g（其中水蛭、地龙装2号胶囊，其余药为末分3次服），另用开水泡瞿麦15g，威灵仙20g，冲七蛭地龙散。

2. 药理作用　本方三七活血祛瘀止痛，水蛭专入膀胱破血逐瘀，对癥瘕、膀胱血蓄、水道不利有较好功效。地龙清热，定惊，平喘，通络，用于高热狂躁，惊风抽搐，风热头痛，半身不遂，关节红肿疼痛，小便不利，支气管哮喘和高血压症。蒲公英活血止痛并利尿通淋。琥珀能定惊安神，利尿通淋。威灵仙能通行十二经而定痛通络。瞿麦、金钱草均可清热利水通淋以助排尿之功。诸药合用共奏破瘀除癥利尿之功。

3. 单味中药疗法

（1）生甘草末：20g/包，1～2包/日，开水泡饮，10天为一疗程，1～3个疗程。古籍中有记载："茎中痛用甘草梢。"

（2）蒲公英：50g，水煎代茶频饮。

（3）吴茱萸：60g，研末，用酒醋各半，调成糊状，外敷于中极、会阴二穴，1剂/

天。年老体弱，无明显热象者另用吴茱萸 15～20g，水煎 30 分钟，分 3 次服，10 天为一个疗程。体质差者要减少吴茱萸用量，其物有小毒。

（4）田七：田七末 3g，以开水送服，隔日 1 次。

参考文献

［1］罗仁，秦建增. 前列腺增生症单味中药疗法［J］. 北京：人民军医出版社，119－120.
［2］张伯臾. 中医内科学［M］. 上海：上海科学技术出版社，1992：239－242.

三金过路黄治疗尿路结石

一、一般资料

凡患尿路结石者，均有腰痛，有或无肉眼血尿，面色苍白、冷汗、恶心、呕吐等，并经尿常规、X 线或 B 超等辅助检查确诊，肾结石大小小于 0.7cm×1.0cm，输尿管结石小于 0.8cm×1.2cm。患者均无心、肝、肾功能障碍及其他影响治疗和观察的疾病。

二、治疗方法（分型用药）

1. 基础方　金钱草、海金沙、鸡内金、过路黄。

2. 根据临床辨证加味　①湿热加瞿麦、车前子、木通、滑石、大黄；热甚者加蛇舌草、黄芩、牡丹皮或金银花、连翘、虎杖、淡竹叶；血尿者加大小蓟、白茅根、仙鹤草；高热不退者，加柴胡、生石膏、知母。②脾肾阳虚证加菟丝子、补骨脂、高良姜、丁香；虚甚者加附子、干姜、肉桂；剧痛者，加延胡索、乌药、青皮、沉香末（冲服）；多发性结石或结石大而呈角形者，加琥珀（冲服）、三棱、莪术、威灵仙、郁金。③肝肾阴虚证加枸杞、当归、沙参、麦冬、玉竹。血尿者加旱莲草、女贞子、龟板。④气滞证加川楝子、延胡索、枳壳、王不留行、青皮。⑤气虚证加党参、黄芪、白术、茯苓、甘草。血虚者，加熟地黄、当归、白芍、川芎。

三、药理讨论

尿路结石属中医"石淋""血淋"等范畴。《中药学》记载，金钱草有利尿排石之功效；鸡内金有化坚消石之功；海金沙能治湿热肿满及小便热淋、膏淋、血淋、石淋、茎痛，善解毒气。

便　　秘

一、概述

便秘是指粪便在肠内滞留过久，秘结不通，排便周期延长；或周期不长，但粪质干结，排出艰难；或粪质不硬，虽有便意，但便而不畅的病证。

《伤寒论》指出："其脉浮数，能食，不大便者，为实，名阳结也。脉沉迟，身体重，大便反硬，名曰阴结也。"《金匮要略》："大便坚，麻仁丸主之。"宋代《圣济总录》概括为寒热虚实四类。张洁古提出实秘、虚秘有别。夏禹铸曰"常滞而不出，出则溏稀为血虚"。

西医学中的功能性便秘、内分泌及代谢性疾病的便秘，以及肌力减退所致排便困难等，都可参照本证论治。

二、便秘的治疗原则

大肠传导失职引起便秘。在治疗上并非一味单纯通下所能治，应当辨证论治。

实证宜驱邪为主，泻热、温散、通导为治本之法，可辅以顺气导滞之品标本兼治；虚证以养正为先，滋阴养血、益气温阳为治本之法，辅以甘温润肠之药，标本兼治，正盛则便通。

三、辨证施治

便秘按热秘、气秘、冷秘、虚秘（分气虚、血虚、阳虚、阴虚四种）

1. 热秘

［主证］大便干结，腹胀腹痛，面红身热，口干口臭，心烦不安，小便短赤，舌红苔黄燥，脉滑数。

［方药］麻子仁丸加减。药用大黄、枳实、厚朴、麻子仁、杏仁、白蜜、芍药等或用大承气汤。

2. 气秘

［主证］大便干结，或不甚干结，欲便不得出，或便而不爽，肠鸣矢气，腹中胀痛，胸胁满闷，嗳气频作，食少纳呆，舌苔薄腻，脉弦。

［方药］六磨汤加减。药用木香、乌药、沉香、大黄、槟榔、枳实等。

3. 冷秘

［主证］大便艰涩，腹痛拘急，胀满拒按，胁下偏痛，手足不温，恶逆呕吐，舌苔白腻，脉弦紧。

［方药］温脾汤合半硫丸加减。

附子、大黄、党参、干姜、甘草、当归、肉苁蓉、乌药等。半硫丸主要成分为硫黄、半夏，有助阳通便、降逆、止泻功能。用于老年便秘，阳虚久泻，口服 1 次 3g。

4. 虚秘

（1）气虚秘

［主证］粪质不干硬，虽有便意，但临厕努挣乏力，便难排出，汗出气短，便后乏力，舌淡苔白，脉弱。

［方药］黄芪汤加减。药用黄芪、白蜜、麻仁、陈皮。

（2）血虚秘

［主证］大便干结，面色无华，心悸气短，失眠多梦，健忘，口唇色淡，舌淡苔白，脉细。

［方药］润肠丸加减。药用当归、生地黄、麻仁、桃仁、枳壳等。或用四物汤加黄芪、黄精肉。

（3）阴虚秘

［主证］大便干结，如羊屎状，形体消瘦，头晕耳鸣，两颧红赤，心烦少眠，潮热盗汗，腰膝酸软，舌红少苔，脉细数。

［方药］增液汤加减。药用玄参30g，生地黄、麦冬各24g。

（4）阳虚秘

［主证］大便干或不干，排出困难，小便清长，面色白，四肢不温，腹中冷痛，得热则减，腰膝冷痛，舌淡苔白，脉沉迟。

［方药］用桂附地黄丸合温脾汤半硫丸。

四、常见证候加减

（1）冷秘可加枳实、厚朴、木香以助泻下之力，手足不温加小茴香、干姜。

（2）血虚便秘、面白、眩晕甚，加玄参、首乌、枸杞；手足心热、午后潮热，加知母、胡黄连清虚热；阴血已复，便仍干燥，可用五仁丸（郁李仁、火麻仁、杏仁、桃仁、柏子仁）润滑肠道。

（3）阴虚：口干面红，心烦盗汗者，加白芍、玉竹参助养阴之力；如羊屎状，加火麻仁、柏子仁、瓜蒌仁增润肠之效。肾阴不足用六神地黄汤。

（4）阳虚寒凝，老人腹冷便秘，可用半硫丸；脾阳不足，阴寒冷积，用温脾汤。

附：若肠中长息肉（肠镜检查）引起便秘，非手术不可，靠吃药无法消退息肉而便通。

五、单味中药疗法

（1）大黄研成干燥粉末，用70%酒精调糊肚脐，每日1次。

（2）草决明子：炒决明子10~15g打碎成粉，水煎10分钟，冲入适量蜂蜜中搅拌，每早晚服。

（3）芦荟：芦荟6g，分装在6枚空胶囊内，成人每次用温开水吞服2~3枚，2次/日，小孩每次1枚。此法服用。

（4）鱼腥草5~10g，白开水浸泡10~12分钟代茶饮，总有效率100%。

（5）枳实6~10g，水煎每日1剂，对老年便秘有效。

（6）红苕叶（甘薯叶）1斤，花生油15g，加适量盐，炒熟当菜吃。

（7）何首乌30g，每日1次水煎服。

参考文献

［1］罗仁，秦建增．单味中药疗法［M］北京：人民军医出版社，20016：84－850.

［2］中医执业医师应试指南及习题集．北京：中医古籍出版社，814－817.

从脑论治便秘的新思路

1. 重视整体观念

便秘的中医病机主要是：大肠传导功能失常，津液亏乏，不能濡润，故便干秘结。无论是大肠传导失常还是肠津亏乏，均与人体五脏六腑、气血阴阳、寒热虚实的变化密切相关。究其病因，不外乎三大方面：饮食劳倦则内伤脾胃；心情不遂（七情）则气血瘀滞，通降不利；热燥伤津则大肠失润；年高体亏，精气不足传导无力。治便秘，务必从整体观念出发，调节人体的阴阳、气血、脏腑功能等。详查病因所在而调之，以平为期。

2. 审证求因，清补兼施

凡治便秘不可一味只用通里攻下。金代李某所云："治病必究其源，不可一概用巴豆、牵牛之类下之。"依据中医理、法、方、药详辨其因，对症下药，按照传统的辨证分型有：寒秘、热秘、实秘、虚秘（脾肺气虚、血液亏虚证、阴津不足证、阳虚寒凝证），肠息肉必须手术治疗。总体治法分为清、补、清补兼施三类。都要围绕调和阴阳、补虚泻实之法，同时注意保胃气，存津液的原则，反对见秘就大黄等含有蒽醌类的中药，防止结肠黑变病的发生。

对于热灼津液的"热结"、气滞郁结的"气秘"、阴寒凝滞的"阴结"、肠燥便坚的"阳结"等，多用清利的治法，而对脾阴虚肠津亏的"脾约"，采取滋阴润肠通便，选用麻仁丸、增液汤；"血虚秘"，采用养血润肠通便，常选四物汤、润肠丸加减。肾阳虚损的"阳虚秘"，采用温阳通便，用济川煎、温脾汤等化裁，这都采用了以补为主，以清为辅的治疗方法。

若治产妇便秘，则不可用芒硝、牵牛子等峻猛药物，以防伤气耗津。其因为产后失血伤津，肠道失润；或素禀气虚，因产阳气更伤，气虚无力推送大便，便结数日不解，腹满胀痛，壅滞难下，或解时艰涩难下。兼见手足心热，心烦口渴，或头晕目眩，精神疲倦。根据症状可分为血虚肠燥、阴虚火旺、气血虚弱三种类型。此类患者重在补血养阴，润肠通便，把当归、桃仁、女贞子、何首乌等重用20～40g。并且注意饮食粗细搭配，新鲜水果、蔬菜、红薯、蜂蜜都有润肠通便作用。

3. 便秘从脑论治，兼以化痰活血

老年便秘，原因颇多。主要表现为粪便干硬，排便困难或排便不尽感。患者不能定时排便，病史长。兼有脑血管疾病，排便中枢神经受损或中风后遗症，都是影响便秘的因素。脑为髓海，脑髓控制中枢神经，让脏腑各有所主。所以，脑髓病往往直接或间接影响排便。年老体弱，痰蒙清窍或是痰瘀互阻，加重了气虚大肠传导无力，血虚肠道失于濡养，进而出现便秘。在处方时在润肠通便的基础上，选用当归配白芍各30～40g，以加强活血养髓。远志配石菖蒲、郁金各10～15g，以增强化痰通窍、强脑定志的作用，每收良效。

4. 外治法

（1）选具有健脾益气、理气行滞的中药，如苍术、川楝子、厚朴、青皮等。依照"脐通百脉"的理论，做成药粉外敷神阙穴，有利加快肠内容物的排泄过程。

（2）坐浴熏洗

肛门手术后的患者，由于疼痛而便秘，直肠内残留干硬粪便。如果单用通腑法，一方面影响伤口的恢复，一方面术后括约肌紧张，加重患者痛苦。可用黄连、大黄、苍术、黄柏、虎杖、金银花等清热燥湿药物的基础上配伍五倍子、地榆、明矾、芒硝等具有酸收、固涩特性的中药。现代药理证实，这些中药富含鞣酸，具有收缩直肠肛门周围血管，增加渗透压，利用消除水肿的作用。从而减少患者的痛苦和对排便的恐惧，有利放松肛周括约肌，利于排便[1]，某些肛裂患者合并便秘，采用保守治疗。赵宝明的自制中药泡沫气雾剂，留置棉条经直肠给药。配方在细辛、厚朴、威灵仙、青皮、当归等活血理气药物的基础上，加上白芍、五倍子、地榆等，体现了"酸可收敛，涩可固脱"的外治固脱法，配合口服中药效更佳。

参考文献

[1] 赵宝明，王艳逊，，廖培辰，等．中医外科固脱法治疗脱肛溯源及临床应用［J］．北京中医，2007，26（7）：402－404．
[2] 白邈．赵宝明治疗便秘经验［J］．中医杂志，2012（23）：2047－2048．

对痛泻要方的药味研究

汪昂所著《汤头歌诀》中"痛泻要方陈白芍，防风白术煎丸酌，补土泻木理肝脾，若作食伤医便错"。痛泻要方源于《景岳全书》引"刘草窗方"，是治肝郁脾虚、腹痛泄泻的代表方剂，该方由白术、白芍、陈皮、防风四味药组成，具有补脾泻肝、缓急止泻之功效。《医方考》言："泻责之脾，痛则之肝；肝责之实，脾责之虚，脾虚肝实，故令痛泻。"

1. 从中医方剂配伍理论论证

痛泻要方之主证为肝旺脾虚，其临床表现为肠鸣腹痛，大便泄泻，泻必腹痛，泻后痛减，舌苔薄白，两关不调，脉左弦右缓。综观其症，肠鸣腹痛，泻必腹痛为肝克脾土，肠胃气机不调所致，大便泄泻是脾虚，湿滞肠道，传导失职；泻后痛减是泻后湿停气滞得到暂时缓解；舌苔薄白属湿象；脉左关弦为肝旺，右关缓为脾虚。"痛"多因肝旺克脾，"泻"则因脾虚湿盛，所以治肝当泻之、抑之，脾虚湿阻当燥之、补之。由于脾虚，燥湿土以治土虚湿盛；白芍味酸性寒，为臣药。柔肝抑肝，缓急止痛，与白术相配，为补土泻木，从而达到祛湿止泻的功效。而陈皮、防风通过理气行气在方中起到加强白术健脾和白芍止痛的功效，为方中的佐使药。

2. 从中医文献资料论证

白术长于健脾和胃，与脾主运化，喜燥恶湿，气性相吻合，主治脾虚腹胀食少，大便溏泻。《医学衷中参西录》谓："白术，善健脾胃，消痰水，且治腹痛，收胃气、止泻利，和血固膝理，泻肝，补脾胃。"《滇南本草》亦云白芍："泻热止腹痛，止水泻，收肝气逆疼，止肝气疼痛。"刘完素在《素问病机气宜保命集》中曰："诸泻利久不止，或暴下者，皆太阴为病故不可离于芍药。若不受湿，不能下痢，故须用白术。"其使用白术、芍药散也体现了白术、白芍相配治疗脾湿水泻的核心作用。《金匮要略》中的当归芍药散。

再如《太平惠民和剂局方》中真人养脏汤：诃子（煨）、罂粟壳（蜜炙）、肉豆蔻（煨）、木香、肉桂、炙甘草、当归、炒白术、人参、白芍。均体现了白术、白芍配伍具有补脾调肝、补益气血止泻作用。

3. 从现代药理学论证

现代药理研究证明，白术具有调整胃肠运动功能、抗溃疡、保肝的作用。据统计，含有白术的制剂目前已有543种，白术广泛应用于肠胃疾病。白芍有镇痛、镇静、免疫调节、平滑肌解痉及抑菌作用[1]；白芍的解痉作用还体现在其他著名方剂中，如芍药甘草汤、小建中汤、戊己丸等，其中白芍都起到缓急止痛的主导作用。方中的防风有解热、抗炎、抗原微生物和调节免疫功能的作用；陈皮有抗炎、抗过敏和直接抑制肠管平滑肌痉挛的作用，这两味对胃肠的作用效果较白术、白芍差，但在配伍中是加术芍镇痛止泻、调节胃肠功能、抗炎的作用。

4. 从中医临床运用论证

在治疗属肝旺脾虚型的"腹痛""泄泻"疾病中，古今医家大多会使用白术、白芍。如清代叶天士的《临证指南医案》卷六十泄泻部分共 80 首处方，治"泄泻"处方中使用次数最多的 15 味单味药，白术、白芍位列其中。在《名医类案》治疗"泄泻"的 32 首处方中，白术、白芍也位列频繁两年 17 种单味药之中，其中白术排第 1 位。可见白术、白芍在治疗泄泻的重要性和显效性。如《兰室秘藏》卷中的当归芍药汤、《景岳全书》的五阴煎治腹痛泄泻方剂均有白术、白芍。

参考文献

［1］张维友. 柴芍异功散加味治慢性腹泻疗效观察［J］. 实用中医药杂志，2007，23（9）：9.

［2］刘静，傅杰，丁舸. 痛泻要方核心药组论证［J］. 中医杂志，2012（2）：172－173.

痛泻案例

孙某某，男，56 岁，2010 年 8 月 30 日初诊。患者反复腹痛腹泻三年余，经西医化验及各项检查，未见器质性病变，屡用西药，效果一般，总是反复发作。主诉：腹痛即泻，泻后痛减，大便一日 3～4 次不成形。舌暗、苔中及根部白腻，脉沉。诊断为肝脾不和所致，遂用当归芍药散合痛泻要方加味治之。处方：当归 12g，白芍 30g，川芎 12g，炒白术 30g，白茯苓 30g，泽泻 15g，防风 10g，陈皮 10g，白扁豆 20g，竹茹 12g，黄连 10g，半夏 15g，牡丹皮 15g，砂仁 6g，水煎，4 剂服完痛泻皆止，后用上方加木香、干姜、山楂、鸡内金、黄芪、党参、甘草做水泛丸 1 剂巩固疗效。

按：《金匮要略》曰："妇人怀妊，腹中绞痛，当归芍药散主之。""妇人腹中诸疾痛，当归芍药散主之。"该方具有调肝脾，理气血，利水湿，使肝脾和，气血调，水湿去，则痛自愈。方中当归、川芎并重用白芍，以养血柔肝，缓急止痛；白术、茯苓、泽泻、白扁豆健脾去湿；陈皮理气醒脾，防风升清止泻；黄连、竹茹、半夏清热和胃，降逆止呕。全方方证相符，故痛泻止。

补中益气汤可治疗短肠综合征引起的腹泻

小肠是营养吸收最重要的器官，成人若小肠广泛切除可导致吸收面积急剧减少，随之出现的消化吸收障碍、营养不良、代谢紊乱等临床综合征（SBS）。小肠残余长度小于 60cm 或小于 1cm/kg 体重被认为是确定 SBS 的标准[1]。患者在术后腹泻是其主要矛盾，根据临床观察，补中益气汤治疗该类腹泻具有较好的作用。

1. 治疗方法

处方：炙黄芪 30g，党参、炙甘草各 15g，当归、陈皮、升麻各 10g，柴胡、大枣各

12g，生姜 10g。若脘腹重坠胀满，进食益甚，或便意频数，肛门重坠甚者，重用黄芪至 50g，党参至 30g，加山茱萸 15g、山药 20g；若少腹下坠或有痉挛者，重用升麻至 24g；若腹中痛者，加白芍、延胡索各 10g，水煎服，1 日 1 剂。

2. 讨论

小肠是水、电解质、糖类、蛋白质、脂肪及各种维生素主要的消化吸收场所，若小肠广泛切除，患者可出现较长时间的腹泻，非手术方式提高残存肠道吸收功能成为研究重点之一。SBS 患者肠黏膜吸收面积减少为腹泻的主要原因，其次为手术产生的病理反射和术后腹腔内环境改变导致神经性腹泻，联合应用强力性抗感染药物所致肠道菌群紊乱等，以大便溏薄（便下无黏冻及脓血），甚至如水样，次数增多，纳食不振，小腹坠胀，面黄乏力，舌淡少苔，脉细弱为主要症状。属脾胃虚弱，中气下陷证。李东垣《脾胃论》中的补中益气汤治疗慢性腹泻是最佳选方。经过将 32 例 SBS 患者随机分为中药组和对照组各 16 例，治疗 3 周对测定腹泻积分和血清瓜氨酸水平，其比较水平比较差异有统计学意义，结论为：补中益气汤能够提高残余肠道吸收功能，改善腹泻症状，对 SBS 患者疗效肯定。

参考文献

[1] 陶文强，舒鑫，方海云，等. 补中益气汤对短肠综合征患者肠道吸收功能的影响［J］. 中医杂志，2012（17）：1475－1477.

治脱肛验方

1. 内服方

熟附子、生地黄各 10g，当归、炙黄芪各 30g，升麻、柴胡各 12g，炒白术 20g，西洋参 6g。水煎，每日 1 剂，连用 14 天。亦有用补中益气汤者。

2. 熏洗方

柴胡 10g，炙黄芪 60g，炙升麻、白术各 20g，党参 30g，甘草 10g，马齿苋 50g。加水 2000ml，煎至 1500ml 左右，倒入盆中，趁热蹲坐盆上，先熏 10～20 分钟即可，待温后再坐浴 20 分钟，每日 2～3 次，10 天为一个疗程。

3. 外治方

（1）木贼、五倍子、枯矾适量，将其研细末混匀，用麻油调成糊状，涂于患处，送复位，然后让患者平卧 20～60 分钟即可，每日 1 次，连用 1 周（摘自《中国中医药报》）。

（2）用蓖麻捣烂贴百会穴亦可治脱肛。

治肛门瘙痒方

苦楝子皮 20g，苦参 30g，地肤子 15g，花椒 20g，五倍子、防风、蛇床子各 15g。将上药煎 2500ml，滤渣入盆，待药汁不烫手时，坐浴患部，边泡边洗 20 分钟左右，然后卧床休息，1 剂煎 2 次，1 日 2 次坐浴 1 周即愈。

仙桔汤内服加灌肠治疗溃疡性结肠炎

临床症状以黏液血便、腹痛、腹泻或里急后重为主，中医学称之为"痢疾""泄泻"等。笔者运用《朱良春用药经验集》中的"仙桔汤"治疗溃疡性结肠炎，其效果满意。

一、治疗方法

仙桔汤方：仙鹤草 30g，桔梗 10g，乌梅炭 5g，木香 5g（后下），白槿花 15g，炒白术 10g，白芍 10g，炒槟榔 5g，甘草 5g。上药先用清水泡 0.5 小时后再煎取花 200ml，分 2 次温服，1 剂/天。药渣再加白头翁 30g、地榆 20g、白花蛇舌草 20g、五倍子 15g、白及 15g，复煎取药液 150ml，用纱布过滤，温度合适时保留灌肠。患者均于灌肠前排尽粪便，每晚 8 时时行。灌肠后，膝胸卧位 0.5 小时，尽可能延长药液在肠腔的停留时间。1 次/天，10 天为一个疗程，间隔 2 天进行下一个疗程，治疗过程中停用其他药物，4 个疗程后进行结肠镜复查评定疗效。

二、疗效评定标准

痊愈：临床症状消失，复查结肠镜示黏膜光滑、湿润，血管纹理清晰。显效：黏液及脓血便消失，大便次数明显减少，大便成形，腹痛消失或明显减轻，无里急后重。结肠镜下可见黏膜轻度炎症反应及部分假性息肉性成。

三、方剂解释

朱良春创立的仙桔汤是治疗慢性痢疾与结肠炎的有效良方，它以仙鹤草、桔梗二味为主药。仙鹤草味辛而涩，能止活、活血、止泻，还有强壮之力；桔梗与甘草相伍治肺痈，具有开提肺气和排脓之功，治滞下后重；白槿花擅治痢疾，《巴东中草药》称白槿花苦寒、清热解毒，治痢疾、腹泻、湿热白带，用量 10 ~ 12g。此药《冷庐医论》赞其效著。别名：木槿、土槿、川槿皮，花叫白槿花，果叫朝天子。此方取其能泄化肠间湿热，久痢脾虚，取白术补脾助运；湿热逗留气滞，木香槟榔调之；湿热伤营白芍和之；久痢则下焦气化不固，用乌梅炭以固之；甘草调和诸药。

灌肠方中所加之品，正是为增强清除湿热之力，达到邪去正安之目的。方中白头翁清热凉血止痢；白花蛇舌草解毒利湿；地榆、五倍子、白及收敛止血，敛疮生肌。本病主要累及直肠和乙状结肠，强调药液在肠腔的停留时间，是为了药物作用直接与病变部位接触，可收到祛腐排脓、敛疮生肌的功效。

参考文献

[1] 朱步先，何绍奇，朱胜华，等. 朱良春用药经验集（增订本）[M]. 长沙：湖南科技出版社，2000：225.

中药内服加灌肠治疗久痢效果颇佳

一、概述

在祖国医学"泄泻""久痢""肠癖""下利""腑毒""便血"等范畴。以腹泻、黏液脓血便、腹胀、腹痛为主要临床表现。本病已被世界卫生组织列为难治病之一。本病病变主要位于结肠黏膜层，以溃疡为主，始发于直肠，多累及远端结肠，也可遍及整个结肠。其病程长、反复发作，治愈难度较大。西医以纤维结肠镜检查为诊断依据，病名为溃疡性结肠炎。

二、治疗方法

中药基本方：四君子汤各 15g 合香连丸各 10g，加白芍、丹参、当归各 20g，黄芪、苡仁各 30g。大肠湿热者，去黄芪、党参，加大黄、黄柏；肝脾不和者加柴胡、枳壳；脾肾阳虚加补骨脂、肉豆蔻。久泻不止者，加诃子、赤石脂；腹痛者，加延胡索、泽泻、车前子、葛根、白头翁；腹胀者，加厚朴、大腹皮；纳呆者加山楂。内服药水煎 3 次，分早中晚 3 次/日温服。灌肠方：败酱草 30g，五倍子、地榆、紫草、白及各 20g，阿胶 15g，黄连 10g。取汁 100ml，每晚排空大便后保留灌肠 1 次，灌肠液温度在 38～40℃为宜。

三、病理讨论

久痢除上述临床表现外，多伴有纳呆、乏力、面黄、体瘦、舌淡、脉弱等脾虚证候，又可兼有湿热、肝郁、肾虚、瘀血等证候。其主病在脾胃及大肠。多因先天不足，脾胃虚弱；或外感六淫；或饮食不节；或情志失调等因素而发病，导致脾胃损伤，运化失司，迫于大肠传导失调，凝滞气血，伤及肠络，血败肉腐，壅滞成脓，内溃成疡。正如《景岳全书》所说："泄泻之本，无不由于脾胃。"对于该病的治疗大法是健脾利湿，调和气血，化瘀止痢。

四、药理分析

依据上述基本治疗大法，组方中的四君子汤适应一切阳虚气弱，脾衰肺损，面色萎白，言语轻微，四肢无力，脉来虚弱的证候。黄连木香厚肠清热止泻行气导滞，"行气则后重自除"，黄芪补脾升清阳，托毒生肌；薏苡仁淡净利湿益脾，使湿从小便而出；当归、白芍、丹参行血活血，"行血则便脓自愈"；甘草调和诸药，与白药相配，能缓解挛急而止腹痛。根据病情白头翁、地榆、重楼都可选用。诸药合用，共奏健脾化湿、调和气血、化瘀止痢之功，既扶正，又祛邪，标本兼治。本方寓补于散之中，寄消于升之内，补虚而不滞邪。

鉴于本病病位在大肠，采用中药保留灌肠，使药物直达病所，从而更有效地达到祛瘀解毒、止血止泻、排脓生肌之目的。五倍子、白及涩肠止血止泻、消肿生肌；阿胶养血厚肠；地榆、紫草解毒敛疮、活血止血；败酱草祛瘀解毒、消痈排脓。

参考文献

[1] 张勇. 影响保留灌肠治疗效果因素的探讨 [J]. 中国肛肠病杂志，2001，21（7）：24-25.

[2] 杨合功. 中药内服加灌肠治疗溃疡性结肠炎 60 例 [J]. 中国实用乡村医生杂志，2008，4（15）：30-31.

用滋补润肠膏治疗虚性便秘

对于气虚血亏、津液不足之虚性便秘，我采用滋补润肠法熬膏治疗，效果良好。

1. 处方

当归30g，白芍20g，川芎10g，生地黄30g，熟地黄50g，桃仁20g，黄芪100g，白术50g，肉苁蓉30g，黑芝麻100g，桑葚50g，火麻仁50g，女贞子50g，虎杖50g，草决明50g，山楂100g，黄精肉30g。砂锅熬3次，过滤混合再熬，加蜂蜜500ml，香麻油500ml，山药粉500g，防腐剂适量装瓶，每次服25ml，3次/日，一个月为一个疗程。

2. 讨论

习惯性便秘，其病在大肠，但与肺气不降、脾虚失运和肾水不足等有密切关系。《杂病源流犀烛·大便秘结源流》称："大便秘结，肾病也。盖肾主五液，津液盛，则大便调和。"夏禹铸在《幼科铁镜》云："大便常滞而不出，出则溏稀，血虚便秘也，四物汤治之。"我取四物汤加补肺益气健脾之白术、黄芪、山楂、山药粉，补肾增液润肠之肉苁蓉、黑芝麻、香油、蜂蜜、桑葚、火麻仁，缓泻通便的虎杖、草决明、女贞子。经临床验证，疗效确切，与一般泻下药迥然不同。

习惯性便秘，以女性和中老年人居多，经辨证多以气血不足、津亏肠燥为主要病机，故采用滋阴润肠膏治疗。该药重在扶正固本，若有重感冒者不宜服用。患者必须坚持长时间才能达到理想疗效。

归纳习惯性便秘患者的发病原因，多为饮食过于精细，少渣，缺乏食物纤维，液体量摄入不足，肥胖不活动，忽视正常的便意，排便反射受到抑制；此外也与年龄、疾病、药物等有一定关系。以上原因均可使胃肠蠕动减慢，食物在肠道内运行时间延长，使水分过度吸收，大便干结而形成便秘。在治疗上除坚持服药，多吃粗粮、面食和多量新鲜蔬菜、水果，每日摄入4～5L非酒精性饮料，还应注意保持精神舒畅，每日坚持散步，腹部按摩，腹式呼吸和锻炼等，要养成定时排便的习惯。

症状反应是疾病信号

一个有医学诊断经验的医生，都认真询问和听取患者告诉的症状，比如"头颈痛、太阳篇"就明确指出疼痛的部位和病机。若脉浮者，医者就可以按无汗用麻黄汤，有汗用桂枝汤加葛根治疗。下面列举一些症状是疾病的信号。

一、胃部疾病

如果在进食后或饥饿时出现胃痛，或是经常食后饱胀、嗳气且舌苔黄，可能是患了胃炎。

进食后胃疼发作或加重，则考虑是否得了胃溃疡。胃溃疡病人在进碱性食物，如馒头、碱水面后，疼痛可能减轻，如果餐后出现泛酸、烧心、嗳气、右背骨痛，则是胆经发热所致胃食管反流的症状。这类人要多吃流食和不吃得太饱。

进餐后如果出现胃部不适，或腹部嗳气加重，特别是饭后活动或站立时症状更为明显，且平卧后能减轻，很可能得了胃下垂。尤其是体态偏瘦的人，更容易胃下垂。这类人不要饭后百步走，平时要注意少食多餐，餐后最好能平卧休息半小时，不要剧烈运动。

二、腹部疾病

在饥饿时或在夜间经常觉得腹部疼痛，进食后就有所缓解，可能是得了十二指肠溃疡。

如果稍吃辛辣、油腻、生冷的食物，稍微喝点酒，肚子就不舒服；或者一进餐就容易腹泻，且腹泻时或腹泻前伴有腹痛、肠鸣、腹泻后腹痛感会减轻，这都是肠功能紊乱的症状（相当于中医的脾胃虚寒或脾肾阳虚的五更泻）。

三、胆道疾病

吃了油腻食物后，右上腹胀痛并放射到右侧肩部，是患了胆囊炎或胆结石症的表现。

四、糖尿病

出现"三多一少"——多食（饱食易肌）、多饮（大渴引饮）、多尿（尿频），体重减轻。这是糖尿病的典型症状。

不同的病有不同的特殊症状，如癫痫有口吐白沫；惊风必有角弓反张；抽搐高烧；头痛在前额主阳明，在太阳穴主少阳，在头顶主厥阴；耳前血管增粗跳痛属血压升高性头痛。所有病表现的症状全靠医生临床观察和问诊，不断总结病证的共性，以利诊断出正确的结果。

三连藿佩茵砂汤治疗慢性萎缩性胃炎

一、概述

陈修园在《医学三字经》中云："心胃痛，有九种，明虚实，辨轻重。"其中热痛与慢性萎缩性胃炎相类似。西医学中的慢性萎缩性胃炎，当日久失治造成胃黏膜的异型增生和（或）不完全性肠上皮化生是发展成胃癌的一个过程。因此，对慢性萎缩性胃炎不可轻视，一定要不失时机地抓紧治疗，以防恶化。

二、中医诊断标准

参照《中药新药临床研究指导原则》慢性萎缩性胃炎的中医证候诊断标准分为脾胃湿热证（主症：胃脘胀满，胀痛，口苦，恶心呕吐，舌质红，苔黄腻。次症：胃脘灼热，口臭，尿黄，胸闷，脉滑数）；胃络瘀血症（主症：胃脘胀满、刺痛，痛处拒按，痛有定处，舌质暗红或有瘀点、瘀斑。次症：黑便，面色暗滞，脉弦涩）。具备以上两证主症和次症2症状即为浊毒内蕴证（湿热痛）。

三、自拟治疗处方

黄连10g，半边莲、半枝莲各15g，藿香、佩兰各12g，茵陈15g，砂仁10g，白花蛇舌草20g，全蝎10g，蜈蚣2条，白术20g，枳壳15g，红参10g，山药30g，白及20g，焦山楂30g。水煎服，1日1剂。

四、药理讨论

黄连清中焦湿热泻火解毒，《本草经疏》云："涤除肠、胃、脾三家之湿热也。"藿香芳香化浊，醒脾和胃。《本草图经》谓："治脾胃吐逆，为最要之药。"佩兰宣化湿浊，和中定痛，《本草经疏》谓之"开胃除恶，清肺消痰，散郁结之圣药也"。砂仁芳香理气，醒脾和胃，温中止呕，《本草备要》称其"和胃醒脾，快气调中，通行结滞"。茵陈善渗利湿热，《本草正义》记载："茵陈，味淡利水，乃治脾、胃二家湿热之专药。"白花蛇舌草、半枝莲、半边莲清热解毒，利水消肿；全蝎、蜈蚣攻毒散结，通络止痛。诸药合用共奏化浊解毒、活血化瘀之功。白及、山药生肌和胃，参术、枳壳、焦山楂是活胃肠之专药。

有学者认为，血液高黏度是血瘀的病理机制之一[1]，化浊解毒方能显著改善患者血流变化指标中的全血黏度、血浆黏度。因为胃黏膜萎缩变薄，血液循环差，胃壁细胞减少，影响维生素 B_{12} 的吸收，容易出现不同程度的贫血[2]。因此，治疗慢性萎缩性胃炎，必须在处方时要兼顾有利于促进胃黏膜的修复，以利于改善对微量元素的吸收，提高患者血红蛋白的含量，改善贫血，提高患者自身免疫力，符合"正气存内，邪不可干"这一治病理论。

参考文献

［1］祁宏，耿暑光，徐定仁，等 . 胃萎康治疗慢性萎缩性胃炎的疗效及对血液流变的影响［J］. 中国中西医结合急救杂志，2004，11（1）：42－44.
［2］许真真 . 51 例慢性萎缩性胃炎贫血分析［J］. 福建医药杂志，2004，11（1）：42－44.

辨治慢性萎缩性胃炎

慢性萎缩性胃炎是指以胃黏膜固有腺体萎缩、变薄，黏膜肌层增厚等为主要病理改变的慢性炎症疾患。症状为上腹部胀满、疼痛，或胃中有嘈杂感，食欲下降，消瘦乏力等，属中医学"胃痞""胃痛""嘈杂"范畴。要想治愈此种病证，须从以下几个方面琢磨。

1. 重视病机转化

慢性萎缩性胃炎的病机多属虚实夹杂、本虚标实，本虚为脾胃气虚或脾胃阴虚，标实多为气滞、血瘀、痰湿（浊）为患。其病机可以相互转化，大体分四个方面：一是虚实转化。在疾病早期以实为主，随着病情的发展，脾胃受损，气血生化乏源，脾胃之气衰惫，阴阳耗损而由实转虚。因气虚又易导致食滞、痰阻、瘀血内停，即因虚致实。二是由气及血。胃病日久入络，或由气虚、气滞或痰阻致血行不畅，出现瘀阻之象。三是守热转化。当人进入衰老阶段，胃之气血皆少，胃变得"娇嫩"，受寒郁后化热，热证过用寒凉之品，可转为寒证，故常见寒热错杂。此外，气郁、痰湿、瘀血等病理产物均可化热，化热后可伤阴。四是波及其他脏腑。

李东垣在《脾胃论》中谓："胃虚则脏腑经络皆无以受气而俱病。"胃病之时，常涉及脾、肝、胆等脏腑。

2. 辨证施治经验

（1）益气先健脾

从中医整体观和辨证施治的观念出发，胃病会导致脾胃运化功能失调，气血生气之源不足，中气不足，若见脘痞不舒或胃隐隐作痛，食欲不振，大便溏薄，舌淡、苔白等胆胃虚弱的症状，必须从益气健脾入手，使气血运行正常，患者可较快痊愈。常用香砂六君子汤加黄芪、山药、当归。

（2）理气重和胃

胃为六腑之一，"六腑以通为用""脾宜升则健，胃宜降则和"，故胃以通降为顺。无论外感内伤，均可使胃腑气机阻滞，胃失和降，常见脘腹痞满，嗳气，纳少，大便干结或稀薄。理气和胃、调理脾胃是治胃病的基本治则。气滞日久可致肝胃郁热，出现脘痞胀痛、泛酸、嘈杂或胆火上乘等症。临证选用化肝煎为主方治疗。

若胃多实多热，化火伤阴，宜用一贯煎加白及、山药、玉竹参养阴益胃。选理气药时，遵叶天士"忌刚用柔"之旨，切忌过用辛香温燥之品，免耗胃阴。气滞痰阻，加延胡索、半夏、陈皮、茯苓和降胃气，理气化痰；气机阻滞，胃行瘀滞，胃络瘀阻，加丹参、莪术活血化瘀；若腑气不通者，可加入瓜蒌、莱菔子通腑导滞。行气活血都应谨遵吴鞠通"治中焦如衡，非平不安"的原则，即行气莫耗气，活血勿破血。

（3）活血要化瘀

脾胃气虚或脾胃阴虚乃慢性萎缩性胃炎的病机，脾胃虚弱，则血滞胃络而成瘀，临床可见胃痞满，甚至疼痛固定不移，舌质淡暗，舌有瘀点或瘀斑，脉弦涩等血瘀之证。常在健脾益气、滋养胃阴的基础上加用活血化瘀之品，如丹参、莪术、三七、五灵脂等，以标本虚实兼顾。脾胃虚弱兼有气滞痰瘀阻滞者，用香砂六君子汤加黄芪、丹参、浙贝母、莪术、白芍、鸡内金、白花蛇舌草、甘草、生姜。胃阴亏虚兼有气滞痰瘀阻滞者，药用太子参15g，麦冬15g，百合30g，白芍12g，乌药10g，丹参15g，莪术10g，黄连6g，陈皮、佛手各10g，浙贝母15g，鸡内金5g，白花蛇舌草30g，大枣10枚，生姜、炒白术。

（4）用药平和与合方

脾以健运为常，胃腑以通为贵，选方要多性味平和，少用味厚、性烈、性偏之物，恐其攻伐胃气。慢性萎缩性胃炎病情复杂，既有脾胃气虚或胃阴虚之征，又有气滞、痰阻、食滞、血瘀之象。故选方不得杂乱无章，有分清标本缓急，虚实主次分明，井然有序。常用健脾益气、滋阴养胃、清热除湿、行气化痰、活血解毒、攻补兼施、实热互用，或反佐法。如寒热互结之症，用辛温与苦寒法，用半夏泻心汤合左金丸治疗。肝郁气滞者，合四逆散随症加减。痰热互结者合小陷胸汤。耗气伤阴者，取陈修园的百合乌药汤合生脉饮。脾虚气滞佐六君子汤或异功散。

3. 四诊合参

诊断病情要重视辨证与辨病相结合，宏观辨证与微观辨病相结合，四诊合参，审证求因。在中医基础理论指导下，借用现代医学的影像学、内镜及病理检查，为中医辨证提供新的思路和方法，丰富和发展辨证论治的内涵，从而提高临床疗效。如胃镜是中医望诊的延伸，病理检查示肠上皮化生、不典型增生之胃黏膜癌前病变者，则用丹参、莪术、三七、白花蛇舌草等。

拔火罐治风寒胃痛

风寒胃痛多由于外受寒邪所致,畏寒喜暖是一大特征。风寒侵入腹中,或过食生冷食物,寒留滞于中,阻滞了气机正常运行,使脾胃运化失常,不通则痛,导致胃脘疼痛突发且疼痛剧烈。拔火罐疗法可温中散寒,解郁泄热,疏通胃气,导滞止痛。选取穴位:中脘、天枢、足三里、脾俞、胃俞、内关。拔罐时间 5 ~ 10 分钟,儿童不超过 5 分钟,隔日拔一次。

(摘自《医药卫生报》)

治慢性萎缩性胃炎之经验(胃痛)

一、概述

慢性萎缩性胃炎是指以胃黏膜固有腺体萎缩、变薄,黏膜肌层增厚等为主要病理改变的慢性炎症疾患。临床表现为上腹部胀满、疼痛,或胃中有嘈杂感,食欲下降,消瘦乏力等,属于中医学"胃痞""胃痛""嘈杂"等范畴。要想治好这类疾患,要权衡以下几个方面。

二、病机转化

病机多属虚实夹杂、本虚标实。本虚为脾胃气虚或脾胃阴虚,标实多为气滞、血瘀、痰湿(浊)为患。其病机转化大体有四个方面:一是虚实转化。在疾病早期以实为主,随后脾胃受损,气血生化乏源,脾胃之气衰惫,阴阳耗损而由实转虚。气虚易致食滞、痰阻、瘀血内停,即因虚致实。二是由气及血。胃病日久入络,或由气虚、气滞或痰阻致血行不畅,出现血分瘀阻之象。三是寒热转化。胃为多气多血之腑,当人进入衰老阶段,胃之气血皆少,因而"娇嫩",感受寒邪郁久可以化热,热证过用寒凉,亦可转为寒证,故常见寒热错杂之候。此外,气郁、痰湿、瘀血等病理产物又多可化热,化热则伤阴。四是波及其他脏腑,常可涉及脾、肝、胆等脏腑。脾胃同居中焦,脾升胃降为气机升降之枢纽,清升浊降则气机调畅。肝主疏泄,调节脾胃气机,若疏泄无权,肝气横逆,或胆失疏泄,气机阻滞不畅,皆可导致胃病。

三、辨治方略

1. 益气先健脾

胃病日久,导致脾胃运化功能失调,气血生化之源不足,中气尚乏,故见脘痞不舒或胃脘隐隐作痛,纳差,便溏,舌淡、苔白等症状,常用香砂六君子汤加黄芪、太子参、玉竹参。

2. 理气重和胃

"脾宜升则健,胃宜降则和",故胃以通降为顺。无论外感内伤,均可使胃腑气机阻滞,常见腹痞,嗳气,纳少,大便干结或稀薄,要把理气和胃贯穿于治胃痛之中。脾有病,常影响肝胆。气滞日久可致肝胃郁热,胃痞胀、泛酸、嘈杂或肝热夹胆火上乘等症,先用化肝煎、一贯煎为主方的治疗。在选用理气药时，遵叶天士"忌刚用柔"之旨，别过用辛香温燥之品，以免耗损胃阴。气滞痰阻加半夏、陈皮、茯苓；血行瘀滞，加丹参、莪术活血化瘀；可加入瓜蒌、莱菔子通腑导滞。在用药时力求行气莫耗气，活血勿破血。

3. 虚实标本兼顾

临床见胃脘痞满，甚至疼痛固定不移，舌质紫暗、舌有瘀点或瘀斑，脉弦涩等血瘀之征，此乃病之标。应在健脾益气、滋养胃阴的基础上加活血化瘀之品，如丹参、莪术、三七、五灵脂等。处方：黄芪、太子参各20g，麦冬、百合各30g，乌药、白芍、丹参、莪术各12g，黄连6g，佛手、浙贝母、鸡内金各15g，白花蛇舌草30g，甘草、大枣各10g。

4. 复法合方分主次

脾以健运为常，胃腑以通为贵。选药多性味平和，少用味厚、性烈、性偏之物，恐其攻伐胃气。慢性萎缩性胃炎病情复杂，既有脾胃气虚或脾虚阴虚之征，又有气滞、痰阻、食滞、血瘀之象。

复法合方是集多种治法于一体，组方药味较多，可起到综合调治的作用。从多途径、多层次的综合调整脏腑机能活力，促使胃黏膜病变好转。复法组方不得杂乱无章。要分清主次，标本缓急，寒热虚实。常用健脾益气、滋阴养胃、清热除湿、行气化痰、活血解毒、攻补兼施，或反佐从治。如遇寒热互结之证，则用辛温与苦寒合法，配伍半夏泻心汤合左金丸治疗。临证见肝郁气滞者，合四逆散随症加减；痰热互结者合小陷胸汤；耗气伤阴者，取陈修园的百合乌药汤合生脉饮，益气养阴；脾虚气滞者，则佐六君子汤或异功散以健胃和中助运。

四、诊断辨病应合参

治疑难病证要注重宏观辨证与微观辨病相结合。宏观辨证是指中医传统的辨证方法，四诊合参，临证根据外感内伤、寒热虚实，辨证施治。微观辨证是在中医基础理论的指导下，借用现代临床辨证提供了新的思路与方法，丰富和发展辨证论治内涵，提高临床疗效。如胃镜的使用是中医望诊的延伸。病理检查示肠上皮化生、不典型增生之胃黏膜癌前病变者，白兆芝教授常用活血化瘀、清热解毒的丹参、莪术、三七、重楼、白花蛇舌、蒲公英等治疗。

参考文献

[1] 王健. 白兆芝辨治慢性萎缩性胃炎经验 [J]. 中医杂志，2012（2）：101–102.

得了胃病不可忽视饮食方案

胃为仓廪之官，五味出焉。养成良好的饮食习惯是消化系统健康的关键，饮食讲规律，吃喝得当，是人体健康的重要保证。

如果得了胃病，就得重视饮食方案：一日三餐，早上吃好，中午吃饱，晚餐吃少。

1. 胃炎、胃溃疡

避免刺激性食物，饮食以清淡为主。

饮食对策：①平时避免烟酒、咖啡、浓茶、辛辣食物等的刺激。②避免芹菜等粗纤维食物，以免摩擦脆弱胃壁，使伤口愈合难。③空腹时不要喝可乐等碳酸饮料。急性胃炎患者由于反复发病和出血症状，容易出现缺铁性贫血，故宜选含铁丰富的红肉及富含维生素C的食物，如橙子、柠檬等，以促进铁质吸收。

2. 胃食管反流

少吃甜食、糯米。

原因：下食道括约肌不自主地松开和张力下降，使贲门口无法紧闭，胃酸和酶便逆流向上，由于食道壁很薄无法抗酸，便会产生烧心和灼热感，引起打嗝、吞咽困难、烧心，甚至引起食道溃疡。

饮食对策：①少吃甜食、油炸、高脂肪饮食；②空腹时不吃酸性食物，如柑橘类水果、醋等，以免胃酸大量分泌；③少吃难以消化的糯米、芹菜、竹笋等粗纤维食物以及动物的筋、皮，以免加重逆流症状。

还要多吃和胃食物五种：圆白菜、南瓜、木瓜、山药、生姜。

溃疡性结肠炎中西药疗法

一、概述

慢性溃疡性结肠炎属中医学中的"泄泻""痢疾"或"肠风"等疾病的范畴，多因外感时邪、饮食不节、情志内伤、素体脾肾虚所致，其基本病理因素有气滞、湿热、血瘀、痰浊等。

陈修园在《医学三字经》疾病和泄泻中云："湿热伤，赤白痢。热胜湿，赤痢溃。湿胜热，白痢坠。湿而冷，萸附行；湿而热，连芩程。……脾肾虚，近天明；四神服，勿纷更。"

湿热内蕴证。主症：腹泻、脓血便或血便、里急后重、腹痛。次症：肛门灼热、身热、溲赤、舌红苔黄腻、脉滑数或濡缓。

二、治疗方法

（一）中药处方

1. 初期　用苦参连芩白头汤：葛根、黄连 10g，黄芩 10g，苦参 10g，白头翁 25g，木香 10g，当归 10g，白芍 20g，地榆 10g，肉桂 10g，甘草 10g，滑石 60g，甘草 10g，泽泻 20g。每日 1 剂，水煎 3～5 剂。

每晚睡前灌肠方：黄柏 30g，苦参 10g，地榆 30g，白及 10g，三七粉 5g，锡类散。连续灌肠 12 天后停 2 天。

2. 缓解期　四君苡仁白及汤：太子参 20g，炒白术 20g，云苓 10g，炙甘草 10g，黄芪 30g，薏苡仁（炒）30g，白及 10g，白芍（炒）20g，桔梗 10g，木香 10g，黄连 6g，补骨脂 10g，地榆 10g。灌肠方煎 2 次，混合浓缩至 120ml 灌肠。

3. 恢复期　十全大补汤加白及、诃子、地榆、三七粉、石菖蒲、山药。

（二）药理分析

黄芩、白头翁、苦参、黄连、葛根为君药，苦寒燥湿，清热解毒，凉血止痢；木香、芍药、三七、当归、白及、白蔹、地榆为臣药，调气活血，行气导滞，凉血止血，散结生肌，缓急止痛，佐以肉桂以防寒凉太过。六一散和泽泻、薏苡仁利尿利湿。配以锡类散解毒化腐、消肿止痛促进溃疡面愈合。黄芪、四君子补中益气，可使"正气内存，邪不可干"。

（三）西药处方

1. 美沙拉嗪肠溶片（佳木斯鹿灵制药有限责任公司生产，国药准字 H19980148，0.25g/片），活动期每次 1g，每日 4 次，病情缓解后，维护 1 周治疗后改为每次 0.5g，每日 3 次。

2. 痢特灵（呋喃唑酮），白及、枳实方剂

痢特灵有胃肠道消炎作用；白及止血生肌，祛风镇痉；枳实理气止痛；炒白术健脾益气除痞满，提升中气止自汗。

［用法和剂量］口服：痢特灵 0.1g/次，1 日 3 次；同时用白及、枳实各 10g，水煎服，每日 1~2 次，连用 7~10 天为一疗程。若有疗效，可再用一疗程。

痢特灵不得与度冷丁、拟交感神经药、左旋多巴、萝芙木类等配伍应用。痢特灵剂量不宜达大，否则有末梢麻木感等神经系统症状。

泄泻的鉴别诊断

一、概述

小儿腹泻是难治之症，因为婴幼儿脾常不足，易受外邪，伤于乳食，或脾肾阳气亏虚，清浊不分，合污而下，泄泻轻者预后良好，重者下泄过度，气阴两伤，甚至阴竭阳脱；久泻则转为疳证或慢惊风。本病主要由于湿盛与脾胃功能失调致清浊不分，水谷混杂，并走大肠而成。西医学的急慢性肠炎、结肠炎、胃肠神经功紊乱等病，肠结核都是中医"泄泻"的范畴。

二、辨证论治

泄泻可分七种：即伤食泻、风寒泻、湿热泻、脾虚泻、脾肾阳虚泻、气阴两伤泻、阴泻阳脱。儿科名流夏禹铸在《幼科铁镜》云："暴注下迫属火，水液澄清属寒，老黄色属心脾肺实热，淡黄色属虚热，青色亦属寒，淡白色属脾虚，酱色属湿，酸臭属伤食，此乃辨屎之技巧也。"

1. 伤食泻

［症状］大便溏稀，加有乳凝块或食物残渣，气味酸臭，或如败卵，脘腹胀满，便前腹痛，泻后痛减，腹痛拒按，嗳气酸馊，或有呕吐，不畏饮食，夜卧不安，舌苔厚腻，或微黄，脉滑实，指纹滞。

［方药］保和丸加减。焦山楂、焦神曲、鸡内金、陈皮、半夏、茯苓、连翘等。内伤用猪骨头烧焦水煎服，饭伤用原食物烧焦水煎服……依法照服有一定效果。

2. 风寒泻

［症状］大便清稀，夹有泡沫，臭气不甚，肠鸣腹痛，舌淡、苔薄白，肚脐周围冷凉不温。脉浮紧，指纹淡红。

［方药］藿香正气散加减，也可用理中汤加附子。若小便短少，加泽泻、车前子渗湿

利尿。

3. 湿热泻

[症状] 大便水样，或如蛋花汤样，泻下急迫（暴注下迫），量多次频，气味秽臭，或见少许黏液，腹痛时作，或伴呕吐恶心乏力。或发热烦闷，口渴，溲短黄，舌质红、苔黄腻，脉滑数，指纹紫。若是肝木克脾土（腹痛即泻，泻后痛止）用痛泻要方。

[方药] 葛根黄连汤加减（葛根有很好的止泻作用），也可以用五苓散加栀子（猪苓、泽泻、白术、肉桂、白茯苓）；热重泻频加鸡苏散、马鞭草，口渴加石膏、芦根；呕吐加竹茹或灶心土、半夏之类。

4. 脾虚泻

[症状] 大便稀溏，色淡不臭，多于食后作泻，时轻时重，面色黄萎，形体消瘦，神疲，舌淡苔白，脉缓弱，指纹淡。主方：参苓白术散加减，六君子汤加山药、莲子。

5. 脾肾阳虚

[症状] 久泻不止，大便清稀，澄澈清冷，完谷不化，或见形寒肢冷，露睛而睡，舌淡苔白，脉细弱，指纹淡。

[方药] 附子理中汤合四神丸。

6. 气阴两伤，阴竭阳脱

[症状] 泻下过度，质稀如水，神疲心烦，目眶和囟门凹陷，啼无泪，小便短少，甚至无尿，唇红而干，舌红少津，苔少，脉细数。

[方药] 人参乌梅汤。夏禹铸有气虚下降泻者用补中益气汤。

7. 阴竭阳脱

[症状] 泻下不止，次频量多，面色青灰或苍白，哭声微弱，啼哭无泪，尿少或无，四肢厥冷，舌淡无津，脉沉细欲绝。

[方药] 生脉散合参附龙牡救逆汤

在治疗的过程中，必须认真审证求因，对症下药，虚者补之，热者清之，寒者温之，溲短利之，混浊分之，利小便止大便。

三、泄泻的鉴别诊断

1. 寒泻　泻下稀水，色白无臭，或完谷不化，鸭溏清澈。兼有肠鸣切痛，喜温，喜按，畏寒，面白肢冷，舌淡苔白，脉沉迟者，指纹色红，是寒泻。此乃中焦寒盛，脾胃阳虚，不能腐熟水谷，蒸化津液，故清浊不分，轻则便溏，重则完谷不化。

2. 湿泻　泻下如水（水样便），便次频多，兼胸腹满闷、肢体酸重；肠鸣，腹痛轻微，或无疼痛感，舌淡脉缓。湿盛伤脾，脾不能运化水湿，清浊不分，水液下注于肠，则肠鸣泄泻。

3. 热泻　泻下稀如浆汁（黄糜样粪便），气秽极臭，肛门灼热。兼有发热，口渴多饮，时有恶心，尿短赤涩痛，舌红，脉数，是热泻或暑泻。火热或暑伤损肠胃，肠胃腐熟传导作用失常；因热内腐水谷败烂如黄糜而气秽极臭。热伤胃肠，胃气上逆有恶心等症。

4. 伤食泻　泻下稀便，夹杂不消化食物，矢气频多，臭秽难闻。兼有嗳腐吞酸，胸腹饱闷。苔黄脉滑，多食过饱，损伤肠胃，受纳、腐熟、传导功能紊乱，故有上述脉证。

5. 脾虚泻　泻下时溏时水。兼不思饮食，食后脘闷，面黄神疲，舌淡、苔黄，脉缓弱者，是脾虚泻。脾胃虚弱受纳无权，故有不思饮食等症。

6. 泄泻溏便，或有完谷不化 黎明之前，脐不作痛，肠鸣即泻，泻后则安。兼有形寒肢冷，舌淡苔白、脉沉迟者是肾泻。肾阳不足，命门火衰，黎明以前阳气未复，阴气极盛，则应时而下。此种五更泻是来得快，不敢憋便，否则弄脏衣裤。

7. 泻时腹痛肠鸣，泻后痛止，腹部较舒，兼有胁痛、痞闷、嗳气、纳少。每因愤怒，泄泻立即发生，舌淡少苔，脉弦沉是肝泻。肝失调达，横逆乘脾，肝脾不和，故有胸胁痛，纳少嗳气。肝脉抵少腹，肝郁，脉急则腹痛，脾气不升陷下则腹泻。此为肝木克脾土。

四、泄泻的鉴别要点

1. 寒泻 便稀水或完谷不化，兼形寒肢冷，舌淡脉沉迟。

2. 湿泻 便水，肠鸣腹痛轻微，脉沉缓。

3. 热与暑泻 便下黄糜臭秽难闻，暴注下迫，舌红脉数。

4. 伤食泻 泻下夹杂不消化食物，有过食史。

脾泻者以便溏、纳少、食后脘闷不舒为主，肾泻者以黎明前腹痛即泻为特点。肝泻，又称痛泻，以腹痛即泻，痛一阵，泻一阵，或因生怒气，立即腹痛泄泻，与所有泄泻均不同。

五、腹泻小验方

1. 鲜马齿苋适量，煎鸡蛋吃。

2. 鲜铺地芒（地锦草、铺地筋、铺地锦），水煎服。

3. 泻清水稀汤屎的用桂附理中汤。

4. 中暑腹泻黄色粪用重楼 10g 为末，陈醋一两冲服。

参考文献

［1］邓铁涛，郭振球. 中医诊断学.
［2］夏禹铸. 幼科铁镜. 民国三年孟夏月会文堂书局石印.

西医治疗消化性溃疡五大方案

一、概述

消化性溃疡主要是指发生在胃和十二指肠的慢性溃疡，溃疡的形成与胃酸及胃蛋白质酶的消化作用有关，溃疡的黏膜缺损超过黏膜基层。十二指肠溃疡起病年龄以 25～35 岁最为多见，胃溃疡则以 40～70 岁居多。很少有因消化性溃疡致死，死亡主要是并发症引起，特别是胃出血。

二、临床表现

慢性病程，周期性发作，上腹痛为主要症状，服碱性药物后可以缓解。半数以上十二指肠溃疡患者常有中上腹偏右痛，好发于餐后 3～4 小时或半夜痛醒。胃溃疡常有剑突下偏左痛，好发于餐后 0.5～2 小时，疼痛常伴反酸、嗳气等症状。由于个体差异，有些患者症状不典型。

三、西医治疗方案

1. 抑制胃酸 常用抗酸药有氢氧化铝凝胶、氢氧化铝、氢氧化镁、二甲硅油（胃舒平）、次硝酸铋、次磷酸镁、重碳酸钠、氟朗鼠李皮（胃得乐）等。

2. H₂受体拮抗剂　①西咪替丁（甲氰米胍）200mg/次，口服，4 次/天；或睡前 800mg，顿服。

3. 质子泵抑制剂　常用奥美拉唑（洛赛克），一般用量 20～40mg/天，口服，同类产品有兰索拉唑（达克普隆），剂量为 30mg/d，口服。

4. 保护胃黏膜　①硫糖铝：常用量为 1mg/d，分 3～4 次口服；②前列腺素：合成前列腺素、米索前列醇和恩前列素；③表皮生长因子；④成纤维细胞生长因子；⑤其他：复方谷氨酰胺（麦滋林 S）、双八面体蒙脱石（思密达）等均为胃黏膜保护剂，对黏膜屏障有加强、保护和修复的作用。

5. 根除幽门螺杆菌　治疗方案主要分为以奥美拉唑为基础和以胶体铋剂 480mg/d，加上克拉霉素 500～1000mg/d，甲硝唑 800mg/d。这 3 种抗生素中的 2 种，组成三联疗法，疗程 7～14 天。对于治疗失败或复发的患者，可用奥美拉唑＋胶体铋剂＋2 种抗生素，其根除率仍达 90% 左右。

治泻方（慢性溃疡性结肠炎）

一、药物组成

1. 内服方　六君子汤加黄连 6g，木香 10g，赤白芍各 10g，补骨脂 10g，重楼 6g，木通 10g，苦参 10g，桔梗 10g，山药 20g，仙鹤草 24g，地榆 20g，车前子 15g。水煎服，1 剂/日。

2. 灌肠方　地榆 30g，三七 10g，石菖蒲 15g，白及 10g。锡类散。

二、适应证

经常泄泻，腹鸣隐痛，粪检有黏液及其脓细胞、红细胞，结论为慢性溃疡性结肠炎者。

三、制法

灌肠方需浓煎至 50ml 趁热调入锡类散 0.9g，和匀。

四、用法

灌肠：每晚 8 点大便后灌肠。低压，肛管插入不少于 15cm。保持 50 度。灌完后，腿伸直，臀部垫高 10cm，左侧卧 5 分钟，平卧 5 分钟，右侧卧 5 分钟，然后平卧入睡，要求灌肠液在肠中保留 8 小时以上。

五、病案举例

李某，男，63 岁，反复泄泻二年，确诊为溃疡性结肠炎。近来加重，便泄日 4～5 次，腹鸣隐痛，食少形瘦，无力。舌苔薄黄，脉细弱。粪检：有黏液、脓细胞和红细胞。证属久泻脾虚，肠中有湿热。用上述方药一个月，症状消失，大便正常，粪检阴性。

六、讨论

本内服方和灌肠方参考了江苏省中医院徐景藩和南京中医学院黄雅容老师之方，自拟方用于治疗溃疡性结肠炎一般病程较长，泄泻日久，常虚中夹实，湿热瘀滞肠中。在治疗时既要健脾，又要清热利湿行气化瘀。方中六君子是补脾健胃的专方。黄连、黄参、木香、桔梗、芍药清利湿，行气凉血，排脓止痢；仙鹤草、地榆收敛止因血止泻；三七活血化瘀；白及止血生肌敛疮；锡类散解毒化腐生肌，对局部溃疡有愈合作用；车前子、木通有利尿止泻功能；石菖蒲理气活血，散风祛湿，《本经》记载有治痈疮、温肠胃的作用。

泌尿系结石单味药疗法

一、肾结石

1. 胖大海　适量用开水泡服代茶，不拘时服用。现代药理研究，胖大海在体内外对草酸钙结晶形成有明显抑制作用，增加尿石症病人尿中 GAGS 排泄量，防治尿石症。

2. 威灵仙 60g，每日 1 剂，水煎分 2 次服，可防治肾结结石。

3. 金钱草　30～60g，每日 1 剂，水煎，分 2 次服，或煎汤代茶。

4. 枳壳 20g，加水 1000ml，煎 20 分钟，1 小时内服完，多饮水，尽量憋尿，排尿时屏气用力，以增加腹压，促使结石排出。

5. 槐米 70g，打碎，加入刚沸的 1500ml 水中，浸泡 10 分钟后过滤，滤液中加白矾 1g，阿司匹林 1.5g，搅拌均匀，再加适量白糖，得药温后服，连服 3～5 剂，可使肾结石、膀胱结石，输尿管结石排出。

6. 鸡内金晒干（不炒）研细末，每次 3～5g，每日早餐各 1 次，开水送服。

二、尿路结石

1. 生香附 80～100g，水煎服，1 个月一个疗程。

2. 活地龙 30 条洗净，文火焙干研末，加白糖 250g，早起 1 次服。治膀胱结石。

3. 鲜葫芦，捣绞取汁，调蜂蜜，每服半杯，每日 2 次，鲜玉米根 100g，水煎服。治尿路结石。

4. 板蓝根 80g，水煎服，1 周为一个疗程。

5. 过路黄熬水喝治尿路不畅。

内服中药和灌肠相结合治疗急性胰腺炎

一、处方

生栀大黄酱茵汤

生栀子 25g，广郁金、生大黄各 20g，桃仁、赤芍 15g，蒲公英、败酱草、茵陈各 30g，生薏苡仁 40g，炒枳壳 4g。2 剂，每剂煎取汁 200ml，点滴灌肠，上下午各 1 次。灌肠后 1.5 小时可排出焦黑如糊状大便多次，2 次灌肠后亦排糊状便，病人自觉腹部舒适，次日热势下挫。

二、适应证

由湿热引起的胃腹痛。其主要症状是起病急骤，脘胁部剧痛拒按，疼痛波及全腹，伴见恶心呕吐，发热（低热、潮热或高热），腹胀便秘，小便黄赤，部分病人可见黄疸。多由暴饮暴食（饮酒过多或过食油腻），脾胃骤伤，湿热结聚，波及胆胰而致。

三、药理作用及加减

朱老诊断：脾胃湿热、蕴蒸化火乃本病发生的关键。生栀子泻三焦火，既能入气分，清热泻火，又能入血分，凉血行血，故为首选主药。辅以大黄、蒲公英、郁金、败酱草、生薏苡仁、桃仁等通腑泄热之品，其效益彰。痛甚者可加延胡索、赤芍药、白芍药；胀甚者加广木香、枳壳、厚朴；呕吐甚者，加半夏生姜或石膏、竹茹，并可改为少量多次分服，必要时可先做胃肠减压，然后再由胃管注入；其病热严重、出血坏死型、禁食禁水者，则可以点滴灌肠。轻者每日 1 剂，2 次分服；重者每日 2 剂，分 2 次灌肠，常收佳效。

四、病案举例

诸某，男，年逾七旬，干部。有胆汁反流史和冠心病史，近日常赴宴，频进膏粱厚味，突发上腹胀痛、呕吐、汗出肢冷，急去医院检查。B 超显像见胰腺肿大，伴有渗液。外科据有两病史做保守治疗，禁食禁水，静脉滴注福达欣 5g。翌日，体温上升达 39.9℃，巩膜黄染，又做 CT 检查，胰头水肿，坏死出血，腹腔有渗液两处，呈病危者。家属求朱老会诊，湿热壅阻，中焦气滞，毒邪凝结，大便 5 日未行，邪无出路，病即难解。苔黄垢焦腻，少津、唇燥，脉弦数。治宜清泄解毒、通腑导滞，冀能应手则吉。朱用上主方点滴灌肠，上下午各 1 次，1.5 小时后，排出焦黑如糊状大便量大，连灌 3 天热退净，第 4 日大黄减为 10g，续灌第 7 日，生化指标均超正常，开始进食，后坚持灌肠 30 日，B 超复查，包裹性积液已吸收。此后注意饮食，四年迄今，未见复发。

按：朱老采用灌肠法治疗出血坏死性胰腺炎有起死回生之力，关键在于辨证准确，选方恰当，釜底抽薪得法，值得学习运用。

参考文献

［1］朱良春验案：生山栀子为主治疗胰腺炎有特效．中国基层医生报，2011－8（2）．

更年期腹痛可用乌梅汤合逍遥散治之

一、诊断标准

1. 病程长　慢性腹痛反复不愈，病史超过 3 个月以上；
2. 器质性完好　各项临床检查没有相应的器质性改变；
3. 中老年人　发病年龄女性 40 岁以上，男性 45 岁以上；
4. 与精神因素相关　疼痛往往在精神因素不愉快时发生；
5. 整体状况好　社会活动功能相对完好。

二、治疗方法

乌梅汤合逍遥散加减治疗更年期腹痛确有良效。党参、白芍各 30g，当归 25g，白术、柴胡、乌梅、黄连、延胡索、郁金各 20g，吴茱萸 10g，桂枝 15g，薄荷、甘草、干姜各 10g。辨证加减：寒象偏重者，加附子；热象偏重者加黄柏；舌苔白厚加砂仁 20g 或厚朴 20g；伴胁痛加香附 20g；腹痛重者，加川楝子（炒）20g；有梅核气症状者加厚朴、半夏各 15g；痛无定处者，加防风 10g。煎服 5～7 剂。

三、药理讨论

更年期综合征中的腹痛属于中医学中的"郁证""癥证"范畴。腹痛的发作与疼痛程度多与情志紧密相关，劳累和饮食也可诱发。绝大多数还伴失眠、汗出、心悸、焦虑、抑郁、易怒、易哭、疑病等其他更年期精神症状。

祖国医学治"郁证"重在疏肝，调畅情志，肝舒则气行畅通无病。心理社会因素、重大应激性生活事件是导致肝郁的重要原因。因此，从调肝入手治疗更年期腹痛是一种有效方法，而决不能就痛论痛。乌梅汤是治厥阴证的总方，其方酸苦辛味具备；逍遥散是疏肝养血治郁的良方。二方合用，疏肝解郁药力更强。方中乌梅酸温，安脏止痛；党参益气扶正；当归、白芍养血和营敛肝止痛；黄连清心安神，泄胃热；郁金疏肝行气，脾郁止痛，还可安神；干姜祛寒温中；吴茱萸性温，解肝中郁滞；桂枝温通经络，缓解疼痛，通心阳，解心悸；柴胡疏肝解郁，且治寒热往来；延胡索行气活血止痛；甘草缓急止痛。以上诸药相济并结合心理精神调治，效果一定会令人满意。

肾结核

一、概说

肾结核是全身性结核的一部分，绝大多数继发于肺结核，多发于 20～40 岁的青壮年，男性多于女性，约 90% 为单侧性。可伴发生生殖结核、肺结核或并存有其他器官结核。

二、西医诊断标准

1. 尿常规检查为酸性尿，少量尿蛋白，有红、白细胞。

2. 24 小时尿中查到结核杆菌，尿液 PCR 检查结核杆菌 DNA 阳性。

3. 膀胱镜检查可在一侧输尿管口附近见有黏膜充血，或结核结节、溃疡。

4. 肾盂造影可见肾盏边缘如虫蚀或空洞形成。

三、肾结核的症状

进行性尿频、尿急、尿痛、脓尿或血尿。严重者可致尿失禁。

四、单味药疗法

1. 穿心莲片 穿心莲干浸膏，0.525g，3 次/日，口服。

本品具有解热，抗金黄色葡萄球菌、绿脓杆菌、变形杆菌、痢疾杆菌及大肠杆菌的作用，对急性肾盂肾炎、膀胱炎、肾结核有较好的疗效。

2. 夏枯草全草 1500g，加水 2500ml，煎煮浓缩至 500ml，加红糖 150g，制成膏，每日 3 次，每次 20ml。夏枯草全草提取液对多种细菌有抗菌作用，临床发现，对肺、肾、淋巴结核有一定的效果。

3. 蜈蚣去头足，焙干，研末内服，每日 3 次，每次 3 条量，连服 1 个月为 1 个疗程，1 疗程间隔 1 周再服。

五、治疗分药物治疗和手术治疗两种

1. 药物治疗适用于早期肾结核，如尿中找到结核杆菌而影像学显示肾盏、肾盂无明显改变或仅见一两个肾盏呈不规则虫蚀样改变。

常用的抗结核药物：异烟肼 0.35g，日一次，口服；利福平 0.6g，日一次，口服；吡嗪酰胺 1g，日一次，口服；乙胺丁醇 0.75g，日一次，口服。一般采用前三种即三联应用效果满意。两个月后改为异烟肼及利福平持续服 4～12 个月。

2. 手术治疗的原则

（1）无全身其他部位活动性结核病灶；

（2）手术前已足量和长时间使用过抗结核药物；

3. 手术治疗的方法

①肾结核病灶清除术；②肾部分切除术；③肾切除术；④肾造瘘术；⑤解除输尿管狭窄；⑥膀胱扩大术；⑦尿道狭窄治疗。

六、中药疗法可参照肺结核中药治疗。

参考文献

［1］罗仁，秦建增．单味中药疗法［J］．北京：人民军医出版社，2001：124－125.

［2］临床助理执业医师考试：484－486.

慢性肾盂肾炎

慢性肾盂肾炎有尿频、尿急、尿痛、血尿、低热、腰痛等典型症状，病史超过半年以上，经抗菌治疗效果不佳者，不可忽视。慢性肾盂肾炎致慢性肾衰的发生率为 18.6%～37.5%，可用下方坚持长服。

1. 生山楂 100g，每日 1 剂，水煎分次服，连服 7 天。

2. 益母草，干品 20～30g，或用鲜品，每日 1 剂，用大砂罐浓煎 600～800ml，分 3～4 次服。

3. 三七与琥珀等份研末，4g/次，2 次/日，冲服。

4. 苦参 30g，水煎，分三次口服；或装成 3g 重的胶囊服亦可。

5. 叶下珠（珍珠草、夜合草）　取全草阴干 30～60g，加大枣 10 枚，水煎 3 次，代茶长饮，每日 1 次。

参考文献

［1］罗仁，秦建增．单味药疗法［J］．北京：人民军医出版社，2001：112－113.

吴谦治小便不通

实热不化大便硬，癃闭八正木香烹，

阳虚不化多厥冷，恶寒金匮肾气吞。

阴虚不化发午热，不渴知柏桂通关；

气虚宜用春泽汤，五苓人参即通也。

《医宗金鉴》

注：八正散加木香，阳虚者，宜金匮肾气丸，阴虚用通关丸即知母、黄柏、肉桂少许，气虚用春泽汤，症为懒言倦怠用五苓散加人参。

遗尿不禁淋尿白，桂附补中白果核，

补之不应或尿赤，生地萸味加知柏。

《医宗金鉴》

注：遗尿不禁及诸淋，尿色白者，皆属寒虚。寒者，用桂附地黄汤加白果，核指白果仁。虚者用补中益气汤加白果。凡遗尿不禁，诸淋、尿色赤者，或补之不应者，亦有虚热，用坎离既济汤，即生地黄、知母、黄柏加山茱萸、五味子。

呕哕尿闭为关格，若出头汗命将倾

伤寒狂冒遗尿死，尿闭细蔷不能生。

《医宗金鉴》

注：上为呕哕不入，下为小便不通，则阴阳之气关格，若出头汗，则为阳绝，故命倾也。伤寒狂冒属阳邪盛，遗尿属阴不守，若尿闭脉细涩，知阴亦竭，故俱死也。

附：在临床中见偶发大病则大尿打湿裤子，是危急死亡之征。

五淋癃闭（小便不利）

一、概述

癃闭者，小便点滴不通，甚而为胀为肿，喘满欲死。五淋者，小便痛涩淋沥，欲去不去，欲止不止，有砂、膏、气、血、劳五种之分。五淋癃闭的病证就是小便不利。

二、鉴别诊断

1. 阳水肿证　小便不利，尿色黄赤，兼恶寒发热，咳嗽、咽痛，先从颜面浮肿，继之四肢和周身浮肿，按之凹陷，大便秘结，腹胀、苔腻、脉数，此是水肿病的阳水证。

2. 阴水证　小便不利，面浮足肿，或先从下肢肿，按之即起，兼有胸闷纳少，肢冷神疲，便溏，身重腰酸，舌胖大，苔白，脉迟弱。此是水肿病中阴水肿症也。因脾肾阳虚，不能运化水湿故小便不利。

3. 小便不利，或点滴而出，尿色黄赤，少腹硬，舌红苔黄，脉数有力。此是癃闭病的热结膀胱证。

［方药］八正散加减（方药见热淋）。

4. 小便不利，兼有腰膝酸软乏力，四肢不温，面色光白，舌质淡嫩，脉沉细弱，此是癃闭病，命门火衰证。肾阳虚，命门火衰，膀胱气化功能失常，故小便不利。

［方药］济生肾气丸加减。药用附子、肉桂、桂枝、地黄、山药、山茱萸、车前子、茯苓、泽泻等。

5. 小便不利，或点滴不通，咽干，烦渴欲饮，呼吸短促，苔黄，脉数。此是癃闭病的热邪壅肺证。热邪壅肺，肺失肃降，故小便不利。

[方药] 清肺饮加减。药用黄芩、桑白皮、鱼腥草、麦冬、芦根、天花粉、地骨皮、车前子、茯苓、泽泻、猪苓等。

6. 小便不利，舌紫暗，有瘀斑或点，脉涩或细数。此是癃闭病的血瘀证，瘀血留滞膀胱，导致膀胱气化失职，故小便不利。

[方药] 抵当丸加减。药用当归尾、山甲片、桃仁、莪术、大黄、芒硝、郁金、肉桂、桂枝等。

7. 小便不利，淋沥刺痛，频数短涩，欲出未尽，小腹拘急，或痛引腰腹，或尿砂石，或尿血，舌质淡、苔薄，脉弦数，此是淋病。热结于膀胱，气化不行，尿路不畅，故小便不利。

[方药] 沉香散加减。药用沉香、橘皮、柴胡、青皮、乌药、当归、王不留行、郁金、石韦、车前子、冬葵子、茯苓等。

8. 小便不利，身热无汗，烦渴，口干舌燥，便秘，初起发热恶寒，继之壮热汗出，舌红、苔黄、面干，脉弦细而数，此是热病阴伤津亏。热盛津液受伤，水源不足，膀胱无水，故小便不利。

[方药] 用滋阴降火汤合六味地黄汤，适宜阴虚火旺的患者。

水肿、癃闭、淋病引起小便不利的鉴别要点

水肿病，小便不利，伴有浮肿。阳水证，浮肿常从颜面开始，咽痛，尿黄赤，便秘；阴水证，浮肿常从下肢开始。

癃闭病，小便不利，一般无浮肿。热结膀胱证，尿色赤，小腹硬满，舌红苔黄，命门火衰证，面白，肢冷；热邪壅肺证，咽干，呼吸短促，烦渴欲饮；血瘀证，小腹胀满，隐痛，舌紫暗，有瘀斑。

淋病，小便不利，淋沥刺痛，频数短涩，尿道疼痛明显。

陈念祖在《医学三字经·水肿篇》中云："便清利，阴水殃；便短缩，阳水伤。"

淋证有五，按临床表现分为六淋。

一、热淋

[证候] 小便频数，灼热刺痛，急迫不爽，尿色黄赤，腹拘急胀痛，或腰痛拒按，或寒热口苦，恶心欲呕，大便秘结，舌苔黄腻，脉濡数。

[方药] 八正散（木通、车前子、萹蓄、瞿麦、滑石、黄芩。小腹胀痛甚，加川楝子、乌药；大便秘结，加枳实，重用大黄。）

[针灸疗法] 可选关元、气冲、次髎、太冲、合谷、外关穴，用泻法。每日1~2次。

二、石淋（尿结石）

[证候] 尿中有时挟有砂石，小便艰涩，排尿中突然中断，尿道刺痛窘迫，少腹拘急，或腰腹绞痛难忍，尿中带血，舌苔黄腻，脉弦紧。

[方药] 石韦散（石韦、冬葵子、瞿麦、滑石、车前子）加金钱草、鸡内金、海金沙等。如发热加蒲公英、大黄、黄芩。尿血加小蓟、白茅根。腹部绞痛加延胡索、白芍、甘草。

[针灸疗法] 可取肾俞、膀胱俞、关元、委中、然谷、石门穴，用泻法。每日 1~2 次。

三、气淋

[证候] 有虚实两种表现。实证即肝气郁滞，证见小便涩滞，少腹胀满疼痛，舌苔薄白，脉沉弦。虚证即中气不足，证见少腹坠胀，迫切作痛，尿有余沥，面色光白，舌质淡，脉虚无力。

[方药] 实证用沉香散（沉香、石韦、滑石、当归、陈皮、白芍、冬葵子、甘草、王不留行）。胸胁胀闷者加青皮、乌药等。日久气淋血瘀者，加红花、赤芍。虚证用补中益气汤。

[针灸疗法] 可选膀胱俞、气海、中极、水道穴。实证可配侠溪，虚证可配百合，用补泻兼施法，每日 1~2 次。

四、血淋

[证候] 实证见尿色红赤，尿频、尿急、小便灼热涩痛，甚则尿中夹有血块，疼痛满急加剧，舌红苔黄，脉滑数。虚证见尿色淡红，尿痛涩滞不甚，或伴腰膝酸软，舌红苔少，脉细数。

[方药] 实证用小蓟饮子（小蓟、蒲黄、藕节、滑石、木通、生地黄、当归、甘草、栀子、淡竹叶）。尿血较甚者，加田七、琥珀末、川牛膝。虚证用知柏地黄丸加阿胶、旱莲草、小蓟等。

[针灸疗法] 可选关元、行间、太溪、曲池、照海、血海、三阴交，用补泻兼施。

五、膏淋

[证候] 有虚实两种表现。实证是小便混浊如米泔水，或有黏腻之物，尿道热涩疼痛，舌质红，舌苔黄腻，脉数。虚证见病久不愈，或反复发作，淋出如脂，涩痛不甚，形体消瘦，腰膝酸软，头昏无力，舌淡，苔腻，脉细无力。

[方药] 用程氏萆薢分清饮（川萆薢、车前子、黄柏、茯苓、白术、石菖蒲、丹参、莲子心）加减。小便黄热痛甚加木通、龙胆草、滑石；血尿加大蓟、小蓟、白茅根。虚证用六味地黄丸加芡实、莲须、金樱子、菟丝子、龙骨、牡蛎等。

[针灸疗法] 实证选膀胱俞、中极、阴陵泉、行间、太溪，用泻法；虚证可选取脾俞、肾俞、中极、气海、百会，用补法，并加灸。每日 1~2 次。膏淋静脉滴注氨苄青霉素疗效可靠。紫茉莉水煎服效佳。

六、分淋

[证候] 小便淋沥不止，时止时作，疲惫乏力，腰膝酸软，遇劳则发，缠绵难愈。若伴面色㿠白，少气懒言，小腹坠胀，手足不温，舌淡苔白，脉微弱，为脾肾阳虚。若伴面色潮红，五心烦热，舌质红，脉细数，为肾阴虚。

[方药] 脾肾阳虚用金匮肾气丸合补中益气汤，肾阴虚用知柏地黄丸。

[针灸治疗] 可选气海、关元、肾俞、足三里、脾俞穴，用补法，并用灸。每日 1~2 次。

附：尿浊

（一）尿浊的主症特点

尿浊是以小便浑浊，白如泔浆，尿时无涩痛不利感为主症的疾患。西医学中的乳糜尿多属于本病的范围。

（二）湿热下注证主症、治法和方剂

［主症］小便浑浊，色白或黄或红，或夹凝块，上有浮油，或伴血块，或尿道有灼热感，口苦，口干，舌质红、苔黄腻，脉濡数。

［方药］程氏萆薢饮加减。药用萆薢、车前子、茯苓、莲子心、黄柏、丹参、白术等。小儿患白尿症，用导赤散合大连翘饮，水煎服。（见《幼科铁镜》）若属虚寒类则萆薢分清饮加白术、石菖蒲、益智仁、乌药、肉桂。

癃闭常用外治法，取嚏法和探吐即打喷嚏或呕吐，能开肺气，举中气，而通下焦之气，是一种简便有效的通利小便方法。具体方法是用消毒棉签向鼻中取嚏或喉中探吐；也可用皂角末（指中药中的皂荚）0.3~0.6g，吹鼻取嚏。

癃闭的治疗原则

应以"腑以通为用"为原则。其通利之法因证候虚实各异而不同。实者宜清邪热，利气机，散瘀结；虚者宜补脾肾，取气化，切不可不辨证而滥用通利小便之法。对于水蓄积于膀胱的急症，应配合针灸取嚏、探吐、导尿等法急通小便。

五淋、癃闭属西医学的前列腺炎，严重患者在中药无效的情况下，应请西医手术治疗，可以解决根本问题。

参考文献

［1］梁广和，范洪亮. 中医执业医师应试指南及习题集：888 – 897.

大黄䗪虫丸治湿热瘀阻型慢性附睾炎

一、诊断标准

1. 症状　患侧阴囊下坠感和隐隐胀感，疼痛向同侧小腹及腹股沟区放射，可同时伴有精液量减少、射精痛和慢性前列腺炎症状。

2. 体征　附睾肿大及硬结，轻度触痛，与睾丸界限清楚，精囊和输精管增粗，可伴前列腺变硬，有纤维结节及慢性前列腺表现。舌苔腻，或有瘀斑，脉弦数或滑数。排除附睾结核及肿瘤。

二、病因讨论

慢性附睾炎属于祖国医学"子痈"范畴，子痈病名首见于《外科全生集》。中医辨证多为湿热瘀阻下焦，湿热内蕴，日久湿热下注睾丸，终发此病，或房事无度、气血壅滞，瘀血与湿热之邪相搏，日久而发为本病。

三、治疗

杨秀珍的治疗原则为"滋阴壮水以扶正，行气活血以散其结，清热利湿以净其邪"。治慢性附睾炎多从肝肾二脏入手。

1. 中药大黄䗪虫丸由熟大黄、黄柏10g，黄芩30g，生地黄20g，䗪虫10g，水蛭15g，蛴螬、虻虫5g，桃仁10g，杏仁10g，芍药15g，干漆10g，甘草10g 等十二味药物组成，具有活血化瘀散结、缓中补虚之功效。以大黄破坚散结，攻积去瘀。取䗪虫水蛭、蛴螬、虻虫、桃仁、干漆诸多入肝经之药，以破血逐瘀，搜络剔邪，黄柏、黄芩清热利湿，伍以地黄、芍药、甘草、白蜜滋补肾阴，缓急和中。

2. 西药　口服盐酸左氧氟沙星0.2g，每日2次，连服7天，观察疗效。

附：《济生方》中的橘核丸

橘核丸治寒湿疝气：睾丸肿胀偏坠，阴囊红肿痒胀，渗水，甚则溃疡。若有湿热者，加黄柏、龙胆草、车前子、生地黄、栀子、泽泻、苍术、生薏苡仁；痛甚加三棱、莪术。

橘核丸由川楝子、木香、桃仁、延胡索、木通、枳实、厚朴、桂心、海藻、昆布、橘核等组成。

益气缩泉固关散治遗尿

一、药物组成　黄芪、炒山药各30g，益智仁100g，桑螵蛸40g，白果仁100g，补骨脂20g，炒白术50g，肉桂10g。

二、适应证　遗尿（尿床）。

三、制法　上药共为细末。

四、用法　成人每服10g，小儿酌减，2次/日，早晚空腹，用白开水冲下。

五、验案举例　陈某某，男，8岁。尿床数年，每夜2～3次，形体消瘦，手足自汗，心悸气短，尿短频，脉沉细，舌淡苔白。以上方每服5g，2次/日，连服一个月，药尽病除。

六、病理用药浅释

遗尿多发生于幼儿和少年，其病因在于先天不足，肾阳虚，多责之于肾。肾司二便，主膀胱气化。少儿多为肾气不充，老人多为肾气虚衰，故治疗须以补肾壮阳健脾为大法。方中黄芪、白术、山药补气升阳，助膀胱气化、补脾益肾且有收敛之功。再配白果、益智、补骨脂、桑螵蛸、肉桂起到补肾缩尿之效。

另附偏方：花生米、胡萝卜、小米炖猪脬（猪膀胱）吃。

前列腺增生手术疗法

一、概述

前列腺增生属中医的"五淋""癃闭"的范畴。目前公认为老龄和没有性功能的睾丸是前列腺增生发病的两个重要因素。男性多在50岁以后出现临床症状。

二、临床症状

1. 尿频　是该病最早出现的症状，与前列腺充血、膀胱逼尿肌不稳定有关，形成膀胱内残余尿增多。

2. 排尿困难　是该病最重要的症状，表现为排尿等待、尿变细、射程变短、尿后滴沥、排尿时间延长。

3. 尿潴留　是梗阻逐渐加重，残余尿逐渐增多，膀胱逼尿收缩力减弱，逐步发生尿潴留。因膀胱过度充盈使少量尿液从尿道口溢出，称充溢性尿失禁。受凉、饮酒或憋尿后使前列腺突然充血、水肿导致急性尿潴留，患者不能排尿、下腹胀痛难忍，需进医院急诊处理。

4. 并发症　合并感染或结石时则有尿频、尿急、作痛症状，并有血尿。长期排尿困难导致腹压增高，可并发腹股沟疝、内痔与脱肛。梗阻引起严重肾积水、慢肾功能不全，如纳差、恶心、呕吐、乏力等症状。

三、诊断

凡 50 岁以上的男性出现进行性排尿困难，应考虑有前列腺增生的可能。

1. 体检　尿潴留则下腹部可扪及膀胱膨隆；直肠指诊可触及前列腺增大，表面光滑质韧而有弹性，中央沟变浅或消失。

2. B 超　可清晰显示前列腺体积大小、内部结构，是否突入膀胱。还可以检查双肾、膀胱有无异常及测定残余尿量。

3. 尿流率检查　可以确定前列腺增生引起的梗阻程度，如最大尿流率 < 15ml/s，表明排尿不畅；如 < 10ml/s，则表明梗阻较为严重。

4. 膀胱镜检查　适用于有血尿怀疑膀胱内有其他病变者。

四、治疗

1. 下尿路梗塞症状较轻的患者适用以下药物：

特拉唑嗪、哌唑嗪、多沙唑嗪等。常见副作用有头晕、鼻塞、直立性低血压。服用 3 ～6 个月可使前列腺缩小，排尿症状改善的药物是保列治、爱普列特等。

2. 手术治疗

（1）手术适应证：①梗阻症状重经药物治疗无效。②残余尿大于 50ml。③有急性尿潴留史。④心、肝、肾功能正常能耐受手术者。如有尿路感染、残余尿量较多或有肾积水、肾功能不全时，应先置导尿管或膀胱造瘘引流并抗感染治疗，待情况明显改善后择期手术。

（2）手术方法：①经尿道前列腺电切术，效果确切，是标准的手术方法。②开放性前列腺切除术，耻骨上经膀胱或耻骨后前列腺切除术。③其他方法：激光治疗；经尿道球囊高压扩张术；前列腺尿道网状支架；经尿道热疗，如微波、射频等。

附：急性尿潴留

1. 动力性梗阻　膀胱和尿道无器质性病变，因排尿功能障碍所致尿潴留，如腰麻木后、中枢和周围神经损伤、应用平滑肌松弛剂（阿托品）、低钾及高热昏迷等。

2. 机械性梗阻　膀胱颈部和尿道的任何梗阻性病变，都可以引起急性尿潴留。如前列腺增生、尿道损伤、狭窄、结石、肿瘤、异物等。

五、前列腺手术治疗典型病例

巴东县白土坡许某，年六旬余，突患尿闭，哭叫诸药无效，经县人民医院住院手术后恢复正常。

参考文献

［1］临床助理执业医师考试．

妇 科 篇

妇科疾病诊断中的望诊

妇人的经、带、孕、产、乳等生理功能有别于男人。妇科常见病因有寒热湿邪、七情内伤、生活失度和体质因素（如先天不足）。

根据妇科的生理特点，要治好妇科病，医师必须做好望、闻、问、切四诊，尤其要重点把握好望诊。

一、望月经

观察月经的颜色、月经量、性质。经量多、色淡红、质稀，为气虚；经量少、色淡黯、质稀，多为肾阳虚；经量少、色淡红、质稀，多为血虚；若经量多、色深红、质稠，多为血热；经色鲜红、质稠，多为阴虚血热；经色紫黯有块，多为血瘀；经量时多时少，多为气郁。

歌诀：量多淡红稀气虚，
　　　　量少淡红稀血虚，
　　　　量少淡黯肾阳虚，
　　　　量多深红稠血热，
　　　　鲜红质稠阴虚热，
　　　　紫黯有块为血瘀，
　　　　时多时少为气郁。

二、望带下

观察带下量多少、颜色、性质是带下病诊断及辨证的主要依据。若带下量多，色白质清，多为脾肾虚；带下量少失润，多为津液不足；带下色黄，量多质黏稠，有臭气，多为湿热；带下赤白相兼，或稠黏如脓，多为湿热或热毒。

歌诀：色白质清脾肾虚，
　　　　带下量少缺津液，
　　　　黄色量多质黏稠，
　　　　多为湿热的缘由。
　　　　赤白相兼黏如脓，
　　　　湿热热毒清利崇。

注："清利崇"，即对湿热要推崇清热利湿的药。

三、望恶露

产后望恶露量之多少、颜色、性质是产后辨证的重要内容。若恶露量多、色淡红、质稀，多为气虚；色红、质稠为血热；色紫黯、有血块，多为血瘀。色黯如败酱，应注意是否感染邪毒。

　　歌诀：量多淡红稀气虚，
　　　　　　色红质稠血热医，
　　　　　　紫黯有块血瘀病，
　　　　　　色黯败酱邪毒袭。

　　四、望阴部

　　主要观察阴户、阴道形态、肤色。若见解剖异常者，属先天病变。若有阴户肿块，伴红肿热痛、黄水淋沥，多属热毒；无红肿热痛，多属寒凝。阴户皮肤发红，甚至红肿，多属肝经湿热或虫浊；也有卖淫女红肿痛者；阴户肌肤色白或灰白、粗糙增厚或皲裂，多属肾精亏损，肝血不足，系西医学中的妇阴白斑，真菌所致。阴户中也有子宫脱垂或阴道前后壁膨出。

妇科常用内治法

　　一、调补脏腑

　　1. 滋肾补肾

　　（1）补益肾气：依据阴生阳长、肾气自旺的道理，在调补阴阳的药中再加上黄芪、人参、白术、炙甘草等以补养先天。常用方如寿胎丸、肾气丸、归肾丸、加减苁蓉菟丝子丸、补肾固冲丸。

　　（2）温补肾阳：命门火衰，阴寒内盛，治宜温肾暖宫，补命门之火。常用药有附子、肉桂、巴戟天、肉苁蓉、仙灵脾、仙茅、补骨脂、菟丝子、鹿角霜、益智仁、蛇床子等。代表方剂如左归丸、右归饮、温胞饮等。注意辛辣药不可过量，过则有燥烈伤阴之虑。阴寒内盛，易凝滞冲任气血，故温肾常与活血之品同用，如当归、川芎、桃仁、益母草。

　　肾为胃关，关门不利，聚水而从其类，可致子肿；气化失常，又可变生妊娠小便不通，产后小便不通或频数诸疾，又当于温补肾阳之中，佐以行水渗利之品，如猪苓、茯苓、泽泻、木通之属。代表方剂有真武汤、济生肾气丸、五苓散。

　　（3）滋肾益阴（滋肾填精）：常用地黄、枸杞子、黄精、女贞子、旱莲草、制首乌、菟丝子、桑葚子等。代表方剂有左归丸、补肾地黄汤、六味地黄丸。若先天禀赋不足，肾精未实，或因房劳多产而损肾，当在滋肾填精之时，继以血肉有情之品养之，可酌选紫河车、阿胶、鹿角胶、龟甲胶共奏填精益髓之功。

　　肾阴不足，阴不敛阳，可呈现阴虚阳亢之候，需佐潜阳之品，如龟甲、龙骨、牡蛎、鳖甲、珍珠母、石决明之类。

　　2. 疏肝养肝

　　（1）疏肝解郁：常用柴胡、郁金、川楝子、香附子、青皮、橘叶、枳壳、白芍、佛手等。女性血常不足，行气之药多辛燥，用量不宜过重，以免耗散阴血；或于行气药中佐山茱萸、麦冬、枸杞子、制首乌、地黄之类以滋阴养血药以预培其损或避制其弊。

（2）疏肝清热，肝郁化火，清肝泄热：常用川楝子、牡丹皮、栀子、黄芩、桑叶、夏枯草、龙胆草、菊花等。代表方剂有逍遥散、宣郁通经汤，尤以配以生地黄、麦冬、天花粉、玉竹类养阴生津之品。

（3）养血柔肝：营阴不足，肝血衰少，肝脉乱络失于濡养，治宜养血柔肝。常用药有地黄、白芍、桑葚子、女贞子、枸杞子、玉竹、山茱萸、北沙参、制首乌、当归等药。代表方剂有一贯煎、杞菊地黄丸。若肝阳上亢者，应加潜阳之品，如龟甲、鳖甲、珍珠母、石决明、天麻、牡蛎之类。常用方如三甲复脉汤，阳化则风动，急用羚角钩藤汤。

（4）疏肝清热利湿：肝经湿热下注冲任或任带二脉，常用龙胆泻肝汤加黄柏、茵陈、清肝止淋汤、四逆四妙散。

3. 健脾和胃

（1）健脾：脾虚运化失司，气血生化之源不足，应健脾养血，常用四君子汤、莲子肉、山药、黄芪等健脾益气，辅以熟地黄、当归、枸杞子、白芍、制首乌，共奏气血双补之功。常用方有八珍汤、人参养营汤、圣愈汤等。

①健脾除湿：脾虚气弱。津微不布，水湿内生，溢于肌肤或下注损伤任带，治当健脾益气与利水渗湿同施。常用药物有苍术、陈皮、大腹皮、泽泻、薏苡仁、赤小豆、砂仁等。代表方剂如白术散、气滞汤、参苓白术散。

②补气摄血：适用于脾不统血所致的月经过多、崩漏、经期延长、胎漏、产后恶露不绝等以阴道异常出血为主症诸疾。遇此证首当健脾益气固本并伍止血的炮姜炭、艾叶、赤石脂、乌贼骨、茜草、血余炭、仙鹤草等以治其标。代表方剂如固本止带汤、举元煎。

（2）和胃：

①和胃降逆：妊娠恶阻，常用香砂六君子汤。偏寒者以人参半夏丸立之；因热而逆可选橘皮竹茹汤；肝脾失和而气逆作呕，以苏叶黄连汤；若郁热偏盛用芩连橘茹汤治之。

②清胃泄热：冲脉隶于阳明，胃热炽盛灼烁津液，谷气不盛，血海不满，甚而冲任不足，津血无源变生而致经闭，治当清胃泄热、养阴润燥，方用瓜石汤；若胃热并冲气上逆，火载血上而病经行吐衄者，当清热降逆，引血下行，以玉女煎类方药治之。

二、调理气血

1. 理气　理气行滞，常用橘核、荔枝核、乌药、木香、香附、枳壳、陈皮、厚朴之类。

2. 调血　补血养血，常用当归、熟地黄、何首乌、枸杞子、阿胶、白芍、黄精、鸡血藤之类。方选四物汤、人参养营汤、滋血汤等。

3. 清热解毒热淫于内，瘀热壅积亦可成毒，或直接感受湿毒、热毒、邪毒，致经水过多、带下病、产后发热、阴疮、阴痒、女性生殖器炎症、肿瘤、性传播疾病等，均以清热解毒的金银花、连翘、紫花地丁、野菊花、红藤、败酱草等。代表方剂五味消毒饮、银甲丸、银翘红酱解毒汤等。

4. 活血化瘀血瘀之因，常有寒凝、热灼、气滞、气虚或外伤（含金刃所伤）等。常用药有桃仁、红花、当归、川芎、丹参、益母草、蒲黄、泽兰、五灵脂、三七、甚而三棱、莪术、水蛭、虻虫、䗪虫等药。代表方剂桃红四物汤、少腹逐瘀汤、生化汤、大黄䗪虫丸。

三、温经散寒

寒邪客于冲任、胞络，应以温经散寒法主之。常选用肉桂、桂枝、吴茱萸、小茴香、乌药、补骨脂、细辛、艾叶诸药。方如温经汤、少腹逐瘀汤、艾附暖宫丸等。

四、利湿除痰

当分别治以利水渗湿、清热利湿、化瘀除湿各法。利湿法常与健脾、补肾法同施，组成健脾利湿、温阳化湿；气滞湿阻者则以理气行滞与利水渗湿药合用之。

属湿热为患，如带下、阴痒，以止带方、萆薢渗湿汤主之；因肝经湿热下注则用龙胆泻肝汤。

聚湿或痰，下注胞中，利湿化痰同用。化痰药如南星、半夏、竹茹、橘皮、白芥子、莱菔子等。常用方剂苍附导痰丸、户宫丸。

五、调治冲任督带

1. 调补冲任　适用于因冲任虚衰或冲任不固所致的月经过多、崩漏、闭经、胎漏、胎动不安、滑胎、产后恶露不绝、不孕症等多种疾病。可选用菟丝子、肉苁蓉、鹿角胶、枸杞子、杜仲、人参、白术、山药、吴茱萸、蛇床子等补冲养冲；龟甲、覆盆子、白果、艾叶、紫河车、阿胶以补任脉。方如固冲汤、补肾固冲丸、鹿角菟丝子丸、大补元煎。

2. 温化冲任　冲任虚寒或寒湿客于冲任，以致月经过少、痛经、带下病、不孕症等，应以温化冲任法治疗。温化冲任的药物有吴茱萸、肉桂、艾叶、小茴香、细辛、川椒、生姜等。代表方有温冲汤、温经汤、艾附暖宫丸。

3. 清泄冲任　热扰冲任，迫血妄行可致经、孕、产各生理时期中的出血，如月经过多、崩漏、胎漏、产后恶露不净；邪热煎灼，冲任子宫枯涸能引发闭经、不孕。治以清泄冲任血海。药有牡丹皮、黄柏、黄芩、桑叶、生地黄、知母、地骨皮、马齿苋、蚤休等。代表方剂有清经散、保阴煎、清热固经汤、清海丸、解毒活血汤。

4. 疏通冲任　寒、热、痰、湿、淤、郁气犯及冲任，致冲任阻滞，可诱发月经后期、痛经、闭经、难产、产后恶露不绝、癥瘕等症，均当疏通之。择用桂枝、吴茱萸、乌药、牡丹皮、赤芍、苍术、法半夏、生姜、枳壳、川芎、柴胡、香附、王不留行、莪术、桃仁、炮山甲等。代表方剂如少腹逐瘀汤、桃仁四物汤、柴胡疏肝散。

5. 和胃降冲　冲气上逆，既可犯胃致胃失和降，也可与血热相引为乱，引起倒经。治当抑制上逆之冲气。药用紫石英、紫苏、法半夏、代赭石、陈皮、竹茹、灶心土等。方如半夏加茯苓汤、紫苏饮。

6. 扶阳温督（温阳补肾）　督为阳脉之海，督脉虚寒，胞脉失煦，可引起月经后期、闭经、绝经前后诸症及不孕等，治宜扶阳温督。常用鹿茸、补骨脂、仙茅、仙灵脾、巴戟、附子、续断。方如二仙汤、右归丸。

7. 健脾束带　带脉失约或纵弛，不能约束诸经，可引起带下病、子宫脱垂等。通过健脾益气或健脾运湿可以束带。药用四君子汤、升麻、苍术、白果、芡实、莲子、莲须、五倍子等。代表方有完带汤、健固汤、补中益气汤。

六、调养胞宫

1. 温肾暖宫　适用于因宫胞虚寒所致月经后期、闭经、不孕症等。可选用紫石英、附子、肉桂、艾叶、蛇床子、补骨脂类，方选艾附暖宫丸、温胞饮。

2. 补肾育宫　先天禀赋不足、子宫发育幼稚，或因产伤直损，或肾—天癸—冲任生殖轴功能紊乱，子宫受累，过早萎缩，从而月经过少、闭经、滑胎、不孕等，治宜补肾益阴或滋肾填精以育宫。酌选熟地黄、制首乌、菟丝子、枸杞子、肉苁蓉、覆盆子、紫河车、鹿角胶、鹿茸等。代表方如加减苁绒菟丝子丸、滋肾育胎丸、五子衍宗丸、育宫丸。

3. 补血益宫　产伤失血过多或哺乳过长耗血，血虚胞失所养，或发育不良或闭经日久，以致子宫萎缩，发生闭经、不孕诸疾，法当补肾养胞。药用枸杞子、覆盆子、当归、熟地黄、白芍、阿胶等，代表方如四二五合剂。

4. 益肾固宫　"胞络者系于肾"，肾主系胞，肾气不足，系胞无力，子宫位置下移，发生子宫脱垂。当用补中益气汤、益气提升汤、升麻汤。

5. 逐瘀荡胞　若瘀阻胞宫，不能行使其正常功能活动，便可发生经、孕、产、杂诸症，如月经过多、崩漏、堕胎、小产、难产、产后恶露不绝、小产后腹痛、癥瘕等，治需逐瘀荡胞。常用益母草、莪术、桃仁、红花、川中味、丹参、大黄、水蛭等。方用桂枝茯苓丸、生化汤、桃红四物汤、脱花煎、逐瘀止崩汤、大黄䗪虫丸。

6. 泄热清胞　无论血热、湿热、热毒、邪毒、瘀热诸邪直犯胞宫，致胞内蕴热，发生月经过多、经期延长、带下、胎漏、胎动不安、产后发热、癥瘕等症，均宜泄热清胞法治之。常用黄柏、牡丹皮、赤芍、败酱草、蚤休、连翘等，代表方剂如清经散、清热固经汤、银翘红酱解毒汤。

7. 散寒温胞　无论外寒或阳虚阴寒内盛，犯及胞宫，或血行迟滞瘀阻不通发生月经后期、月经过少、痛经胞衣不下、癥瘕、不孕症等。可选用肉桂、桂枝、吴茱萸、细辛、干姜、小茴香、乌药等散寒温胞，方如温经汤、少腹逐瘀汤、艾附暖宫丸。

妇 科 外 用 药

一、坐浴

中药煎取 1000～2000ml，趁热坐于盆器内，患者先熏后浸于药液中，起到清热解毒、杀虫止痒、消肿止痛及软化局部组织的治疗作用。对于阴疮、阴痒、阴痛、外阴白斑、带下量多、小便淋痛、子宫脱垂合并感染有治疗作用，常用药物有白花蛇舌草、大黄、黄柏、连翘、苦参、土茯苓、黄连、金银花、蛇床子、艾叶等。方如蛇床子散、塌痒汤、狼牙汤等。每日1～2次，每次15～20分钟，坐浴后一般不用清水冲，亦不需拭干，待其自然吸收，以利充分发挥药效。凡阴道出血或患处溃烂出血、月经期禁用，妊娠期慎用。注意浴具分开，以防交叉感染。

二、外阴、阴道冲洗

治疗性冲洗者，常用量每次500ml左右，倾入阴道冲洗器具内，每日1～2次，连续冲至自觉症状消失。治疗期间避免性生活，注意将内裤、器具消毒。经期、妊娠期慎用。

三、阴道纳药

将中药研成极细末或制成栓剂、片剂、泡腾剂、胶囊、涂剂、膏剂等剂型，纳入阴道，使之直接作用于阴道或宫颈外口等部位，达到清热解毒、杀虫止痒、除湿止带、去腐生肌的治疗作用。常用于带下、阴痒、阴道炎、宫颈糜烂或肥大、宫颈原位癌、子宫脱垂等。湿热带下可择用黄连、黄柏、大黄、地肤子、苦参、金银花、冰片、白鲜皮、青黛、虎杖。若是宫颈糜烂欲解毒去腐，可酌加百部、白矾、蛇床子、硼砂；收敛生肌选用白及、珍珠粉、炉甘石等。

四、贴敷法

贴敷法是将外治用药的水剂、散剂、膏剂、糊剂直接或用无菌纱布贴敷于患处。适用于外阴血肿、溃疡、脓肿切开，也可用于回乳、乳痈，还应用于痛经、产后腹痛、不孕症、癥瘕等，常选用清热解毒、行气活血、温经散寒、消肿散结、通络止痛、生肌排脓类中药，辨证择药。

还有宫腔注入、肛门导入、中药离子导入、介入治疗（略）。

浅谈在妇科中如何应用升降理论

气机升降理论源自《黄帝内经》，被后世医家广泛应用于临床各科。在妇科疾病治疗中，李东垣与傅青主分别对其进行了发挥。浅析升降理论在历代妇科医籍中的应用规律如下：①木郁达之，包括疏肝以升阳除湿止带，疏肝以升阳补脾助孕。②陷者举之，包括升举脾气摄血止崩，升举脾肾之气以治阴挺。③高者抑之，包括泻下热结以通经，平冲降逆以治恶阻。

一、木郁达之

李东垣对"木郁达之"的解释为"木郁达之者，盖本性当动荡轩举，是其本体。人身有木郁之症者，当开通之"，"木郁克中"即肝失条达、肝木克土，脾土被克，则发带下、水肿、泄泻等水湿运化不利之症。张锡纯认为肝的疏泄功能上能调心，下能通肾，旁达能运脾。

通过提升肝胆之气以调达气机、升举阳气的组方思路在中医妇科学中比比皆是。

1. 疏肝以升阳除湿止带

李东垣《兰室秘藏·妇人门》中记载治带下的升阳除湿汤、固真汤、助阳汤等，他认为带下的基本病机多数位脾虚寒湿下注。用药以温阳、散寒、除湿为主，辅以开肝胆之郁，升举阳气之品，如柴胡、升麻、防风等。清代傅青主对李东垣升阳除湿止带理论进一步升华。白带的形成为"湿甚火衰，肝郁而气弱"，"脾土受伤，湿土之气下陷"。傅青主的完带汤以白术、山药、人参大举脾胃之气，而少佐柴胡、荆芥穗等疏肝之品，而完带全方。"寓补于散之中，寄消于升之内，提升肝木之气，则肝血不燥，何至下克脾土？"。补脾疏肝，升阳除湿，湿浊得化，带下得愈。

2. 疏肝以升阳补脾助孕

在不孕症的辨治中，傅青主非常重视"脾胃气机""水谷之养"的作用。《傅青主女科·种子篇》共10篇，其中5篇涉及脾胃气机失调的内容。"胸满不思饮食不孕"篇论，肾气不足，脾气下陷，运化不利以致不孕，"胸满少食不孕"篇论脾胃虚寒，宫胞乏气血濡养不孕；"少腹急迫不孕"篇论脾胃气虚，带脉失养而拘急致不孕；"嫉妒不孕"篇论肝木克土不孕；"肥胖不孕"篇论脾虚痰湿不孕。并提汤即是傅青主不孕症学术思想的代表方剂。其主治病机理为肾气不足、脾气下陷以致脾胃运化失职而不思饮食，倦怠思睡，久不受孕，治以熟地黄、巴戟天、山茱萸、枸杞子补肾中水火之气，以人参、白术、黄芪大补脾气脾胃之气，以柴胡疏肝升举阳气，使脾肾之阳气升腾而不下陷。傅青主曰："阴气自足，阳气易升，阳气腾越于上，则大地阳春，随遇皆是化生之机，安有不受孕之理。"傅青主用加味补中益气汤主治肥胖不孕，以人参、黄芪、白术升举脾气，而以柴胡、升麻疏肝升发阳气，以陈皮、半夏、茯苓利水化痰。

二、陷者举之

妇人以血为本，以气为用。清气下陷，可表现崩漏不止、胞宫下垂等症。

1. 升举脾气摄血止崩

《兰室秘藏·经漏不止有三论》篇论述妇人崩中漏下"皆由脾胃有亏，下陷于肾，与相火相合，湿热下迫经漏不止"。治宜"大补脾胃而升举血气"。李东垣创升阳益胃汤、升阳举经汤、黄芪当归人参汤、升阳除湿汤治疗经漏不止，皆是"大举大升""血脱益气"之组方思路，以大补脾胃之气以举陷止崩。《妇人大全良方·暴崩下血不止方论》薛己按语："崩漏若因脾胃损，不能摄血归源者，治宜补气以摄血，用六君子汤加川芎、柴胡。"即以六君子汤补气健脾，当归、川芎补血活血，柴胡升阳。张景岳用寿脾煎、归脾汤、四君子汤加川芎、当归，再甚者举元煎。

2. 升举脾肾之气以治阴挺

阴挺，即子宫脱垂。又名阴脱、阴纵、阴菌、阴下脱等。《景岳全书·妇人规》曰："妇人阴中如菌如芝，或挺出数寸，谓之阴挺。此因胞络伤损，或因分娩过劳，或因郁热下坠，或因气虚下脱。"多产、难产、产后劳倦等诱因，致脾肾气虚，带脉失于维系而致。张景岳治疗阴挺，以大补元气，健脾固肾为主，选用补中益气汤、十全大补汤、固阴煎、秘元煎等方剂。薛己曰："有妇人阴中突出如菌，四周肿痛，小便数，晡热，似痒似痛，小便重坠，次肝火湿热而肿痛，脾虚下陷而重坠也。用补中益气汤加山栀、茯苓、车前、青皮，以消肝火，升脾气。"

三、高者热之

1. 泻下热结以通经

李东垣《兰室秘藏·经闭不行有三论》记载了闭经三种病机，"妇人脾胃久虚，形体羸弱，气血俱衰，而致经水断绝不行；或病中消胃热，善食渐瘦，津液不生。夫经者，血脉津液所化，津液既绝，为热所灼，肌肉渐瘦，时见渴燥，血海枯竭，病名为血枯经绝"。其一，为中焦胃热结，运化失职，经血化生无源，血枯经闭。治疗"宜泻未之燥热，补益气血，经自行矣"。"心包络脉洪数，燥作时见大便秘涩，小便虽清不利，而经水闭经不行，此乃血海干枯"。其二，为下焦胞脉热结，热邪灼干血海而血枯经闭。治宜调血脉，除包络中火邪，而经自行矣。或因劳心，心火上行，月事不来者，胞脉闭也。今气上迫肺。心气不得下通，故月事不来也。治宜安心补血泻火，经自行矣。刘完素在《素问病机气宜保命集》云："女子不月，先泻心火，血自下也"。唐容川有四种泻热降逆通经的思路。一为肝火横逆上迫心肺，心肺之气不得下通，治用当归龙荟丸攻之；二为胞中火逆，随冲任两脉上冲，治宜从阳明折冲逆，治宜玉烛散治之；三为胃阳虚，虚火合冲气上逆，用麦门冬汤折冲气上逆者通经。四为肾阴虚虚火挟冲气上逆者，用知柏地黄丸加牛膝、桃仁。

四、平冲降逆以治恶阻

妊娠之妇，每多恶心呕吐，胀满不食，谓之恶阻，张景岳曰："凡恶阻多由胃虚气滞，然亦有素本不虚，而忽受胎妊，则冲任上壅，气不下行，故为呕逆等症。"凡虚证恶阻当用半夏茯苓汤、人参橘皮汤调理即可。若表现恶心呕吐、泛酸、口苦、胃胁胀痛者为实证恶阻。治以半夏茯苓汤加枳壳、香附、紫苏梗。唐容川论恶阻曰："冲任乃胞脉，皆上属于阳明。阳明之气，下行为顺，今因有胎，子宫收闭，冲气不得下泄，转而上逆……因而呕吐。"治宜和胃利痰，以二陈汤加枳壳、砂仁、生姜、藿香治之。唐容川曰："水降则气降，胃得安而不呕吐矣。"古代先贤固护胎元，平冲降逆，不用重坠下潜之重剂，而是通过利水化痰以平冲化逆。陈修园的"孕三月，六君尝"是补胃化痰法。

　　升降理论是中医基础理论的重要组成部分，也是临床遣方用药的重要依据。学习升降理论在妇科中的应用，对于指导现代中医妇科的发展有重要意义。

参考文献

［1］刘成丽，杨智辉，汉海珊．李东垣妇科学术思想及用药规律浅探［J］．广州中医药大学学报,，2000，26（3）：299－302．

［2］张志峰．李杲升降观探讨［J］．新中医，2008，40（5）：5－6．

［3］冉青珍，路洁，路喜，等．浅谈升降理论在妇科的应用［J］．中医杂志，2012（11）：920－922．

月　经　病

　　一、月经病的定义

　　月经病是以月经的周期、经期、经量、经色、经质等发生异常，或伴随月经周期或断经前后出现明显症状为特征的疾病。

　　二、月经病的范围

　　常见的月经病有：月经先期、月经后期、月经先后无定期、月经过多、月经过少、经期延长、经间期出血、崩漏、闭经、痛经、经行乳房胀痛、经行头痛、经行感冒、经行发热、经行口糜、经行泄泻、经行风疹块、经行吐衄、经行情志异常、绝经前后诸症、经断复来、绝经后骨质疏松症等。

　　三、月经病的病因

　　主要是寒热湿邪侵袭、内伤七情、房劳多产、饮食不节、劳倦过度和体质因素等。

　　四、月经病的治疗原则

　　治本调经。采用补肾、扶脾、疏肝、调理气血、调理冲任等法。急则治标，缓则治本。如痛经剧烈则以止痛为主；若经血暴下，应止血为先。症状缓解后，就审症求因治其本。

　　五、施治中应注意的问题

　　治疗月经病要掌握和顺应规律。一是顺应月经周期中阴阳气血的变化规律，经期血室正开，宜和血调气，或引血归经，过寒过热、大辛大散之剂慎用，以免血滞或动血；经后血海空虚，易于调补，即"经后勿滥攻"；经前血海充盈，易予疏导，"经前勿滥补"。二是顺应不同年龄阶段论治规律，不同年龄有不同的生理特点，故古代医家强调青春期少年重治肾，生育期中年重治肝，更年期或老年重治脾。三是掌握虚实补泻规律，虚证多以补肾扶脾养血为主，实证多以疏肝理气活血为主。

崩　漏

崩漏是指经血非时暴下不止或淋沥不尽，前者谓之崩中，后者谓之漏下。

一、需与崩漏鉴别的疾病

1. 月经先期、月经过多、经期延长　月经先期是周期缩短，月经过多是经量过多如崩，经期延长是行经时间常似漏，三者都不是某一方面的失常，而漏崩则表现为月经的周期、经期、经量同时严重失调。

2. 月经先后无定期　主要是周期或先或后，但多在 1 ~ 2 周内波动，即提前或推后 7 天以上 2 周以内，经期、经量基本正常。

3. 经间期出血　崩漏与经间期出血都是非时而下，但经间期出血发生在两次月经中间，颇有规律，且出血时间仅 2 ~ 3 天，不超过 7 天左右自然停止。而崩漏是周期、经期、经量的严重失调，出血不能自止。

4. 赤带　赤带与漏下的鉴别要询问病史和进行妇科检查，赤带以带有血丝为特点，月经正常。

5. 胎产出血　崩漏应与妊娠早期的出血性疾病如胎漏、胎动不安，尤其是异位妊娠相鉴别，询问病史，做妊娠试验和 B 超检查可以明确诊断。产后出血尤以恶露不绝为多见，可询问病史，恶露不绝发生在产后，可以鉴别。

6. 生殖器肿瘤出血　表现为如崩似漏的出血，必须通过妇科检查或结合 B 超、MRI 检查或诊断性刮宫可以明确诊断。

7. 生殖器炎症　如宫颈息肉、宫内膜息肉、子宫内膜炎、盆腔炎等，如漏下不止，可通过妇科检查或诊断性刮宫或宫腔镜检查加以鉴别。

8. 外阴外伤出血　如跌仆损伤、暴力性交等，询问病史和妇科检查可鉴别。

9. 内科血液病　如再生障碍性贫血、血小板减少，在阴道出血期可由原发内科血液病导致血量过多，甚则暴下如注、淋沥不尽。通过血液分析、凝血因子的检查或骨髓细胞的分析不难鉴别。

二、崩漏的治疗原则及塞流、澄源、复旧的含义

治疗崩漏，多根据发病的缓急和出血的新久，本着"急则治其标，缓则治其本"的原则，灵活运用塞流、澄源、复旧的治崩三法：①塞流。即是止血，用于暴崩之际，其当塞流止血防脱。②澄源。即正本清源，求因治本，是治漏的重要阶段。一般用于出血缓减后。③复旧。即固善后，用于止血后恢复健康，调整月经周期，或促进排卵。治法或补肾，或健脾，或疏肝以调和气血。

治崩三法各异，不可截然分开，三法互为前提，相互为用，各有侧重，都必须贯穿审症求因，对症施药。

三、出血期的辨证论治

1. 脾虚证　经血非时暴下不止，或淋沥日久不尽，血色淡，质清稀；面色㿠白，神疲气短，或面浮肢肿，小腹空坠，四肢不温，纳呆便溏；舌淡胖，边有齿痕，苔白，脉沉

弱。代表方剂用固本止崩汤（人参、黄芪、白术、熟地黄、当归、黑姜）或固冲汤（白术、黄芪、海螵蛸、茜草根、煅龙骨、煅牡蛎、山茱萸、白芍、棕榈炭、五倍子）。

2. 肾虚证（分三类）

①肾气虚证。多见于青春期少女或断经前后妇女，经乱无期，出血量多，势急如崩，或淋沥日久不净，或由崩而漏、由漏而崩，反复发作，色淡红而淡黯，质清稀；面色晦黯，眼眶黯，小腹空胀，腰脊酸软；舌淡黯，苔白润，脉沉弱。代表方剂有加减苁蓉菟丝子丸。

②肾阳虚证。经乱无期，出血量多，或淋沥日久不尽，或停经数月后又暴下不止，血色淡红或淡黯质稀；面色晦暗，肢冷畏寒，腰膝酸软，小便清长，夜尿多；眼眶黯，舌淡黯，苔白润，脉沉弱无力。代表方剂有右归丸加党参、黄芪、田七，右归丸（熟地黄、山药、山茱萸、枸杞、鹿角胶、菟丝子、杜仲、当归、制附子）。

③肾阳虚证。经乱无期，出血量少，淋沥不止，或停经数月后又突然暴崩下血，经色鲜红，质稍稠，腰膝酸软，五心烦热，夜寐不宁；舌红，少苔或有裂纹，脉细数。代表方剂有左归丸合二至丸：熟地黄、山药、山茱萸、枸杞、川牛膝、菟丝子、鹿角胶、龟甲胶，或用滋阴固气汤（菟丝子、山茱萸、党参、黄芪、白术、炙甘草、阿胶、鹿角霜、何首乌、白芍、续断）。

3. 血热证

①虚热证。经来无期，量少淋沥不尽，或量多势急，血色鲜红；面颊潮红，烦热少寐，咽干口燥，便结，舌红，少苔，脉细数。治法：养阴清热，固冲止血。代表方剂有上下相资汤（人参、沙参、玄参、麦冬、玉竹、五味子、熟地黄、山茱萸、车前子、牛膝）。

②实热证。经来无期，经血暴崩如注，或日久淋沥难止，血色深红，质稠；口渴烦热，便秘尿黄；舌红、苔黄，脉滑数。代表方剂有清热固经汤（黄芩、栀子、生地黄、地骨皮、地榆、生藕节、阿胶、陈棕炭、龟甲、牡蛎、生甘草）。

4. 血瘀证

经血非时而下，量时多时少，时出时止，或淋沥不断，或停经数月又突然崩中，继之漏下，经色黯有血块；小腹疼痛或胀痛；舌质紫黯或边尖有瘀点，脉弦细或涩。代表方剂：逐瘀止血汤（生地黄、大黄、赤芍、牡丹皮、归尾、枳壳、桃仁、龟甲）、将军斩关汤（蒲黄炭、炒五灵脂、熟大黄炭、炮姜炭、茜草、益母草、仙鹤草、桑螵蛸、三七粉、薏苡仁、黄柏、赤茯苓、牡丹皮、萆薢、泽泻、通草、滑石）。

四、急救处理法

1. 补气摄血止崩

暴崩下血，"留得一分血，便是留得一分气"。方选独参汤（高丽参10g）水煎服；或高丽参注射液10ml，加50%葡萄糖液40ml，静脉推注；或高丽参注射液20～30ml，加5%葡萄糖液250ml，静脉点滴。

2. 温阳止崩　若出现阴损及阳，症见血崩如注，动则大下，卧不减势，头仰则晕，四肢湿冷，脉芤或脉微欲绝，血压下降。病情陷入阴竭阳亡危象，急需中西医结合救治。中药急投参附汤（高丽参10g、熟附子10g）急煎服；亦可六味回阳汤（《景岳全书》）人参、制附子、炮姜、炙甘草、熟地黄、当归。

3. 滋阴固气止血　使气固阴复止血。急用生脉注射液 20ml 加 5% 葡萄糖液 250ml 静脉滴注。煎剂方选参麦二至止血汤（《中医妇科验方集锦》）。

4. 针灸止血　艾百会穴、大敦穴（双）、隐白穴（双）。

5. 祛瘀止崩　用于瘀血阻滞血海，子宫泻而不藏，下血如注。①田七末 3～6g，温开水冲服。②云南白药 1 支，温开水冲服。③宫血宁胶囊，每次 2 粒，温开水送服。此胶囊为单味重楼（七叶一枝花、蚤休、海罗芪）研制而成。

6. 西药或手术止血　主要是输液、输血、补充血容量以抗休克或激素止血（见功血）。对顽固性崩漏，不论中年或更年期妇女、老年妇女，务必诊刮送病理检查，及早排除子宫内膜腺癌，以免贻误病情。

治崩漏小方

1. 地黄龙牡榴梅散治血崩

大生地（炒）50g，龙骨、牡蛎各 20g（皆煅），石榴皮（炒）、乌梅肉（炒）各 15g，陈棕榈皮、百草霜各 15g，阿胶 30g，蒲黄适量拌炒，陈京墨（炒）10g（现已不生产，可用龟甲 50g 代之），人参 35g，怀山药 30g。以上共为细末，醋水为丸，分 7 日服完。

2. 百草血余棕灰散治血崩

陈棕灰、百草霜、头发灰各 50g，共为细末，每服一钱，陈酒下。

3. 棉花子散治血崩不止

陈棕、棉花籽各等份。二味烧灰存性，研细末，每服 5g，陈酒送下。

4. 生卷柏炭、银耳、血余炭各 30g，共细末，每次 6～8g，1 日 3 次。

当归补血汤和胶艾四物汤治疗崩漏

一、概述

李东恒的当归补血汤治疗血虚发热、肌热面赤、脉大而虚。本方黄芪五倍于当归，是"阳生阴长"之理。运用此方两味加上三七末 9g（药汁送服）。再加上桑葚、生地黄、续断各 30g 为基本方，气虚加艾叶 10g，党参、白术各 20g，血虚加阿胶（烊化）；经血夹血块伴腹痛者加红花、桃仁各 12g；腰痛加杜仲、桑寄生各 20g，1 日 1 剂。此方对妇检无器质性病变属"功血"者，服 1 剂经血明显减少，服 2～3 剂出血令止，后用乌鸡白凤丸调理，不复发。

二、病案举例

某，16 岁，学生，14 岁月经初潮，此后一直不规则，后停经 3 个月突然而至，月余淋沥不断，屡用激素及清热凉血、活血化瘀、补气益血、固涩中药不见起色，而且间断大出血，夹有块状，质稀如水，腹部微痛下坠感，面浮苍白，舌淡苔白，脉沉细，给予上述基本方 3 剂血止，后用十全大补汤作蜜丸 1 剂服，一个半月善后。

三、体会

本方来自清朝医家《傅青主女科》，在他的解释中："补血汤气血两补之神剂，三七根乃止血之圣药，加入桑葚者所以滋肾之阴，又有收敛之妙耳。"经数十年验证，此对用于虚性崩漏患者甚效，确实攻专效宏，止血不留瘀，且能培补元气，又滋肾阴。本方对气滞血瘀者，可谓无的放矢。

下谷坪乡柏树坡村党支书妻谭某，年45岁，1977年春月经崩漏、淋沥两个多月之多，3月的一天，患者突然下血，血色暗紫有块，视床前有小瓷盆大面积积血，望而生畏；且少腹疼痛拒按，舌黯有瘀紫斑点，脉弦涩，卧床不起。吾与段医生会诊为瘀滞血崩。治宜化瘀止血、理气止痛，方选胶艾四物汤合逐瘀止崩汤。药用当归10g，川芎10g，赤芍15g，白芍10g，生地黄20g，阿胶10g，炒艾叶10g，炒丹参15g，三七10g，没药10g，牡丹皮炭10g，龙骨15g，牡蛎20g，乌贼骨20g，炒蒲黄6g。连服二剂，崩止痛停，后用十全大补汤加山药、续断善后，多年没复发。

老年崩漏

张某某，女，54岁。1984年7月23日初诊。患者49岁绝经。今年4月突然行经15天不净，量稍多，夹有血块。血色鲜红或偶下烂肉样血块，常有头晕腰痛。该妇正产八胎，健在三人，余均早夭。诊两寸尺均弱，舌质嫩红，舌苔薄白。经妇科检查排除子宫肌瘤和癌变。此属崩漏日久，荣气已虚，冲任不固。治宜复冲任，止血化瘀。

处方：生地黄30g，当归10g，阿胶10g，川续断20g，炒杜仲20g，炮黑姜10g，茜草10g，乌贼骨15g，艾叶10g，炙甘草10g，地榆炭20g，山药20g。服6剂，血量减少。效不更方，在原方的基础上加炙黄芪、地榆炭、制香附、炒白术、白芍、太子参，服5剂告愈。

按：傅山谓"妇人年有五六旬，经绝又忽来经者，或下紫黑块，或红如血淋，或谓是还少之象，谁知血崩之渐……"此例老妇阴精既亏，岂容久漏，恐血脱而气立孤危。究其本原，冲任不固，血海空虚，应用了古人"气以通为补，血以活为补"之旨，若一见血崩，就用止涩之品取效一时，随止随发，必须在补血之中，兼行瘀和血之用。

经行如崩

汪某某，年51岁，已婚，农民，1982年8月25日就诊。行经二十余日未止。始量少，一二天后血量增多，并有血块，后来小腹及腰疼，曾注射止血针和服中药，血没止，脉五部沉弱，右关独洪大，舌质淡，无苔，面黄不泽。属中气不摄，冲任不固，流血过多，致气血两亏，宜用甘温固涩，以圣愈汤加味。药用：当归、川芎、白芍、熟地黄、红参、炙黄芪、阿胶、炒续断、地榆炭、莲房炭、白术、茯神、枣仁、远志、龙眼肉、醋制香附、炙甘草、鹿角霜、炒杜仲、荆芥炭、炮姜炭、木香、山药、山茱萸、枸杞子、龟板等药水煎服7剂后，用十全大补膏及人参归脾丸调理而愈。

按：《黄帝内经》云："女子二七天癸至……七七任脉虚，太冲脉衰少，天癸竭，地道不通……"患者五十余，经水反多，类似崩症，乃由劳力过度伤中，气不摄血，引血归脾，调补肝肾以见其功。

闭 经

女子年逾 16 岁，不来月经，或月经周期已建立后又中断六个月以上者，称为闭经。前者称原发性闭经，后者称继发性闭经。有个别妇女终生不发月经者例外。

月经是血海满而溢，其产生是脏腑、天癸、气血、冲任共同协调作用于宫胞的结果。上述四种任何一个环节发生功能失调都可导致血海不能满溢。本病不外乎分虚实两大类。

1. 气血虚弱证 数月月经周期延迟，量少色淡，质稀，渐致经闭；神疲，面黄；舌淡、苔薄，脉沉缓或细弱。代表方剂：人参养营汤（人参、黄芪、白术、茯苓、陈皮、甘草、熟地黄、当归、白芍、五味子、远志、肉桂）。

2. 肾气亏损证 先天禀赋不足，精气未充，天癸亏乏，则冲脉不盛、任脉不通而闭经；或房事过频，日久伤肾，或体弱、产育过多，肾气亏损，经血匮乏致闭经。其人 16 岁后尚未行经，或月经初潮偏迟，时有经停，或月经周期建立后，由月经周期延后、经量减少渐致闭经；或体质虚弱，全身发育欠佳，第二性征发育不良，或腰腿酸软，夜尿频数；舌淡、苔白，脉沉细。代表方剂：加减苁蓉菟丝子丸加淫羊藿、紫河车，加减苁蓉菟丝子丸（熟地黄、肉苁蓉、覆盆子、当归、枸杞子、桑寄生、菟丝子、焦艾叶）。

3. 阴虚血燥证 素体阴虚不足，或失血伤阴，或久病大病致营阴亏耗，虚火上炎，血海枯竭而致闭经。也有肺结核引起闭经者。临床表现：月经周期延后、量少、血红质稠，渐致闭经；五心烦热，颧红唇干，盗汗甚至骨蒸劳热，干咳或咳嗽唾血；舌红、苔少，脉细数。代表方剂：加减一阴煎加丹参、黄柏、女贞子、制香附。加减一阴煎的组成：生地黄、白芍、麦冬、熟地黄、知母、地骨皮、甘草。

4. 气滞血瘀证 七情所伤，肝失疏泄，气结血瘀，瘀阻于脉道，血不得下。或行经受寒，寒凝血瘀。表现为经闭，胸胁乳房胀痛，少腹拒按胀痛，烦躁易怒，舌暗紫、有瘀点，脉沉而涩。代表方剂：血府逐瘀汤（桃仁、红花、当归、生地黄、川芎、赤芍、牛膝、桔梗、柴胡、枳壳、甘草）。膈下逐瘀汤见"痛经"。

5. 痰湿阻滞证 月经延后，经量少，色淡质黏腻，渐致经闭，形体肥胖，纳少痰多，色白；苔腻，脉滑。健脾燥湿化痰、活血调经才是大法。代表方剂：四君子汤合苍附导痰丸（茯苓、半夏、陈皮、甘草、苍术、香附、南星、枳壳、生姜、神曲）加当归、川芎。

闭经单味中药疗法

1. 薏苡根一两，水煎服，不过数服，效。
2. 干丝瓜一个为末，用白鸽血调成饼，晒干研末。每服 6g，空心酒下。
3. 茜草根，以一两煎酒服之，一日即通，甚效。
4. 大黄 30g，水煎服，每日 1 次，两剂而愈。或用生大黄 120g，酒浸泡一夜，晒干研为细末，米醋糊为丸，一丸 15g，每次服 1 丸，每日 2～3 次，温开水送下。

5. 生地黄 100g 加水 1000ml 煎煮 1 小时，滤汁 250ml，一次服。一个月内服，每服 15 天。

6. 益母草 50g 加水 3 碗，煎至 1 碗，加红糖适量，每天 1 剂，连服 7 天。

7. 生水蛭 300g 研极细末，每日 2 次，每次温开水冲服 4g，一个月为一个疗程。

参考文献

［1］李时珍. 本草纲目·卷二十三薏苡条［M］. 北京：中医古籍出版社，1994：635.
［2］李时珍. 本草纲目·卷二十八丝瓜条［M］. 北京：中医古籍出版社，1994：563.
［3］李时珍. 本草纲目·卷十八茜草条发明［M］. 北京：中医古籍出版社，1994：335.
［4］刘红玉，刘刚，张泽生，等. 大黄治疗瘀阻型经闭 25 例［J］. 实用中西医结合杂志，1991，4（4）227.
［5］杨希仁. 水蛭治闭经、盆腔炎性包块及不孕［J］. 中医杂志，1993，34（2）：71.

中西医结合治妇科急症

一、血崩症

妇科血崩者，可由崩漏、功能失调性子宫出血类月经痛，或堕胎、小产、滋养细胞疾病、前置胎盘、显性出血性胎盘早剥等妊娠疾病，或产后血崩、晚期产后出血，或子宫肌瘤尤其是子宫黏膜下肌瘤、子宫颈癌、子宫内膜癌等多种中西医妇科疾病引起。此外，血液病所致的经期血崩，或外伤所致。治法以止血为首务，同时要采取相应措施，预防厥脱。

1. 辨证论治

血热而崩，可选用牛西西注射液（《药剂学与制剂注释》）、贯众注射液（《药剂学与制剂注释》）、断血流片。血瘀而崩，常选用三七注射液（《常用药物制剂》）。脾虚气弱或肾阳不足者，选生脉注射液或静脉滴注，或参附注射液静脉滴注。同时，对症中药及早起到减少和控制出血。

2. 辨病用药

经病血崩者，当固冲止血，可辨证结合相应的止血方药治之；若属妊娠期、产后或妇科杂病引起的血崩，首先是辨证识证，采取药物止血或其他方法急治。如堕胎、小产胞宫殒堕不全，应急下胎益母，可用中药脱花煎。

若崩势急，应采取刮宫术，清除宫腔内残留的妊娠物。若因胎盘、胎膜或软产道遭损伤引起，应及时手术止血。若绒癌或恶性葡萄胎转移瘤或子宫颈癌引起血崩，可采取压迫止血急救。方法是在直视镜下认准出血灶，用洒有止血粉或不带止血粉的无菌长纱条或纱布，有条不紊地填压出血灶，24 小时后取出，若仍有出血，可重新填压。至于外伤失血，当查清部位、伤势、伤情处理。若是刮宫引产造成子宫破裂而引起大出血，必须及时进行手术抢救。

3. 西药治疗

重病人须中西药结合治疗。常用西药有止坏血酸、止血芳酸、止血敏等，静脉缓注或肌肉注射。对于功能失调性子宫出血者,用激素止血。而子宫收缩乏力性产后出血,又可用激素、催产素、麦角新碱类宫缩剂减少出血。

二、急腹症

中西医妇科疾病范围中,能引起急性下腹疼痛的主要有原发性痛经、经间期(排卵期)腹痛、子宫内膜异位症、子宫腺肌病、流产、异位妊娠(宫外孕)。隐性出血型胎盘早期剥离、卵巢破裂、卵巢囊肿蒂扭转、卵巢囊肿破裂、子宫破裂、急性盆腔炎、急性输卵管炎、慢性盆腔炎等等。因而,对于急性下腹痛者,必须做好诊断和鉴别诊断,切不可随意使用镇痛剂,以免掩盖病情,造成误诊。

1. 辨证论治

血瘀而痛,可选用田七痛经胶囊、血竭胶囊口服,或用丹参注射液、川芎嗪注射液静脉滴注,延胡索注射液肌注或穴位注射。寒凝致痛可用当归注射液肌肉或足三里、三阴交穴位注射,或参附清注射液静脉滴注。湿热壅滞,可用野木瓜注射液肌肉注射或清开灵注射液静脉滴注。

在辨证论治的内服药中,选择相应的止痛药随证加入,亦能有助于减缓疼痛。寒痛用温经药,如艾叶、小茴香、肉桂、乌药、吴茱萸、高良姜、荔枝核、细辛、白芷等。滞痛用行气止痛药,如香附、郁金、川芎、木香、青皮、沉香、九香虫、佛手等。瘀痛用化瘀止痛药,如川芎、延胡索、三七、当归、没药、乳香、五灵脂、王不留行等。热痛用清热止痛药,如川楝子、牡丹皮、黄连、黄柏、败酱草、红藤等。

2. 针灸治疗 气滞者,针气海、太冲、血海、三阴交;寒凝者,中极、地机、关元、水道,针灸并施;湿热者,针阳陵泉、行间、次髎。

三、高热证

高热,指体温达到39℃以上者。妇科疾病的高热证,有因经期或产褥期感受风寒、风热、暑热、湿热、湿毒、邪毒而起,也有因生殖器道感染病原微生物如细菌、病毒、支原体所致。

对高热的处治,明确诊断是关键,退热措施有口服退热水煎剂,肌注柴胡注射液、青蒿素注射液、板蓝根注射液,冷湿毛巾或冷袋冷敷,25%～50%乙醇擦浴等物理降温。

高热持续,体温达40℃,宜中西药结合治疗。如氯丙嗪20～50mg溶于50%葡萄糖注射液中,静脉滴注;或安定10～20mg,静滴;可同时予以地塞米松5～10mg,加入50%葡萄糖20ml,静脉注射后继以安定10～20mg加入5%葡萄糖注射液500ml中,静脉滴注。凡乳腺脓肿者、盆腔脓肿者,应及时切开引流;感染性流产者,择时手术清除残留组织。

四、厥脱证

厥脱证,是一种以突然昏倒、不省人事、面唇苍白、四肢厥冷或大汗淋漓、脉弱欲绝为主要表现的危急重症,类似西医学的休克。它常发在血崩、急性下腹痛或高热症之后。在临床要严密观察病员的神色、脉象、血压、体温和尿量的变化。

中药治疗:血崩而厥脱,可用参附注射液、参附丹参注射液、生脉注射液、丽参注射液、枳实注射液等加入5%葡萄糖注射液中静脉注射或静脉滴注。可口服安宫牛黄丸。

雄黄苦参黄柏治疗孕妇阴痒

一、方药组成与用法

雄黄20g，苦参、薏苡仁各25g，蛇床子、薄荷各20g，黄柏、生苍术、当归各15g，苦楝子皮40g。

二、随症加减

外阴水肿严重者加土茯苓20g，宫颈糜烂者加蒲公英25g、雄黄20g。将上药用纱布包煎加水至2500ml，煮沸成浓汁后始趁热熏，待温降时坐浴，1剂/日，早晚各洗一次，7天为一疗程。本方有毒，不可入口。

三、适应证

滴虫性阴道炎、霉菌性阴道炎、急慢性宫颈炎。中医辨证属湿热下注型、肝肾阴虚型。此法要配合内治服药更佳。若洗两个疗程，白带涂片镜检尚阳性者为无效。

四、药方解释

方中雄黄杀虫解毒，活血化瘀，燥湿止痒；苦参性寒味苦，泻火清热，除湿止痒；蛇床子燥湿杀虫止痒；黄柏、生苍术清热燥湿；薏苡仁利水渗湿，清热排毒。苦参杀虫止痒，清热燥湿利尿，治疗湿疹、阴肿阴痒、痢疾、黄疸。黄柏清热燥湿力大，解毒疗疮效优，用于痢疾、肠炎、痈肿疮疔的治疗。苍术配黄柏名二妙散，治湿热下注。苍术健脾燥湿，祛风，散寒，明目。苦楝子树皮抑真菌，驱肠道寄生虫，治疥癣瘙痒。薄荷清风消肿。

月经先期

一、概述

月经周期提前7天以上，甚至十余日一行，连续两个周期以上者称为月经先期。主要病因是气虚和血热。气虚则统摄无权，冲任不固；血热则热伏冲任，伤及子宫，血海不宁，均可使月经先期而至。

二、辨证施治

1. 脾气虚证

主要证候：经周期提前，血量多，色淡红，质清稀；神疲气短，小腹空坠，纳少便溏；舌淡红，苔薄白，脉细弱。代表方剂：补中益气汤或归脾汤。

2. 肾气虚证

年少肾气未充，或绝经前肾气渐衰，或多产房劳，或久病伤肾，冲任不固经水，致提前而至。其主要证候是周期提前经量或多或少，色黯淡，质清稀；乏力，头晕耳鸣，面色晦暗；舌淡暗，苔白润，脉沉细。代表方剂：固阴煎（菟丝子、熟地黄、山茱萸、人参、山药、炙甘草、五味子、远志）或归肾丸（熟地黄、山药、山茱萸、茯苓、当归、枸杞、杜仲、菟丝子）。

3. 阳盛血热证

经来先期，量多，色深红或紫红，质黏稠；心烦、面红、口干，小便短黄，大便燥结，舌质红、苔黄，脉数或滑数。代表方剂：清经散（牡丹皮、地骨皮、白芍、熟地黄、青蒿、黄柏、茯苓）。

4. 阴虚血热证

经来先期，量或多或少，色红，质稠，两颧潮红，手足心热，咽干口燥，舌质红、苔少，脉细数。治法是养阴清热调经。代表方剂：两地汤（生地黄、地骨皮、玄参、麦冬、阿胶、白芍）。

5. 肝郁血热证

经期提前，量或多或少，经色鲜红或紫红，质稠，经行不畅，或有块；或少腹疼痛，或胸闷胁胀，或乳房胀痛，或心烦易怒，口苦咽干；舌红、苔薄黄，脉弦数。治法是疏肝清热，凉血调经。代表方剂：丹栀逍遥散（牡丹皮、栀子、当归、白芍、柴胡、茯苓、煨姜、薄荷灸草、白术）。

月 经 后 期

一、概述

月经周期延后 7 天以上，甚至 3~5 个月一行者，称为月经后期。育龄妇女月经过期未来，应首先排除妊娠。早孕者，有早孕反应，妇科检查宫颈着色，子宫体增大、变软，妊娠实验阳性，B 超检查可见子宫内有孕囊。月经后期则无以上表现，且以往多有月经失调病史。

二、辨证施治

本病的发病机理有虚实之分。

1. 肾虚证　先天肾气不足，或房劳多产，损伤肾气，肾虚精亏血少，冲任不足，血海不能按时满溢，遂致月经后期而至。主要证候是周期延后，量少，色黯淡，质清稀，或带下清稀；腰膝酸软，头晕耳鸣，面色晦暗，或面部黯斑；舌淡、苔薄白，脉沉细。代表方剂：当归地黄饮。当归、熟地黄、山茱萸、山药、杜仲、怀牛膝、甘草。

2. 血虚证　周期延后，量少，色淡红，质清稀，或小腹绵绵作痛；或头晕眼花，心悸少寐，面色苍白后萎黄；舌质淡红，脉细弱。宜补血益气调经。代表方剂为大补元煎：人参、山药、熟地黄、杜仲、山茱萸、枸杞、灸甘草。

3. 血寒证

（1）虚寒证：月经延后，量少，色淡红，质清稀，小腹隐痛，喜暖喜按；腰酸无力，小便清长，大便稀溏；舌淡、苔白，脉沉迟或细弱。治宜用温经汤或艾附暖宫丸（当归、生地黄、白芍、川芎、黄芪、肉桂、艾叶、吴茱萸、香附、续断）。

（2）实寒证：月经周期延后，量少色黯有块，小腹冷痛拒按，得热痛减；畏寒肢冷，或面色青白；舌质黯淡、苔白，脉沉紧。代表方剂：温经汤。

4. 气滞证

月经周期延后，量少或正常，色黯红，或有血块，小腹胀痛；或精神抑郁，胸胁乳房胀痛；舌质正常或红，苔薄白或微黄，脉弦或弦数。代表方剂：乌药汤（乌药、香附、木香、当归、甘草）。

痛　　经

肾精不足，致冲任、宫胞失养，不荣则痛。痛经可分为七种证型：

1. 气滞血瘀证

素有抑郁复情志伤肝。表现为经前经期小腹胀痛拒按，经量少，行而不畅，血色紫暗有块，块下则痛减；乳房胀痛，舌质紫黯有瘀点，脉弦。代表方剂：膈下逐瘀汤（当归、川芎、赤芍、桃仁、红花、枳壳、延胡索、五灵脂、乌药、香附、牡丹皮、甘草）或痛经汤（当归、川芎、生蒲黄、生五灵脂、枳壳、制香附、益母草）。

2. 寒凝血瘀证

经期产后感受寒邪，或过食寒凉生冷，寒客冲任，与血相搏，以致子宫、冲任气血失畅。经期冒雨、涉水、游泳或久居阴湿之地，皆可发寒湿凝滞证的痛经。临床表现为：经前或经期小腹冷痛拒按，得热痛减；月经或见退后，量少，经色黯而有瘀块；面色青白；肢冷畏寒；舌黯苔白，脉沉紧。代表方剂：少腹逐瘀汤（小茴香、干姜、延胡索、没药、当归、川芎、官桂、赤芍、蒲黄、五灵脂）或温经散寒汤（当归、川芎、赤芍、白术、紫石英、葫芦巴、五灵脂、金铃子、延胡索、小茴香、艾叶、制香附）。

3. 湿热瘀阻证

经前或经期小腹疼痛或胀痛不适，有灼热感，或痛连腰骶，或平时小腹疼痛，经前加剧；经血量多，或经期长，色黯红，质稠或夹较多黏液；平时带下量多，色黄质稠有臭味，或伴有低热起伏，尿黄；舌质红、苔黄腻，脉滑数或弦数。代表方剂：清热调血汤（牡丹皮、黄连、生地黄、当归、白芍、川芎、红花、桃仁、延胡索、莪术、香附），加车前子、薏苡仁、败酱草。或银甲丸（金银花、生鳖甲、连翘、升麻、红藤、蒲公英、紫花地丁、生蒲黄、椿根白皮、大青叶、茵陈、琥珀末、桔梗）。

4. 气血虚弱证

经前经后小腹隐隐作痛，喜按，或小腹及阴部空坠不适；月经量少色淡，质清稀；面无华，舌淡，脉细无力。代表方剂：圣愈汤（人参、黄芪、熟地黄、当归、川芎、白芍）或黄芪连中汤（黄芪、桂枝、白芍、生姜、大枣、炙甘草、饴糖）或养血活血汤（当归、白芍、川芎、枸杞、香附、甘草）。

5. 肾气亏损证

禀赋素弱，或多产房劳损伤，精血不足，经后血海空虚，冲任、子宫失于濡养，"不荣则痛"。主要症状：经期或经后1~2天内小腹绵绵作痛，伴腰骶酸痛；经色黯淡，质少质稀；头晕耳鸣，面色晦暗，舌淡红、苔薄、脉沉细。代表方剂：益肾调经汤（巴戟天、熟地黄、续断、杜仲、当归、白芍、天台乌、焦艾叶、益母草）或调肝汤（当归、白芍、山茱萸、巴戟天、山药、甘草）。

6. 肝郁气滞证

由于忧思郁怒，气机不畅，气滞则血瘀，滞于胞宫而作痛。药用：牡丹皮、黄芩、五灵脂、延胡索、乌药、佛手各9g，益母草、茜草各15g，没药6g，当归、炒香附、小茴香各10g，柴胡15g。

7. 脾胃虚寒证

气血生化之源不足，经来寒气客于脾胃。临床上均以经前及经期小腹疼痛为主。治法：健脾和胃，温中散寒。方用六君子汤加熟附片、炮姜、云木香、当归、白芍各10g。

痛与月经周期量、色、质有关，应作辨证参考。

1. 月经后期量少，多因寒、虚、瘀所致；

2. 月经先期量多，多因热；

3. 经期先后不定，因郁与肝肾不足；

4. 经色紫赤鲜红，浓而成块成条，多由于热；

5. 经色若紫而兼黑或薄，沉黑色淡多属虚寒；

6. 经色若紫黑有块，块下则痛减，多为血瘀。

哈荔田教授对痛经的服药方法：经前或经期腹痛者，多在经前一周连续服药，见经停药；经后腹痛者，宜在月经第一天起服药，经尽停服，继予养血之方，连服3~5剂。

月经先后无定期

一、病因

肝肾功能失调，冲任功能紊乱，血海蓄溢失常。

二、鉴别诊断

本病与崩漏应予鉴别。无定期是以月经周期紊乱为特征，一般经期正常，经量不多。崩漏除周期紊乱外，最主要的是阴道出血或量多如注，或淋沥不断。

三、辨证论治

1. 肝郁证　经来先后无定，经量或多，色黯红或紫红，或有血块，或经行不畅；胸胁、乳房痛，少腹胀痛，脘闷不舒，苔薄白或薄白，脉弦。代表方剂：逍遥散。

2. 肾虚证　经行或先或后，量少，色淡黯，质清；或腰骶楚痛，或头晕耳鸣；舌淡苔白，脉细弱。代表方剂：固阴煎。

月经过多

月经过多是指月经量较正常量明显增多，但周期正常者。病因有气虚、血热、血瘀三证。

1. 气虚证　素体虚弱，或饮食失节，或过劳思久，或大病久病，损伤脾气，致冲任不固，或房欲甚，损肾伤脾。临床表现：经行量多，色淡红，质清稀；神疲懒言，小腹空坠，面色㿠白；舌淡、苔薄，脉细弱。代表方剂：举元煎（人参、黄芪、白术、升麻、甘草）。安冲汤（白术、黄芪、生龙骨、生牡蛎、生地黄、白芍、海螵蛸、茜草、川续断）。

2. **血热证** 经行量多,色鲜红或深红,质黏稠,或有小血块;口渴心烦,尿黄便结;舌红苔黄,脉滑数。代表方剂:保阴煎(《景岳全书》,生地黄、熟地黄、白芍、山药、续断、黄芩、黄柏、甘草、加地榆、茜草)。

3. **血瘀证** 经行量多,色紫黯,有血块;经行腹痛,或平时小腹胀痛;舌紫黯或有瘀点,脉涩。代表方剂:失笑散(蒲黄、五灵脂)。

月经过少

一、概述

月经周期正常,月经量明显减少,或行经时间不足两天,甚或点滴即净者,称为月经过少。发病机理有虚有实。虚者有肾虚血虚,实者以血瘀、痰湿为多见。

二、辨证施治

1. **肾虚证** 经量素少,色黯淡,质稀;腰膝酸软,头晕耳鸣,足跟痛,或小腹冷,或夜尿多;舌淡,脉沉弱或沉迟。代表方剂:归肾丸或当归地黄饮。

2. **血虚证** 经来血量渐少,或点滴即净,色淡质稀;或伴小腹空坠,心悸怔忡,面色萎黄;舌淡红,脉细。代表方剂:滋血汤(人参、山药、黄芪、白茯苓、川芎、当归、白芍、熟地黄)或小营煎(当归、白芍、川芎、熟地、枸杞子、山药、炙甘草)。

3. **血瘀证** 经行涩少,色紫黯,有血块;小腹胀痛,血块排除后胀痛减轻;舌紫黯,或有瘀斑瘀点,脉沉弦或沉涩。代表方剂:桃仁四物汤或通瘀煎(归尾、山楂、香附、红花、乌药、青皮、木香、泽泻)。

4. **痰湿证** 经行量少,色淡红,质黏腻如痰;形体肥胖,胸闷呕恶,或带多黏腻;舌淡、苔白腻,脉滑。代表方剂:苍附导痰丸(茯苓、半夏、陈皮、甘草、苍术、香附、南星、枳壳、生姜、神曲)或二陈加芎归汤。二陈汤加川芎、当归即二陈加芎归汤。

经间期出血

一、概述

两次月经中,出现周期性的少量阴道出血者,称为经间期出血。应与经间期出血鉴别的疾病:

1. **月经先期** 月经先期的出血时间多非经间期,个别也有恰在经间期这一时间段出现周期提前,经量正常或时多时少,基础体温由高温下降至低温开始时出血;而经间期出血较月经量少,出血时间规律地发生于基础体温低高交替时。

2. **月经过少** 月经过少周期正常,仅量少,甚至点滴而下;经间期出血,常发生于两次月经的中间时期。

3. **赤带** 赤带排除无周期性,持续时间较长,或反复发作,可有接触性出血史,妇科检查常见宫颈糜烂、赘生物或子宫、附件明显压痛;经间期出血有明显周期性,一般2~3天自行停止。

二、辨证论治

1. 肾阴虚证　禀赋不足，天癸未充，或房劳多产伤肾，或思虑过度，欲火偏旺，以致肾阴不足。其表现为两次月经中间，阴道少量出血或稍多，色鲜红，质稍稠；头晕腰酸，夜寐不宁，五心烦热，便坚尿黄；舌体偏小质红，脉细数。代表方剂：两地汤合二至丸，或加减一阴煎（生地黄、白芍、麦冬、熟地黄、知母、地骨皮、甘草）。若阴虚及阳或阴阳两虚，方用大补元煎。

2. 湿热证　常因情怀不畅，肝木克脾土，反聚湿生热，热扰冲任子宫，以致出血。临床见两次月经中间，出血量多，色深红；血为热灼，故质黏，有血块；苔黄边尖红，脉数细；阳浮于外，阴虚不能敛阳，则五心烦热；脉若滑数皆血热夹瘀之象，药用当归、白芍、穿心莲、炒栀子、黄芩、五灵脂、生蒲黄、川芎、鳖甲、女贞子、旱莲草、黄柏、知母、生地黄、续断、地骨皮、桑寄生。

3. 血瘀证　体质素弱，经产留瘀，痰阻胞络，或七情内伤，气滞冲任，久而成瘀。舌有瘀斑且紫色，先用祛瘀活血药，再用滋阴补肾药善后。

经期延长

一、概述

月经周期基本正常，行经时间超过 7 天以上，甚至淋沥半个月方净者，即谓经期延长。

二、辨证论治

造成经期延长的病因有三，即气虚、血热、血瘀。

1. 气虚证　经血过期不净，量多、色淡、质稀；倦怠乏力，小腹空坠，面色㿠白；舌淡、苔薄脉缓弱。代表方剂：举元煎加阿胶、炒艾叶、乌贼骨。

2. 虚热证　经量少、色鲜红，质稠；咽干口燥，或潮热颧红，或手足心热，舌红，苔少，脉细数。代表方剂：两地汤合二至丸加四乌贼骨（蘆茹丸，或固经丸。二至丸组成：女贞子、旱莲草。四乌贼骨的组成：乌贼骨、茜草根。固经丸：龟甲、黄芩、白芍、椿根、桑白皮、黄柏、香附。

3. 血瘀证经行时间延长，量或多或少、经色紫黯，有块；经行小腹疼痛，拒按；舌质紫黯，或有瘀点，脉弦涩。代表方剂：桃红四物汤合失笑散，或桂枝茯苓丸（桂枝、茯苓、赤芍、牡丹皮、桃仁），失笑散的组成：五灵脂、蒲黄。

经行乳房胀痛

一、概述

每于经行前后，或正值经期，出现乳房胀痛，或乳头胀痒疼痛，甚至不能触衣者，成为经行乳房胀痛。

二、辨证论治

乳房胀痛在经期或前后发生者不例两个方面—肝气郁结、肝肾亏虚。

1. 肝气郁结证　乳房胀满疼痛，痒痛，不可触衣，经行不畅，血色黯红，小腹胀痛；胸闷胀痛，时叹息，苔薄白，脉弦。代表方剂：逍遥散加麦芽、青皮、鸡内金。

2. 肝肾亏虚证　经行或经后两乳胀痛，乳房按之柔软无块，经量少，色淡；两目干涩，咽干口燥，五心烦热；舌淡和舌红少苔，脉细数。代表方剂：一贯煎或滋水清肝饮加麦芽、鸡内金。

经 行 头 痛

一、概述

每遇经期或行经前后，出现以头痛为主要症状，经后辄止者，称为经行头痛。经行头痛多三证，肝火血瘀血虚痛。

二、辨证论治

此类头痛分三种：经行头痛或巅顶掣痛为肝火；经前剧痛为血瘀；经期经后绵绵作痛为血虚。

1. 肝火证　经行头痛，甚或巅顶掣痛，头晕目眩，月经量稍多，色鲜红；烦躁易愁，口苦咽干，苔薄黄。代表方剂；羚角钩藤汤。

2. 血瘀症　每逢经前、经期头痛剧烈，痛如锥刺，经色紫黯有块；伴小腹痛拒按，胸闷不舒；舌黯边尖有瘀点，脉细涩或弦涩。代表方剂：通窍活血汤。

3. 血虚证　经期或经后，头晕头部绵绵作痛，经量少，色淡质稀，心悸少寐，神疲乏力；舌淡苔薄，脉虚细。代表方剂：八珍汤加蔓荆子、何首乌。

经 行 泄 泻

每值行经前后和经期，大便溏薄，甚或水泻，日解数次，经尽自止者，称"经行泄泻"。

1. 脾虚证　月经前后或正值经期，大便溏泻，经行量多，色淡质稀；脘腹胀满，或面浮肿；舌淡红、苔白，脉濡缓。代表方剂：参苓白术散（人参、白术、茯苓、甘草、山药、扁豆、莲肉、桔梗、薏苡仁、砂仁）。若肝木克脾土，腹痛即泻，泻后痛减，兼胸胁痞闷，嗳气不舒，补土泻木理肝脾，用痛泻要方（白术、白芍、陈皮、防风）。

2. 肾虚证　经行或经后，大便泄泻，或五更泻，经色淡，质清稀；腰膝酸软，畏寒肢冷；舌淡、苔白，脉沉迟。代表方剂：健固汤（党参、白术、茯苓、薏苡仁、巴戟天、补骨脂、吴茱萸、肉豆蔻、五味子）。

经行感冒

每值行经前后或正值经期，出现感冒症状，经后逐渐缓解者，称之"经行感冒"。

1. 风寒证　每至经行期间，发热、畏寒、无汗、鼻塞流涕、咽痒、咳稀痰，头身痛；舌淡红、苔薄白，脉浮紧。经血净后，诸症渐愈。代表方剂：荆穗四物汤。

2. 风热证　每于经行期间，发热身痛，头痛汗出，鼻塞咳嗽，痰稠，口渴欲饮；舌红、苔黄，脉浮数。代表方剂：桑菊饮。

3. 邪入少阳证　每于经期寒热往来，胸胁若满，口苦咽干，心烦欲呕，头晕目眩；舌红、苔薄白或薄黄，脉弦或弦数。代表方剂：小柴胡汤加虎杖、滑石、甘草。

经行身痛

每遇行经前后或正值经期，出现以身体疼痛为主症者，称"经行身痛"。此类病因是血虚和血瘀两证。

1. 血虚证　经行时肢体疼痛麻木，肢体乏力，月经量少，色淡质薄，面色无华；舌质淡红、苔白，脉细弱。代表方剂：当归补血汤加白芍、鸡血藤、丹参、玉竹。

2. 血瘀证　经行时腰膝、肢体、关节疼痛，得热则减，遇寒疼甚，月经推迟，经量少，色黯，或有血块；舌紫黯，或有疏泄无权，气滞益甚血行不畅，水湿运化不利，泛益肌肤则滞而为肿。经行肢体肿胀，按之随手而起，色黯有块；舌紫黯，或有瘀斑，苔薄白，脉沉紧。代表方剂：趁痛散加乌药、制川乌、桂枝、桑枝、姜黄。

经行吐衄（倒经）

每逢行经前后或正值经期，出现周期性吐血或衄血者，称为经行吐衄。本病之因，由热而冲气上逆，迫血妄行所致。出于口者为吐，出于鼻者为衄。分肝经郁火和肺肾阴虚两型。

1. 肝经郁火证　经前或经期吐血、衄血，量较多，色鲜红，周期可提前，量少甚或不行；心烦易怒，或两胁痛，口苦咽干，头晕耳鸣，尿黄便结；舌红苔黄，脉弦数。代表方剂：清肝引经汤（当归、白芍、生地黄、牡丹皮、栀子、黄芩、川楝子、茜草、牛膝、白茅根、甘草）。

2. 肺肾阴虚证　经前或经期吐血、衄血，量少，色黯红，月经后期、量少；平素手足心热，两颧潮红，潮热咳嗽，咽干口渴；舌红或绛，苔薄或无苔，脉细数。代表方剂：顺经汤（当归、熟地黄、沙参、白芍、黑荆芥、牡丹皮），或加味麦冬汤（人参、麦冬、山药、半夏、大枣、甘草、丹参、桃仁）。

经行浮肿

一、概述

每逢经行前后，或正值经期，头面四肢皆浮肿者，成为经期浮肿。病因源于脾胃阳虚和气滞血瘀两大类。脾胃阳虚，思虑过度或过劳损脾胃，阳气不运，气化不利，水湿停滞，溢于肌肤，遂发浮肿。

二、辨证施治

1. 脾胃阳虚证　经行面肿晨起甚，按之皮肤有指陷，经来迟，量多，色淡质薄；腹胀便溏；舌淡、苔白腻，脉沉细。用肾气丸合苓桂术甘汤。

2. 气滞血瘀证　情志内伤，肝失调达，疏泄无权，气滞越甚，血行越不畅，水湿运不利，泛溢肌肤则为肿。经行肢体肿胀，按之随手而起，经色黯有块；善叹息，舌紫黯，苔薄白，脉弦涩。代表方剂：八珍汤加泽兰、益母草、丹参、茜草。

带 下 病

一、概述

妇人前阴津津常润，是正常生理现象；反之，带下量明显增多或减少，色、质、气味发生异常，或伴有全身不适或局部症状者，称为带下。妇女在月经前后、排卵期、妊娠期带下量增多而无其他不适者，为生理带下。

二、发病机理

任脉不固，带脉失约，湿邪致病。脾、肾、肝三脏是产生内湿的主要原因。脾虚失运，水湿内生；肾阳虚衰，水湿内停；肝郁侮脾，肝火挟脾下注。外湿多为久坐湿地，或涉水淋雨，或不洁性交等。带下病的治疗大法治脾宜运、宜升、宜燥；治肾宜补、宜固、宜涩；湿热和热毒宜清、宜利。

三、辨证论治

1. 脾虚证　饮食、劳倦、思虑伤脾而致带下量多，色白或淡黄，质稀薄，如涕如唾，绵绵不绝，无臭；面色白或萎黄，乏力便溏，苔白，脉细缓。代表方剂：完带汤（人参、白术、白芍、怀山药、苍术、陈皮、柴胡、黑荆芥、车前子、甘草）。

2. 肾阳虚　带下量多，绵绵不断，质清稀如水；腰酸如折，畏寒肢冷，小腹冷感，面色晦暗，小便清长，或夜尿多，大便溏薄；舌质淡、苔白润，脉沉迟。法则：温肾培元，固涩止带。代表方剂：内补丸（鹿茸、肉苁蓉、菟丝子、潼蒺藜、肉桂、制附子、黄芪、桑螵蛸、白蒺藜、紫菀茸）。

3. 阴虚夹湿证　素体阴虚，或年老真阴渐亏，或久病失养，相火偏旺，阴虚失守。带下量多，色黄或赤白相间，质稠，有气味，阴部灼热感，或瘙痒，五心烦热，咽干口燥，失眠多梦；舌红、苔少或黄腻，脉细数。代表方剂：知柏地黄汤。

4. 湿热下注证　带下量多，色黄或呈脓性，质黏稠，有臭气，或带下包白质黏，呈豆腐渣样,外阴瘙痒;小腹疼痛,口苦口腻,溲短赤,苔黄腻,脉滑数。代表方剂:止带方(猪苓、茯苓、车前子、泽泻、茵陈、赤芍、牡丹皮、黄柏、栀子、牛膝)或龙胆泻肝汤。

5. 热毒蕴结证　摄生不慎,或阴部手术消毒不严,或经期忽视卫生,热毒乘虚而入阴器、子宫。代表方剂:五味消毒饮(金银花、野菊花、蒲公英、紫花地丁、紫花天葵子)。

阴道炎的鉴别诊断

1. 念珠菌性阴道炎
①带下特点　凝乳状,或豆腐渣样,质稀薄而有臭气,外阴奇痒难忍。
②妇科检查　阴道壁附有一层白膜,白带镜检可见念珠菌。
2. 滴虫性阴道炎
①带下特点　灰黄色或绿色稀薄,或呈脓性状,腥臭味,有泡沫;外阴瘙痒。
②妇科检查　阴道可见散在出血斑点,白带镜检可见滴虫。
3. 细菌性阴道炎
①带下特点　淡黄色或血样脓性赤带,质稀;外阴坠胀,灼热或疼痛。
②妇科检查　阴道黏膜充血、触痛;白带镜检可以找到线索细胞。
4. 老年性阴道炎
①带下特点　稀薄淡黄,或赤白,甚者为脓性,导致阴道干涩阴痛,甚至阴部萎缩。
②老年妇人阴痒入夜尤甚,若进苦寒燥热无效而经久不愈。西医检查:外阴皮肤和黏膜变薄而干,皮损对称性,局部萎缩和粘连,未见真菌,诊断为外阴混合型营养不良。治宜育阴填精,参以渗湿清热。药用生、熟薏苡仁各50g,土茯苓30g,炙龟板(先煎)20g,熟女贞、墨旱莲、紫草、玄参各15g,何首乌、山茱萸、炒赤芍、白芍、泽泻、黄精肉、枸杞子、黄柏、苍术各10g,连服2周即愈。

浅谈孕妇中药的合理应用

一、惨痛的历史事件

1939—1950 年美国发现 600 多例女婴外生殖器男性化,经查明为母亲孕期曾用孕激素保胎所致。1957 年"反应停"在德国上市,在欧洲、日本等国家广泛应用。结果从 1957—1962 年间,在 17 个国家服用过"反应停"的孕妇先后产下海豹肢畸形儿 1 万余例。该药已被禁用于抗早孕反应,只用于麻风病。己烯雌酚用于治疗先兆性流产,母亲孕期服用可致所产女婴患阴道癌,这种不良反应往往要在几年、几十年后暴露,而且是在下一代身上。

上述这些惨痛教训曾一度引起人们对西药致畸的高度重视,于是就产生一种偏见,认为中药无毒性,对胎儿也无影响。究其实质,无论是中药还是西药,用药不当都会对孕妇产生一定影响。下面专谈中药对孕期的合理运用。

妊娠期所用药物主要通过胎盘进入胎儿体内，还可以因胎儿吞咽羊水，肠胃吸收少量药物，或通过皮肤自羊水中吸收药物，从而对胎儿产生影响。适时适量合理用药是保障母婴安全的必要措施，不滥服药，也不可不用药。孕妇患病必须根据病情选用有效且对胎儿比较安全的药物。

二、妊娠期用药原则

孕期用药，能单独用药就避免联合用药，能用结论比较肯定的老药就避免使用尚未确定对胎儿有无不良影响的新药，能小剂量的药物就避免大剂量用药。严格把握用药剂量、用药持续时间，并注意及时停用。

三、中药禁忌

目前，中药尚无系统的危害等级分类方法，对中药的妊娠禁忌仍处在一个探索阶段。中医传统理论中的"妊娠服药禁歌"40 种中草药。现代药理研究证实，有些中药对妊娠有不利影响。例如，大剂量生大黄对孕期动物的毒性显著，使死胎率升高、坏胎发育迟缓；天花粉对胎盘滋养叶细胞和蜕膜细胞有损害作用，导致子宫自发性收缩明显增加（曾有民间土郎中用土红皮牛膝和天花粉塞阴道堕胎）。中药治疗患病孕妇的原则是"治病与安胎并举"，且"衰其大半而止"。下列举一部分药物供同道参考。

1. 毒性大的中草药

卫生部规定的砒石（红砒、白砒）、砒霜、水银、生马钱子、生川乌、生草乌、生白附子、生半夏、生南星、生巴豆、斑蝥、青娘子、红娘子、生甘遂、生狼毒、藤黄、生千金子、生天仙子、闹羊花、雪上一枝蒿、红粉、白降丹、蟾酥、轻粉、雄黄、洋金花等 27 种剧毒中草药有可能对胎儿造成严重危害，应禁用。此外，大戟、芫花、商陆、牵牛子、虻虫、雷公藤、苦楝子等有很强的毒性，应禁用。马兜铃科植物（马兜铃、细辛、广防己、关木通、青木香等）含有肾毒性较强的马兜铃酸，应禁用。砷、汞、铅、铜等含有较高的矿物类药材，如朱砂、密陀僧、铅丹、代赭石、明矾、铅粉等也应禁用。

2. 能直接抑杀癌细胞的中草药

胚胎细胞与癌细胞一样，都具有迅速增殖、分裂的功能，且对抗癌药物敏感度高，故该药物有较强的致畸作用，应禁用于妊娠或即将妊娠的妇女。这里列举已获批准上市的此类制剂：用治急性早幼粒细胞白血病的砒石（红砒、白砒）、砒霜，其成分为三氧化二砷；鸦胆子油乳注射液。此外，斑蝥、青娘子、红娘子（斑蝥素）、秋水仙（秋水仙碱、秋水仙酰胺）、青黛（靛玉红）、莪术（β－榄香烯）、蟾皮（华蟾素）、冬凌草（冬凌草素）、苦参（苦参碱）、肿节风等，目前均有相应提取物或制剂上市，也在禁用范畴。

3. 有兴奋子宫作用的中草药

主要有麝香、益母草、红花等，有可能造成流产，应禁用。

4. 按中医理论有妊娠禁忌的中草药

破血通经药，如三棱、莪术、水蛭、虻虫；开窍走窜药，如麝香、蟾酥、穿山甲、蜈蚣、蛇蜕、皂荚；逐水药，如甘遂、大戟、芫花、商陆、牵牛子；涌吐药，如瓜蒂、藜芦；攻下药，如巴豆、芦荟、番泻叶等；应禁用。破气破血、活血祛瘀的药物，如大芒、芒硝、枳实、桃仁、蒲黄、五灵脂、王不留行、附子、干姜、肉桂、牛膝、牡丹皮、茅根、瞿麦、薏苡仁、半夏、南星、常山、代赭石、磁石等，也应慎用。如果是中成药，应细读说明书后再使用。

参考文献

[1] 孟安琪，张凤暖. 淡淡孕期中药的合理应用 [J]. 中国实用乡村医生杂志，2008 (4)：57 - 58.

孕妇尿路感染的中西医用药指导

一、概述

尿路感染属中医的五淋、癃闭的范畴，是最常见的泌尿系统感染的并发症，治疗原则是支持疗法、保持泌尿道通畅和抗感染。孕妇用药有其特殊性，在明确诊断的前提下，依据围生期用药的基本原则，选择对治疗有效而对胎儿影响较小的药物。

尿路感染可分为上尿路感染（主要是肾盂肾炎）和下尿路感染（主要是膀胱炎）。以细菌引起的尿路感染可分为无症状细菌尿或症状十分显著的急性肾盂肾炎，又大肠杆菌致病者占75% ~90%，其次为肺炎杆菌、变形杆菌、葡萄球菌等。

二、临床分类及诊断

1. 急性膀胱炎占尿路感染的60%，主要症状为尿频、尿急、尿痛、耻骨上不适等，一般无全身感染症状，约30%有血尿，偶尔肉眼可见血尿。

2. 急性肾盂肾炎 起病急骤，突然出现寒战、发热，体温≥38℃，甚至达40℃以上。有尿频、尿急、尿痛、排尿未尽感等膀胱刺激症状，并伴头痛、周身酸痛、恶心、呕吐及腰痛，排尿时常有下腹疼痛，肋腰点有压痛，肾区叩痛阳性。白细胞增高，尿沉渣见成堆脓细胞，尿培养细菌阳性，多为大肠杆菌。

三、药物运用

1. 急性膀胱炎 可用阿莫西林0.25g，1次/小时，或头孢拉定0.25g，4次/天，连用七天后复查，以确定是否治愈。

2. 急性肾盂肾炎应静脉点滴抗生素，如青霉素类、头孢菌素类、红霉素及林可霉素，一般可于24小时后症状改善，48小时后病情好转。

中药治疗也应辨证施治，按病因为热也分三类。

1. 阴虚津亏证表现为小便频数，淋沥涩痛，尿少色黄，午后潮热，颧赤唇红，手足心热，舌红少苔，脉细滑数。治宜润燥通淋，方用知柏地黄丸。

2. 心火偏亢证 表现为小便频数，尿少色黄，眼涩赤痛，面赤心烦，渴喜冷饮，甚至口舌生疮，舌红欠润，少苔或无苔，脉细数，用导赤散（木通用量8g为宜）加玄参、麦冬。

3. 湿热下注证 表现为突然尿频、尿急、尿痛、尿意不尽，欲解不能，溲溺短赤，小腹坠胀，胸闷纳少，带下黄稠，量多，舌红、苔黄欠腻，脉弦滑数。方用五苓散加味或用八正散加白茅根、川楝子、萹蓄。

治倒经、闭经方

1. 韭汁童便汤　治月水逆行，上行口鼻。捣韭菜汁以童便冲，温服。
2. 土鳖虫一两，炙存性，血珀末（即琥珀）五钱，麝香三钱，为细末，酒打和为丸，每服三分。治闭经。

参考文献

[1] 陈修园. 医学从众录 [M]. 福州：福建科学技术出版社，1993：148.

霉菌性外阴阴道炎的治疗

一、概述

念珠菌性外阴阴道炎又称霉菌性外阴阴道炎。10%～20%的正常妇女阴道内能找到白色念珠菌，而妊娠妇女则高达40%。

二、临床症状

外阴痒痛、白带增多，内裤可染为灰黄色，无尿频、尿急及尿痛，无发热或头痛。

三、妇科诊断

1. 妇科检查　外阴道黏膜稍红肿，阴道畅，内有较多黄白色、豆腐渣样分泌物；阴道黏膜上有草莓样点状充血，宫颈光滑对妊娠无影响。

2. 内诊检查　取阴道分泌物送检，显微镜下未见滴虫，其余化验均呈阴性。

3. 化验检查　阴道分泌物涂片显微镜下见念珠菌菌丝及孢子，故诊断为念珠菌性外阴阴道炎。

四、治疗方法

建议患者：①穿宽松棉质内衣。②减少甜食。③温开水洗外阴及阴道，1次/天。洗后，阴道内置入米可定泡腾阴道片1片。用药2天后，症状减轻；用药7天后，患者症状完全消失，还用3天，以期巩固疗效。

另有一方：硼酸10g、冰片5g，溶化冲洗阴道有效。

五、讨论

在治疗妊娠合并霉菌性外阴阴道炎时，如果只用中药洗剂，对念珠菌感染效果差。若念珠菌合并其他细菌感染，易导致胎膜早破、孕妇宫内感染、早产及新生儿感染鹅口疮及尿布疹。因此，孕妇有阴道外阴不适，要及时诊治。

美国食品与药品监督管理局颁布的孕妇用药危险等级标准有 A、B、C、D、X5 个等级，其中 AB 级药物孕妇可以使用；C 级药物要权衡利弊、慎重考虑，因为 C 级药物对胎儿有影响；D 级药物对胎儿有害；X 级药物妊娠期禁用。克霉唑（凯尼丁）、制霉菌素（米可定）为 B 级，而咪康唑（达克宁）为 C 级。冰硼散喷剂与维生素 B_1、B_{12} 针交替使用治疗宫颈糜烂。

经妇科检查确诊为宫颈轻度糜烂、中度糜烂和重度糜烂者均可采用以下治疗方案。

于月经干净后 3 天起进行治疗。操作方法：以 01% 新洁尔灭溶液做外阴常规消毒，用窥阴器扩开阴道暴露宫颈，以同样消毒液消毒宫颈及邻近部位，用无菌干棉球擦干宫颈后穹隆部。宫颈 I 度糜烂及宫颈肥大者，使用维生素 B_1 注射液 50~100mg、维生素 B_{12} 注射液 0.5~10mg，宫颈多点局部封闭。对度宫颈糜烂以上或表面渗血者，将冰硼散直接撒在宫颈糜烂面上。然后小心移除窥阴器，注意不要带出药粉。12 天为一个疗程。

六、药理讨论

中医认为，宫颈糜烂属湿热下注，长期侵袭宫颈所致。冰硼散的主要成分为冰片、硼砂、玄明粉等。现代药理研究证实，上述药物具有开窍醒神、消肿止痛、活血化瘀、去腐生肌的作用。冰片通窍散热、消炎、止痛，用于热病神昏、中暑、口舌生疮、咽喉肿痛、目赤、痱子疮疡、肿毒，有渗透肌肤的功能。硼砂收敛、抑菌、清热化痰、防腐解毒。治咽痛口疮、热咳目红，内服 1~3g。玄明粉外用治咽痛肿、口疮、牙龈肿痛、目赤、痈肿、丹毒。维生素 B_1 和维生素 B_{12} 有促进人体代谢和营养血管、神经的功能。该法对重症宫颈糜烂效果不太理想。还可施传统的物理疗法或宫颈电锥切整形术。

治疗前后要注意几点：①外阴、阴道炎症控制后进行治疗。②严格无菌操作。③术后严格禁止性生活 6~8 周，禁止盆浴及剧烈运动 3~4 周。④微波治疗后阴道分泌物增多，可能发生出血、感染等。⑤未生育者进行此治疗引起宫颈瘢痕，影响宫颈组织弹性，分娩时易发生宫颈裂伤。

附：①冰硼散制剂：冰片 5g，硼砂（炒）50g，水飞朱砂 6g，元胡粉 50g。上四味共研细粉混匀。②验方：治中耳炎，耳部湿疹。冰片 1g，枯矾 10g，共为细粉，撒敷患处。应置阴凉干燥处（30℃以下）保存，以防香气散失。

参考文献

[1] 张和英，张雪芹. 中药苦豆子治疗宫颈糜烂 75 例 [J]. 中国中西医结合杂志，1999，19（6）：369.

妇科炎症经验方

处方：穿山甲 10g，皂刺 10g，路路通 10g，红花 10g，桃仁 10g，当归 10g，白芍 10g，川芎 10g，生、熟地黄各 20g，黄芩 20g，香附 10g，青皮 10g，甘草 10g，牡丹皮 10g，金银花 20g，蒲公英 20g，野菊花 15g，大黄 10g。腹痛加川楝子 10g、延胡索 10g；腰痛加杜仲 30g、续断 20g；若包块者加鳖甲。

适应于附件炎、盆腔炎、有包块、子宫内膜炎。

（本方来源于巴东县人民医院妇产科医师李昌芝）

慢性子宫颈炎

一、概述

慢性子宫颈炎是妇科常见病之一，患病人数约占已婚妇女的一半以上，大多由急性宫颈炎转变而来，或因分娩、流产、阴道手术的病原体侵入宫颈而引起。病原菌多为一般的化脓菌。表现以白带增多为主，可伴有小腹及腰骶部不适等症状。属中医带下范畴。子宫颈炎与子宫颈癌的发生有一定的关系。慢性子宫颈炎按病理分型有五：子宫颈管内膜炎、子宫颈糜烂、宫颈肥大、宫颈息肉、宫颈腺体囊肿。

二、单味中药疗法

1. 鸡蛋一个，消毒水洗净，打破取蛋清；阴道用高锰酸钾冲洗后，将带线纱布棉球蘸上鸡蛋清，填入子宫颈口，5 小时后取出，每日更换 1~2 次。

2. 白矾 9g，放入新鲜猪胆内，烘干研极细末，将带线棉球蘸药粉填于宫颈口，5~10 次可愈。

藻蛎皂刺鳖甲汤治疗癥瘕

一、概述

癥瘕系西医学中的子宫肌瘤，它是激素依赖性良性肿瘤，为 30~50 岁妇女常见病，大约 20% 的育龄妇女患有此病。

子宫肌瘤临床表现为下腹部包块固定不移，或痛或胀的特点。《景岳全书·妇人规》言："瘀血留滞作癥，惟妇人有之。其证则或由经期，或由产后，凡内伤生冷，或外感风寒，或恚怒伤肝，气逆而血滞，或积劳积弱，气弱不行。总由血动之时，余血未净，而一有所逆，则留滞日积而渐成癥矣。"马大正认为，子宫肌瘤既为"癥瘕"，须以"活血化瘀，散结消癥"为法则。方用桃红四物汤加鳖甲、穿山甲、半枝莲各 15g，白花蛇舌草 15g，三棱 10g，莪术 10g，制乳没 5g，橘核、皂角刺各 15g，海藻 30g，牡蛎（先煎） 30g，石见穿（异名月下红，巴东叫小灵丹） 15g，荔枝核 10g。水煎服，每日 1 剂，分 2 次服，每个月用 20 天，经期停用，连用 3 个月为一个疗程。亦可先水煎剂后服蜜丸剂。

二、西医药治疗

口服米非司酮 25mg（浙江仙琚制药股份有限公司，25mg/片，批号 080304），自月经 1~3 天开始服用，每日 1 次，睡前服，连服 3 个月。

三、药理讨论

自拟藻蛎皂刺鳖甲汤中的桃红四物汤活血化瘀，海藻、牡蛎、鳖甲、穿山甲化痰软坚散结，共为君药；三棱、莪术、皂角刺、石见穿共为臣药，是治疗瘀血癥瘕积聚的要药。石见穿散结消肿，活血化瘀清热利湿之作用，张锡纯谓"三棱、莪术为化瘀血之要药，以治女子癥瘕，月经不调，性非猛烈而建功甚速"。《本草纲目》云："乳香活血，没药散血，皆能止痛、消肿、生肌，二味兼用之。"荔枝核、橘核行气散结止痛，半枝莲、白花蛇舌草清热解毒，治各类炎症、毒蛇咬伤。

此方适应于女子的子宫肌瘤，不管是中药还是西药都以小直径的肿瘤为佳，因当肌瘤过大影响患者健康时，应选择手术治疗。

参考文献

［1］乐杰．妇产科学（7版）［M］．北京：人民卫生出版社，2008：269.

［2］倪小平，马大正，雷丽红．消癥汤治疗子宫肌瘤患者130例观察［J］．中医杂志，2012（7）：588－594.

卵巢囊肿案

刘某某，女，38岁，2011年4月18日就诊。患者主诉：自觉两侧小腹胀痛2月余，2011年4月5日B超示：右卵巢大小6.2cm×3.3cm，内见无回声直径3.0cm。诊断：右侧卵巢囊肿。刻下：小腹两侧胀痛，行走时尤甚，经前乳胀。月经错后、量少。月经周期40天，行经期4~6天，色暗有块，舌边齿痕，苔薄白，诊脉沉。属气血痰湿阻滞，冲任不通，久凝成癥。方以《金匮要略》桂枝茯苓丸加味。处方：桂枝20g，牡丹皮、赤芍各15g，茯苓30g，桃仁15g，三棱10g，莪术10g，鸡内金10g，瞿麦30g，鳖甲20g，穿山甲5g，川楝子12g，延胡索15g。7剂，水煎服，每日1剂。医嘱：畅情志，勿过劳，忌油腻、年糕等食品。患者服药后自觉诸症好转，再用上方加昆布、海藻、丹参、浙贝母、薏苡仁、四物汤做蜜丸服一个半月，B超复查示：双附件区未见明显异常。

体会：卵巢囊肿相当于中医的"癥瘕"范畴。《医学入门·妇人门》指出："善治癥瘕者，调其气而破其血，消其食而豁其痰，衰其大半而止，不可猛攻峻施，以伤元气。"本例患者为瘀血、气滞、痰湿互聚结于胞宫，阻碍气血运行，日久而成癥瘕。用桂枝茯苓丸有活血化瘀、缓消癥块的作用。方中鸡内金张锡纯认为"善化瘀血""善化癥也"，桃仁、三棱、莪术活血、行气、化痰湿，重用瞿麦利水消癥，川楝子、牡丹皮以清热，延胡索以行气治腹痛，鳖甲、穿山甲、浙贝母、海藻软坚散结。后加四物汤调和气血，巩固疗效以奏全功。

中医药治疗乳腺增生有一定优势

一、概述

乳腺增生是妇女常见而多发的乳房疾病之一，属中医乳癖的范畴，临床上多以乳腺肿块及疼痛为特点。有些乳腺增生与乳腺癌关系密切，尤其囊性增生更普遍地被认为是一种癌前病变。所以尽早发现和及时治疗乳腺增生病是预防和降低乳腺癌发病的重要措施之一。

二、诊断依据

1. 临床上有乳腺肿块且多数伴有乳房疼痛，连续三个月不能自行缓解。

2. 排除生理性乳房疼痛，如经前乳房胀痛、青春期乳痛及仅有乳痛而无肿块的乳痛症。

3. 利用钼靶 X 线乳腺相、乳腺 B 超、近红外线扫描灯现代检测手段作为辅助诊断，并排除乳腺癌、乳腺纤维瘤等乳房疾病。

4. 乳癖是乳腺组织既非炎症也非肿瘤的良性增生性疾病，相当于西医的乳腺增生病。它的特点是单侧或双侧乳房疼痛并出现肿块，乳痛和肿块与月经周期及情志变化紧密相关。乳房肿块大小不等，形态不一，边缘不清，质地不硬，活动度好。本病好发于 25 ~ 45 岁中青年妇女，发病率占乳房疾病的 75%。

三、临床表现

乳房疼痛以胀痛为主，也有刺痛或牵拉痛。疼痛当在月经前加剧，经后疼痛减轻，或疼痛随情绪波动而变化，痛甚者不可触碰，行走和活动也有疼痛。乳痛以乳房的肿块处为甚，常涉及胸胁部和肩背部。有的还有乳头痛和作痒，乳痛重者影响工作和生活。

乳房肿块可发生于单侧或双侧；肿块表面光滑或颗粒状，活动度好，大多伴有压痛；肿块直径一般在 1 ~ 2cm 之间，大者可超过 3cm；肿块的形态可分为片块型、结节型、混合型、弥漫型等数种类型。

四、治疗方药

乳腺增生的治疗原则是清热化痰、疏肝理气、软坚散结、活血化瘀。

1. 肝郁痰凝证　疏肝解郁，化痰散结。方用逍遥蒌贝散加减。药用：白芍、当归、柴胡、白术、茯苓、甘草、薄荷。

2. 冲任失调症　调摄冲任。方用二仙汤合四物汤加减。药用：淫羊藿、仙茅各 12g，巴戟天 10g，当归、黄柏、知母各 9g，川芎、白芍各 10g，熟地黄 20g，鳖甲 15g。

3. 自拟逍遥山甲公英汤加减，连服 2 个疗程即 42 天，有效率可达 91.6%。药用：柴胡 10g，当归 10g，白芍 10g，赤芍 10g，白术 20g，茯苓 10g，炙甘草 10g，生姜 10g，薄荷 10g，青皮 12g，郁金 12g，海藻 15g，夏枯草 15g，莪术 12g，山慈姑 12g，生牡蛎（先煎）30g，炮山甲 10g，白芥子 10g，浙贝母 10g，蒲公英 30g。

4. 单味

（1）全蝎适量，焙干研粉。每日 1 次，每次 5g，饭后冲服，10 天为一个疗程，2 个疗程有效。

（2）老鹳草（干品或鲜品），每日 10 ~ 60g，煎水代茶饮。30 ~ 60 天为一个疗程，月经期不停药。

（3）水蛭，去杂质，洗净自然风干，研细末，装入空心胶囊 0.25g，备用。每次服水蛭胶囊 4 粒，每天 3 次，10 ~ 15 天可愈。

（4）宁明朝经验方：当归 10g，赤芍 10g，桃仁 10g，红花 10g，生地黄 20g，川芎 10g，海藻 10g，姜黄 10g，通草 5g，丝瓜络 10g，山慈姑 5g，蒲公英 15g，王不留行 15g，瓜蒌壳 15g，益母草 15g，丹参 15g，路路通 20g。可选加鳖甲、穿山甲之类。服药时间，每次月经期间服 3 剂，经净后再服 2 剂停药，待下次月经来潮再服第二个疗程，如此往下服，有效率 90%。

五、疗效标准

1. 临床治愈　肿块消失，乳痛消失，停药 3 个月不复发。

2. 显效　肿块最大直径缩小 1/2 以上，乳痛消失。

3. 有效　肿块最大直径缩小不足 1/2 以上，乳痛减轻。或肿块缩小 1/2 以上，乳痛不减轻。

4. 无效　肿块不缩小，或反而增大变硬，单纯乳痛缓解，而肿块不缩小。

六、讨论

乳房疾病在妇科疾病中占有重要比例，西医对乳腺增生多采用手术治疗。有一次切除再没复发者，也有切除后再次乳腺增生者。对乳腺增生运用中医的辨证施治，确有一定优势，患者痛苦少，服药副作用比化疗小得多。究其病因，本病多由情志内伤、肝郁痰凝、冲任失调、气滞血瘀、积聚乳房胃络所致。以上方中的药物以柴胡、青皮、郁金共奏疏肝行气解郁之功；当归、芍药、莪术活血化瘀；海藻、夏枯草、山慈姑、生牡蛎软坚散结；浙贝母、蒲公英、白芥子清热化痰；穿山甲引药达络、攻坚散结。诸药合用使气顺、痰清、血活、块除、痛解，其病渐愈。

参考文献

［1］中医研究院主编. 蒲辅周医案［M］. 北京：人民卫生出版社，1981：36 – 38.

［2］罗仁，秦建增. 单味中药疗法［M］. 北京：人民军医出版社，2000：271 – 273.

［3］高金道，高维昆. 乳康灵汤治乳腺增生 48 例临床观察［J］. 中国临床医生杂志，2008，36：58 – 59.

名医诊治痛经录

痛经属于妇科常见病，可由功能性疾病引起（原发性痛经），也有由器质性疾患（子宫内膜异位、子宫腺肌症）所致。中医从虚实寒热论治。

1. 诊断循四诊八纲，辨证分寒热虚实

诊断要分清病因、部位和性质、时间长短、参考经量、季节、经色、经质及全身脉症进行辨证施治。在运用中医学的四诊八纲、经络、气血辨证的基础上，配合妇科及实验室等检查，探索痛经的主要病因和病变所在。

在治疗痛经分型上，诸医家多尊崇寒热虚实四端，如卓雨农分气血虚弱、肾虚肝郁、气郁血滞、瘀血阻滞、风寒证、寒湿凝结、血热证等七种；宋光济分为寒凝血瘀、肝郁气滞、脾弱血虚、肝肾亏损等四种；王子瑜分气滞血瘀、寒湿凝滞、湿热蕴结、气血虚弱等四种。在痛经中以肝郁气滞和寒凝血瘀最为常见。痛经属于痛证，仍属不通则痛。中年妇女，气常有余，血常不足，经行之前，常伴乳、胸、腹、腰胀痛，治宜行气为主；其他年龄妇女经行之时，无论有无他症，一见疼痛，即以祛瘀为先。沈仲理先生认为妇女痛证与各科的痛证有所不同，"妇人以血为主""以肝为先天"。肝藏血，喜条达。肝气郁结易滞，不通则痛；或因血瘀阻宫胞、胞脉，不通则痛。

2. 痛经治疗与妇科特点

（1）行气与暖宫：针对肝郁气滞与寒凝血瘀，治疗应以行气和暖宫为主。颜德馨主张"血病以行气为先""血病以热药为佐"。唐佰渊先生认为调经以调畅气血为主，调经之药不宜呆滞。由气滞而血凝者，当先调气为主，活血为佐；由伤生冷者，当暖宫温通；病在血海，当治血分。但血随气行，应少佐调气之品，亦是强调行气与温通的通经止痛之法。

（2）注重月经不同时期分法论治：

①刘云鹏先生治疗痛经采用经前行气，经期活血之法。

②祝谌予先生治疗痛经采用月经期间服汤药调经止痛，月经后期服丸药调经补虚的方法，即每次月经干净后开始服20天丸药，随后改服8天汤剂。

③何子淮先生治疗寒湿凝滞型痛经采用三步疗法，即经前防、经期治、经后固。第一步为经前防，即以上月行经为标准，提前一周开始服用温调气血、鼓舞畅行的药物，如桃红四物汤加肉桂、干姜、益母草、乌药之类，此为第一方。第二步为经期治，即患者在行经期间临床表现较重较急，而寒象明显，可采用大辛大热、温通阳气的药物使阳气四布、阴霾自散、血海得温、经水畅行，此为第二方。若形体壮实、疼痛剧烈者可加制川乌、制草乌；个别患者经量多，色褐黑，艾叶可改为艾炭，干姜改为炮姜。即使夏日炎炎，只要辨证准确，也可用热药，疗效亦佳。第三步为经后固，即月经已干净，腹痛已止，但小腹部有空虚感，伴神疲、乏力、腰酸等症，则选用养血温胞，调和营卫，选十全大补或金匮肾气丸之类。

④蔡小荪指出服药时间与效果的关系。治痛经在经行前三天即开始服用，特别适应膜样痛经及内膜异位症等，反之效果不明显。治病治未病，对虚性痛经平时可服八珍汤或乌鸡白凤丸。因虚不足，靠临时服药，想立竿见影难以达到，故要从精神、饮食、劳逸、药物经常调养，方可奏效。

参考文献

[1] 王清，经燕. 近代中医妇科名医诊治痛经经验撷英 [J]. 中国临床医生杂志，2008，5（39）：73 - 74.

经 行 抽 搐

何某，女，21岁，未婚。患者两年前因寒夜起床大便，感受冷气昏倒，此后每次月经来潮时，即发生麻木抽搐，经后始平，腹痛量多有紫血块，经多个医生诊治无效。其人脉弦虚，舌正无苔，乃体虚，风寒乘虚而入，邪气附着，营卫失和，以致经期抽搐。治宜调和营卫，祛风治络。处方：当归、白芍、芍药、川芎、生地黄、熟地黄各15g，防风15g，细辛10g，桂枝、桑寄生20g，僵蚕10g，生姜3片，大枣5枚，吴茱萸8g，附片5g，连服7剂。下月行经，抽搐止而麻木乃在，仍用前法加土鳖虫10g，蜈蚣5条，服水煎剂5剂，后服十全大补丸1个月，痊愈无恙。

按：此病例经查血，血中磷、钙偏低，自服中药后，血中磷、钙亦转正常。

寒凝痛经

吕女士，成年，干部，已婚，血量时多时少，平时小腹常坠重作痛，每经前半月则痛加重，即行毕痛止，经后流黄水十余天。结婚九年未孕，近三月未行经，苔黄，面黄不荣，脉沉数，用清热祛湿补气调经药未效。后询问病史起因：严冬逢经期，遇大惊恐，黑夜外出，避居风雪野地，当时经水正行而停，从此经乱，或数月一行，血色带黑，常腰痛、四肢关节痛，白带多，据此由内外因成病，恐则气乱，寒则血凝，其脉迟沉，小腹痛用虎骨木瓜丸加桂枝、吴茱萸、细辛、小茴香、乌药服一个月，后用八珍汤加艾叶、肉桂、黄芪蜜丸调治三个月，诸症告除痊愈。

按：《黄帝内经》："恐则气下……惊则气乱。"正值经期，气乱则血乱，兼受严寒，则血涩气滞。明病因之后，改为内调气血、外祛风寒合用之后，再调补气血且用温宫之药半年，竟获妊娠，全家高兴。治此病案效佳关键是问起因病史。

当归芍药散治疗痛经

一、概述

当归芍药散出自汉代张仲景所著《金匮要略》，原方主治"妇人怀娠，腹中疞痛"和"妇人腹中诸疾痛"。现代临床资料可以证实，本方治疗肝脾不和型的痛经疗效尤为理想，而对气滞血瘀、寒湿凝滞、气血虚弱、肝肾亏虚型痛经均有疗效。

二、药物组成

当归、赤芍、川芎、茯苓、白术、泽泻，可加延胡索、黄芪，共为细末，每服4g，可装胶囊，每粒含药粉3g。

三、药理浅释

当归芍药散共6味药，其配伍精当，气血兼顾，攻补兼施，去瘀生新，药精效宏。全方具补虚扶正、活血化瘀、行气止痛、健脾利水、温经补气、调和肝肾之功。现代实验研究表明，白芍能松弛和抑制子宫平滑肌的张力与运动；川芎对子宫平滑肌起兴奋作用，使收缩增强；当归对子宫平滑肌起双向调节作用，其非挥发成分能收缩子宫平滑肌，而挥发成分又能松弛子宫平滑肌。三药合用，则能调节子宫机能，且有明显的镇静作用。据报道，当归芍药散除有抗炎、和镇痛、镇静作用外，还有调整垂体—卵巢轴的内分泌激素平衡、调整自主神经功能、降低血液黏度、改善微循环、抑制血凝及血小板聚集等作用。

近年来，不少治疗痛经的中成药上市，但大多以活血化瘀、散寒行气为主要功能，其适应实证。痛经虚证和虚实夹杂为数不少，用这类中成药疗效不尽理想。当归芍药散可为痛经患者多一种选择，何乐而不为？

参考文献

[1] 马有度. 医方新解［M］. 上海：上海科技出版社，1980：54.

[2] 邓文龙，等. 当归芍药散药理及临床研究进展 [J]. 浙江中医杂志，1987（8）：345.

学习孙思邈诊治带下病

带下病为妇科常见病、多发病，是指妇女带下量增多，色、质、气味发生异常，或伴局部、全身症状的病证。

一、释名

《备急千金要方·妇人方下·赤白带下崩中漏下第二十》载小牛角散"治带下五贲"："一曰热病下血；二曰寒热下血；三曰经脉未断，为房事则血漏；四曰经来举重，伤任脉下血；五曰产后脏开经利。"绝大多数指现代的带下病。依据带下的缓急、量的多少及秽浊之性，又分别成为"崩""漏""沥""沃"与"流秽物"；依据带下颜色而言"白带""赤带""赤白带下""白漏""漏下赤白""白沥""五崩"等不同病名。

二、病因病机

《备急千金要方》《千金翼方》对带下的病因病机概括为因为外感风寒，或内伤七情、饮食不节、房事过度、产后体虚及胞宫恶血未尽等。如《备急千金要方》论病源谓"有冷热劳伤，伤饱房劳，惊悸恐惧，忧恚怀，又有产乳落胎，堕下瘀血，又有贪饵五石，以求房中之乐。此皆病之根源，为患生诸枝叶也"。又有带下的病因谓"中寒即下白，热则下赤，多饮即下黑，多食则下黄，多药则下青"。《备急千金要方·妇人方下·月水不通第十九》所云："产后未满百日，胞络恶露未尽，便利于圊上，及久坐，湿寒入胞里……或下如腐肉青黄赤白黑等，如豆汁。"

三、临床表现

孙思邈所论及常见症状为：妇人"带下赤白"，或"白漏不绝"，或"有下如涕，或如鸡子白"，或"崩中赤白不绝困笃"，或"赤或白或黄，使人无子者"，或"月水不调，或在月前，或在月后，或多或少，乍赤乍白"或"带下月经闭不通"；或"崩中漏赤白青黑，腐臭不可近……小腹弦急"；或"腰痛不可俯仰，阴中肿如有疮状，毛中痒（长阴虱），时痛与子脏相通，小便不利……心烦不得卧，腹中急痛，食不下，吞酸噫苦，上下肠鸣，漏赤白青黄黑汁，大臭如胶污衣状"。

从《备急千金要方·妇人方下·赤白带下崩中漏下第三》载慎火草散方"治崩中漏下赤白青黑，腐臭不可近，令人面黑无颜色，皮骨相连，月经失度，往来无常，小腹弦急，或苦绞痛上至心，两胁肿胀，食不生肌肤，令人偏枯，气息乏少，腰背痛连胁，不能久立，嗜卧困懒"来看，此方主治的病证与西医学中的阴道癌、宫颈癌或子宫体癌的临床表现极为相似。

四、诊断

切诊法：带下病主要是通过问诊，但对辨证还须切诊合参。孙思邈非常重视切诊，他在《备急千金要方·膀胱府方·膀胱府脉论第一》中指出："右手关后尺中阳绝者，无子户脉也。病若是逆寒，绝户、带下、无子、阴中寒。"《千金翼方·色脉》谓："尺中细而滑，带下病……尺中沉细者，名曰阴中之阴病。若两脚疼酸，不能久立，阴气衰，小便有余沥，阴下湿痒……尺寸俱数，有热；俱迟，有寒。""漏下赤白，脉急疾者，死；迟滑者，生。"说明脉诊不仅可判断带下寒热，还可预测疾病转归预后。

五、治疗

孙思邈对带下病的治疗，体现了《黄帝内经》"杂合以治"的思想，所用治法包括药物、针灸两大类，内服剂型有汤剂、丸剂（水泛丸、蜜丸）与散剂。

1. 治则治法

孙思邈治疗带下的原则为"以收敛固涩为主，依其兼证不同，或兼以补益（或温补，或滋补肝肾，补气血），或兼治血止血调经，或温里散寒，或兼清热燥湿"，充分体现了辨证论治的基本精神。如孙思邈认为，白带多中寒，赤带多为热，黑带多伤肾，黄带多伤脾。根据颜色，白多、黄多者予以温中，赤多兼以凉血。如慎火草散方"治崩中漏下赤白青黑""若寒多用附子、川椒，热多者加知母、黄芩各一两，白多者加干姜、白石脂，赤多者加桂心、代赭石各二两。"《备急千金要方·妇人方下·赤白带下崩中漏下第二十》治漏下赤或白或黄用牡蛎、灶心土、赤石脂、龙骨、桂心、乌贼骨、禹余粮各等份，黄多者重用灶心土。孙思邈有对黄带有温脾止带，亦有从热而治者，如《备急千金要方·妇人方下·赤白带下崩中漏下第二十》治漏下去黄方，药用黄连、大黄、桂心各半两，黄芩、土鳖虫、干地黄各六铢（古代重量单位，24 铢等于旧制一两），即清热燥湿。

2. 重视收涩止带

目前公认收涩止带药有 10 种药。方剂中使用频次：禹余粮、龙骨与乌贼骨各 6 次（占 60%），赤白石脂各 4 次（占 40%），牡蛎 3 次（占 30%），白蔹 1 次（占 10%），禹余粮、乌贼骨、赤石脂、牡蛎、龙骨仍为今天所常用。此外，治带下专方中较为多用的还有白马蹄 5 次（占 50%），鳖甲及僵蚕各 4 次（占 40%），现今极少用。僵蚕具有抗菌、抗癌等作用，这为僵蚕治疗细菌性阴道炎、生殖器恶性肿瘤所致带下病提供了科学的理论支持，值得借鉴。

3. 针灸疗法

对于带下病治疗，除用中药内服外，也采用针刺及艾灸治疗，且重艾灸轻针刺，其中选腧穴共 23 个，分别为三阴交、关元、中极、石门、曲骨（经外穴，又称泉门，穴在横骨当阴上际）、营池、阴阳穴、肾俞、上髎、中髎、次髎、下髎、蠡沟、太渊、照海、曲泉、大赫、间使、漏阴、腰俞及少腹横纹（当脐下孔直下，应为三阴交，即脐下三寸）。

对于上述腧穴大多采用艾灸治疗，如治白崩可灸少腹横纹、三阴交或关元，针刺上髎。治赤白带，可灸泉门、中极、交义、营池、漏阴、阴阳穴、肾俞，针灸行间、次髎、中髎、下髎、曲骨、蠡沟，针刺石门等。

孙思邈的两本书认为带下病与月经病、不孕、肿瘤密切相关。总计 61 首治带下病方剂，其治法以收敛固涩为主，同时或补益，或兼治血止血调经，或兼温里散寒，或兼清热燥湿等，体现了辨证论治，其经验丰富，对于后世医家认识本病及治疗具有一定指导意义。

参考文献

[1] 李景荣，苏礼，任娟莉，等. 备急千金要方校释 [M]. 北京：人民出版社，2002.

[2] 毛宏德. 白僵蛹中的白僵菌素的分离鉴定 [J]. 中草药，1985，16（7）：5 - 6.

[3] 苗彦霞，田丙坤，欧莉，等. 孙思邈诊治带下病思想研究 [J]. 中医杂志，2012（16）：1379 - 1381.

关于治疗妊娠疾病的中药禁忌与思考

一、妊娠期中药应用的现状

近年来，中医药在世界范围内得到了广泛的应用。意大利的调查显示，35.23%的妇女妊娠阶段存在使用中药情况。对尼日利亚395例妇女调查显示，67.5%的孕妇存在使用中药。中国台湾2006年妊娠妇女中20.6%存在应用中药。澳大利亚队2526例孕妇调查，使用中药的占20.26%。在土耳其和伊朗妊娠妇女使用中药的情况普遍。如此在一定范围普遍使用，是大多数人认为中药是天然物质，对人体无害。在我国妊娠使用中药更为普遍。我国有79.3%的被调查者认识到中药存在不良反应，但中药仍为妊娠患者的首选药，使用量最多的是保胎和清热解毒、化痰止咳作用的中药，达用药构成比的41.06%。由于历史条件的限制，许多中药上市前未经过严格的生殖毒性及遗传毒性的安全性测试和危险评估。因此，由药物导致妊娠危害的并不少见，如大青叶和板蓝根有直接兴奋子宫平滑肌的作用，量大可致早产，妊娠慎用。据药理学研究报道，许多药物和单体成分具有致癌、致突变和致畸作用，如马兜铃酸、昆明山海棠、槟榔具有致突变和致癌作用，天花粉蛋白、青蒿素具有胚胎毒性。

二、我国对妊娠期应用中药安全性的认识

我国古代医学家对孕妇用药危险性已有所认识，某些药物具有损害胎元以致胎动不安、滑胎、堕胎的副作用，将其列为妊娠禁忌药。《神农本草》载有6种堕胎药，梁代陶弘景《本草经集注·序例·诸病通用药》专收堕胎药41种，隋代《产经》列举妊娠禁忌药82种，宋代陈自明的《妇人大全良方》以歌诀形式列举妊娠禁忌药69种之多，如"蚖斑水蛭地胆虫，乌头附子配天雄，踯躅（黄色的杜鹃）野葛蝼蛄类，乌喙侧子及虻虫……"。自宋代以后，妊娠禁忌药的流传没有统一形式，从各种文献上看，所载妊娠禁忌药均有出入，其中相同的妊娠禁忌药有：乌头、附子、天雄、半夏、巴豆、大戟、藜芦、牛膝、桃仁、南星、芫花、三棱、红花、赭石、水银、芒硝、硇砂、雄黄、水蛭、斑蝥、地胆、蜈蚣、蛇蜕、蜥蜴、麝香、牛黄等共47种之多，交叉部分占半数。明代缪希雍忌用青皮、槟榔、细辛、桃仁、沉香等70余种。《中华人民共和国药典》2005年版收载妊娠禁忌药总计69种，其中慎用38种，忌服5种，禁服药26种。然而有关临床应用的安全性评价的报道却很少，对妊娠常见病、多发病的中药代表方剂药：黄芩、补骨脂、半夏、寿胎丸、苏叶黄连汤及双黄连速冻干粉化和药理学为基础的，以母体含药血清和中药胚胎蓄积组分为研究对象的体外胚胎毒性研究方法，初步构建了妊娠期应用中药安全评价体系。

三、存在问题

中药作为多组分复杂体系，其化学成分众多，现阶段难以对每种成分逐一鉴定。血清药理学的方法仍然属于一种模糊的黑箱式操作，不能明确中药的入血成分，难以建立中药在体内外胚胎毒性评价体系。

四、妊娠期中医用药禁忌

历代医家将用药配伍时需注意事项归纳为十八反、十九畏及妊娠禁忌歌诀。

十八反

本草明言十八反，
半蒌贝蔹及攻乌，
藻戟遂芫具战草，
诸参辛芍叛藜芦。

十九畏

硫黄原是火中精，朴硝一见便相争。
水银莫与砒霜见，狼毒最怕密陀僧。
巴豆性烈最为上，偏与牵牛不顺情。
丁香莫与郁金见，牙硝难合京三棱。
川乌草乌不顺犀，人参最怕五灵脂。
官桂善能调冷气，若逢石脂便相欺。
大凡修合看顺逆，炮爁炙煿莫相依。

妊娠服药禁忌歌诀

乌头附子与天雄，牛黄巴豆与桃仁；
芒硝大黄牡丹桂，牛膝木通矛葛根；
槐角红花与皂角，三棱莪术薏苡仁；
干漆麦芽瞿麦穗，半夏南星通草同；
干姜代赭牵牛子，玄胡常山麝莫闻；
此系妇人怀胎忌，常须记念在心胸。

还包括商陆、斑蝥、水蛭、急性子、千金子、虻虫、芫菁、水银、蜈蚣、雄黄、雌黄、硝石、芒硝、南星、硇砂、土鳖虫、枳实、砒石、乳香、没药、冬葵子、半夏、川芎、肉桂等。

参考文献

［1］宋殿荣，郭洁，张崴，等．关于构建妊娠期应用中药安全性评价体系的思想［J］．中医杂志，2012：5.

谈补中益气汤治漏胎之经验

一、概念

胎漏发生在妊娠早期，属西医的先兆流产，多数经治疗出血迅速停止，兼证消失，多数能继续妊娠；反之，若阴道出血增多，兼证加重，结合有关检查，确实胎堕难留者，切不可再行安胎，宜以去胎益母为安。若胎漏发生在妊娠中晚期，多为西医的前置胎盘，治疗中要引起高度重视。本病的症状是：妊娠期，阴道少量出血，时下时止，或淋沥不断，而无腰酸腹痛。

胎动不安是西医学的先兆流产、先兆早产。经过安胎治疗，腰酸腹痛消失，出血迅速停止，可继续妊娠；若因胎元缺陷而致胎动不安致胚胎不能成形，则不宜进行保胎治疗。

二、与异位妊娠（宫外孕）的鉴别

以输卵管妊娠为例，异位妊娠可有少量不规则阴道出血，但其发病即伴有剧烈的下腹部撕裂样疼痛，多限于一侧，约1/3患者伴有晕厥和休克。妇科检查妊娠试验、后穹隆穿刺及B超检查有助于诊断。

三、辨证论治

1. 肾虚证　父母先天禀赋不足，或房劳多产，大病久病穷必及肾；或孕后房事不节伤精并使冲任受损，胎元不固发为漏胎、胎动不安。主要证候是阴道出血量少，色淡黯，腰酸，腹痛，下坠，或屡孕屡堕；头晕耳鸣，夜尿多，眼眶黯黑或有面部黯斑；舌淡黯，苔白，脉沉细滑，尺脉弱。方用寿胎丸：菟丝子、续断、桑寄生、阿胶加黄芪、当归。

2. 血热证　妊娠期阴道少量出血，色鲜红或深红，质稠；或腰酸，口苦咽干，心烦不安，便结溺黄；舌质红、苔黄，脉滑数。代表方剂为保阴煎：生地黄、熟地黄、黄芩、黄柏、白芍、山药、续断、甘草加枸杞、太子参、玉竹参等。

3. 气血虚弱证　妊娠期阴道少量出血，色淡红，质清稀。或小腹空坠而痛，腰酸，面色㿠白，心悸气短，神疲肢倦；舌质淡、苔薄白，脉细弱略滑。代表方剂有胎元饮：人参、当归、杜仲、白芍、熟地黄、白术、陈皮、甘草加黄芪、砂仁。

4. 血瘀证　宿有癥积，孕后常有腰酸腹痛下坠，阴道不时下血，色黯红；或妊娠期跌仆闪挫，继而腹疼或阴道少量出血；色黯红，或舌有瘀斑，脉弦滑或沉弦。方用桂枝茯苓丸加减。

四、典型病例

沿渡河镇石马山村七组谭某，23岁，身孕3个月后，因生活困难、营养不良所致常患腿痛，阴道少量出血，色黯淡，腰酸腹坠，头晕耳鸣，小便频数，舌淡、苔白，脉沉滑。方用补中益气汤加桑寄生、菟丝子、阿胶、苎麻根、杜仲、续断、炒白术、砂仁、艾叶，水煎服10剂痊愈。上方对肾虚证和气血虚弱证的漏胎均有很好的疗效。其药理是主方补中益气汤补中益气，升阳举陷。主治脾胃虚弱，证见食少倦怠，少气懒言，大便稀溏，舌淡苔白，脉弱；或气虚下陷证见于脱肛，子宫脱垂，久泻，久痢，崩漏等病证，证见神疲乏力，食少便溏，头晕目眩，舌淡，脉虚。胎漏、胎动不安多由先天不足、肾气虚弱所致。桑寄生、菟丝子、杜仲、续断补肾，培植胎元；艾叶温经止血安胎；砂仁化湿行气温中安胎；阿胶、苎麻根养血止血安胎；白术健脾益气，使气血生化有源，胎元得养。

五、注意事项

治疗胎漏和胎动不安，要辨证施治，不可一概而论。治疗期间和孕期都要保证生活营养足够；受孕后最好不要房事；若治疗后阴道出血较治疗前多，超过平时月经量，且出血时间超过10天，血色紫黯有秽浊，下腹疼痛加剧者，不适宜继续保胎，应当立即采取措施终止妊娠。

参考文献

[1] 中医执业医师应试指南及习题集：1212 – 1214.

复发性流产要适当应用活血化瘀法

自然流产连续发生 2 次或者 2 次以上者，称为复发性流产，其发生率约占生育期妇女的 5%。目前现代医学治疗本病方法众多，但绝大多数治疗措施的疗效不确切，缺乏高质量临床证据支持。而在国内，本病一直被认为是中医优势病种，类似的中医病名为滑胎。现代中医妇科教材和中医药行业标准对滑胎的辨证分型只有肾虚和气血虚两种，但在中医实践中，血瘀证却是滑胎不可忽视的常见证型之一，患者多为肾虚或气血虚且伴见血瘀证。《灵枢·邪气藏府病形》言："有所堕坠，恶血留内。"反复的自然流产本身即容易导致瘀血内阻于胞宫，此外，也有部分患者并无明显的气血或肾虚症状，正如清代医家王清任云："体壮气足，饮食不减，并无损伤，三个月前后，无故小产。"对于妊娠用药，历来都主张慎用活血化瘀药、禁用破血逐瘀药（其中主要包括妊娠服药禁歌）。活血化瘀药法在治疗滑胎中的应用价值和可行性如何，本文试从文献研究角度对于这一问题进行探讨。

1. 活血化瘀中药的疗效

与西医治疗或中药常规保胎治疗相比，在中药常规保胎治疗的基础上，辅以活血化瘀中药有助于提高活产率，各研究中药治疗组的平均活产率为 89.7%，对照组的平均活产率为 70.7%，11 项个案报告在中药常规保胎治疗基础上增加活血化瘀中药治疗，活产率为 100%。

2. 活血化瘀药的使用

25 篇文献中共计 22 种具有活血化瘀作用的中药被应用于滑胎的治疗，使用 5 次以上的有 9 种：当归（21）、丹参（14）、赤芍（13）、川芎（13）、益母草（8）、红花（7）、蒲黄（7）、桃仁（7）、五灵脂（5）；其他药物使用频次较低：大黄（3）、没药（3）、牛膝（3）、茜草（3）、三七（3）、桂枝（2）、郁金（2）、泽兰（2），鸡血藤、三棱、山楂、田七、延胡索使用各 1 次。各活血化瘀药物的使用量均较低。

3. 讨论

从活血化瘀中药在孕期的使用情况发现，当归作为具有活血化瘀作用的补血药，其应用最为普遍；丹参为活血调经药，兼有养血补血之功；赤芍为清热凉血药，兼有活血化瘀之功，故多用于血热血瘀证；其他应用较多的药物如川芎、益母草、红花、蒲黄、桃仁、五灵脂等，均为活血化瘀之品。各研究中活血化瘀中药的剂量均较低，以避免治血动胎的不良后果。这既体现了"有故无殒亦无殒"的特点，又符合孕期治疗瘀血"中病即止"的原则。这些研究结果提示，活血化瘀法在反复滑胎患者孕期的保胎治疗中具有重要应用价值，对这类患者孕期只有以补虚扶正固胎为主，以活血化瘀为辅，才具有较好的安全性，且可能比单用各种中药固胎法或西医疗法更能提高活产率。

在中医古籍记载以及现代医学对本病的治疗中，体现了活血化瘀法的应用依据和价值。《黄帝内经》首倡"有故无殒亦无殒"的治疗原则；张仲景《金匮要略》采用桂枝茯苓丸治先兆性流产，特别是王清任用少腹逐瘀汤预防和治疗复发性流产："如曾经三月前后小产，或连伤三五胎，今又怀胎，至两个月前后，将此方服三五付或七八副，将子宫内瘀化净，小儿身长有容身之地，断不致再小产。若已经小产，将此方服三五副，以后存胎，可保无事"。秦文敏在从东汉至明清时期的文献研究中发现，治疗滑胎时活血化瘀类中药一直属于常用药。现代研究也发现免疫异常型复发性流产的患者凝血活性升高，胎盘血流异常，血栓形成，致使胚胎畸形或慢性炎症改变，使胚胎最终因缺血、缺氧而停止发育。小剂量阿司匹林和小分子肝素联合应用有确切疗效。这两种药物均具有抗凝作用，可以预防胎盘内血栓形成，这与中药的活血化瘀有近似之处。这为活血化瘀法的应用提供了佐证和参考。

参考文献

[1] 张建平，林其德，李大金，等. 复发性流产的诊断与治疗 [J]. 现代妇产科进展，2006，15（7）：481-492.

[2] 肖承悰. 中国妇科学 [M]. 北京：学苑出版社，2004：124-126.

[3] 国家中医药管理局. 中医病证诊断疗效标准 [S]. 南京：南京大学出版社，1994：244.

[4] 陈莉，陈素华. 免疫性流产的诊断和治疗进展 [J]. 中国优生与遗传杂志，2005，13（7）：9-12.

[5] 罗辉，杨国彦。刘建平. 应用活血化瘀治疗复发性流产文献评价 [J]. 中医杂志，2012（16）：1382-1386.

滑胎案例

姚某某，女，35岁，婚后12年，先后流产或早产五次，其中一次是妊娠4个月流产的。余均为5个月和6个月。每于妊娠一个月后必漏血十余天，并出现血压降低，引起头晕，至三四个月左腿及左腰疼痛，屡次进保胎措施均失败。现已怀孕两个多月，近二十天内有恶心呕吐，择食，二便正常，神疲眠差。舌正无苔，脉沉滑。现有恶阻，宜先调脾胃，次固肝肾，待脾胃强健，续予补肝肾以固胎本，并建中气以养胎元。处方：①党参、白术、茯苓各10g，炙甘草5g，陈皮5g，砂仁5g，藿香10g，山药20g，生姜5片，大枣5枚。此方缓服3剂，恶阻止续服下方。②熟地黄20g，炒白术20g，制黑川附子3g，人参10g，党参10g，沙参20g，杜仲15g，当归10g，桑寄生10g，杭巴戟10g，苁蓉15g，川续断10g，苎麻根20g。3天服1剂，绝对控制性生活，以免扰动胎元。

按：本病例究其病因，一系脾胃较弱，胎气失养；一系肝肾不足，胎本不固，即习惯性流产。首调脾胃，继强肝肾。苎麻根是治漏胎良药，胎元得养，足月顺产男婴，皆大欢喜。

滑胎辨治

一、概述

中医"滑胎"属西医学中的"习惯性流产"，指堕胎或小产连续发生3次或以上者，其主要病因有两个方面：一是母体诸多不足，如肾虚、脾肾不足、气血虚弱致冲任受损，胎元不固；二是父母先天精气不足致胎元不健。凡此类患者，多有病程长、多次宫腔手术史、七情引起精神压力大等特点。虽肾虚、阴虚耗伤为本，但因上述因素所致的气滞、血瘀、痰凝、湿浊、热毒等病理变化，会加重胞宫及冲任损伤。

二、辨证施治

1. 肾虚　用六味地黄汤加阿胶（珠）、熟地黄、何首乌、龙眼肉、女贞子、旱莲草、菟丝子、枸杞、续断等。

2. 脾肾不足　金匮肾气丸合香砂六君子汤。

3. 气血虚弱　主要临床表现为患者面白神疲，眼睑色淡，舌淡无苔，头晕气短，纳差，大便不成形等。用八珍汤加阿胶、人参、龟胶、鹿胶以补气养血。

祛邪用药：疏肝理气用柴胡、郁金、川楝子、合欢皮、香附、麦芽、枳壳、白梅花。活血药用桃仁、益母草、丹参、苏木、茜草、月季花、玫瑰花、炒蒲黄、川芎、当归等。清热除湿用冬瓜皮、浙贝母、车前子、薏苡仁。对于滑胎患者禁用有毒、大寒、大热之药，宜用平和之品。

晚期产后出血该怎么治

一、概述

晚期产后出血发生于分娩 24 小时后，常见于产后 1~2 周，亦有迟至产后 6 周发病者，阴道出血量或多如崩，或少而淋沥难净，常因出血过多而致严重贫血或休克，属中医的"恶露不绝""漏崩"等范畴。

二、病因

本病发生有其独特的内外环境因素。产后虚、瘀、热为本病的主要致病因素，三者往往相兼为患，而其病理实质为气血亏虚，即使夹瘀夹湿，仍为正虚邪恋，虚实夹杂之证。细究病源不外乎由于孕期养胎、分娩时失血耗气，产后机体急剧下降，处于气血两亏之境。如若产后过早操劳，劳倦伤脾，脾不统血，冲任不固，势必出血持续难尽；亦有产后气虚无力运血，余血浊液排出不畅，滞留宫胞，瘀阻脉道，新血不得归经，故阴道出血久下不止；此外，产后胞脉空虚，湿热乘虚内袭，与瘀血浊液互结日久下血。

三、辨证论治

治晚期产后出血的原则是虚则补之，热则清之，瘀则消之。治疗本病的基本原则是益气养血、补肾固摄为主，兼以清化湿热、祛瘀止血，重在调整机体功能，促进机体康复。用胶艾四物汤为主组成基本方：当归 10g，白芍 10g，川芎 10g，生、熟地黄各 20g，阿胶、续断（炭）、桑寄生、白术、忍冬藤各 15g，花蕊石 20g。

随症加减：根据阴道出血的量、色、味辨证，随症加减。若出血量多色淡、质稀无臭、神疲乏力、气短懒言、舌淡苔薄、脉缓弱，乃为气血亏虚之证，多见于子宫复旧不全所致者，当去花蕊石，重用黄芪、党参各 30g，少佐艾叶 5g，炮姜炭 6g，加仙鹤草、鹿角霜。若见阴道出血淋沥不净，量时多时少，色暗夹块，小腹疼痛拒按，舌紫暗边瘀点，脉沉涩之瘀血阻滞胞脉者，多由胎盘、蜕膜残留所致，则用基本方加桃仁、蒲黄、五灵脂活血止血、化瘀止血，炮姜（炭）温经止血，三七祛瘀止血。若见恶露泄而不畅、日久不止、色暗质黏、气秽臭、小腹胀痛拒按、舌红苔黄腻、脉濡数之瘀热蕴阻胞脉者，多由子宫感染所致，基本方去黄芪、白术、熟地黄、阿胶，加败酱草、白花蛇舌草、金银花（炭）、牡丹皮、贯众（炭）清热解毒、凉血止血。

四、临证体会

1. 扶正祛邪　产后出血多瘀多虚，不能一味固摄止血，应补虚与祛瘀并用。补虚以益气固肾为主，气能摄血、生血，此"阳生阴长"之义也，调养冲任，则恶露自止。补气重用黄芪、白术；气陷者，少佐升麻；补肾多用续断、桑寄生、菟丝子、补骨脂等；并适当配合香附、木香等气分药，取气行血亦行之义，以防壅滞之弊。应用收涩止血药时，多与祛瘀止血之品合用，如仙鹤草、白及配花蕊石、蒲黄（炒），一收一化，止血不留瘀。

2. 治病求本产后抵抗力低下，容易继发感染，湿热内蕴宫胞而致恶露不止，此时切不可拘泥于"产后宜温"，要大胆使用清热解毒之品，注意中病即止。

3. 衷中参西，多法同治　产后阴道出血量多，或淋沥不止，病因复杂，病情轻重不一，临床治疗时应结合现代诊疗技术，衷中参西，明确诊断，及时治疗，以免延误病情。如有胎盘、蜕膜残留的可能在药物治疗效果不显时应行刮宫术，个别日久不愈者，要警惕恶露病变的可能，须做进一步检查。

4. 调补脾胃　脾胃为后天之本，气血生化之源，凡产生体质虚弱者，通过调理脾胃，补养后天之本，调动机体内在能动性，常可改善体质，增强抗病能力，促进产后康复。再说药物是治病的武器，药从口入，必须依赖脾胃的消化吸收，才能发挥治疗作用，倘若脾胃不健，运化不良，纵有良药，亦难达到预期效果。

参考文献

[1] 吴燕平，裴笑梅. 治疗晚期产后出血经验［J］. 中医杂志，2012（1）：18－19.

产后恶露不净

恶露裹儿污血，产时恶露随下，则腹不痛而产自安。若腹欠温暖，或伤冷物，以致恶露凝块，日久不散，则虚证百出：或身热骨蒸，食少羸瘦；或五心烦热，月水不行，其块在两胁，动则雷鸣，嘈杂晕眩，发热似疟，时作时止。如此数证，治者欲泄其邪，先补其虚，必用补中益气汤送三消丸，则元气不损，恶露可消。若初产恶露不下，宜服生化汤加山楂炭、三棱。每日一剂，连服四剂妙。

加味补中益气汤即原方去柴胡、升麻，加延胡索。即人参5g，白术、当归、白芍、陈皮各15g，炙黄芪20g，生姜3片，大枣5枚，甘草10g，延胡索10g。

三消丸治妇人死血、食积、积痰等症：黄连10g，吴茱萸10g，川芎15g，炒莱菔子50g，桃仁10g，山栀、青皮、莪术（醋炒）、三棱（醋炒）各15g，山楂、香附（童便浸泡）各30g，白术20g，为末为丸服。

病例：陈女士今年3月底足月初产后，已40天，恶露未尽，量不多色淡红，时有紫色小血块，并伴腰、身、下半身之痛，右关弦迟，舌质淡红无苔，由产后调理失宜，营卫不和，气血紊乱，恶露不化。处方用桂枝茯苓丸。处方：桂枝、白芍、茯苓、炒丹皮、桃仁、炮姜、大枣，宜量小服 5 剂，再服十全大补丸善后。

参考文献

[1] 清·傅山. 傅青主女科·恶露 [M]. 上海：上海人民出版社，1978：119 – 120.
[2] 高远辉，等. 蒲辅周医案·产后恶露不净 [M]. 北京：人民卫生出版社，1981：140.

归益芪芎清宫汤治疗药物流产后出血证

一、概述

药物流产后出血量多、时间长，甚至潜在大出血是其尚不能完全取代清宫术的重要原因。长期出血不仅有损于患者健康，且诱发盆腔炎、不孕症。因此，我自拟归益芪芎清宫汤可加强子宫收缩，促进残留组织排出，促进子宫内膜修复，缩短药流后出血时间，减少出血量，有利于月经周期恢复，其疗效显著。

二、药物组成

当归 10g，益母草、黄芪各 30g，川芎 10g，三棱、莪术各 30g，肉桂 10 个，红花 10g，川牛膝、车前子各 15g，桃仁 10g，炮姜 10g，大枣、丹参、赤芍各 15g。水煎服，每日 1 剂。流产后 7 日开始服用，血净停服。

三、中医辨证标准

参考《中医病证诊断疗效标准》中"产后恶露不绝"的有关标准，符合血瘀证的辨证。主症：药物流产后 7 日，阴道仍有出血，量时多时少，淋沥不断，色紫黯有血块，小腹疼痛拒按。舌脉：舌质紫暗或瘀斑，脉沉涩。

四、药理分析

药物流产以其安全有效、服用方便、痛苦小而为育龄妇女所接受，但药流后出血时间长和流产不全，有时可能引起突发性大出血，是此方法的最大弊端。据历代文献记载：本病属于中医学"恶露不绝""胞衣残留""堕胎"等范畴。本病的病机关键为"瘀血留滞宫胞中"，但应顾及产后"多虚""多瘀""易寒"的生理特点，拟定了活血祛瘀、益气温阳、调理冲任的大法，自拟芪益归芎清宫汤。方中当归补血活血止痛，能兴奋子宫肌纤维，使子宫收缩力加强；益母草活血祛瘀调经，并有利水消肿的功效，对未孕、早孕、晚期妊娠及产后子宫均有兴奋作用。流产出血过多，淋沥不净可致血虚，血虚则气不足，故以黄芪不气，气行血行；川芎活血行气逐瘀，收缩子宫，促使宫内残留物排出；三棱、莪术破血逐瘀；肉桂温通血脉；红花活血祛瘀，消癥散结；川牛膝引血下行；更以车前子滑利泻下，以清宫内残留物。其疗效显著，无毒副作用。全方共奏活血祛瘀、益气温阳、调理冲任之功。

参考文献

[1] 国家中医药管理局. 中医病证诊断标准 [S]. 南京：南京大学出版社，1994：176 – 178.

［2］李艳青，陈顺强，孙红. 清宫胶囊治疗药物流产后出血患者49例临床观察［J］. 中医杂志，2012，16：1387－1393.

人工流产后流血不止

刘女士，施人工流产手术后一月，流血不止，色黑黏稠，头痛，心慌，神疲，烦躁失眠，汗出，舌淡红、苔薄黄腻，脉沉涩。认为由冲任受伤，瘀血阻滞。治宜调和冲任，消瘀止血。处方为：阿艾四物汤加侧柏叶、白茅根、川续断、地榆（炒）、生杜仲、芡实、牡丹皮、益母草、炒栀子，连服6剂。二诊：血已止，病证见轻，脉沉弱，左关微弦。据流血日久，气血双虚，在瘀去血止后，继用补血益气丸药缓图，方选人参养营丸、补中益气丸、十全大补丸，每服6g，月余康复。

注：因人工流产手术造成子宫破裂而流血不止者没在此讨论。应及时送往乡镇医院进行手术治疗。

剖腹产后宜服荞楼生化汤

一、概述

近年来，由于社会、胎儿等因素导致剖宫产率大幅度上升，剖宫产对产妇的影响主要是子宫复旧不良，而子宫复旧不良是诱发各种产后疾病的重要原因，严重影响妇女身心健康。

二、诊断标准

参照乐杰主编的《妇产科学》纳入标准：年龄19～39岁，身高1.50～1.65cm，孕周37～41＋6周，初产、单胎、活产。

排除标准：妊娠期高血压病、前置胎盘、胎盘早剥等妊娠并发症；子宫肌瘤、妊娠糖尿病等妊娠并发症；产后出血、产褥感染等分娩并发症；中药过敏者。

三、治疗方药

子宫复旧不良属中医"产后恶露不净"范畴，病机主要以虚瘀为主。我自拟荞楼生化汤治疗，效果满意。荞菜30g，重楼20g，益母草20g，马齿苋20g，生地黄30g，当归10g，川芎10g，桃仁5g，炮干姜10g，山药20g，败酱草20g，黄芪20g，大枣10g，炙甘草6g，人参10g，茜草10g，白术10g，仙鹤草15g，乌贼骨10g。水煎服7天。

四、药理讨论

生化汤为产后要方，温经祛瘀，活血止痛，有明显促进子宫复旧的作用。药理学研究证明，生化汤可促进离体及产后子宫收缩，它可使子宫残留蜕膜脱落，增加子宫局部胶原降解，从而促进子宫复旧，并启动子宫内膜修复机制。本处方荞楼生化汤，是在传统名方生化汤基础上加味而成。参芪术枣，健脾益气，以增加气血生化之源；当归活血而瘀滞去，养血而新血生；益母草行血祛瘀，化瘀生新；川芎活血；桃仁破血活血行瘀；重楼、败酱草、荞菜、马齿苋清热利湿、化瘀止血；生地黄、茜草滋阴补肾；仙鹤草、乌贼骨收敛止血且能活血；炙甘草调和诸药；共奏活血化瘀、益气养血、补肾滋阴之功效。

现代药理研究表明，黄芪具有增强机体免疫、增强平滑肌紧张度的效应，又可以对抗组胺引起的渗出性炎症。益母草能兴奋离体、在体动物与人体子宫，较缩宫素作用持久，在远期对子宫肌肉收缩效果好，所含生物碱具有较好的抗炎作用。当归、川芎对离体子宫有兴奋作用，使子宫收缩频率、幅度及紧张度增加。荠菜有麦角克碱作用，对离体子宫有收缩作用，对炎症早期渗出有抑制作用。重楼提取物可明显缩短凝血时间，使毛细血管通透性增强，使较强的免疫调节剂。仙鹤草、乌贼骨能缩短出血和凝血时间，使血小板增加。

产后缺乳的中医治疗与护理

一、概述

产后缺乳是孕妇产后乳汁分泌不足或全无。其病因复杂，有哺乳方法不当，有新生儿不能吸吮乳头（即马口奶），有产妇健康和营养不良或情志紧张，还有代乳品的频繁应用、乳房刺激减少等原因。

中医认为缺乳多由产妇气血化源不足，无乳可下，或因气机不畅、气血失调、经脉涩滞以及痰湿壅阻气机所致。

二、辨证施治

1. 气血虚弱型　产后乳少甚或全无，面色无华，心悸怔忡，脉虚细。用通乳丹为基本方。药用：黄芪、党参、人参、当归、麦冬、山药、扁豆各15g，枣仁、通草、阿胶、桔梗各10g，炖猪蹄吃肉喝汤。1剂/天，5剂一个疗程。。

2. 肝郁气滞型　产后乳汁涩少或全无，乳房胀硬，胸胁胀满，情志抑郁，脉弦细。用下乳涌泉散为基本方剂。药用：四物汤加花粉、桔梗、柴胡、青皮、丁香、漏芦、天花粉、通草、白芷各10g，穿山甲、王不留行各12g，僵蚕10g，1剂/天，水煎服。也可以用柴胡疏肝散加当归、黄芪各30g。

3. 痰湿壅阻型　乳汁分泌少或点滴皆无，乳房丰满、柔软无胀感，形体肥胖，不思饮食或食多乳少，大便溏，脉细弦。治宜健脾化痰，通络下乳。方用苍术12g，香附、陈皮各10g，半夏12g，无花果30g，路路通、王不留行、丝瓜络各15g。1剂/天，水煎服。

三、护理是关键

1. 心理指导　让孕妇懂得母乳喂养的优点。产后哺乳可刺激产生催乳激素，促进子宫的收缩和复原，并可减少产后出血。使产妇心情愉快，降低产后抑郁症，家人要关心体贴产妇，避免刺激产妇，让坐月和满月后过得快乐。

2. 指导产妇正确哺乳　无论是顺产还是剖腹产，产妇要树立母乳喂养的信心，都要早哺乳。生后半小时内让母亲拥抱和抚摸新生儿，进行皮肤接触和早吸吮。实行24小时母婴同床，按需哺乳。适当增加哺乳次数，不断排空乳房以维持乳汁能正常分泌。选择正确哺乳姿势，不要过早使用人工乳头及喂奶粉。任何代乳品营养都不及人乳营养。

3. 饮食疗法　产妇食用易消化且营养丰富的汤、小米粥等，尤其要富含蛋白质的食物和新鲜蔬菜以及充足水分；不食用滋腻辛辣之品。气血虚弱者，多食母鸡、鳝鱼、猪蹄、红枣、桂圆、花生米等；肝郁气滞者，宜食吃金橘、佛手、红糖等；痰湿重者要食清淡食物。

4. 注意休息　保证充足的睡眠时间，母子母女同步睡眠最好。要关灯睡觉，让婴儿有白天、黑夜的感觉。

5. 婴儿出生后第三天应挤出乳头，以防孩儿长大后成"马口奶"，影响下一代的吸奶。

母乳喂养在提高婴儿智商、增加抵抗力、防止营养不良等许多方面是任何代乳品所不及的，所以，对产后缺乳的诊治与护理特别重要。

催乳药膳

国际上已将保护、促进和支持母乳喂养作为卫生工作的重要环节。母乳喂养对母婴健康均有益。在现实生活中许多产妇由于多种原因导致产后乳汁分泌不足，给婴儿的生长发育造成一定影响。

一、药膳催乳药方

1. 当归 20g，川芎 10g，黄芪 30g，王不留行 10g，漏芦 10g，木通 10g，天丁 10g，配以猪蹄，1 剂/天，连服 7 天为一个疗程。经阴道分娩者，产后即可服用，剖腹手术分娩者，在手术后 12 小时即可服用。

2. 土单方　土党参（生长在低山二高山田间，形态如党参，结红果，根流白乳汁）鲜 3~5 两，白头须（又名老龙须）3~5 两，当归、桃仁各 10g，阳雀花（别名金雀花、锦鸡儿、鹅根刺）3 两，大叶通草根皮 2 两，地巴根 3 两，炖猪蹄吃，两天一剂。

二、产后护理

产妇药有足够的营养保证，居室空气流通，要有清新环境，保持心情愉快。饮食清淡，睡眠充足。另外，要提高接生技术，缩短产程，防止分娩中失血过多。

附：产后半月之后可炖一年的公鸡吃，适应体质差、恢复不好者。党参 10g，玉竹参 10g，太子参 10g，黄金芪 20g，莲肉 20g，山药 30g，茯神 10g，胡椒 5g，生姜 10g，橘皮 10g，怀牛膝 10g，黄芪 30g，百合 50g，炒白术 20g，枣仁 10g，王不留行 20g，白糖或蜂蜜 200g，加大茴、小茴各 5g，鸡切小块加水煮熟透，吃肉喝汤，1 剂/3 天。

乳房疾病

一、概述

乳房位于胸前第二和第六肋骨水平之间，分乳头、乳晕、乳络、乳房等 4 个部分。乳房与经络的关系密切，"男子乳头属肝，乳房属肾；女子乳头属肝，乳房属胃"，乳房疾病与肝、胃、肾经及冲任二脉有密切关系。

二、乳房肿块的检查法

1. 望诊　病人端坐，两乳房完全显露，以利观察乳房的形状、大小是否对称；乳房有无块状突起或凹陷；乳头的位置有无内缩或抬高；乳房皮肤有无发红、水肿或橘皮样、湿疹样改变等；乳房浅表经脉是否扩张。乳房皮肤若有凹陷，让患者两臂高举过头，则凹陷部分更为明显。

2. 触诊　坐位与仰卧位结合，两侧乳房对比。医者四指并拢，用指腹平放乳上轻柔触摸，勿用手指去抓掐，否则会将捏起的腺体组织误认为是乳腺肿块。其顺序是触摸乳房4个象限，即内上、外上、外下、内下象限，继而触摸乳晕部分，注意有无血液从乳头溢出。最后触摸腋窝、锁骨下及锁骨上区域。最好检查时间为月经来潮后的第7~10天。

二、乳痈

1. 常见病因

（1）乳汁郁积：初产妇乳头破碎，或乳头畸形、凹陷（马口奶），影响充分哺乳；或有哺乳方法不当，或乳汁多而少吸吮，或断乳不当，导致乳络阻塞成块，郁久化热而成痈肿。

（2）肝郁胃热：情志不畅，肝气郁结。产后饮食不节，脾胃运化失司，阳明胃热壅滞，均可使乳络闭阻化热，形成乳痈。

（3）感受外邪：产妇体虚汗出受风，或露胸哺乳外感风邪；或乳儿含乳而睡，乳儿口中热毒之气侵入乳孔（外吹），均可使乳络瘀滞化热成痈。

2. 临床表现

乳痈多见于产后3~4周的哺乳期妇女。初起乳头皲裂，哺乳时觉得乳头刺痛，伴有乳汁郁结成块，乳房局部肿胀疼痛，皮色不红或微红，皮肤微热或不热，伴全身不适，脉滑数。

成脓期患者乳肿块逐渐增大，局部疼痛加重，或有雀啄样疼痛，皮色焮红，皮肤灼热。同侧腋窝淋巴结肿大压痛。至乳房红肿痛热第10天左右肿块中央渐渐变软，按之应有波动感，穿刺抽吸有脓液，有时脓液可从乳窍中流出，全身症状加剧。壮热不退，小便短赤，舌红苔黄腻，脉洪数。

溃后期脓肿成熟，可破溃出脓，或手术切开排脓（别切成兜水）。若脓出通畅，则肿消痛减，寒热渐退，疮口逐渐愈合。若溃后脓出不畅，肿势依然如故，疼痛、身热不退，可能形成脓袋，或脓液波及其他乳络形成传囊乳痈。亦有溃后乳汁从疮口溢出，久治不愈，形成乳漏者。

三、乳痈的辨证论治

1. 气滞热壅证

乳汁郁结成块，皮色不变或微红，肿胀疼痛；伴有恶寒发热，周身酸楚，口渴，便秘，苔薄，脉数。代表方剂：瓜蒌牛蒡汤加减。

2. 热毒炽盛证

乳房胀痛，皮肤焮红灼热，肿块变软，有应指感。或切开排脓后引流不畅，红肿热痛不消，有"传囊"现象；壮热，舌红、苔黄腻，脉洪数。代表方剂：透脓散加味。

3. 正虚毒恋证

溃脓后乳房肿痛虽轻，但疮口脓水不断，脓汁清稀，愈合缓慢或形成乳漏；全身乏力，面色少华，或低热不退，饮食减少；舌淡、苔薄，脉弱无力。代表方剂：托里消毒散加减，八珍汤酌加半边莲、白花蛇舌草、石见穿（又名小灵丹）。

四、成脓期切开手术的要求

1. 初期　乳房肿痛，乳房结块，可以热敷加乳房按摩，以疏通乳络。先揪乳头数次，然后从乳房四周轻柔地向乳头方向按摩，将乳汁渐渐推出。可用金黄散或玉露散外敷；或用鲜菊花叶、鲜蒲公英、仙人掌去刺捣烂外敷；亦可用 50% 芒硝溶液湿敷。

2. 成脓　脓肿形成时，应在波动感及压痛最明显处及时切开排脓。切口应按乳络方向并与脓腔基底大小一致，切口位置应选择脓肿稍低的部位，不致形成袋兜，应避免手术损伤乳络形成乳漏。若脓肿小而浅者，可用针吸穿刺抽脓或用火针刺脓，也可以拔火罐拔出脓液。

3. 溃后　切开排脓后，用八二丹或九一丹提脓拔毒，并用药线插入切口内引流，切口周围外敷黄金膏。待脓净仅有黄稠滋水时，改用生肌散收口。若有袋脓现象，可在脓腔下方用垫棉法加压，以免脓液潴留。

断乳法：断乳时应先逐步减少时间和次数，再行断乳。断乳前可用生麦芽 60g、生山楂 60g 煎汤代茶，并用皮硝 60g 装入纱布袋中外敷。

五、乳癖

1. 乳癖的概念　乳癖是乳腺组织的既非炎症也非肿瘤的良性增生性疾病。相当于西医的乳腺增生病。

2. 乳癖的特点　单侧或双侧肿痛并出现肿块，乳痛和肿块与月经周期及情志变化密切相关。乳房肿块大小不等，形态不一，边界不清，质地不硬，活动度好。本病好发于 25～45 岁的中青年妇女。

3. 乳癖的病因

（1）多因情志不畅，久郁伤肝，或受到精神刺激，肝气郁结于乳络经脉阻塞不通则痛。

（2）冲任失调，使气血瘀滞，或阳虚痰湿内结，经脉阻塞致乳房结块、疼痛、月经不调。

4. 乳癖的临床症状

乳癖以胀痛为主，有刺痛或牵拉痛。疼痛在月经前加剧，经后减轻，或由情绪变化，甚者摸触、行走、活动时疼痛，痛以肿块为甚。常涉及胸胁或肩背。有的还伴乳头痛和作痒。

乳房肿块可发生于单侧或双侧，大多位于乳房的外上象限，也可见于其他象限。肿块的质地中等或质硬不坚，表面光滑或颗粒状，活动度好，肿块大小不一，直径在 1～3cm。

5. 乳癖的治疗方药

（1）肝郁痰凝证：疏肝解郁，化痰散结。方用逍遥蒌贝散加减。

（2）冲任失调证：方用二仙汤合四物汤。二仙汤：淫羊藿、仙茅各 12g，巴戟天 10g，当归、黄柏、知母各 9g，水煎服。

六、乳核

1. 乳核的特点与临床症状

乳核是发生在乳房部最常见的良性肿瘤，相当于西医的乳腺纤维瘤。好发于 20～25 岁青年妇女，乳中结核，形如丸卵，边界清楚，表面光滑，推之活动。肿块一般无疼痛感，少数可有轻微胀痛，但与月经无关。一般生长缓慢，妊娠期可迅速增大，应排除恶变的可能。

2. 乳核的辨证论治

（1）肝气郁结证：用逍遥散加减。

（2）血瘀痰凝：逍遥散合桃仁四物汤加山慈姑、海藻。月经不调加调摄冲任药。

七、乳衄

乳窍不时溢出少量血液，成为乳衄。本病发生在 40～50 岁经产妇女。病因多为忧思郁怒，肝气不舒，郁久化火，迫血妄行；若肝脾不和，脾不统血。治疗手术为主，关键是切除病变乳管。药物治疗为辅。

八、乳岩

乳岩是指乳岩部的恶性肿瘤，相当于西医乳腺癌。其特点是乳房部无痛、无热、皮色不变而质地坚硬的肿块，推之不移，表面不光滑，凹凸不平，或乳头溢血，晚期溃烂，凹如泛莲，是女性最常见的恶性肿瘤之一。多发于无生育史或无哺乳史的妇女，以及有乳腺癌的家族史的妇女，此病男性少于女性。发病年龄在 40～60 岁。乳癌可分一般类型和特殊类型两种。

1. 一般类型乳腺癌　常为乳房内无痛性肿块，边界不清，质地坚硬，表面不光滑，与皮肤粘连，不易推动，出现病灶中心酒窝征，个别可伴乳头溢液。后期随着癌肿逐渐增大，产生不同程度的疼痛，皮肤可呈橘皮样水肿、变色；病变周围可出现散在的小肿块，状如堆粟；乳头内缩或抬高，偶见皮肤溃疡。晚期乳房肿块溃烂，窗口边缘不齐，中央凹陷似岩穴，有时外翻似菜花，时渗紫血水，恶臭难闻。癌肿转移至腋下及锁骨上时，可触及散在、数目少、质硬无痛的肿物，以后渐大，相互粘连，融合成团，继而出现形体消瘦、面色苍白、憔悴恶候体征。

2. 特殊类型乳腺癌　炎性癌—多发于青年妇女，起病急，乳房迅速增大，皮肤水肿、充血、发红或紫红色，发热；但没有明显肿块可扪及。转移快，不久侵及侧乳房、腋窝、锁骨上淋巴结肿大。病程短，一年内死亡。湿疹样癌—发病率占女性乳腺癌的 0.7%～3%。表现似慢性湿疹，乳头、乳晕的皮肤发红，轻度糜烂，有浆液性渗出，有时候覆盖着黄褐色的鳞屑状痂皮。病变皮肤甚硬，与周围界限清楚。多数病人奇痒、灼痛。中期数年后病变蔓延到乳晕以外皮肤，色紫而硬，乳头凹陷。后期溃后出血，乳头蚀落，疮口凹陷。边缘坚硬，乳房内也可出现坚硬的肿块。

九、乳腺疾病的治疗原则

辨证分型要认真仔细，对症下药要恰到好处，治疗药抓紧一个早字，手术必须适时而不盲从，不能手术的不能勉强手术，免得人财两空。

十、五证方剂选：

1. 肝郁痰凝证　神效瓜蒌散合开郁散加减。

2. 冲任失调证　二仙汤合开郁散加减。

3. 正虚毒炽证　八珍汤加清热解毒药。

4. 气血两亏证　多见于癌症晚期或手术、化疗或溃后不收口，苔白、脉沉细，宜用人参养营汤。

5. 脾胃虚弱证　手术或化疗后，食欲不振，恶心呕吐，乏力，苔薄、脉细弱，用参苓白术散合理中汤加味。

十一、典型病例

1. 石马山村舒某，年41岁，1978年5月因乳腺增生在武汉同济医院手术，到70多岁还健在。

2. 枫香坪村一组任某，乳腺癌症在某镇医院手术后逐渐加重，3个月后去世。石马山村一组韩某，因乳房疾病在镇医院手术后两个半月恶化身亡。

3. 石马山村七组谭兴兰，年59岁时，2007年农历四月初六，左乳房左侧起一个小指大的黑色水疱，肿痛不适，第二天整个乳房肿大如馒头，患处呈乌色，有痛感，在两河口诊所输抗生素液体3天痛稍减，乌泡破溃下陷成大核桃一个坑，不流水不流脓。口服阿昔洛韦片，外擦阿昔洛韦膏，水煎仙方活命饮合五味消毒饮5剂后，久不收口，边缘红色，后改为玉红生肌散撒患处，见体质虚弱，用十全大补汤加金银花服15剂，逐步收口长平，皮肤色正常。病程长达两个月，西医主张手术，因肿核可移动无根，当阴疽治愈。

自拟乳癖散结止痛膏治疗气滞血瘀乳腺增生

一、概述

乳腺增生病，其主要症状是周期性乳房疼痛，与月经周期密切相关，常发生或加重于月经前期，经行乳痛自行缓解。发病年龄多在20～44岁，发病率约占育龄妇女的40%，约占乳腺疾病的70%～78%。我自拟乳癖散结止痛膏报道如下：

二、诊断及中医辨证标准

1. 诊断标准（症状与体征）

①乳房不同程度胀痛、刺痛或隐痛，可注射至腋下、肩背部，可与月经、情绪具有相关性，连续3个月或间断疼痛3-6个月不缓解。②单侧或双侧乳房发生单个或多个大小不等、形态多样的肿块，肿块可分散于整个乳房，与周围组织界限不清，与皮肤或深部组织不粘连，推之可动，可有触痛，可随情绪、月经周期消长，部分患者乳头可有溢液或瘙痒。结合辅助检查（钼靶、X线摄片、B超、乳腺纤维导管镜、穿刺细胞学或组织学检查、近红外线扫描）进行诊断。

2. 中医辨证标准（气滞血瘀证）

主症：乳房疼痛（多为疼痛、刺痛、窜痛、隐痛、触痛）；乳房肿块（肿块质地软硬不等或质地较硬，肿块大小不等，形态不规则）。次证：胸胁胀满，心烦易怒，月经量少色暗或有血块，经行腹痛。舌暗红或有瘀点、瘀斑，苔薄白，脉弦。以上主症必备，并兼证一项以上，结合舌象、脉象即可诊断。

三、乳癖散结止痛膏

蒲公英、乳香、没药、三棱、莪术、扎木钉刺、独活、羌活、黄丹、生南星、生草乌、皂荚、芒硝、冰片、水杨酸甲酯、紫草、当归、丹参、栀子、大黄、当归、红花、螃蟹，将上述药用狗皮膏的熬制法制作成膏药，每次一贴，贴于患处，每48小时更换一次，30天为一个疗程，月经期不停药，连用2个疗程。治疗期间停止一切相关治疗，忌食酸、冷及刺激性食物。

参考文献

[1] 马宏光,高致会,藩瑞芹.乳腺增生综合治疗[J].中日友好医院学报,2005,19(5):263.

[2] 李树玲.乳腺肿瘤学[M].北京:科学文献出版社,2002:328.

[3] 朱锡琪,李玉珠.乳房外科学[M].上海:上海医科大学出版社,1995:99-102.

[4] 尹建修,马仲丽,朱明辉,等.乳癖散结膏治疗气滞血瘀型乳腺增生病216例[J].中医杂志,2012(21):1862-1863.

逍遥藻蛎汤治乳腺增生

乳腺增生病是妇女常见而多发的乳房疾病之一。其临床表现多以乳腺肿块及疼痛为特点,有些乳腺增生与乳腺癌关系密切,尤其是囊性增生更普遍地被认为是癌前病变。一般以30岁以上的妇女为多见。

一、诊断依据

1.有乳腺肿块且多数伴有乳房疼痛,连续3个月不能自行缓解。

2.排除生理性乳房疼痛,如经前乳房疼痛、青春期乳痛及仅有乳痛而无肿块的乳痛证。

3.利用钼靶、X线乳腺相、乳腺B超、近红外线扫描等现代检测手段作为辅助诊断,并排除乳腺癌、乳腺纤维瘤等其他乳房疾病。

二、治疗方法

当归、白术、白芍、云苓、甘草、柴胡、郁金、赤芍各12g,海藻、夏枯草、莪术、山慈姑各10g,生牡蛎30g(先煎),炮山甲10g(冲服),蒲公英20g,白芥子10g,浙贝母10g,瓜蒌壳10g,丝瓜络10g、鳖甲15g。

三、服药方法

水煎服,连服21天为一个疗程,也可以做成水泛丸服,经两个疗程后,判定疗效。用此药期间,停服其他有关治疗药物,如激素类药、止痛药及其他中药制剂等,此自拟处方有效率大90%以上。

四、药物方解

中医认为,本病多由情志内伤、肝郁痰凝、冲任失调、气滞血瘀、积聚乳房胃络而致。临床上以疏肝理气、化痰散结、活血祛瘀为治疗原则。本方中以逍遥散为主方疏肝理气;当归、赤芍、莪术活血行瘀;海藻、夏枯草、山慈姑、生牡蛎、鳖甲软坚散结;浙贝母、白芥子、白术化痰开郁;穿山甲引药达络;鳖甲有破癥瘕之力。诸药正奏气顺、痰消、血活、块除、痛解之功。

五、单味中药疗法

1.全蝎适量,焙干研粉。每日1次,每次5g,饭后冲服,10天为一个疗程,服1~2个疗程。

2.干姜适量,研极细末,均匀地撒在敷料上,干湿度适中,敷于患处,胶布固定,每日换药2次,4~6天可愈。

3. 老鹳草每日用 60g，水煎频饮，30 天为一个疗程。

4. 水蛭适量，洗净自然烘干，研成细末，装如空心胶囊，每粒装 3g，备用。口服 4 粒，3 次/日。

参考文献

[1] 熊小明，涂朝辉，柳崇典，等. 单味中药疗法 [M]. 北京：人民军医出版社，2000：271 - 273.
[2] 高金道，高维昆. 乳康灵汤治疗乳腺增生 48 例 [J]. 中国乡村医生杂志，2008，36 (3)：58 - 59.

苦参合剂治疗外阴瘙痒

外阴瘙痒是妇科常见症状。多由外阴病变引起，无外阴异常者也可能发生；最常见于阴蒂、大小阴唇、会阴及肛门周围；可发生于多年龄段，但更年期及老年妇女更多见。本病病程迁延，易转为慢性，引起外阴局部皮肤浸润性肥厚，呈紫黯或灰白。瘙痒常使患者坐卧不安，影响工作、学习和生活。

1. 药物组成苦参 12g，蛇床子、地肤子、白鲜皮、土茯苓、蒲公英各 10g，生百部 20g，金银花、黄柏各 20g，苦楝子树皮 50g。

2. 使用方法　上药放入器皿中，加沸水 1000ml，趁热熏蒸患处；待药水温度适宜后，坐浴 15～20 分钟，1 日 1 次，睡前用药为佳。7 天为一个疗程，连用 1～2 周，经期禁用。熏洗时，药液温度以 36～42℃为宜。

3. 注意事项保持外阴清洁、干燥，严禁手抓患处，避免用强碱性肥皂及各种刺激性消毒液清洗患处。熏蒸坐浴避免烫伤，禁食刺激性食物。

4. 讨论外阴瘙痒是由外阴病变或某些全身性疾病所引起的症状。祖国医学认为，其发生乃肝、肾、脾功能失常所致。肝脉绕阴器，又主藏血，为风木之脏；肾藏精，开窍二阴；脾主运化水湿。肝经湿热或肝郁，脾虚均可化火生虚或化火生湿，湿热之邪随经下注，蕴结阴器；或感染虫豸虫扰阴部，发为阴痒。

苦参合剂中的苦参清热燥湿、祛风杀虫，使红肿渗出、瘙痒性皮肤病变易于消退；蛇床子散寒燥湿、祛风杀虫；白鲜皮清热解毒、除湿止痒；地肤子利湿热、止痛杀虫，对感染性皮损具有明显的修复效果；蒲公英清热解毒。多种药物合用具有解毒祛风、除湿、杀虫、止痒等功效。

熏蒸、坐浴疗法是中医的传统外治疗法之一，通过热能作用以及皮肤孔穴、腧穴直接吸收药物，激发机体的局部调节功能，从而达到疏通经络、清热解毒燥湿、祛风止痒的目的。

此药方总有效率 86%，在治疗中有效率与年龄大小、病程长短有关。年龄小、病程短，治疗效果越好。

阴枯、阴痛、阴痿用六味地黄丸

1. 阴枯症　某女，39 岁，阴道干燥、涩而不爽为主已多年，性交时无快感，头晕耳鸣，腰酸腿软，经量少，手足心热，便秘如羊矢。舌有裂纹，脉细数。证属肾阴亏耗，冲任失濡。治宜滋补肾阴，生津润燥。用六味地黄汤加味：熟地黄 24g，山茱萸 12g，生山药、玄参各 30g，泽泻、云苓、牡丹皮各 10g，川楝子 15g，北沙参 20g。服 2 周愈。

2. 房劳阴痛　患女，42 岁，其夫代诉：每于性交时，阴道干涩而痛，甚至全身发抖，难以忍受，常中途停止，有时疼痛持续数小时，并有头晕目眩、腰膝酸软，月经量少，愆期而至，潮热，舌红苔剥，脉弦细数。辨证为肾阴虚损，阴络失润，挛急而痛。予以滋肾润燥、柔肝止痛法治之。方选六味地黄汤加味：熟地黄 24g，枣皮 12g，生山药、生白芍各 30g，泽泻、云苓、牡丹皮各 10g，川楝子、生甘草各 15g。1 日 1 剂，连服一个月愈。

3. 阴痿　患女，44 岁，其夫代诉：常在性交准备阶段或刚与男性接触时，阴道即有较多的分泌物排出，性欲随之很快消失，而在性交时却无丝毫快感，间有疼痛，头晕眼花，腰酸腿软，手足心热，形体消瘦，精神不振，舌红少津，脉细数。诊为阴虚冲任失固所致。以滋肾固冲法治之。方予六味地黄汤：熟地黄 24g，山茱萸 20g，生山药、生牡蛎（碎）、生龙骨（碎）各 30g，泽泻、云苓、牡丹皮各 10g，五味子 10g。1 日 1 剂，治 3 周愈。

4. 讨论　上述三证，同因而症异，均由肾阴亏耗所致，为临证多见。阴枯症以阴道干燥为主，伴有性生活不快及阴虚诸症，故以六味地黄丸滋补肾阴，麦冬、沙参、玄参养阴生津、滋润阴燥；川楝子疏肝止痛，性善下降入阴器，能引诸药入病处，益肾主生殖，开窍于阴，阴复则窍润，故获痊愈。

房劳阴痛，中医古称"合房阴痛"，以性交时阴道涩痛与畏痛心理引起的挛急之痛，并见为主，常被迫终止性生活，并伴有阴虚证，所以用六味地黄汤复其阴，润其窍，则涩痛可除。又肝脉者，绕阴器，抵少腹，川楝子、生白芍、生甘草疏肝、柔肝、缓急入阴以消痉挛之痛而收全功。

阴痿之症与男性阳痿、早泄或见色精滑很相似。所不同的是男性阳痿或早泄后不能完成性交，而女性阴痿则不然，性生活仍能进行，唯缺快感。此乃水亏冲虚，精气失固而外泄所致，又冲脉隶属少阴，故以六味地黄汤滋水补冲，生龙骨、生牡蛎、五味子固肾摄冲。如此，则水旺则堤固，不泄不滑，阴器润泽充盈而痿自消。上述三症是常见病，治时以辨证论治为准，使病痊愈。

浅谈妇女"月家痨病"

该病为民间医学之俗称为"月家病""月痨""月奸病""干月病""月子病"等。各地称谓有别，均属中医的积聚、产后虚损、痨伤的范畴。

引发月家病的原因何在？凡妇女生产（正产、流产、剖宫、引产）后，子宫内膜、肌肉层、浆膜层都有不同程度的损伤，一般要 6～7 星期才能彻底恢复，在此期间过性生活是导致得该病的主要原因。

月家病的症状是怎样的？初期一旦染病，就会导致伤口发炎感染、子宫内膜增生、功能性出血等诸多病菌繁殖，经久难治；中期常以贫血、心烦、心慌、心累、气促、纳差、乏力，眼睑、下肢浮肿，少腹痛，子宫内膜、宫颈、附件经常发炎，浆膜囊肿；后期小腹出现时聚时散的大小包块，坚牢不软，不运动，脾肾衰竭，腹泻不止；晚期体重减轻，心肾衰竭死亡。

该病如何治疗？应让男女都知道：产后 6～7 周禁止性生活，不得用生命开玩笑，愚昧者死，这是可以预防的。万一得了此病，产妇不可隐瞒真相。如果该病按一般妇科炎症治疗，就越医越重，人财两空。假如死马当作活马医，早、中期破积聚（使用大量破瘀散血、破癥瘕）的药物，先排出有害浊物，再消炎扶正，还有挽回生命的可能。

附：四反消癖汤治乳癖

古医籍载十八反、十九畏，医者为禁区。为研究发药毒副反应和治病效果，特自拟四反消癖汤治乳癖（乳腺小叶增生症），效果良好。

处方：海藻 25g，当归 15g，丁香 5g，郁金 10g，半夏 10g，柴胡 12g，川芎 10g，丹参 15g，蒲黄 10g，五灵脂 10g，甘草 6g，熟地黄 15g，泽兰 10g，生谷芽 10g，生麦芽 10g，玉竹参 15g，蒲公英 20g，丝瓜络、瓜蒌壳各 10g。每日 1 剂，15 日为一疗程。

服药期间慎房事，忌辛辣，禁熬夜。连服 2 个疗程，肿块消失，疼痛完全缓解，后以养胃和肝益气数剂善后。随访没复发。方中海藻反甘草，海藻畏当归，半夏忌海藻，丁香畏郁金，都属配伍禁例，不但无毒副作用，反而增加疗效，故不必囿于古范。（陈晓刚）

参考文献

[1] 王延章. 重审十八反 [M]. 北京：中国中医药出版社，2012：176－177.

皮 肤 科 篇

全虫方治疗龟头湿疹

龟头湿疹属"臊疳",因交媾不洁、肝经湿热所致。

处方:全蝎、蝉蜕各10g,防风、荆芥、龙胆草各15g,薏苡仁、地肤子、马齿苋各30g,芒硝、黄柏、知母各10g,乌梅6g,金银花20g。先将上药水煎3次,每一煎不少于30分钟,每次服药取上药液洗患部10~15分钟。

主治:龟头湿疹、软下疳、龟头囊肿、阴部瘙痒。

全方有清热、泻肝、止痒、散结、抗过敏的作用。

阴茎疮疡

邹某,62岁,1999年7月4日就诊。其龟头起水疱已10余日,溃疡2处,经内服外治,肿疡未消,并伴有腹股沟淋巴结肿大,脉洪数有力,舌红、苔黄腻,小便黄,大便正常。其人壮实,善饮酒,喜水果。属酒火水湿郁蒸,湿热下注。药用:龙胆泻肝汤加赤小豆、茵陈、甘草梢、黄柏、川草薢、土茯苓、金银花、薏苡仁、蒲公英、胭脂花根。

体会:此病例由湿热盛于中而注于下焦,前阴为宗筋所主,厥阴所司,连少腹,故腹股沟淋巴肿大,厥阴、少阳同司相火,温热蕴聚成毒,故用龙胆泻肝汤加味直折,湿热得清,何愁其肿不消,其溃不平?

在治疗过程中,上方连服水煎剂5剂,外用玉红生肌散,内服5剂肿消疡平,后服3剂知母地黄汤加黄芪、土茯苓、胭脂花根(别名紫茉莉、土人参,甘淡凉,清热利湿,用于尿路感染、前列腺炎、白带、糖尿病、跌打损伤、外敷疮痈。紫茉莉是治泌尿系统的好药)。

浅谈性生殖器疱疹的分期论治

一、病因病机

历史医家认为,本病表现的痒痛不适、外阴腥臊,阴部生疮,溃而不深,一剧一瘥。中医归属为"阴疱疮""疳疮"等范畴。《医宗金鉴·外科心法要诀》记载:"妇人阴疮为总名,各有正名。"

二、分期论治

1. 发作期 多表现为下焦肝经湿热,治以清热利湿、解毒祛邪为主,或佐以扶正。

发作时常见阴部簇集红色疱疹或水疱，自觉灼热疼痛，或会阴大腿内侧隐痛不适，可伴有口苦口干，小便短赤不畅，古质红、苔黄腻，脉弦数或滑数。用龙胆泻肝汤加减。药选板蓝根、虎杖、蒲公英、薏苡仁清热解毒利湿，栀子用炒制品以降低寒性，减少对机体阳性的克伐。疼痛明显者加郁金、三七行气化瘀止痛，重用土茯苓、金银花。

2. 非发作期　复发性生殖器疱疹非发作期多表现为湿毒内困，正虚邪恋证，表现为腰膝酸软，手足心热，口干心烦，失睡多梦，纳差，便溏，舌红少苔或舌淡苔白，脉细数。方选知柏地黄丸合参苓白术散。非发作期常虚实互见。灵芝补肝益肾；生地黄养阴清热；珍珠母、酸枣仁治失眠；板蓝根、连翘清热解毒；蜈蚣、全蝎解毒通络；精神抑郁者可加柴胡、郁金；炒薏苡仁、白术、黄芪、山药、太子参健脾益气养阴。

以上这些药物供扶正祛邪选用，治疗此病要防复发，必须遵循陈修园所说"祛邪正自复，正复邪自驱，攻也补也，一而二，二而一也"。

三、治疗要点

1. 重用薏苡仁，善用虫类药物

复发性生殖器疱疹多表现为湿毒内困，正虚邪恋证，其中湿毒贯穿在疾病的始终，薏苡仁为祛湿之要药，其既可以清热利湿，又可以健脾，剂量可达 40～50g。《汤液本草》云："非白术不能祛湿。"和薏苡仁配伍，益气健脾祛湿。

治疗生殖器疱疹必须借助血肉有情之虫类药，取其搜剔钻透之功去除毒邪，临床常用蜈蚣、全蝎等虫类药物，以蜈蚣解毒功能最强。《圣济总录》云："蜈蚣能除风攻毒，不但治疗蛇毒，也可以治痔漏、便毒、丹毒等。"故常在处方中加入虫药物往往效力倍增，收效显著。

2. 内治和外治相结合

治疗生殖器疱疹有皮损时，常常内治和外治相结合，可以起到加速皮疹愈合作用。《洞天奥旨》云："阴疮者，生于阴户之内也……内治之后，仍以外治同施，鲜不即愈矣。"在发作时常用紫草、虎杖、大黄、甘草、金银花、薄荷，水煎待凉后洗患处，清热解毒消肿。疱疹破溃后的糜烂面可用紫草油外擦，凉血解毒生肌。

3. 注意心理治疗和精神调摄

生殖器疱疹反复发作，严重影响到患者的身心健康和生活质量。精神紧张是生殖器疱疹复发的主要社会因素之一。不良的心理状况会导致人体免疫力低下，对病毒抵抗力下降，导致病情复发。

为医者要对患者讲解相关知识及答疑，让患者了解对本病的治疗、转归及预防，减轻患者的焦虑和抑郁，树立战胜疾病的信心。故在处方中还可加镇静安神及改善睡眠的中药。

值得注意的是，要讲究性交卫生，要防止性传播疾病（艾滋病、梅毒、淋病等）感染，以免造成精神、经济、健康损失。

四、典型病例

张男士，年过 40 岁，一年前因不洁性交后阴茎出现簇状水疱，伴灼痛感，服用伐昔洛韦一周后病情好转，此后每月至少发一次。诊见：阴茎部成簇水疱，部分糜烂，少许渗液，口干，小便赤，大便调，舌红苔黄腻，脉滑数。辨证为肝经湿热下注。药用龙胆泻肝汤加虎杖、板蓝根、蒲公英、薏苡仁、牡丹皮、珍珠母、白术，水煎服5剂。外洗药：苦参、生百部、紫草、虎杖、大黄、甘草各30g，水煎洗也用5剂后，皮疹消退，后改为益气健脾药以防复发。药用：四君子汤加黄芪、薏苡仁、白术、太子参、生地黄、萆薢、牡丹皮、珍珠母、生甘草梢、土茯苓、板蓝根，水煎连服5剂，诸症消失，随访一年没见复发。

参考文献

[1] 刘继锋，许爱娥，李永伟，等. 生殖器疱疹复发的社会因素研究 [J]. 中华男科学杂志，2006，12（5）：392.

[2] 刘俊峰，李鸿涛，陈达灿，等. 治疗复发性生殖器疱疹的经验 [J]. 中医杂志2012（11）：967-968.

内服外洗治愈肾囊风

巴东县白土坡社区刘某，男，35岁。2012年11月8日，劳动之余，忽觉阴囊皮肤不适，瘙痒，肿胀，裂口，剧烈疼痛。经触诊睾丸不觉痛。视舌质淡、苔薄黄，阴囊皮下起结节疙瘩。前医用过龙胆泻肝汤无效。诊断为湿热下注，以湿盛于热，内服水煎剂5剂。苦参、黄柏、苍术各10g，薏苡仁、黄芪、土茯苓、金银花各30g，炒白术20g，川牛膝10g，白鲜皮15g。洗药1日1剂，1日洗3次。生百部、芒硝、萹蓄、黄柏、金银花、苦参、九月花各20g，明矾5g。

内服外洗5日后，上述症状消失，再进八珍汤加金银花、薏苡仁各30g善后，由此没有复发过。

六味潜阳重镇药在皮肤病中的运用

治疗皮肤病必须辨证论治，风、寒、暑、热、燥、火、过敏（外界接触因素）和七情都可能导致皮肤病的发生。治之大法不外乎祛风寒、利湿热、软坚散结、去脏腑瘀毒、补虚养血治脏躁、放血、引流、通二便，治法多端。唯有运用六味潜阳重镇为主治疗皮肤病，可谓别开生面。现介绍如下：

1. 重镇药功效特点

《神农本草经》将重镇药收入上中、二品，主要包括矿石类、介壳类药物，此类药物均以质重沉降下行、镇纳潜降为功能特点，部分药物还具有固涩之功。重镇药包括矿石类中的磁石、代赭石，介壳类的龙骨、牡蛎、石决明、珍珠母。磁石、代赭石均为铁矿石。磁石性味辛、咸，性寒，无毒，具有补血养心、重镇安神、平肝潜阳、益肾纳气、消炎止痛的功效。赭石具有平肝潜阳、降逆止血功效。龙骨甘涩，性平微凉，牡蛎咸、性平微寒，二味皆有平肝潜阳、镇心安神、收敛固涩作用。牡蛎软坚散结，龙骨镇心安神。石决明入肝肾经，有平肝潜阳、除热、明目之功效。珍珠母味咸，入心肾二经，平肝潜阳，定惊止血。以上诸药合用，主要取其重镇安神，兼清热之功。

2. 重镇药治疗皮肤病的病机依据

《素问·至真要大论》指出："诸病痒疮，皆属于心。"李念莪认为："热盛则疮疼，热微则疮痒。"金元时期刘元素认为："诸痛痒疮，皆属于心火。"心属火，立神，立血脉，心立神与心立脉互为因果，相互为用。心之血脉是濡养心神的物质基础，正常生理状态下，心神颐养调畅，血脉充盈，运营周身，肌肤荣润无疾。病理状态时，或情志失调，或心火亢盛，或血脉闭塞等，心神失养，血脉运行失调，均可使肌肤失养而患病。主要表现为肌肤枯槁不荣，或斑疹丛生，瘙痒难忍或疼痛无度。因此，治疗具有痒、痛症状的皮肤病，应从"心"考虑。肌肤、血脉失之濡润，可见肌肤生斑疹、风团等瘙痒无度。如常见的带状疱疹、湿疹、神经性皮炎、荨麻疹等。偏于虚证如年老或久病致心血耗伤、心神失养、气虚血瘀、夹湿夹痰等，则肌肤瘙痒，多见于老年性皮肤瘙痒症、结节性痒疹、带状疱疹后遗神经痛等。

重镇安神为主，随症加减为辅。火毒亢盛加黄连、黄芩、栀子、金银花、连翘等；肝胆火旺加龙胆草、黄连、栀子、九月花、车前子；湿热内蕴加滑石、泽泻、甘草、石韦；气滞血瘀加生地黄、当归、川芎、赤芍、丹参等；夹风夹痰夹瘀者，加三棱、莪术、桃仁、红花、乌梢蛇、秦艽、重楼、昆布等；阴血虚损加玄参、天冬、麦冬、石斛、黄精、玉竹；气血虚加黄芪、当归、太子参、党参、白术等。

3. 验案举例

例1：郭某，女，25岁，2011年2月14日初诊。患者胸腹部、双下肢皮疹伴剧痒反复发作6年余，经多种中西药未能显效。症见：患处弥漫红斑、丘疹，皮疹色暗红，部分融合成片，伴渗出，有搔痕、血痂，皮肤粗糙肥厚、干燥无汗，全身瘙痒，入夜更甚，口干，寐差，便秘，舌红脉沉细。

药用重镇安神熄风、滋阴除湿止痒。处方：磁石、代赭石、龙骨、牡蛎、珍珠母各30g，玄参、生地黄、天冬、麦冬、玉竹、石斛、龙胆草、炒栀子、黄芩、通草、泽泻、车前子、冬瓜皮、薏苡仁各15g。

例2：陈某，女37岁，2010年5月5日初诊。患者近10年来，每年入夏后自觉背部及双下肢皮肤瘙痒剧烈，逐年加重，脉沉细，舌红、苔薄白。

辨证属血虚风燥，以养血润燥法治疗。处方：磁石、代赭石、龙骨、牡蛎、珍珠母、浮小麦各30g，乌梢蛇、秦艽、羌活、荆芥、防风、何首乌、蒺藜、鸡血藤各10g，当归、熟地黄、阿胶、黄芪各20g。水煎服，1日1剂。

例3：杨某，男，48岁，2010年9月5日初诊。患者四肢丘疹、结节伴剧烈瘙痒10余年，皮疹逐步向躯干发展。症见：四肢伸侧及胸背部多发暗红色至蚕豆大小半球形结节30余个，结节伴血痂、搔痕，下肢皮肤粗糙，脉细弦，舌质红、舌根部苔黄。诊断为结节性痒疹。

用活血化瘀散结法。处方：浮小麦、磁石、代赭石、龙骨、牡蛎、珍珠母各30g，秦艽、漏芦、三棱、莪术、夏枯草、天花粉、瓜蒌各10g，丹参、穿山甲、浙贝母、全麦冬、天丁各15g，薏苡仁25g。连服30剂，皮损告愈。中医认为，本病为顽湿凝聚，痰瘀阻络，形成坚硬丘疹、结节及斑块作痒。

三黄银花紫草油对炎性皮肤病的应用

1. 方药组成　黄连20g，黄柏30g，大黄30g，紫草50g，虎杖30g，金银花20g，冰片10g，芝麻油500ml。将前五味放入芝麻油中浸泡3~7天，然后慢火熬至沸，稍放凉，过滤取油，放入冰片搅匀，装入消毒瓶中备用。

此油适用于因湿热引起的皮肤潮红、水肿、丘疱疹甚至糜烂、溃疡，继发感染，涂上该油起到对皮肤黏膜有保护、修复、滋润、生肌、止痛、消肿等功效。使用时，先用金银花煮沸清理红臀部位，晾干，后用棉签或鸡毛蘸药涂于患处，轻者每日2~3次，重者每日3~4次。

2. 适应证举例

（1）新生儿红臀：红臀主要发生在臀部、股内侧及生殖器部，亦有蔓延至整个臀部及股外侧，甚至腰部、小腹部、会阴部。治疗疗程7天，对糜烂渗液多者，涂药后配合红外线照射；对并发感染者，加用抗生素。治疗同时，应注意勤换尿布，尽量不使用透气性差的纸尿裤，并尽量暴露伤处，保持皮肤清洁干燥，可明显缩短疗程。

（2）水火烫伤者，常规处理后，涂上此油。

（3）皮肤连片糜烂渗水者，先常规消毒处理后，将灭菌纱布涂上此油，覆盖在创面上，每日3次。

关于大风子膏治瘙痒的药理作用

上海市中医院门诊部院内制剂大风子膏，治疗特应性皮炎又称特位性皮炎、遗传过敏性皮炎、播撒性神经性皮炎、内源性湿疹及素质性痒疹等，总有效率93.3%。

1. 药物组成　每支20g，其中大风子2.4g，土槿皮、苦参各1.2g，麻油7.2g，生百部、硫黄、明矾、花椒、黄连、冰片、当归各1.5g，苦楝子皮3g。

2. 药理作用　大风子膏主要成分是大风子、土槿皮、苦参、麻油等。

功用除湿止痒，用于过敏性皮肤病。《本草经疏》记载大风子"辛能散风，苦能杀虫燥湿，乃风癣疥癞诸疮之强药，有毒，有抑制多种菌属作用，为本方君药"。内服1.5~3g。土槿皮，温，能止痒。苦参有清热燥湿、杀虫止痒的功效，对多种皮肤真菌有抑制作用。两药共为臣药，以助大风子杀虫止痒。麻油性味甘、凉，生肌肉、止疼痛、消痈肿、补皮裂，还可缓解其他药物的刺激性作用。

方中土槿皮、大风子有一定毒性，内服用量过多常致恶心呕吐、胸腹疼痛，严重者可出现溶血、肾炎、肝脂肪变性等病变。但大风子膏外用于局部皮肤，体内吸收很少，不致引起毒性反应。

参考文献

[1] 柴兴云，陆亚男，任宏燕，等．大风子科植物的化学和生物活性进展［J］．中国中医药杂志，

2006，31（4）：269 - 279.

［2］吴永良，张敏健，卢介珍．复方苦参素液的药效学研究与临床［J］．时珍国药研究，1997，8（5）：422 - 423.

桃仁承气汤广泛用于皮肤病

桃仁承气汤出自《伤寒论·辨太阳病脉证并治》，是一首下瘀血的良方。原方为桃仁10g，桂枝12g，大黄6g，芒硝4g（冲服），炙甘草6g。桃仁承气汤在《伤寒论·辨太阳病脉证并治》中适用于以下三个层次：①太阳病不解，热结膀胱，其人如狂，血自下，下者愈；②其外不解者，尚未可攻，当先解其外；③外解已，但少腹急症者，乃可攻之，宜桃仁承气汤。

在临床中桃仁承气汤对皮肤顽症屡建奇功。现报告如下：

1. 斑秃（俗称鬼剃头）

患者男，38岁，2009年夏因脱发就诊。患者酒厂师傅，主诉：因孩子高考落榜，引起情绪波动，失眠逐渐加重，纳差，精神萎靡，头顶有铜钱大小不等脱发七处。辨证要点：①病位在头，在"血之余"的发。②舌象，质紫有瘀点。③面容憔悴，色黄体瘦，乃血虚血瘀作祟。用上述原方剂量，水煎服，1日1剂，连服10天。再服六味地黄汤加补血中药2个月，脱发区长出新发，后又服十全大补汤加旱莲草、制首乌、女贞子等做蜜丸服一个月，痊愈。

2. 慢性荨麻疹

患者女，39岁，因荨麻疹反复3年余，于2009年春季就诊：不明原因全身出现红色风团，非白、非紫红。视舌两侧前色紫红，舌苔白，脉浮有根。按左天枢穴区压痛明显，考虑瘀血作祟。用：桃仁10g，桂枝6g，大黄6g，芒硝4g（冲服），炙甘草6g。2剂痒止，团风隐现。守原方加荆芥、防风、牛蒡子、蝉蜕，服5剂，痊愈。

3. 右肩胛下皮炎

患者女，40岁，左肩胛下斑块痒反复4年，外用多种软膏，口服抗过敏药，局部熏蒸，不愈。视其局部见鸡蛋大小肥厚斑块，色微红，舌质老、色红，苔白而干，左天枢穴区按压有隐痛，用桃仁承气汤5剂而愈。

4. 左小腿慢性皮炎

患者张某，左小腿中段外侧，7cm肥厚斑块，呈暗红色3年反复不愈，是皮肤外伤引起，便干，三四天一行，面红唇暗，舌质老，色暗红、苔白。服桃仁承气汤5天后痒止、便畅，每日一行，皮损处只有色素沉着，原方进7剂，色素沉着转淡粉色而停药。

笔者认为，桃仁承气汤方证是阳明病方，且少腹急结的位置在左天枢穴附近，手感为中度抵抗感，同时患者伴有轻度苦貌。针对一些顽固性皮肤病，结合其腹部急结，每用桃仁承气汤得心应手者多。

附：天枢穴取穴方法：取穴时，可采用仰卧的姿势，天枢穴位于人体中腹部，肚脐向左右三指宽处。

参考文献

[1] 潘永年. 桃仁承气汤在皮肤病治疗中的应用 [J]. 中医杂志, 2012 (6): 523 – 524.

慢性皮肤溃疡外用祛腐紫油膏

慢性皮肤溃疡是外科临床常见病、多发病。其病程长，溃疡经久难收，或虽经收口，每因损伤而诱发致缠绵难愈。

1. 诊断标准　参照《中国皮肤性病学》和《慢性伤口诊断指导意见》制定：①皮肤和肌肉之间的溃疡，直径 >3cm，病程 >2 个月。②多伴有原发病，如糖尿病、下肢静脉曲张、胶原性疾病、外伤等。③溃疡形态、表面及基底符合慢性皮肤溃疡临床表现。

2. 排除标准　①合并有心血管、肝、肾和造血系统等严重原发性疾病。②精神病患者，肿瘤或艾滋病患者。③妊娠或哺乳妇女。④过敏体质者。⑤肝功能异常者。⑥合并严重感染，病情严重者。

3. 处方　紫草 50g，金银花 50g，苍术 30g，黄柏 30g，花椒 50g，细辛 20g，红花 10g，苦参 50g，艾叶 30g，黄连 20g，百部 20g，九月花 20g，粟壳 10g，香油 500g。用玻璃瓶浸泡 7 天。然后炸至药黑焦为止，熬至滴水成珠，冷却后加入凡士林 300g，木油 200g，九一丹 30g，铅丹 4.5g，轻粉 5g，冰片 5g，搅匀贮于玻璃瓶中备用。

4. 讨论　清代吴谦在《医宗金鉴》中强调："腐不去则新肉不生……盖祛腐之药乃疡科之要药也。"紫油膏含升药和东丹等拔毒祛腐药物，能使溃疡色泽转为红润，油膏中的铅丹、九一丹等减轻炎症、缓解疼痛，香油炸后所熬制的油膏有清热解毒、活血镇痛的功能。

紫油膏有较强的祛腐能力，使"瘀"散"腐"去，肌生创愈。可使创面渗液量减少，对创面分泌物有调节作用，还能使创面保持湿润以促进肉芽组织增生，加强了局部血液供应，从而缩短了创面愈合时间。

参考文献

[1] 赵辨. 中国皮肤性病学 [M]. 北京：人民卫生出版社，2010：937.
[2] 连侃，李峰，徐蓉，等. 红油膏外用治疗慢性皮肤溃疡 31 例 [J]. 中医杂志 2012 (T)：1499 – 1500.

毒蛇咬伤的急救处理

1. 症状　局部均表现为出血、渗液、肿胀、疼痛，其肿胀朝向心端蔓延；多数患者诉烧灼样疼痛，并随时间延长而加重；蛇伤严重者出现头晕、恶心、呕吐，有的还出现模糊、惊厥、昏迷、血压下降或呼吸及循环衰竭等全身表现。

2. 救治

(1) 局部治疗：治疗要及时，越早越好。先行清创、引流排毒：在伤口处用 3% 双氧水冲洗，2%碘酊或碘伏及75%酒精常规消毒，再用手术刀以咬痕为中心做"十"字扩张切口，使淋巴液外流，促使毒液排出。对咬伤时间短者，也可以进行局部环形封闭，即取胰蛋白酶2000～4000U或糜蛋白酶10～20ml，加入0.5%～1%普鲁卡因注射液10～20ml，在切口周围皮下环形注入。若创面上有软组织肿胀者，在其上方外缘近心端行环形封闭2～3天，防止毒素扩散。还可用自制蛇药酒大面积湿敷伤口四周。

（2）全身治疗：早期、大量、短期应用肾上腺皮质激素，注射破伤风抗毒素，应用抗蛇毒血清（越早越好）中和毒素，并口服蛇药片。对有出血象征者，应用止血药物，给予扩创、利尿、通大便，加速蛇毒排泄，保护肾功能。如果是血循毒（血液毒，如五步蛇）中毒者，切不可切开排毒，以免血流不止。治疗蛇伤药严密观察全身情况和局部肢体出血、肿胀、坏死情况，发现异常情况及时处理，以免预后不良。

（3）预防：患者入院后，应立即冲洗伤口，尽快扩张伤口，减少毒素吸收，并保持伤口位置低于心端，以减少毒液流到全身的速度。

夏天不要在户外蛇易活动的地方睡觉。病人和家属学会自救和互救技能，一旦蛇伤，不要惊慌，减少活动，延缓毒素扩散，在距离伤口5～10cm的肢体近心端处结扎，间隔半小时放松3～5分钟，以减缓毒素吸收；用水、茶冲洗，再用嘴吸除毒液，并及时漱口；不要用手挤压伤口，以免毒素扩散更快。

民间偶有大胆自救法：在被毒蛇咬伤后，随即用刀割掉伤处皮肉，割除部分深度要比毒蛇牙长度大，若伤后时间在3分钟内，蛇毒没扩散时越早越好，伤后时间过长无效。还有人用火烙法，用明火烧熟伤口处，让蛇毒无法扩散。

健脾祛湿法可治疗"白疕"病

"白疕"俗名牛皮癣，是西医学中的银屑病，它具有特征性红斑、丘疹、鳞屑皮肤损害的慢性皮肤病。可发于局部各个部位，有对称的，有不对称的，患者最明显的感觉是患处剧烈瘙痒难忍。中医对"白疕"多从血热、白瘀、血虚、血燥论治，用健脾祛湿法有一定疗效。

1. 因地制宜，运用健脾祛湿法

银屑病受到多基因控制，存在显著的种族差异（遗传因素）、性别差异以及年龄差异，而且还存在着地理差异。以新疆为例，地处大西北、远离海洋、气候干燥、年降雨量较少，且冬季漫长，气候严寒。所以该地"白疕"患者常出现脾肾两虚、脾虚湿盛的症状，少数人也出现血虚血燥、血热者。刘朝霞等进行住院患者统计显示：血热型311例占28.95%；血燥型147例占13.69%；血瘀型139例占12.94%；脾虚湿盛型477例占44.41%。提示了按地域分型的依据，运用健脾祛湿法的治癣新思路。

2. 病因病机

白疕病的发病与正气虚弱关系极大，由于一身正气不足，脏腑功能衰退；气虚不能推动营血上荣，气血生化乏源，机体失养，面色萎黄，毛发不泽；卫气虚弱，不能固护肌表，腠理不密，六淫之邪乘虚而入，即体质差最容易诱发过敏倾向。

气虚与后天脾胃亏损为主，元气是健康之本，脾胃是元气之本，脾胃伤则元气衰，元气衰则疾病生。特别是脾胃为气血生化之源，脏腑经络之根，是人体赖以生存的基础，为后天之本。同时，脾胃是人体抵御抗病邪的防卫、预防和治疗上的重要机构。《黄帝内经》有云："诸湿肿满，皆属于脾。"故用健脾祛湿法，从"毒""瘀""虚"三方面作为银屑病的主要病机。

3. 治疗原则及组方

脾为后天之本，脾土功能旺盛是保证机体健康的重要因素。《金匮要略》云："四季脾旺不受邪。"这说明脾气盛衰与疾病的发生、发展及转归有密切关系。近代夏少农在《中医外科心法》中指出"凡外科及皮肤科中顽固难愈的疾病……其病因皆可称毒"。白疕缠绵难愈，其机理所在无不源于一个"毒"字。病情顽固，久病入络，瘀毒不去，则缠绵难愈。临证处方要以解毒为君，散结为臣，健脾益气为佐。

（1）处方：土茯苓、萆薢、茯苓、薏苡仁、炒白术、黄柏、苍术、苦参、连翘、白花蛇舌草、丹参、炙甘草、黄芪、金银花、玉竹参、蝉蜕、生地黄、川芎、白芍、当归。

（2）治癣外用方选　盐麸木子、王不留行，焙干为末，麻油调搽。（《湖南药物志》）

参考文献

[1] 吴燕军，刘红霞. 中医治疗银屑病的用药规律 [J]. 北京中医，2009，28：701 - 702.

当心皮癣感染内脏

皮癣如果不及时治疗，真菌可分泌酯酶和角蛋白酶，产生的毒素和代谢产物可进一步通过血液、淋巴管等途径向机体深部侵袭，导致内脏器官重度炎症性损伤，从而危害生命。根据癣菌的不同部位采取相应治疗措施。

1. 股癣（须癣毛癣菌）　大腿根内侧、臀部等部位出现丘疹或水疱，局部瘙痒剧烈，常因抓挠引起皮损扩散，继发皮炎、苔藓化或合并念珠菌感染向机体深部侵袭，引起膀胱炎、肾盂肾炎、急性肾功能衰竭等并发症。

治疗方法：食用赤小豆、小米粥，赤小豆利水消肿、解毒消痈排脓，其水提取液中的黄烷醇鞣质对须癣、毛癣菌有明显抑制作用；小米含有矿物质和维生素 B2，能促进皮肤表皮细胞的再生，对炎症小脓疱有效。将赤小豆50g 浸泡 30 分钟，入锅加水 1000ml 煮 15 分钟后放入小米 30g 共煮 10 分钟，待温食用，每次 200ml，早晚服，七天一疗程。

2. 手癣（红色毛癣菌）　发病初，手心或指缝处出现水疱，水疱破溃后皮肤脱皮、瘙痒，易扩散到手背、手腕。失治可使红色毛癣菌进入血液，引起肺脓肿及休克。

治疗方法：双地苦参汁外涂。取苦参、地榆、地肤子各30g，放 1000ml 水煮 20 分钟，晾凉后涂患处，每天 3 次，7 天为一疗程。药理：苦参水剂对红色毛癣菌的菌丝摆动有明显抑制作用，并促进受损血管的生长和修复，对手癣急性期抓挠过度引起的皮肤破溃有效。药忌烟酒、辛辣、海鲜。

（摘自《医药养生保健报》）

治阴部瘙痒

六神丸：取 15 粒塞入阴道内（经期停用），6 天一疗程，连续 2 疗程。

锡类散：用消毒纱布条蘸上锡类散，塞入阴道内，次日取出，隔日一次，10 天一疗程。

冰硼散：取本品与 0.1% 新洁尔灭按 1g：150ml 比例配成混合液，每次用注射器抽取 100～300ml 注入阴道内冲洗，每日两次，连用 3～5 天。

京万红烫伤膏：取本品外涂痒处，每日 3～4 次，10 天一疗程。

双黄连粉针剂 600mg，先取 300mg 加生理盐水 10ml 融化成液体，进行阴道冲洗，然后用干棉球蘸上剩下的 300mg 粉末涂于外阴和阴道壁上。

（摘自《家庭医生报》）

治疗牛皮癣三方

1. 狼毒、斑蝥

主治：牛皮癣。

配方：狼毒 20g，斑蝥 20g。

做法：将上述药材研成细末，用 95% 的酒精 100ml 浸泡 48 小时，敷患处。

用法：每日 1～2 次，注意皮肤过敏起疱，孕妇禁用。

2. 银朱、火硝

主治：牛皮癣以及其他干、湿癣。

配方：银朱 5g，火硝少许。

做法：将火硝少许放入钢勺底，再把银朱放在火硝上面，用小火炼之，搅匀，以醋调和外敷之。

3. 葱白、紫皮蒜、蓖麻子仁

主治：牛皮癣。

配方：葱白 20cm，紫皮蒜 2 个，白糖 25g，冰片 3g，蓖麻子仁 25g。

做法：葱白、紫皮蒜（略焙）与蓖麻子仁等 5 样捣成泥状，外敷患处。

大柴胡汤合小承气汤加味治痤疮案

杨某，女，19 岁，2010 年 2 月 16 日初诊。患后月经迟后，一月一潮，每于经前面部痤疮加重，大便干燥，每周 1～2 行，舌红、苔黄，脉沉。此属阳明两经有热，热循经上扰所致。畅通大便是当务之急。宜用大柴胡汤合小承气汤加减治之：柴胡、黄芩、白芍各 15g，半夏、枳实、大黄、厚朴、郁金、皂角刺、石菖蒲、香附各 10g，莪术 15g，金银花

20g，蒲公英 20g，黄柏、苍术各 10g。嘱忌辛辣、油腻食品；保持大便畅通，面部清洁；起居有时，不吸烟、饮酒，保证足够睡眠时间，保持良好心态。后用上方去大黄，加黄芪、当归、滑石、甘草 6 剂，痤疮基本消失。

四方合用治痤疮

痤疮又称粉刺、暗疮，这种常见病，多发于青春发育期男女，反复顽固难治。临床表现为粉刺、丘疹、脓疱、结节、囊肿及瘢痕等，好发于面、背、胸等部位，属于毁容性皮肤病，影响患者的身心健康。

一、病因病机

现代医学认为，痤疮是多种因素综合作用所致的毛囊皮脂腺疾病，其中包括性激素分泌对皮脂腺调控异常、皮脂分泌过多、毛囊口过度角质化、痤疮内酸杆菌增殖过度的免疫反应，还与遗传及心理因素有关。

叶天士《临床指导医案》云："肝为风木之脏，因有相火内寄，体阴而用阳。"相火与君火相对而言，寄藏于下焦肝肾，有温养脏腑、主司生殖的功能，与君火相配共同维持机体的正常生理活动，过亢则有害。如果肝肾阴血不足，不能制约相火，就会造成相火过亢。相火过亢相似于性激素水平偏高，与青春期性激素分泌旺盛相吻合（故痤疮俗称为骚九子）。相火过亢，导致皮脂腺功能亢进，成为痤疮发病的内因。皮脂腺分泌过多，造成机体皮脂腺最发达的面部毛窍阻塞，油脂积聚，病菌借油繁殖，蕴而生热酿毒，红肿化脓，反复发生，形成局部丘疹、结节、囊肿及瘢痕。

二、辨证治疗方略

1. 标本同治

肝肾阴血不足，不能制约相火，是本病之本；而机体尤其是面部热毒积聚则为痤疮的外在表现，是疾病之标。滋养肝肾、平抑相火与清热解毒同时进行，谓之标本兼治。

2. 男女分治

男女患痤疮虽然病机一致，但是有各自的生理机能差异，故选方不同。男性选六味地黄汤为基础方，而女子以肝为先天，故选四物汤。再分别加用清泄相火的黄柏、知母及清热解毒的五味消毒饮成为治疗痤疮的基本方，共奏滋养肝肾、平抑相火、清热解毒之功效。

3. 整体辨证与局部辨证相结合

除使用上述基本方剂外，临证还得注意全身各种伴症及局部皮损表现，详审其热、毒、痰、瘀等状况而随症化裁。如大便干燥，加制大黄；月经量少而不畅者，加香附、益母草；皮肤油脂过多者，加山楂、荷叶、泽泻；瘢痕硬痛者，加红花、桃仁、虎杖；痤疮色泽暗淡流黄水者，加土茯苓、薏苡仁、茵陈；瘙痒明显者，加苦参、白鲜皮等。

4. 中医传统用药与现代药理相结合

使用一些针对痤疮发病机理的专药，如黄柏具有抗菌及免疫调节作用，丹参具有抗菌、消炎、抗雄激素作用及较温和的雌激素样活性，白花蛇舌草有抗雄激素样作用等。

5. 医患配合

此病并非短时间取效，因为调节激素水平是一个比较漫长的过程，必须坚持 1~2 个月治疗才行。还要注意患处局部护理、减少油腻与动物脂肪的摄入。注意清淡饮食，不酗酒、不熬夜，保持良好心态。

三、病案举例

杨某某，女，26 岁，已婚，2010 年 9 月 6 日初诊。自诉其面部痤疮 2 年多，经反复中西药治疗效果不佳。查：整个面部油腻，粉刺密布，丘疹量少、脓疱。口苦咽干，经量少不畅，大便干燥，舌红苔黄，脉细弦。以女性痤疮方化裁：黄柏、知母各 15g，益母草、金银花、白花蛇舌草、蒲公英、山楂各 30g，丹参 20g，当归、赤芍、川芎、生地黄、连翘、紫花地丁、荷叶各 15g，水煎 5 剂。外用硫黄香皂清洗面部，并嘱忌辛辣、肥甘厚味、嗜酒熬夜。连服 20 剂告愈。

药理浅释：黄柏、苍术、知母为痤疮主药以清泄相火，生地黄、当归、赤芍、川芎、丹参养肝凉血散结，金银花、蒲公英、紫花地丁清热解毒，山楂、荷叶降脂化浊，香附、益母草疏肝调经。

参考文献

[1] 李秀玉，王晓静. 近六年来 60 首痤疮专用方用药规律探讨 [J]. 中医药信息，2010，27（2）：36－38.

[2] 李钟灵. 痤疮病因及治疗研究进展 [J]. 中国冶金工业医学杂志，2005，22（5）：519－521.

[3] 阳正国，毛得宏. 王辉武治疗痤疮经验 [J]. 中医杂志，2012（10）：830－831.

中药结合点刺放血治疗痤疮

寻常痤疮又称粉刺，是临床常见的一种慢性毛囊皮脂腺炎症皮肤病。虽对人体无大碍，但影响容颜，令人烦恼。

1. 诊断标准

参照刘辅仁《实用皮肤病学》诊断标准：①青春期男女多见。②好发于面颊、前额、颈部、胸背等皮脂腺丰富的部位，常伴有皮脂溢出。③皮损初起多为皮色丘疹，可分为黑头或白头粉刺。黑头粉刺毛孔扩张，脂栓阻塞于毛囊管口，可挤出脂栓；白头粉刺呈皮色针头大丘疹，毛囊开口不明显，不易挤出脂栓，发展过程中可出现炎性丘疹、脓疱、结节、脓肿及瘢痕等。

2. 辨证用药

①肺胃积热型：方用枇杷饮加减。枇杷叶 15g，桑白皮 10g，黄芩 15g，丹参 20g，山楂 15g，薏苡仁 30g，蒲公英 20g，泽泻 10g，白花蛇舌草 15g，金银花 15g，连翘 15g，甘草 3g。大便秘结加大黄 10g、瓜蒌仁 10g；有脓头者，加菊花、地丁各 15g；炎症明显者加牡丹皮 10g、生地黄 20g、赤芍 10g；结节囊肿加昆布、浙贝母各 10g。

②痰湿血瘀型：用桃仁四物汤加减。桃仁 10g，红花 10g，香附 10g，郁金 10g，生地黄 20g，当归 10g，赤芍 10g，白芍 10g，云苓 15g，黄芩 10g，丹参 20g，夏枯草 10g，白

花蛇舌草 10g。脾虚加党参、白术；脓肿加金银花、白芷、石膏、知母；有结节加连翘、三棱；有瘢痕者加莪术。一周为一个疗程。

据陈培城报道，用《傅青主女科》中的完带汤加味治之。处方：柴胡、白芍、苍术、白术、车前子、僵蚕、槐花各 10g，党参、山药、益母草各 20g，陈皮、黑荆芥、炙甘草各 10g，服 5 剂告愈。

3. 点刺放血

操作方法：患者俯卧位，先取督脉大椎及膀胱经肺俞、脾俞穴，常规消毒，用三棱针点刺俞穴，并于俞穴旁上下左右迅速点刺，随即局部拔罐，以出血量 2～5ml 为宜，留罐 10～15 分钟，再于耳尖、耳垂处点刺放血。每周 2 次，连续治疗 4 周为一个疗程。

治疗脚癣验方

荆芥、防风、红花、五加皮、地骨皮、大风子、白矾各 12g，苦参 20g，加米醋 1000ml，浸泡 24 小时后，用药液浸泡患足，每日 1 次，每次 30 分钟，1 剂连用 5 天，浸泡前后均用清水洗净患处。水疱型加大黄、藿香各 10g；糜烂型应先将乌贼骨研细末，均匀扑在糜烂面上，待干燥后再浸泡。

（《中国中医药药报》，郭旭光文）

角化型足癣：角化型足癣多长在脚底板、脚侧面，导致皮肤粗糙、角化、干裂，往往被误以为是普通足部干燥、皲裂。取生大黄、黄精、川牛膝、苦参各 10g，土茯苓、地肤子、白鲜皮各 15g，用白醋 100ml 浸泡 24 小时后，加水 2000ml 煎开，取汁待温泡脚 30 分钟，每日 2 次，连用 7 日。

（《医药养生保健报》，郭旭光文）

足癣（足趾毛癣菌）

好发于第三、四趾缝，可见皮肤发白、糜烂，常伴恶臭和瘙痒。不及时治疗，足趾毛癣菌可进入血液循环，引起心内膜炎、脓毒症、癣菌疹等全身反应。

治疗方法：苦参 50g，绿茶 10g，水煎洗。绿茶的鞣酸、茶多酚等成分可阻止足趾毛癣菌细胞的合成和直接杀伤作用。其消毒效果明显，可单用 5g 绿茶加 1000ml 沸水冲泡，晾凉后外洗，每日两次，连洗 15 天，对足烂恶臭者尤佳。

（《医药养生保健报》）

治扁平疣

鸦胆子 15g，板蓝根、黄芩各 30g，马齿苋、蒲公英、紫草各 60g，薏苡仁、露蜂房、白芷各 15g，将上药用纱布包好，加水 2500ml，水煎至 400ml，用棉签或纱布在病变部位用力涂擦 20～30 分钟，使局部有灼热感为度，每日 2～3 次，每日 1 剂，连用 7～14 天。

（张可堂文）

民间用狗尾草临穗的杆子穿在疣子上，可以自行脱落。

苦参汤治脚板脱皮

双脚脚板脱皮，不痒不臭，中医认为是"鹅掌风"，用苦参汤泡脚：苦参 100g，黄柏、白鲜皮、蛇床子、地肤子、黄精肉、甘草、土槿皮、金银花、苦楝皮、艾叶各 30g，水煎成 5000ml 药液，每天泡脚 2 次，擦干脚后立即涂上抗真菌药膏，如丁酸氢化可的松乳膏，还可同时服用各种维生素。若足脚裂口、干枯，用大宝牌润肤霜和雅霜都起作用。

用樟丹粉擦新生儿尿布炎

中药樟丹粉是一种红褐色粉末，又称广丹、黄丹、铅丹、桃丹，有消炎、止痒、防腐、生肌之功效，多用于外伤。本方用樟丹、黄连素、薄荷脑、硼砂、冰片组成。用混合粉外涂新生儿尿布皮炎，有效率 100%。

引起尿布皮炎的主要原因是被大小便浸湿的尿布未及时更换，尿中尿素被粪便中的细菌分解而产生氨气，氨气刺激皮肤使其发炎。此外，尿布未漂净或长期用橡皮布、油布、塑料布，使婴儿臀部处于湿热状态，这样也会引起尿布皮炎。症状为尿布接触部位发生边缘清楚的鲜红色红斑，严重的可生皮疹、水疱、糜烂，若有细菌感染可产生脓疱，皮肤折皱经常无皮损。常规治疗：清洗臀部，保持干燥，在皮损处可外用炉甘石洗剂，一日多次。若起丘疹、水疱、糜烂或脓疱时，外用 5% 糠馏油糊、0.5% 新霉素，1 日 2 次。症状轻者用樟丹粉外涂一次，中重度症状者外涂 2～4 次即可痊愈，效果颇佳。擦烂红斑多在皮肤皱襞处，皮面密切接触，局部热量不易散发，在炎热的季节，出汗增多，局部造成温暖潮湿的环境，再加上活动时皮肤互相摩擦，就发生擦烂红斑（俗名皮肤折子），任何年龄均可发生，常见于颈部、腋窝、肘弯、大腿内侧（胯丫）和阴部（屁丫）处。起初时为边缘清楚的鲜红色红斑，有痒和烧灼感，继而出现浸渍发白、糜烂和渗液，甚则脓疱。治则多用局部涂樟丹粉，如有糜烂、渗液可用 3% 硼酸溶液湿敷。

此樟丹粉不可与其他化学药品混合使用，以防皮肤变色，影响美观。

紫　癜

苏某，男，33 岁，患者两膝下有紫癜一年多。化验：白细胞曾减少到 1700/mm³ 方毫米，现 3600/mm³。紫癜发时瘙痒，两足及手发凉，午后两手心发热，疲倦头昏，睡前周身瘙痒，便溏溲黄，舌无苔而润，脉沉迟微弦。此为脾经风湿，络脉瘀滞。药用：生地黄 15g，苍术 10g，防风 10g，牡丹皮 10g，栀子 10g，忍冬藤 20g，威灵仙 15g，萆薢 10g，黄柏5g，泽泻10g，酒炒地肤子15g，炙甘草6g，紫草20g，牛膝10g，当归20g，黄芪3g，丹参20g。外用苦参100g，地肤子100g，煎水洗，每晚洗一次。嘱忌酒、忌熬夜。

紫癜与血行瘀阻有关，曾在沿渡河镇鱼儿寨村二组见许女士，年四十余，因劳力过度，常患病。1982年6月中旬，双腿有铜钱大小的紫斑散在几十个，不高于皮肤，不痛不痒。许女士见状很恐慌，请予治疗。见面色萎黄，舌质淡有瘀点，脉细数，按血行瘀阻用药。处方：桃仁10g，红花10g，当归20g，赤芍10g，白芍10g，生地黄20g，熟地黄20g，黄芪50g，丹参20g，川牛膝10g，独活10g，紫草10g。连服5剂而愈，后服十全大补丸10瓶，用以巩固疗效。

斑疹一（荨麻疹）

肖某，女，年30岁，遍身瘙痒，遇风痒甚，以头部、颈部为显，局部皮肤红肿、发热，无脓疮及痂皮，搔破不流水，皮肤干燥，便秘心烦，脉浮弦细数，舌红无苔，属血热兼风，用自拟蝉蚕玄附麻仁汤加味清热祛风。

处方：荆芥、防风各10g，蝉衣12g，玄参20g，胡麻仁10g，白附子6g，苍耳子10g，白蒺藜10g，地肤子10g，野菊花10g，细生地黄15g，炒栀子10g，紫草12g，羌活10g，赤芍、知母各12g，豨莶草、桑葚各15g。

本例系荨麻疹，中医学中称为"瘾瘰""瘾疹""风疹块"等，俗称"风湿疙瘩"。

小单方：黑蚂蚁50g，为细末，每服3g，1日3次，服完为止。

斑疹二（玫瑰糠疹）

王某，女，15岁，遍身皮肤出现红色痒疹，以四肢较多，疹如花瓣状，中间有白色健康皮肤，其红白界线清楚，红疹成片而高于皮面。西医皮肤科检查为玫瑰疹，服西药无效。脉缓，舌正无苔，属血燥生风兼湿。用丹参四物汤：干生地黄10g，当归10g，赤芍12g，川芎10g，丹参30g，蒺藜30g，炒地肤子30g，地骨皮15g，白芷12g，羌活10g，大青叶15g，甘草6g，制香附10g，炒枳壳10g，蝉蜕10g，共为细末，每日早晚服一小匙，白开水下。

尖锐湿疣汤

尖锐湿疣是由滤过性乳头状病毒引起，易发于男女外生殖器及肛门周围，偶见腋窝、脐部和足趾间。症发先兆，患处呈淡红色，出现污灰湿润小丘疹，继而增大，凹凸不平，可大至鸡卵，形如菜花。服此药后，患者自觉轻松感，毒解血活，疣蒂脱落，湿祛热清，疗效巩固，久不复发。

处方：薏苡仁60g，败酱草30g，制附子10g，土茯苓30g，淡竹叶12g，车前草15g，板蓝根 20g，黄柏 12g，香附 10g，木通 10g，龙胆草 10g，玄参 20g，金银花 20g。1 日 1 剂，7 天为一个疗程。

野樱千里消癣饮

处方：野樱桃树（韧皮部）30g，当归 20g，生地黄 30g，荆芥穗 10g，防风 10g，生大黄 10g，槐花 15g，茵陈 15g，白蒺藜 12g，苦参 15g，甘草 10g，防风 10g，苍术 20g，透骨草 20g，白鲜皮 10g，千里光 20g。

主治：神经性皮炎、牛皮癣。

用法：上药水煎服，1 日 1 剂，日服 2 次，10 天为一个疗程。服后轻泄为宜，湿热为重、有渗水者，加薏苡仁、土茯苓各 30g。

内服外洗加隔离治疥疮

一、概述

疥疮俗称"痒疮子"，中医学文献中称为"虫疥""癞痒""干疤疥"，中医认为疥疮为湿热内蕴，外受虫毒侵袭，郁于皮肤所致。疥疮多发于人体阴部，也有发于全身的，痒得厉害，红色如菜籽大小，稍高于皮肤，久抓不流水，日久不愈，也有的转变为脓疱疮。此疮具有传染性，若穿了患者的衣、被、鞋、袜就可能被感染。还有一种名叫疥疮结节，是由疥螨引起的一种异物反应，好发于阴囊、阴茎、龟头、股、臀等部位，有散在性约黄豆大小褐红色或正常皮色结节者，局部剧烈瘙痒，结节大小 0.5 ~ 1.3cm，数目 7 ~ 17 各个不等。色淡红、红褐色、灰褐色，表面光滑或粗糙，部分患者伴抓痕、血痂、表皮剥蚀、色素沉着等继发性改变。这种疥疮在隋代《诸病源候论·疥候》："马疥者，皮肉隐嶙起作根，搔之不知痛。"其意为：马疥的皮疹隐伏于内，高出皮面，而有根基，近似结节性皮损。中医学认为，风甚则剧痒；湿性重浊、黏滞，善趋下方，故疥疮结节外发于外阴、股部，经久不愈；湿热内蕴，皮损多色红、灼痒；日久气血瘀滞，形成结节。

二、治则

清热解毒除湿、祛风止痒、活血软坚。用皮肤科专家赵炳南和朱仁康的全虫方和乌蛇驱风汤合并疗效较好。方中全蝎、乌梢蛇、皂角刺搜风剔邪、托毒攻伐，对顽固、深在性湿毒作痒最相宜；苦参、地肤子、白鲜皮清热散风、燥湿止痒；荆芥、防风、刺蒺藜祛风除湿止痒；威灵仙祛风除湿通络；黄连、黄柏、苍术清热燥湿；炒槐花、紫草、金银花、连翘、牡丹皮、赤芍凉血解毒，活血散结；甘草调和诸药。如果结节坚硬，可在前方基础上加穿山甲 0.5g 为末冲服，夏枯草、三棱、莪术活血软坚。

在服上药的基础上可配合全局封闭疗法：醋酸曲安奈德注射液加 2% 多利卡因注射液按 1∶3 比例混合，消毒后每个结节内注射 0.1 ~ 0.5ml，使药液充分浸润，至结节变凸、变白，结节数过多者可分批注射，未愈者于 7 日后再注射。中药内服和封闭相结合比单纯中药或封闭起效快、疗效稳定且不复发。

一般疥疮内服药可用上方去全蝎、乌梢蛇肉加大黄、滑石。

一般疥疮外用洗药：苦参20g，苦楝子皮30g，生百部30g，川花椒10g，硫黄20g，轻粉10g，黄柏20g，金银花20g，芒硝20g，明矾10g。1日洗2次，不入口，有毒。还可用土槿皮25g，白鲜皮25g，黄柏、艾叶各20g，水煎洗。10%～20%硫黄软膏，稍用力细擦患处，早晚各一次，同时注意个人卫生、衣被洗晒消毒。

林旦软膏外用：自颈部以下将药均匀擦全身，成人一次不超过30g。擦药后24小时洗澡，同时更换衣服和床单。

银翘野菊二丁汤治小儿水痘

小儿水痘，一年四季均可发生，以冬春为多见，具有一定的传染性，常在儿童集体机构中流行。

主要症状：痘疹见于躯干及头面、四肢、掌足心，发热、咳嗽、流涕、咽部充血、口疮、腹泻等，舌红苔薄，有黄燥而厚者，也有白腻者。

病因：小儿内蕴湿热，外感时邪病毒，时邪与湿热相搏，留于脾胃二经，邪从气泄，扰于气分，发于肌肤而为病。临床有轻重之别，轻者病毒伤于肺卫，只呈现气分证候，邪从表透，疹色红润，疱浆清亮；重者内热炽盛，病毒深入，邪不外达，疹色紫暗，疱浆秽浊。究其病理因素主要为热、湿、毒。治应清热、解毒、利湿。起初要加些发表药，不要大寒大凉，以免毒不外透。

治疗处方：金银花20g，连翘25g，野菊花15g，蒲公英10g，紫花地丁12g，六一散，玄参15g，车前子10g，大力子10g。瘙痒加蝉衣；发热无汗加荆芥、薄荷；口渴加石膏、知母；痘疹根晕大而色紫加赤芍、丹参、牡丹皮；疹色深红加紫草；口舌生疮加黄连、甘草；舌红津少加生地黄、麦冬；便秘加生大黄。

小儿手足口病的治疗方略

一、概述

手足口病是以手、足及口腔出现水疱为特征的一种病毒感染性疾病。手足口病由肠道病毒引起，主要经口（包括密切接触）或经呼吸道传播；感染有季节性，以夏秋为主；以4岁以下儿童多见。其典型的临床表现，如发热、手足及臀部皮肤疱疹、口腔疱疹或溃疡。该病与水痘鉴别诊断要抓住异同点：水痘患儿皮疹为向心性，以躯干、头腰及头皮部为多见，且疱疹很快结痂；而手足口病的水疱部位比较单一，在手、足、口部位，其患儿水疱较少、不结痂。二者均有发热、水疱的特征。

二、治疗方法

中成药选板蓝根冲剂口服、鱼腥草注射液1ml（kg/d）静脉滴注；对重症给予青霉素或头孢曲松钠静脉滴注；有喉炎者加用激素治疗。并用口腔炎喷雾剂2次/天喷口腔，以缓解患儿口腔疼痛症状。

1. 中药内服

五味消毒饮(《医宗金鉴》)：金银花20g，野菊花、蒲公英、紫花地丁、紫背天葵子各15g，水煎服。初起加牛蒡子、紫草、荆芥、防风、蝉衣。通利大小便用大黄、车前子、泽泻。中期加黄连、黄柏、苍术。恢复期加黄芪、当归、薏苡仁。及时治疗此病，痊愈时间为6~7天。

2. 西医治法

本病是病毒性疾病，病情一般不严重，且病程较短，预后良好，病程为7~10天，一般给予抗病毒及退热等药对症治疗一周左右可以痊愈。该病可用利巴韦林10~15mg（kg/d）口服，有口腔黏膜疱疹者加鱼腥草合剂口服，皮疹多者用利巴韦林软膏在清洁皮肤后涂抹；个别病例继发细菌性感染，给予适量抗生素治疗。应避免使用肾上腺皮质激素，以免加重病情。因年龄小，监护人应加强护理，防止手足及臀部等处摩擦使皮肤破溃感染，保持皮肤清洁不可忽视，发现本病患儿应隔离治疗，注意补充液体，以免出现合并无菌性脑膜脑炎、暴发性心肌炎、肺水肿等症。

参考文献

[1] 孙传兴. 临床疾病诊断依据治愈好转标准（2版）［M］. 北京：人民军医出版社，1998：172.

普通型手足口病的中西医疗法

一、概述

手足口病是由多种肠道病毒引起的以发热和手、足、口腔及臀部（肛周）等部位的皮疹或疱疹为主要临床表现的一种传染病，多见于婴幼儿。这种病症还有发热、咽痛及溃疡，少数患者伴有纳差、乏力咳嗽、腹泻等体征。此种病例发生后只要及时治疗就不会出现重要脏器损伤，不会有死亡病例。血常规，肝、肾功能检查等相关安全指标治疗前检测异常者，治疗后多数能恢复正常。手足口病具有一定的传染性，少数重症患者死亡，要引起高度重视。

二、中西药疗法

1. 中药组

按中国卫生部《手足口病诊疗指南》（2008版）为准，治以清热解毒，化湿透邪。药物组成：金银花25g，野菊花20g，黄连10g，石膏50g，白茅根20g，藿香10g，甘草6g，可加薏苡仁15g、升麻10g、泽泻10g、车前子10g、大黄6~15g，水煎服。所加药物作用有二：利水除湿；通利大小便，使毒邪从二便排出。

2. 西药组

利巴韦林注射液，每日10~15mg/kg，加入5%葡萄糖液50~100ml中，分2次静脉滴注，给予维生素C及补液等综合治疗。若合并肺部感染者加用头孢呋辛钠注射液静脉滴注，每日8mg/kg，每日1次。体温≥38.5℃者，给予布洛芬颗粒退热处理。

三、古文献记载

宋代《小儿药证直决》云："其疱出有五名，肝为水，以泪出如水，其色青小。""病者，涕泪俱少，譬胞中容水，水去则瘦故也。"在《素问·气交变大论》中有"岁金不及，炎火乃行……民病口疮"；《小儿卫生总微论方·唇口病论》中有"风毒湿热，随其虚处所者，搏于气血，则生疮疡"等描述。现代学者多数认为手足口病属于"温病"范畴，与湿温病近似，而且有"毒夹湿"的特点。

血热风燥型银屑病用生地紫草茵陈汤

银屑病中医称之为"白疕"，是以瘙痒、脱屑反复发作、难于根治为特征的顽固性皮肤病。

处方：生地黄30g，紫草20g，茵陈25g，茜草10g，天冬10g，麦冬10g，北沙参10g，凌雪花10g，牡丹皮10g，白花蛇舌草15g，白蒺藜15g，白鲜皮10g。以上为基本方，适应于血热风燥型银屑病。加减：脱屑多加天冬、麦冬各10g；皮疹偏于头面部加野菊花20g、薄荷10g、升麻20g、川芎10g；皮疹偏于四肢加鸡血藤30g、天花粉10g。

蚂蚁研粉200g，装入胶囊，每次服1粒（3g），每日3次，连服20天。

土槿公英败酱草治足癣

鲜土槿皮（又名茶瑾树根皮，开红白花两种均可）100g，鲜蒲公英、鲜败酱草、牛大黄各500g，黄柏250g，水煮开后再煎10分钟，离火待温浸泡患处，以不烫伤皮肤为度。凉后再加热浸泡患足，每剂如此反复三次即愈。没愈再用3剂。

辨证论治银屑病

一、概述

祖国医学文献中所载的"白疕"，其描述的病状与银屑病的皮肤损伤形态、临床症状有相似之处，文献均认为其病因病机与风燥有关。

银屑病的发病初期，皮疹多泛发，形态多为点滴状，色泽鲜红，抓之有银白色鳞屑，常伴口渴咽干、便秘，舌红苔黄，脉弦数，此乃血热风燥型。治宜清热凉血，祛风止痒。生地30g，赤芍10g，丹皮10g，沙参20g，玄参20g，金银花20g，大青叶15g，牛蒡子10g，苦参10g，白鲜皮20g，蝉蜕10g，防风10g，滑石60g，甘草10g，连翘20g。水煎服。

若病情继续发展，血热伤津，出现皮损干燥，瘙痒剧烈，基底淡红，皮损表面覆有较厚的银白色鳞屑，较干燥，咽干唇燥，脉弦细，舌红、苔薄白，证属血虚风燥。治宜清热凉血，滋阴润燥，祛风止痒。药用生地20g，丹皮10g，赤芍10g，当归20g，元参20g，太子参10g，银花20g，大青叶10g，苦参10g，蝉蜕10g，白鲜皮20g，防风15g，天花粉10g，山栀子10g，草决明20g，黄芪30g，水煎服，一个月为一疗程。

假若疾病久治不愈，皮损面积增大，呈斑片状或地图状，基底暗红，鳞屑附着较紧，舌质偏暗，或有瘀点或瘀斑，脉细。

二、辨证论治

治宜凉血活血，养血祛风润燥。药用：生地黄 30g，牡丹皮 10g，赤芍 10g，当归 10g，苦参 10g，金银花 20g，沙参 30g，大青叶 15g，牛蒡子 15g，丹参 20g，红花 5g，三棱、莪术、蝉蜕各 10g，乌梢蛇 10g，蕲艾 10g，黄芪 50g。1 剂／日，1 个月为一个疗程。

外治法药浴：苦参 150g，枯矾 120g，朴硝 500g，花椒 120g，野菊花 100g，金银花 120g。加适量水煎煮，候温，作全身浴。适应各型银屑病。

三、讨论

中医认为本病多因七情内伤，气机壅滞，郁久化火，毒热内蕴伏营血；或因饮食失节，脾胃失和，郁滞蕴热，复感风热毒邪，以致经脉阻滞，气血凝结，肌肤失养而发病。若缠绵数岁，阴血耗劫，气血失和，化燥生风，以致血燥而瘙痒大作。

本病又名牛皮癣，其病因复杂，实属疑难病之一。西医学分寻常型、关节病性、脓疱型银屑病，目前尚无特效疗法，有待于同道探讨。

服药时要戒酒忌吸烟和不吃辛辣，不熬夜，保持心情舒畅。

中西药治疗黄水疮

一、概述

黄水疮是由于其分泌物出黄水，结痂也是蜜黄色，故名。黄水疮具有传染性，黄水流到哪里哪儿就生疮了，其黄水甚黏。好发于颜面、耳郭四周的露出部位，也有长在头上的。

二、症状

起初皮肤发红，起水疱、脓疱，此后抓破流黄水，瘙痒剧烈，结蜜黄色厚厚的脓痂，手搔痒到哪里，就传染到哪里。得此疮久不医治，容易引起淋巴结肿大。治疗期间要注意卫生，衣被毛巾要洗换。

三、治疗方药

1. 内服药

（1）牛黄解毒丸或黄连上清片。（2）金银花 10g，蒲公英 20g，黄柏 10g，苍术 20g，薏苡仁 30g，滑石 60g，甘草 10g，大黄 15g。2 剂，水煎服。

2. 外用药

（1）四黄石膏散：黄连 10g，大黄 10g，黄柏 5g，黄芩 10g，金银花 10g，枯矾 3g，熟石膏 10g。共为细末，麻油调敷。

（2）氧化锌 5g，炉甘石 10g。两味细末。先用高锰酸钾（0.125～0.25g，蒸馏水加到 1000 稀释比例）进行冲洗，然后撒上前两味粉剂，数次即愈。

用中成药治疗褥疮

一、概述

长期卧床不起的病人因护理不当、骨突等处长期受压、局部软组织血液循环障碍均会导致褥疮。褥疮多见于皮肤摩擦部位如两肩胛、尾骶、两髋及侧膝部。皮肤先起红斑，继而糜烂、坏死、溃疡或者化脓感染，肉芽不生，久治难愈，自觉疼痛。

中医认为，本病多为局部气滞血瘀所致，当以活血化瘀、消肿止痛、生肌养血为治。在常规治疗时，可选用下列中成药外治法。

1. 桂林西瓜霜　先用双氧水—生理盐水—注射用水依次清洁创面，彻底去除分泌物及游离组织，清洗至创面底部出现嫩红色肉芽组织并有少量渗血为止，而后将本品均匀洒满创面，消毒纱布包扎。春夏季 1～2 天换药一次，秋冬季 2～3 日换药一次，直至痊愈。

2. 京万红软膏　用 3% 双氧水及生理盐水清洗创面，将本品均匀涂于无菌纱布上，胶布固定。若创面表浅，可直接敷药于患处，采用暴露疗法。若创面较深，可将药膏制成油纱条填塞创口，根据渗出物多少确定换药时间，平均 3～5 天换药一次，连续 3～10 周。可清热解毒、收敛生肌。

3. 七厘散　首先给患处清创，除去坏死组织，然后将七厘散均匀撒布于创面上，其厚度以隐约可见基底组织为佳，然后盖上凡士林纱条，最后以消毒纱布包扎。约一天换药一次，以后 2～3 天换药一次，连续 1～2 个月。可清热解毒，收敛生肌。

4. 双黄连粉针剂　局部皮肤常规清创后，将双黄连粉针剂均匀涂布于溃疡面上，然后覆盖无菌纱布，胶布固定，一天换药一次，连续 1～2 个月。可消毒生肌。

5. 云南白药　局部常规消毒后，除去坏死组织，取紫草油涂患处，再将云南白药粉撒布于创面上，2～3 天换药一次。一般早期患者 4～6 天即可痊愈。可活血通络，消肿生肌。

6. 如意黄金散　取本品 10g，加猪胆汁适量拌匀备用。局部用 2% 碘酊、75% 酒精常规消毒、清创，除去坏死组织后，用消毒棉签蘸药糊涂于创面上，敷料包扎，胶布固定，一天一次，连用 3～8 周。可活血通络，解毒生肌。

7. 冰硼散加芪归油　冰硼散 1 瓶，黄芪 30g，当归 20g，紫草 10g，共为细末，加芝麻油 20g 拌匀备用。局部常规清创后，将本品均匀涂于创面上，敷料包扎，胶布固定，一天一次换药，连续 1～2 个月。可清热解毒、活血通络。

8. 二花三黄冰片明矾散　金银花 20g、黄连 10g、黄芩 10g，黄柏、连翘各 10g，冰片 5g，枯矾 2g，共为细末，麻油调匀敷于纱布，然后包扎，两天换药一次。

二、注意事项

卧床休息，安静修养，保持居室空气对流新鲜。饮食宜高热量、高蛋白、高维生素，易于消化。多吃水果，如橘子、梨子、枇杷、香蕉等。胸痛者取患者侧卧位，呼吸困难者取半卧位。

患者被褥要勤洗换，要高温消毒和太阳下晒干。保持室内清洁，排泄物及时倒掉清洗，以免室内异味。

治脱发诸法

秦伯未云："发乃血之余，一般脱发属于血虚，伤寒等大病后多脱发，也是气血亏损所致，可用二仙丸或固本酒调养。"

"油风证"，俗称"鬼剃头"：头发干枯，成片脱落，系血虚生风，风盛生燥，不得营养肌肤。内服神应养真丹，外用毛姜（鲜骨碎补）搽擦或用川乌粉醋调外搽。

除上述血虚外，还有七情内伤也致脱发。曾有一公办教师张某，在"文化大革命"中充当造反派的黑高参，后给戴上坏分子的帽子，做开除留用的处分，仅半年不规则圆形斑秃了一多半。后来落实政策撤销处分，任命他当校长，又过半年头发渐渐长满。可见精神因素对脱发有一定影响，在治疗中要询问病根施治。

二仙丸：侧柏叶、归身为丸服。

固本酒：生地黄、熟地黄、天冬、麦冬、云苓各二两，人参、山茱萸、枸杞白酒泡服。

神应养真丹：羌活、天麻、白芍、当归、菟丝子、木瓜、旱莲草、熟地黄、川芎、首乌、桑葚子。

小单方：红花20g，白酒500ml，泡7天外擦患处；口服丹参片首乌片、当归片；山楂10g当茶饮。

也可以用桃红四物汤加胡桃肉、女贞子、墨旱莲、何首乌、黑芝麻、黑大豆、山茱萸、枸杞子蜜丸服。

浅谈内外结合治皮肤病

一、病因病机

皮肤病病因离不开风、湿、热三因，夹杂其他诸如虫毒、血虚、血瘀等因素造成皮肤病的多样性，其中风热合致、湿毒内蕴与皮肤病病机关系密切（下图）。

从临床常见的银屑病、湿疹、鹅掌风、白癜风、牛皮癣、瘾疹等来看，这些疾病初起起病急，走注快，患处焮红肿胀、灼热瘙痒，在急性期或活动期常见皮肤损害。如《圣济总录》云："热病本属热盛，风气因而乘之，故特谓之热疮。"《医宗金鉴·外科心法要诀》云："此证（瘾疹）俗名鬼饭疙瘩，由汗出受风，或露卧乘凉，风邪多中表虚之人。"《诸病源候论》云："风瘙痒者，是体虚受风，风入腠理，与气血相搏，而俱往来于皮肤之间。邪气微，不能冲击为痛，故但瘙痒也。"日久则湿热内蕴，湿重者秽浊黏滞，局部肿胀、起疱、糜烂、渗液。如《外科正宗·黄水疮》云："黄水疮于头面耳顶忽生黄泡，破流脂水，顷刻沿开，多生痛痒。"热盛者津液耗伤，患部干燥、枯槁、皲裂、脱屑。如《外科正宗·顽癣》云："牛皮癣如牛项之皮，顽硬且坚，抓之如朽木。"《医宗金鉴·外科心法要诀·肺风粉刺》云："此证肺经血热而成，每发于面鼻起碎疙瘩，形如黍屑，色赤肿痛，破出白粉刺，日久成白屑，形如黍米白屑，宜内服清肺饮，外敷颠倒散。"但不论病在何期，积湿蕴热、热毒熏蒸始终是病机的主要方面。

二、治则法则

绝大多数皮肤病是邪湿为患，尤其是在各种皮肤病的发作期或活动期，主要是湿热作祟，风邪助长疾病的发展，故清利驱邪是治疗皮肤病的关键，只有排出湿热，皮损才会好转和消除。皮肤病不是恢复期不宜进补，若是进补必须慎用。比如慢性荨麻疹，常反复发作，若用固表之黄芪，容易使内侵之风邪不易透发。再如顽固性湿疹，有人认为久病必虚，喜用丹参、太子参等扶正，其实湿邪不去，徒补无益，若使邪毒速去，正虚自复。

三、内外合治

临床治疗皮肤病时可采取内服、外洗和局部用药三管齐下之法。内服中药汤剂去除体内的风、湿、热毒等病邪，调整机体的内在环境，鼓邪外出，增强免疫功能，使皮损尽快恢复；外洗的应用具有燥湿、杀菌、解毒、活血等作用；膏、散剂运用直接作用于患处，有利于提高疗效。实践证明综合疗法比单一疗法效果好。

对皮肤病治疗关键在于辨证施治，辨证不准，用药无效。五问：问其因、问遗传、问传染、问病史、问诊断用药史；两看：看颜色形状、看局部和全身对症下药。

若从清热解毒、祛风止痒、除湿消肿三大病因组方，内服可选：板蓝根30g，滑石60g，甘草10g，石膏50g，薏苡仁50g，葫芦、茯苓皮、牵牛子各15g，地肤子、白鲜皮各30g，浮萍、牡丹皮、赤芍各15g，金银花、蒲公英各20g，防风、当归各30g，蝉衣、紫草各10g，黄柏、苍术各10g；外用药选：地肤子、蛇床子、苦参、土槿皮、豨莶草、樟树叶、芙蓉叶、野菊花、马齿苋、苦楝皮、生百部、浮萍、金银花各30g，冰片10g，白矾30g，黄柏、白鲜皮、九月花各15g，苍术20g，当归30g。

对于顽固性皮肤病应借助西医检测手段，如显微镜看、抽血化验等。

四、病例

我本人面部于1973年发红、脱屑、瘙痒，曾用过黑豆瘤软膏、硫黄软膏，无效，用中药洗面也没愈。后到恩施州中心医院皮肤科用显微镜观察为癣，用吉林医学院生产的癣净三支擦愈，没复发。

风热合致、湿毒内蕴与皮肤病病机关系见下图：

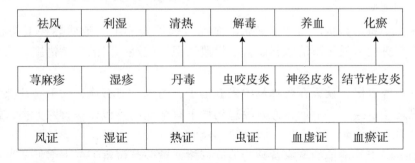

皮肤病辨证施治图

蜂类蜇伤（一）

一、概述

蜂包括蜜蜂、胡蜂（俗名葫芦包蜂、七扭扭蜂、抱儿蜂三种）、长脚郎（黄蜂）、蛇皮蜂、地蜂、汗蜂、南瓜蜂、屋檐蜂等数十余种，其中以胡蜂对人的攻击性最强，且毒性最大，可以致死。

蜜蜂中的工蜂蜇刺的两部分蜇针和中针都有倒齿，当蜇针刺入肉体之后，蜇针和中针交替着向前推进，只进不退，最后，整个蜇针连同基部的毒囊一并断留在肉针上。失去蜇针的工蜂，不过几小时，最后在 12 小时内死亡。

蜂毒对人体的多种疾病有预防和治疗作用，例如关节炎和心血管类的疾病。一般对蜂毒不敏感的人受蜇后，仅局部出现红肿、充血、刺痒，于次日或数日后炎症反应便消失，有的多次被蜇后，人体还会产生抗性，反应不明显，甚至无反应。

被蜜蜂蜇伤的治疗方法很多，可涂抹氨水、小苏打水、消毒酒精、1/1000 高锰酸钾、碘酊、碱水、水蓼汁等；若肿得厉害，可用亚醋酸铅溶液或 2% 明矾水洗患部，也可以冰袋冷敷，均可消肿。对蜂毒严重过敏者，可注射肾上腺素。

春夏季胡蜂（葫芦包）将蜂巢筑在高树上，形状像水桶那么大，两头尖中间粗。寒冬到来时节，胡蜂就离开蜂巢或死亡或找温暖的地方越冬。

葫芦包的巢受到威胁时，它们就群起而攻之，疯狂地蜇人，蜇的刺眼越多，中毒就越大，可致人休克、大小便失禁、身体伤处肿胀，重者死亡。

七扭扭蜂巢比葫芦包大，蜂巢建在地下、岩洞、土洞、石缝中。蜂毒比葫芦包更厉害。据说蜇七针可致人死亡。

胡蜂的蛹是高档营养食品，含大量的氨基酸和多种微量元素，很有经济价值。陕西省有位老师专开发七扭扭蜂蛹出售，每公斤达 80 ~ 100 元之多。但被胡蜂蜇伤，切不可掉以轻心。

二、典型病例

黄连庄侄子黄某，从广州回家探亲，途经石板坪公路上，被胡蜂（七扭扭蜂）蜇伤百会穴，十分钟后人处于不清醒状态，在沿渡河卫生院经一天的急救措施，第二天基本恢复健康。

堆子一黄姓农民，秋天在密林丛中采五倍子，遇到一道石坎，坎下有几棵密密麻麻的五倍子，见之便迅速忙碌下坎，万万没想到坎下有个地葫芦包，一脚踩上去，蜂群团团包围，一阵乱蜇，身中刺一百多处，因救治不及时，一天半与世长辞。

石马山七组李某请他的亲家黄某为他砍杉树，被葫芦包蜇了三十多处，半小时后处于昏迷状态，大小便失禁，屎尿落在裤子里，镇卫生院经一周治疗，才恢复正常。

三、单方选

1. 毕雪莲，嚼乱敷患处。

2. 朱砂莲泡酒擦。

3. 毕雪莲、松树尖，熬水服，外用豇豆叶揉水擦。

蜂类蜇伤（二）

一、病因

蜂的种类比较多，在我国主要有蜜蜂、黄蜂、马蜂等，当受到威胁时，为了自卫，蜂将毒刺刺入人体皮肤。蜜蜂的毒液含有磷酸酯酶A、透明质酸酶、卵磷脂酶和溶血毒素等；黄蜂和马蜂的毒液含组胺、5-羟色胺、乙酰胆碱、缓激肽和胆碱酯酶等。这两种蜂的毒液除含有共同抗原外，还含有各自的特异性抗原物质，人被刺中后即刻发生过敏反应。有些蜂毒可致溶血和出血。

大多数成人只有遭受100只以上蜜蜂的攻击才有可能导致死亡。捅掏蜂巢十分危险，黄蜂与马蜂蜇伤更为严重，可以引起皮肤损害、迟发性血清型反应、坏死性血管炎或过敏性休克，抢救不及时，可致死亡。

二、体检要点

被蜂蜇伤后出现红色团风，中心有出血点或血疱疹，常发生在暴露部位，如面颊、手背和小腿等处。重者可引起大片红肿，如在唇部及眼周围，则红肿更为明显。如果对蜂毒无特异过敏反应，则2～3日内红肿渐退。如受多蜜蜂刺激后，在0.5小时内出现全身症状，轻者出现荨麻疹、血管神经性水肿，重者出现脉细弱、面白、出汗、血压下降等虚脱症状。

三、急救处理

1. 初步处理　拔出毒刺，拔火罐吸出毒液。

2. 局部处理　局部红肿用炉甘石洗剂。红肿严重伴有水疱渗液时，应用3%硼酸水或次醋酸铅溶液湿敷，然后外用硼酸氧化锌糊剂。

在野外被蜂蜇伤时，可用鲜马齿苋或夏枯草捣烂，敷于被蜇处。如有剧痛，可用0.5%～1%普鲁卡因局部封闭，在蜂刺部位冷敷可减轻疼痛。

3. 中和毒汁　蜜蜂毒汁为酸性，可用肥皂水、3%氨水冲洗或5%～10%碳酸氢钠溶液洗蜇处皮肤；黄蜂毒液为碱性，可外擦醋酸或食醋。对全身中毒症状严重者，可按毒蛇咬伤中毒进行解毒治疗。

4. 全身用药　疼甚可服止痛药。有全身过敏反应者，可服抗组胺药物或强的松；皮下注射1∶1000肾上腺素0.5～1ml；或苯海拉明20mg，或非那根25mg肌肉注射。重症者，可静脉滴注肾上腺皮质激素类药物。

5. 保持各脏器的功能及支持疗法

（1）给予肌苷片、护肝片等保护肝脏。

（2）注意患者每日的尿量。若出现肾功能衰竭，应严格控制水分的摄入，使出入液体保持平衡，并给予高蛋白饮食，有条件还可以及早采取血液或腹膜透析；有过敏性气道梗阻者，及早使用肾上腺素有预防作用。

（3）病情严重者可行气管内插管或环甲膜穿刺，保持气道畅通，补液或抗休克治疗，还要注意预防感染。

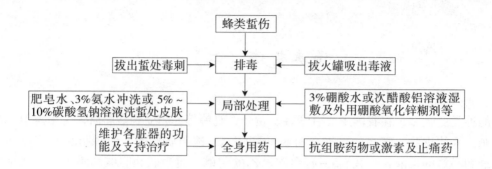

蜂类蜇伤的抢救流程图

蜂类、毒蜘蛛、蜈蚣、蚂蟥咬伤的急救

1. 蜂类蜇伤的急救

被蜂类蜇伤后，局部皮肤会出现疼痛和瘙痒，因伤情轻重各异，人的抗体不同，有的也会引起严重的后果。蜂毒入血，可引起过敏性休克，严重者可导致死亡。及时救治的方法是：①被蜂类蜇伤后，应立即用消毒后的针头拔掉刺入皮肤里的蜂类毒针。②用力掐住被蜇伤的部位，挤出留在体内的毒液。用肥皂水充分清洗患处，涂上食醋或柠檬水。③用冰块敷在蜇伤处，可以减轻疼痛和肿胀。如果疼痛剧烈，可服一些止痛药物。④如果有蔓延趋势，可服一些抗过敏药物，如苯海拉明、扑尔敏等抗过敏药物。⑤将病人留置半小时左右，如果发现伤者呼吸困难、呼吸音变粗、伴有喘息等症状时，应立即送上级医院抢救。安全护送时，应给患者吸氧，做好急救准备。

2. 毒蜘蛛或蜈蚣蜇伤的急救

被毒蜘蛛或蜈蚣蜇伤后，患者感觉局部疼痛、麻木。可见伤口处出现红斑、水疱。若延误治疗，可出现发热、寒战、急性肾功能衰竭，甚至呼吸衰竭致死。正确处理的原则：①若伤口在四肢，应马上用绷带或止血带在伤口上方绑扎，以免毒液扩散。其绑扎物每15分钟放松1分钟，以免肢体出现缺血坏死。②用1∶1000的高锰酸钾溶液冲洗伤口，然后再用碘酒、酒精消毒后挤出留在体内的毒液。③可用季德胜蛇药2片捣碎后以凉水调敷伤口四周。也可用中草药半边莲、蒲公英、薄荷叶、鲜桑叶、鱼腥草捣烂后敷于患处，口服季德胜蛇药片。

3. 蚂蟥咬伤的急救

生活在水中的蚂蟥叫水蚂蟥，生活在旱坡上蚂蟥的叫旱蚂蟥。当其附着在人体皮肤黏膜处时，即钻进去吸血，同时分泌一种抗凝血物质，阻碍血液凝固。蚂蟥咬住人体后很难自行脱落，可引起出血不止或发生溃疡。正确处理原则：①切不可用手硬拉蚂蟥露在皮肤外面的部分，以免拉断吸盘，造成吸盘留置在伤口内，加重病情。可用酒精、食醋或盐水放于蚂蟥头部；或用手拍打、针刺、烟熏蚂蟥头部，使其自行脱落。若喉、鼻腔、消化道、泌尿道或阴道等处被蚂蟥叮附，可在内镜直视下，用1%～2%可卡因或2%～4%利多卡因涂于蚂蟥头部，使其麻醉后用镊子将其取下。②有出血者，可用棉球蘸麻黄素溶液压迫止血。③用生理盐水冲洗伤口，无菌纱布包扎。④肌肉注射破伤风抗毒素。

马蜂所蜇经历

2011 年 9 月 20 日上午，我在砍竹子时，偶尔被一只马蜂蜇在右腕关节上，当蜇入皮肤后，马蜂还没有逃走，只见尾部紧贴手腕关节，我用力一拔，它脱离后又把右手指蜇了一针。蜇后右手关节处有线绳粗一红眼，很痛，到夜晚开始剧痒，且肿块直径有 7cm 左右，四周肿胀，从蜇后自我感觉兴奋一天多，第三天兴奋消失，睡意浓，可见小小蜂毒作用很大。其间口服过扑尔敏和地塞米松，外擦蛇药酒。

4. 蜈蚣蜇伤

蜈蚣为多足纲，大蜈蚣科，躯干部分为 21 节，其头后一对，有发达的爪和毒腺，可刺入皮肤释放毒汁而伤人。

（1）症状及诊断要点：

①咬伤后局部出现两个瘀点，周围红肿、剧痒、灼痛，可继发淋巴管及淋巴结炎，数日后可消退。

②中毒反应严重时，可有全身症状，如发热、头痛、脉搏增快及心悸、谵语、抽搐等。儿童被咬后可发生生命危险。

（2）治疗：

①蜇咬后应立即用肥皂水充分洗涤，再用碱性溶液如 3% 氨水或 5% ~10% 小苏打。

②咬蜇周围早期可应用 5% 盐酸普鲁卡因作局部封闭。

③疼痛剧烈者，可用 1% 盐酸依米丁水溶液 3ml，于患处附近近心端皮下注射。

④用如意黄金散或马齿苋捣成糊状调敷，亦可用明矾研细末醋调敷患处。硼砂和水涂之。蜈蚣咬伤按蛇伤处理仍有效。

⑤自制蛇药酒外擦效果好。

参考文献

[1] 东黎光. 动物咬伤或蜇伤的急救处理 [J]. 中国实用乡村医生杂志，2005，12（11）：24-25.

中草药外敷治疗带状疱疹（缠腰火丹）

一、概述

带状疱疹是由水痘——带状疱疹病毒引起的常见皮肤病，伴有剧烈的神经痛，属中医的"缠腰火丹"，俗名"蛇盘疮""龙盘疮"的范畴。应用中草药研粉兑油质外敷，效果令人满意。

二、治疗方法

自拟方青黛三黄乳没散制作及用法：

青黛 10g，黄连、黄柏、生大黄各 20g，五倍子、芒硝、乌贼骨、冰片、制乳香、制没药各 10g，蜂蜜 50g，猪油（新鲜无盐）50g，金银花 30g，南五味子叶 30g。以上除青黛、制乳没、芒硝、乌贼骨、冰片外，余药用纸包好，放烘箱内烘干，与乳没、芒硝、冰片、金银花、南五味子叶、乌贼骨一起碾细，过 120 目筛后与青黛混合装瓶备用。用时根据疱疹面积大小，取适量药粉及蜜、油调成膏状，摊在纱布上，药膏厚约 5 角硬币，覆盖在病变部位上，用胶布固定，每日换药一次。10 天为一个疗程。此方法优于口服阿昔洛韦片每次 200mg，每隔 4 小时口服 1 次，每日总量 1000mg，10 天为一个疗程。

三、讨论

本病乃情志内伤、肝胆火盛或脾湿不化，内有湿热而外感邪毒，气血瘀阻，毒火留于气血则发红斑，湿热困脾则起水疱，气滞血瘀则疼痛剧烈，还可能出现神经痛。

本外用药药理解释：三黄、青黛、金银花清热解毒燥湿，芒硝、五倍子、乌贼骨消肿敛疮，乳没活血止痛，冰片既止痛又有引药直达病所（渗透作用），南五味子叶具有芳香黏糊作用，蜂蜜和猪油有润肤止痛的效果。

内服选龙胆泻肝汤，中期用活血化瘀的桃红四物汤加板蓝根 15g、蒲公英 15g、丹参 20g，年老体虚恢复期用十全大补汤加连翘、金银花。

唇风、唇润（慢性唇炎）

一、概述

慢性唇炎为唇病中常见的非特异性炎症性疾病，临床以干燥脱屑、渗出结痂、充血水肿等为其主要表现。患者自觉发胀发痒、灼热疼痛。可因慢性反复发作、肿胀渗出、炎性浸润形成持久的淋巴回流障碍，唇肿持久不退；亦可因慢性反复感染导致淋巴组织增生。

二、中医治疗

基本方剂：玄参 20g，白术、茯苓各 15g，甘草 10g，防风 10g，荆芥 10g，连翘 12g，石膏 50g，黄芩 15g，赤芍 10g，生地黄 20g，黄柏 10g，苍术 10g，黄连 10g。水煎服，1 日 3 次。便秘加大黄 20g，溲赤加泽泻 20g，合并感染加金银花、蒲公英、紫草。

三、讨论

慢性唇炎，中医称之为"唇风""唇润"等，多生于下唇，由阳明胃经风火凝结而成。很可能与风吹、日晒、烟酒辛辣刺激、舔唇、咬唇、揭唇部皮屑有关。有的医师运用清胃汤合导赤散加大黄、六一散水煎服，并用适量的维生素 B_1、B_2 也有效果。

口唇单纯性疱疹的治法

一、临床表现

发作初期局部常有灼热，随后出现红斑、簇集状小丘疹和水疱，并逐渐增多，可以相互融合；数天后，水疱溃破成糜烂面，继而结痂而愈。俗名口角炎。口唇单纯性疱疹由单纯性疱疹病毒引起，多在某些原发性感染消退后或机体抵抗力下降时发生在口唇、鼻周部位，反复发作，自然病程为 10～15 天，可以自愈。

二、治疗方法

1. 注射疗法　取阿昔洛韦（瓶装粉剂）250mg，用 5ml 注射器抽吸生理盐水 2ml，注入阿昔洛韦瓶内，混合备用。治疗时抽出药液 0.5ml 左右，将针头斜面向患处轻轻推针柄，使流出少许药液涂在患处即可；也可用棉签直接涂于患处，3 次/天。如此注射疗法结痂脱落平均 6～7 天，色素消退 8.8 天。

2. 用 3% 阿昔洛韦乳膏外涂患处，3 次/天。

三、体会

口角炎由单纯性疱疹病毒引起，多在某些原发性感染消退后或机体抵抗力下降时发生在口唇、鼻周部位，反复发作，自然病程 10～15 天。

阿昔洛韦注射涂于疱疹处皮肤后，药液通过皮损部位渗入皮肤达到治疗效果。越早用药，效果越好。此药价低廉，配制使用方法简便，配置后的药物可放在冰箱冷藏保存，能重复使用，该方法疗效好，值得推广使用。中医认为口角生疮为脾胃湿热，药用导赤散合泻黄散水煎服。民间用蒸饭的蒸馏水（俗名汽水）涂抹患处 2～3 天即愈。这个方法也可以采用。

自制"唇膏"防治嘴唇开裂：取芦荟叶内黏液和红霉素眼膏擦患处。

自制维生素 E 蜂蜜膏：取蜂蜜一勺、维生素 E 胶囊若干，用针刺穿胶囊，将溶液挤进蜂蜜里，混合搅拌成糨糊状，睡觉前用棉签取一点轻抹在嘴唇上即可。

（《北京晚报》）

湿疹诊治四法

一、概述

湿疹是由多种内外因素引起的一种具有明显渗出倾向的皮肤炎症反应，皮疹呈多样性，瘙痒剧烈，易反复发作。湿疹是常见病多发病，部分患者病情顽固难治。庄国康教授提出了辨证论治四法。

二、病因病机

《外科正宗》所云："儿在胎中，母食五辛，父餐炙煿，遗热于儿，生后头面遍身发为奶癣，流脂成片，睡卧不安，瘙痒不绝。"婴幼儿患湿疹，有严重者可持续数年不愈。久病生变，如久病入络、血脉瘀阻、兼证丛生。药物偏毒，如医学用药多苦寒清泄之品，久则伤人正气，以致病邪愈重。情志失调，如湿疹多剧烈瘙痒，加之久治不愈，心烦气躁。此病久治不愈关键是辨证失准，施治欠妥，外感风、湿、热等六淫邪气为标，内生风、湿、热为本，风、湿、热等病邪为标，气、血、津、液等正气为本；内生诸邪为标，脏腑功能失调为本；皮损辨证为标，整体脏腑辨证为本。

三、四法治疗

1. 滋阴法

本法适用于久病伤阴或素体阴虚者，皮损特点以干燥、脱屑、皲裂与轻度糜烂、渗出并见。若湿偏重者皮损色淡红，糜烂、渗出较明显，苔白厚腻，脉细滑；热偏重者皮损色鲜红或深红，糜烂、渗出较轻，可伴口眼干涩、咽干口渴，舌质红绛少津，脉细数。常用滋阴药物包括生地黄、玄参、玉竹、石斛、天冬、麦冬；湿重者用滋阴药配龙胆泻肝汤加土茯苓、薏苡仁、泽泻；在运用滋阴法时还可伍黄芪、（酒）黄精肉、太子参、当归、党参以养气血，加木香、佛手等行气以防药滋腻。

2. 重镇法

本法适用于各期湿疹以心神不安为主症者，以亚急性、慢性湿疹为多。患者难以忍受的剧烈瘙痒、心情烦躁，日夜不安；皮损特点是抓痕累累。风邪重者皮损似风游走、发无定处；兼湿重者皮损多为丘疱，伴糜烂、渗出；兼热重者皮损多为鲜红深红之色；兼血瘀者皮损多为暗黑之色；兼阴伤者皮损多为干燥、脱屑，干枯无华；以上若诸症常伴发并见。治以安神重镇为主，辅以搜风、除湿、清热、化瘀、养阴等。重镇药常用磁石、赭石、龙骨、牡蛎、珍珠母、石决明、紫贝齿；搜风常用乌梢蛇、秦艽、漏芦、羌活、荆芥、防风等；化瘀常用桃红四物汤加丹参、三棱、莪术之类。在用重镇法时，常伍养血活血之品，以期心神、血脉共安。

3. 健脾法

适用于湿疹以脾气虚弱为主症者，急性、亚急性湿疹多见，老弱之人易患。常见便溏、倦怠、面色苍白、唇甲色淡、舌淡苔薄、脉濡细。皮损表现为四肢、躯干泛发斑片、渗出明显，终日不止。常以四君子汤加炙黄芪、山药、（酒）黄精等健脾为主，配四苓散合平胃散等清热利湿。健脾非一日之功，要坚持，不得一曝十寒，半途而废。

4. 补肾法

适用于湿疹久治不愈的阴阳俱损之症，常见于慢性湿疹。证候特点为男子阳痿早泄、梦遗、性欲减退，女子不育、发落发白、神疲、脉象细弱。常用二仙汤温肾阳、补肾精、泻相火、调冲任，五子衍宗丸合六味地黄丸滋阴补肾。

病例：易某，女，45 岁，以"全身反复皮疹伴瘙痒 7 年余，加重 2 月"就诊。证见：四肢、躯干散在暗红色丘疹、结节、四肢外侧大片暗红色斑块、肥厚、苔藓化、肤干脱屑，瘙痒、苔黄、脉细弱。此属阴阳两虚。拟滋阴补阳，兼益气活血之法。处方：仙茅、淫羊藿、巴戟天、知母、黄柏、枸杞子、菟丝子、覆盆子、女贞子、山药、生地黄、山茱萸、黄精、炙黄芪、太子参、葫芦巴、丹参、益母草各10g。连服 2 周后全身皮肤大部分光滑柔软，躯干、四肢暗红丘疹、结节变平，四肢伸侧部分苔藓化皮疹变薄，痛痒减轻。继续用上方再服 4 周后基本痊愈。

参考文献

［1］赵辨. 中国临床皮肤病学［M］. 南京：江苏科学技术出版社，2009：725 – 726.

［2］王煜明，宋坪，沈东，等. 难治性湿疹经验［J］. 中医杂志，2012（24）：2083 – 2084.

皮炎酒四方

1. 硫黄 15g，轻粉、枯矾各 10g，冰片 1.5g，鲜百部 100g，60°白酒 500ml。

2. 苦参 100g，野菊花 30g，凤眼草（臭椿树子）30g，樟脑 40g，徐长卿 30g，60°白酒 500ml。

3. 顽癣药酒方：牛大黄、土槿皮、海桐皮、槟榔、冰片、苦参、黄柏、白及、雷丸各 30g，大风子 10 粒，木鳖子 20 粒，白酒 1000ml。

4. 牛大黄、生草乌、生天南星、生半夏、生川乌各 100g，蟾蜍、荜拔各 8g，细辛

50g，闹羊花 10g，土槿酊 250ml。60°白酒 500ml。

红眼病内服及虫蚊皮炎外用方

一、红眼病

1. 马齿苋、黄花菜各 50g，加水煎汤饮。

2. 桑叶猪肝汤：桑叶 20g，猪肝 100g，少许盐，煎汤饮食。

3. 草决明海带汤：草决明 15g，海带 30g，煎汁饮。

二、眼底出血

双耳汤：黑木耳、银耳各 20g，以温水将木耳泡发、洗净，放入碗内，加水及适量冰糖，蒸一小时后饮用。

三、干眼病（眼涩）

红薯叶炒羊肝：鲜嫩红薯叶 100g，羊肝 90g，嫩炒（久炒易破坏维生素 A）当菜吃。

四、蚊虫皮炎外用方

1. 鲜马齿苋 100g，洗净捣烂敷于患处，并用手反复揉搓疼痛、肿胀处 2 ~ 5 分钟。

2. 苦参 10g，黄柏 3g，冰片 3g，碧血莲 10g，75％酒精 100ml，先将前两味研成细末，将冰片研成细末，一起装入玻璃瓶中倒入酒精密封，每日用筷子搅拌，让药物充分分解，5 日后用双层纱布过滤去渣备用，每日擦 3 ~ 5 次，3 天一个疗程。

（《当代健康》）

诊断、用药与保健常识

中医疾病诊断中的望诊及闻诊

一、望舌质舌苔

舌质舌苔变化与疾病发生发展的关系非常密切，并常在疾病发生发展中如影随形。因而需分别看，也需四诊合参，进行综合评判，才能做出正确诊断。如舌质红苔黄而干，则内有湿热，舌质淡苔白而润，应是虚寒。如白苔一般主寒主湿，但舌质红绛兼白干苔，多属燥热伤津，还有灰黑苔可主热证，亦主寒证。

1. 淡白舌兼各色舌苔

（1）淡白舌透明苔：舌色浅淡，苔薄白而透明，淡白湿亮，似苔非苔，主脾胃虚寒（阳虚津亏）。

（2）淡白舌白干苔：舌淡白，苔干而板硬或苔燥如沙石。此是津液枯涸，邪热内结之故，主热结伤津。

（3）淡白舌黄裂苔：舌淡而满布浅黄色苔，或厚或薄，却有裂纹，津液微干，偶见滑润。属体弱津亏，气虚夹湿。

（4）淡白舌黑燥苔：舌淡白而苔灰黑，干燥如刺，刮之即净。主阳虚寒甚。

2. 淡红舌兼各色舌苔

（1）淡红光莹舌：舌淡红而嫩，光莹无苔，干湿适中。常见胃肾阴虚或气血两亏之人。

（2）淡红偏白滑苔：舌质淡红，后有白滑苔一条，余处光净无苔。此由肝胆湿热化燥伤阴所致，故主病邪半表半里，或病在肝胆，湿浊化燥伤阴，或阴虚而胃停宿垢。

（3）淡红红点舌白腻干苔：舌淡红而边尖有红点，苔白腻而干。此由寒包火，或热盛伤津，而脾胃湿滞。

（4）淡红舌根白尖黄苔：舌淡红，满布薄白苔，尖部淡黄色。此为热在上焦，或风寒感冒，或风寒化热将传里。

（5）淡红舌黄黑苔：舌质淡红，外周为黄糙苔，中心为厚腻之黑褐苔。此为痰湿邪热化燥伤阴，或脾胃湿热蕴结。

3. 红绛舌兼各色舌苔

（1）红舌浮垢苔：舌质红而有晦暗之浮垢苔，主正气虚，湿热未净。

（2）红舌白滑苔：舌鲜红而苔白滑润，津液甚多。若舌质苍老者，主里热夹湿。

（3）红舌黑（灰）滑苔：舌红而质浮胖，苔灰黑带白，润滑易剥落。主虚寒证。

（4）边红中黑润苔：舌边尖鲜红，中心黑润苔。舌边尖红是热象，而中部黑润应是寒象，故见于寒热夹杂的病变。或里寒外热；或外感暑热，内停生冷；或是肝胆热而胃肠寒。

（5）舌根红尖黑苔：舌尖布满黑苔，中根部无苔而色红，此为心热内炽。

（6）红瘦舌黑苔：舌红不润，舌体瘦瘪，上布薄黑苔。此由热甚伤津，或阴虚火旺，主精枯血燥。

（7）绛舌薄白苔：舌深红，苔薄白均匀，不滑不燥。此人素体阴虚火旺，复感风寒。

（8）绛黏腻舌：舌质绛，望之似干，摸之觉有津液，此为津亏而湿热上蒸，或有痰浊。

（9）绛舌黄白苔：舌初起绛色，上有黄白苔，此为邪在气分，未尽入营。主气营两燔。

（10）绛舌黄润苔：舌深红，苔色黄，滑而光亮。此因热中夹湿，热逼水湿上潮的缘故。

（11）绛舌黄黏腻苔：舌深红，上铺一层黄黏液，颇似鸡子黄。主阴虚营热兼痰饮。

（12）红绛舌黄瓣苔：舌鲜红，黄苔满布，干涩而厚，分裂成若干小块，裂缝可见红底，称"黄瓣苔"，此由肠胃燥热内结所致，故主胃肠热结，唇舌绛而有瓣苔，是肠胃热结且已入营。

（13）红绛舌类干苔：舌鲜红或深红，满布厚或薄白苔，望之似干，扪之湿润，称类干苔。其成因有二：一是湿热伤津，二是气虚夹湿。

4. **青紫舌兼各色舌苔**

（1）紫舌白腻苔：舌紫而苔白厚腻，多见于嗜酒成性者，致舌色变紫，或外感表邪入里，主病有二：一是酒毒内积，风寒入里；二是湿热内盛。

（2）青紫舌黄滑苔：舌色紫中带青，苔黄厚润滑，寒滞血瘀，故舌见青紫；饮食内停，故苔黄而润滑。主病有二：一是寒凝血脉，二是食滞脾胃。

（3）淡紫舌灰苔：舌淡紫，苔色灰。或边尖淡紫，中铺灰苔；或中心淡紫，边有灰苔。主虚弱病体，热入血分。

（4）青紫黄苔：舌淡白苔者，上布淡黄苔。此因夏日受暑热，又恣食生冷，以致中寒吐泻；或阴盛于内，逼热上浮，而成真寒假热之象，故黄苔不作热论，主病为寒湿内盛。

（5）葡萄疫苔：舌质青一块，紫一块，苔色黄一块，黑一块，舌上起疱，形如葡萄，泡内含水，或蓝或紫，故名。由热毒熏蒸上涌所致。

二、危重舌象诊法

病至危重，阴阳气血津液告竭，则舌质和舌苔，也有特殊的形色表现。

1. **阴气将绝的舌象**

（1）舌上没有苔，好像去了膜的猪肾样，或如镜面的——危候（多见于热病伤阴，或胃气将绝）。

（2）舌粗糙有刺，像鲨鱼皮，而又干枯燥裂的——危候（津液枯竭）。

（3）舌头敛缩又如荔枝干肉，完全没有津液——危候（热极津枯）。

（4）舌本干晦如猪肝色，或舌红如柿色的——危候（气血败坏）。

（5）舌质短而阴囊缩——危候（肝气将绝）。

（6）舌质色褐带黑——危候（肾阴将绝）。

（7）舌裂如久旱平地，出现纵横交错不规则块状——危候（肝绝）。

2. 舌起白色如雪花片——危候（脾阳将绝）

以上危候多属难治，必须四诊合参，以免致误。

三、望小儿诊法

小儿不善言语，要综合四色神情、眼睑、唇色、舌质舌苔加上指纹所得的印象来判断病情。

望小儿食指络脉，也与五色诊法有关。分风气命三关，以浮沉分表，红紫辨寒热，淡滞定虚实，三关测轻重等，为儿科不可忽视的诊法。

四、观鼻子诊法

鼻子位于面部的中间，属八卦中坤土的位置，脾胃主土，所以脾胃的病变都反应在鼻子上。但从鼻子各部位出现的变化，也可以测知其他脏腑的问题，鼻梁的位置若呈黑色斑，很可能是肠胃出现瘀血或痔疮严重。

鼻头颜色潮红，皮脂溢出，多为酒渣鼻。鼻头色青，主腹中寒痛；鼻尖青黄者，多为淋病，小便难。鼻子硬可能是心动脉有硬化的迹象，或胆固醇太高，心脏脂肪积累太多；鼻子发现肿块，胰脏和肾脏有问题；若单纯鼻尖肿，心脏可能出现积水。

鼻子苍白，常见于贫血；鼻子呈黑色，常见于胃病；鼻孔内绿红，鼻中隔溃疡，常见于梅毒。

鼻子钩的人，易患肺癌和喉痛。鼻子尖挺的人，易患肝癌、乳腺癌。"鼻头青，腹中痛"。

鼻头微黑有水汽，提示肾脏有问题。鼻头色暗是脾虚或是早衰的征兆，鼻孔色黑（俗称上烟子）是命将绝。

〔中国基层医生报，2001 年第 8 期（总第 92 期）第 3 版〕

五、闻诊

闻诊包括听声音和嗅气味两个方面。听声音是指诊察病人的声音、语言、呼吸、咳嗽、呕吐、呃逆、嗳气、太息喷嚏、肠鸣等各种声响。嗅气是指嗅病人体内所发出的各种气味及分泌物、排泄物和病室的气味。各种声音和气味都能反映出脏腑的生理和病理变化。

对峻药有毒的甘遂的运用

一、甘遂药性和毒性

甘遂为大戟科植物甘遂的干燥块根，味苦，性寒，有毒，性善逐水饮，通二便，破积聚。张寿颐谓："甘遂苦寒，攻水破血，力量颇与大戟相类，故《神农本草经》《名医别录》主治腹满浮肿、下水、留饮、破癥瘕、积聚，亦与大戟主治大同小异，但消食通利谷道，稍与大戟不同，则攻坚之力，殆尤为过之。"《神农本草经疏》谓："性阴毒，虽善下水除湿，然能耗损真气，亏竭津液。"现代研究证实，甘遂可引起呕吐、腹痛、呼吸困难、血压下降等毒副反应。甘遂峻药有毒，不可轻用，必须属水热互结之实证，才可用之，要注意用法、用量和配伍，并且中病即止。

二、甘遂的适应证

1. 甘遂主要适用于水热壅结、顽痰凝结、胃肠实热之重症

甘遂是逐水良药，并非一见胸水、腹水就选用之，必须是水热壅结之实证，而且属悬饮、腹水之重者，他方无效，正气尚存，方可用之。张仲景所载的悬饮类似现代医学渗出性胸膜炎，积液轻者用柴陷汤加白芥子治疗，积液重者用十枣汤攻逐水饮，方可有济。将甘遂、大戟、芫花醋浸，炒微黄，各等份研末，每次 2g，大枣 10 枚煎水送服观察，服后大便泻，若不得下利，量可加到 3.5g，大便每日以 3～4 次为度，中病即止，不可久服[1]。

2. 与大黄、牵牛、槟榔、海藻同用治腹水

治腹水源于张仲景的大陷胸汤和大黄甘遂汤，大陷胸汤虽名为陷胸，病位并不局限于胸胁，乃水液与热邪壅结于胸胁及肠胃，故有大小便不通，故有"心下至少腹硬满而痛不可近"。《金匮要略》中的大黄甘遂汤不局限于妇科水血结于血室，凡水蓄血瘀之证皆可用之。是因为水蓄可导致血行瘀阻，血瘀亦可影响水液的运行分布。所以有"血不利则为水"之说。在临床中肝硬化、肾病综合征、结核性腹膜炎等患者出现重度腹水时，常选用甘遂及大黄、牵牛、槟榔、海藻等泻热逐水药。

3. 与大黄、芒硝、三棱、莪术同用治肠梗阻

阳明之腑以通降为顺，由于气血郁塞、热结寒凝、蛔虫酿成的通降失调，气血痞结滞塞上逆，即可出现痛、呕、胀、闭之症，热结宜用大承气汤加味，寒积可用温脾汤，大黄为通下，关格必用之药，若胃实热重，兼有水饮互结，梗阻不通，上方无效，须配合甘遂，甘遂通利二便，硝黄与甘遂合用，相辅相成。若肠粘连日久，兼有瘀热互结者，加入三棱、莪术、桃仁、赤芍等活血疏郁解结之品[2]。

曾遇一粘连性肠梗阻患者，呕呃不止，腹胀不排气，7 天没有进食，脉沉滑，舌苔黄腻，辨证为胃腑实热，故呃逆、药物入口即吐，先用代赭旋复汤合小承气汤。呃止不大便，考虑胃肠实热与水饮互结，梗阻不通，必须用大黄与甘遂合用，通腑泄热，加三棱、莪术、桃仁、赤芍、海藻连服 2 剂，大便已通，吐止腹胀除。

4. 与大黄、礞石、菖蒲、郁金、芒硝合用治狂证

狂证多因痰火内扰，《难经》谓："重阳则狂。"《医学入门》谓"凡狂者心火独盛，阳气有作，神不守舍，痰火塞其心与脑相连窍络，以致心脑不通，神明皆乱"。表现头痛、不寐、两目怒视、面红目赤、狂暴不知、语言杂乱无伦，甚则登高弃衣，骂詈，气力逾常，舌红、苔黄腻，脉滑数，应泄热逐痰。这种癫狂（俗名疯子）应选用礞石、半夏、黄芩、芒硝、石菖蒲、郁金等，通过泻下痰浊瘀热，躁狂诸证自除。若是痰热重证，久病成顽痰者，则采用张锡纯涤痰汤加甘遂汤，甘遂猛烈走窜，攻决为用，为下水之圣药，而"痰亦水也，故其行痰之力，亦百倍于他药"。芒硝不仅能开痰，"咸寒属水，是心脏对宫之药，以水胜火，以寒胜热，消解心火，使神明得兼"[3]。

三、甘遂的用法及用量

使用甘遂多用醋浸晒干后用微火炒至黄色，致黑色则无效。甘遂不溶于水，多研末吞服，十枣汤、大陷胸汤中所用的甘遂都是用粉末，而大黄甘遂汤是用煎剂。临床用粉末，偶有服后胃脘不适，恶心呕吐，用汤剂与他药配合则恶心呕吐的副作用较小，因之治疗诸病高度腹水与大黄等药同煎，用之亦效。张仲景善用甘遂的配伍扶正，十枣汤中伍大枣健

脾，大黄甘遂汤伍阿胶育阴，甘遂半夏汤伍芍药酸收，均是防其峻猛伤正。即使证属水热互结，符合甘遂的应用，也应配党参、西洋参、白术、茯苓等补脾益气。

用甘遂宜从小量开始，不效加量，末药一般不超过5g，入煎最大15g。另外，应考虑个体差异因素，曾治肾病综合征高度腹水患者，先用5g有小效，继续增到15g，二便大通，水肿全消之后，续服健脾益气调中之药以巩固。

参考文献

[1] 张佩青. 国医大师张琪［M］. 北京：中国医药科技出版社，2011.
[2] 张琪临床经验撷要［M］. 北京：中国医药科技出版社，1998：294－295.
[3] 张锡纯. 医学衷中参西录［M］. 石家庄：河北科学技术出版社，2002：102－103.
[4] 周生花，刘龙，周计春. 张琪应用甘遂经验［J］. 中医杂志，2012：102－103.

蛇蜕蝉蜕妙用

蝉和蛇都属于凉性动物。临床证实，对风热引起的皮肤病，蝉蜕和蛇蜕的治疗效果都比较好。如老年瘙痒症，在使用蝉蜕的同时，加些养血润燥的药物；若风热过敏者，用桑菊饮加蝉衣；如果得了硬皮症用活血祛瘀药物。

一、蛇蜕民间偏方

1. 治疗皮肤瘙痒、疥癣　蛇蜕16g，蛇床子30g，苦参15g，白矾9g，加水适量煎之，取浓汁洗患处。

2. 治疗急性乳腺炎初发时乳房红肿胀痛　蛇蜕一条，烧灰后用黄酒送服。

3. 治疗带状疱状（缠腰火丹、蛇盘疮）　蛇蜕适量，炒至微黄后研成末，用麻油调匀涂抹患处。

4. 治疗小儿面疮或头部生疮　蛇蜕和蟾蜍皮适量，烧灰研末，用蛇油调敷患处。

5. 治中耳炎　蛇蜕煅后研成细末灰，用蛇油调后滴耳。

6. 小儿生下来夜哭　蝉蜕5g研细末，服下1次量。

7. 老年牙根松动，直接将蛇蜕卷入烟叶中抽吸。

8. 治疗白癜风　蛇蜕煅成细末，用醋调涂患处，每日数次，直至皮色转为正常。

参考文献

[1] 吕斌. 蝉蜕、蛇蜕治疗皮肤病［J］. 东方药膳，2011（12）：42－50.

关于处方剂量的探讨

1. 处方中的药物量

纵览中医学发展历程，医家对处方药物组成的研究远远大于剂量的研究。东汉末年张仲景"勤求古训，博采众方"撰写《伤寒杂病论》，共收方113首，把方剂学的发展推向了一个历史高潮。从古到今，关于处方药物课题远远滞后于处方药物的研究。

处方中的药物量大小怎么来决定，是小剂量合理还是大剂量合理？以小剂量为代表的有孟河学派，如丁甘仁、曹颖甫；以大剂量为代表的有云南擅用姜附的吴佩衡。临证处方如何选择合理剂量已成为亟待解决的问题。

目前关于剂量没有统一规定，差不多由医师说了算，他们有的依据药典，包括教科书规定的使用，相应比较稳妥；有的是师承的固有模式，习惯成自然；也有的随心所欲乱用剂量，造成浪费，或者使药效不达，甚至造成药物过量而中毒时有发生。

全小林老师根据临床实际提出了"精方"与"围方"的概念。全老师以药少而精为特点的叫精方，以药多而广为特点，可称之为围方。就量而言，精方量大，围方平和[1]。

精方药味通常在四五味，药少力专，故作用目标明确，适用于急危重症，而急危重症非大剂量不足以撼动病邪，其用量宜大，以求短时间速效。《伤寒论》第175条："风湿相传，骨节烦疼，挚痛不得屈伸，近之则痛剧，汗出短气，小便不利，恶风不欲去衣，或身微肿者，甘草附子汤主之。"方中由炙甘草2两，炮附子2枚，白术2两，桂枝4两组成。药仅4味，所治病证乃风湿并重、表里阳气皆虚的重症，虽药少然每味量皆偏大，专起温阳补中、散风除湿之功。再观《伤寒论》第317条："少阳病，下利清谷，里寒外热，手足厥逆，脉微欲绝，身反不恶寒，其人面赤色，或腹痛，或干呕，或咽痛，或利下脉不出者，通脉四逆汤主之。"方由甘草2两，附子大者1枚，干姜3两，强人4两组成。此乃重拳出击方能克敌制胜，故能起到破阴回阳、通达内外的功效。第378条"干呕，吐涎沫，头痛者，吴茱萸汤主之"，方由吴茱萸1升，人参2两，生姜6两，大枣12枚组成，生姜大至6两，故能用于中阳不足的呕吐、干呕及头痛吐涎沫。

再如《金匮要略·痰饮咳嗽病脉证并治第十二》第25条："心下有支饮，其人苦冒眩，泽泻汤主之。"方由泽泻5两、白术2两组成，治疗支饮上泛，蒙蔽清阳的冒眩。围方药多而广，药数通常在10~30味之间，靶点众多，适于慢性病调理，故用量平和，全面兼顾，以长期调理收功。又如《金匮要略·血痹虚劳病脉证并治第六》第18条："五劳虚极羸瘦，腹满不能饮食，食伤、忧伤、饮伤、房室伤、肌伤、劳伤、经络营卫气伤，内有干血，肌肤甲错，两目黯黑。缓中补虚，大黄䗪虫丸主之。"方由大黄10分，黄芩2两，甘草3两，桃仁1升，杏仁1升，芍药4两，干地黄10两，土鳖虫半升，干漆1两，虻虫1升，水蛭百枚，蛴螬（金龟子的幼虫，1寸多长，圆筒形，白色，身上有褐色毛，生活在土里，吃农作物的根和茎）1升，炼蜜为丸，每次服5丸，日三服。小豆大的5丸，可见药量之少，因虚劳之疾非缓慢调理不能见功。

现代中药的质量，远远不如古代药物，因野生改为家种，不规范炮制，药汁损耗大，还用小剂量难以奏效。比如李东垣创立的补中益气汤、升阳散火汤、升阳益胃汤等经典名方。以补中益气汤为例，原方黄芪1钱，炙甘草5分，人参3分，当归2分，橘皮3分，升麻、柴胡、白术均3分。如此药量在当今用之恐难见效。

现代北京四大名医之一的施今墨及蒲辅周等皆擅用围方。薛振声在《十年一剑全息汤》论述了如何以全息汤为基础方组方如下：柴胡12g，桂枝10g，白芍10g，瓜蒌10g，薤白10g，枳实10g，苍术10g，陈皮10g，厚朴10g，白术10g，云苓10g，猪苓10g，泽泻12g，生地黄10g，牡丹皮10g，甘草10g，生姜10g，大枣10g。这18味选用了小柴胡汤、桂枝汤、枳实薤白桂枝汤、平胃散、五苓散，是上中下焦之疾都用上，血热、血瘀首选生地黄、牡丹皮。全方有升阳理气、疏风散寒、调和营卫、开胸化痰、化湿运脾、利水清热等多种功能。张锡纯言："若其汗过多，服药仍不止者，可用龙骨、牡蛎、山茱萸各一两煎服，两剂而汗止。"这就是大剂之功效。

仝老师在临床既用精方也用围方，但以精方为主。如以大剂量山茱萸配红参抢救元气欲脱证[1]，大剂量葛根汤治疗斜颈[2]，大剂量黄芪桂枝五物汤、猪苓汤以及乌头汤等治疗不同类型糖尿病周围神经病变，以常规剂量或小剂量自拟。

"参芪丹鸡地黄汤"治疗糖尿病肾疼终末期[3]。仝老师认为，《伤寒杂病论》中的"经方"大、中、小剂量分别为15g、9g、3g，围方应分清君、臣、佐、使而施以不同剂量，并按照《素问·至真要大论》主病之为君，佐君为臣，应臣之谓使，以及大方以"君一臣三佐九"，中方"君一臣佐五"的原则而施量。

2. 处方剂型定用量

中药的剂型主要有汤剂、散剂、颗粒剂、袋泡剂、丸剂、膏剂、丹剂[4]，临床要根据患者的不同情况而处以不同的剂型。处方剂型决定用量的三大特点：第一，汤剂用量最大；第二，煮散用量次之；第三，丸、散（服散）、膏、丹用量最小。

首先，所谓"汤者，荡也"，以其去病最速；"丸者，缓也。"乃是缓慢图之。

其次，面临中药材资源紧缺的现状，散剂的运用越来越受到关注。散剂具有制作工艺简单，用量少、煎煮时间短，使用方法多样，既可服散，又可煮散，还可外用等特点。蔡光先等[5]观察28味常用中药饮片汤剂与散剂的有量，结果发现，28味中药在散剂中的用量明显减少，约为汤剂的1/2或1/3。

李冀湘等[6]比较六味地黄汤的煮散和传统汤剂两种剂型总浸出物的煎出率及用高效液相测定两种剂型中的马钱苷煎出率，结果六味地黄汤煮散的总浸出物量及马钱苷的煎出率都高于传统汤剂，提示中药煮散可达到节约药材，提高中药使用率的目的。

仝老师认为，煮散必将成为未来医药发展的趋势，为此展开了煮散的相关研究。在已经展开的葛根芩连汤煮散研究中，取得了一定成果，明确了煮散确实具有比汤剂独特的优越性，有效节约散剂药材是汤剂的1/3～1/2，对节省能源也有重要的作用。

参考文献

［1］仝小林，刘文科，焦拥政，等. 论精方与围方［N］. 中国中医学报，2011－06－10（4）.

［2］仝小林，李爱国，阿英，等. 大剂量山萸肉配红参抢救元气欲脱证1例［J］. 中国中西医结合急救杂志，1996，3（10）：474.

［3］仝小林. 糖络杂病论［M］. 北京：科学出版社，2010：94－127.

［4］宋金玉. 浅谈中药汤剂的剂型改进［J］. 西藏科技，2004，12（4）：42－43.

［5］蔡光先，刘柏炎. 28味常用中药饮片汤剂与散剂的用量研究［J］. 中国实验方剂学杂志，2004，10（10）：63－64.

［6］李冀林，穆兴澄，弁继征，等. 六味地黄汤两种剂型煎出率的比较研究［J］. 中国实验方剂学杂志，2009.

［7］彭智平，周强，刘文科，等. 仝小林因施量策略探讨［J］. 中医杂志，2012（23）：2002－2004.

［8］仝小林. 仝小林治疗痉挛性斜颈1例［J］. 中医杂志，2009，50（11）：1045－1046.

石菖蒲的传说及妙用

公元1144年，20岁的陆游和姑表唐琬结了婚。不久新娘患了尿频症，多方医治无效。已成名医的好友郑樵来访，见其形色憔悴，为她用石菖蒲与黄连研末，酒冲服，数日后，病证全消。于是写下了一首《石菖蒲》："雁山菖蒲混山石，陈叟特来慰幽寂。寸提蹙密九节瘦，一拳突兀千金值。"

菖蒲即常见的水草植物蒲类，盛产我国长江流域及江南各省，多野生于山涧溪流和水石缝隙处。其叶为剑状，夏天叶间抽出花梗，开绿褐色细花，排列成圆柱状的肉穗花序，具有很高的观赏价值，与兰花、菊花、水仙花被称为"花草四雅"。古代医家、道家颇为推崇。《仙经》中称菖蒲为"水草之精英，神仙之灵药"。菖蒲的品种有水菖蒲、石菖蒲、变种钱蒲等，其中以石菖蒲为药用之上品。

石菖蒲主治寒湿痹证，《神农本草经》谓其"主风寒湿痹，咳逆、开心窍、补五脏、通九窍、明耳目、出音声"，并曰："久服轻身，不忘，不迷惑，延年益寿，防衰老。"现在《中国药典》规定，药用者为石菖蒲，来源于天南星科多年生草本植物石菖蒲干燥根茎。

石菖蒲味辛、苦，性温，入心、胃经，功能化湿开胃、开窍豁痰、醒神益智等。主治脘痞不饥、噤口痢、神昏癫痫、健忘耳聋等。用菖蒲5g，黄连10g，水煎1剂，治疗心热郁热的口舌生疮。菖蒲与郁金、半夏、佩兰等组方可治湿浊阻胃、脘痞不饥、痰多食少之症。菖蒲配黄连可治噤口痢。李时珍《本草纲目》云："突发胃痛，嚼石菖蒲一二寸，热汤或酒送下，效。"

石菖蒲醒神益智。李白有《嵩山采菖蒲者》诗，有"我来采菖蒲，服食可延年"之句。石菖蒲用心神不安，惊恐不得卧、健忘、抑郁等症，常与远志、朱砂、茯神等同用。如《备急千金要方》的定志丸，由远志、朱砂、茯苓、人参组成，有补心强志之功。书中的孔圣枕中丹，由石菖蒲、龟甲、龙骨、远志四味制成蜜丸，治心血虚弱、精神恍惚、健忘失眠。

实用附方：安神补心丸（《中国药典》处方）：丹参130g，五味子（蒸）150g，石菖蒲100g，安神膏560g。主治：心血不足，虚火内扰所致的心悸失眠，头晕耳鸣。

参考文献

[1] 李育霖. 神仙要药石菖蒲［J］. 东方药膳，2011（12）：41.

壮阳药膳五方

1. **公鸡杜仲续断粳米粥**　一年内的公鸡一只，枸杞、杜仲、续断、沙参、淫羊藿各30g，熬汁，加粳米200g，炖鸡吃肉喝汤，治肾虚阳痿。

2. **当归生姜虾米羊肉汤**　白羊肉500g，虾米50g，生姜10片，煮熟，吃肉喝汤，分

3 次服完，用于虚寒之阳痿。

3. 红烧狗肉　狗肋条肉 1500g，陈皮 10g，炒小茴香 10g，生姜 50g，葱白 10 根，胡椒 30 粒，川椒 50 粒，煮熟红烧服用，主治脾肾虚损之阳痿、腰膝冷痛。

4. 核桃仁炒韭菜　核桃仁 100g，韭菜 150g。核桃仁先用香油炸成黄色，再加入切段的韭菜，调食盐，蒸熟起锅，佐餐食用。补肾助阳，主治阳痿不举。

5. 百合芡实粥　制何首乌 20g，百合 30g，北沙参 20g，莲子 30g，大枣 10 枚，肉桂 5g，大米 150g，用淫羊藿 50g 熬水过滤后和 7 种煮粥。

名药选登

冬虫夏草又名冬虫草，是我国传统的名贵药膳滋补品，它性平味甘，含有 17 种氨基酸、蛋白质、多糖、甾醇、核苷、有机酸和多种矿物质元素等生物活性物质，具有"四提高"（机体生命力、心血管功能、免疫力、胰岛素分泌量）功能，"三降"（降血脂、血压、血糖）和"七抗"（抗肿瘤、病毒、感冒、疲劳、衰老、血栓形成、心律失常）作用，具有补肾益肺、养胃健脾、止咳平喘祛痰、润肤防皱、美容等作用，治疗精气不足、肺肾两虚、腰膝酸软、阳痿遗精等。冬虫夏草性平力缓，是平补阴阳、年老体弱、病后产后的调补剂，是古今医家推崇为补虚圣药，被誉为"至灵之宝"。

灵芝是中国传统的"滋补强壮""扶正固本"的珍贵药材。它含灵芝高分子多糖、三萜（有机化合物的一类，多为香味的液体）、灵芝酸、有机锗、核苷、多肽、蛋白质、角麦甾醇、生物碱、纤维素、半纤维素、氨基酸等常量元素和微量元素。

灵芝的应用广泛，补五脏安全身之气，对呼吸、循环、消化、神经、内分泌及运动等各个系统的疾病都有治疗作用。现代医学证明，灵芝有多方面的药理活性，主要有抗肿瘤，免疫调节，保肝解毒，调节血压、血脂以及对神经、心血管和呼吸系统改善调节作用。素有"药中圣品"。

（《新志年周刊》，2012 年 11 月 3 日）

十二种症状是肿瘤的信号

1. 进食时胸骨后闷胀，吞咽不畅，应警惕食道癌。
2. 进食后胃不适、发胀、食欲减退、便黑，要考虑胃癌。
3. 大便习惯改变，大便变细、变黑，或大便带黏液和血，要考虑结肠癌或直肠癌。
4. 乳房发现硬块、边缘不齐、与皮肤粘连不活动，或乳头流血水、黄色水液，要注意是否患乳腺癌。
5. 妇女绝经后阴道突然出血，应考虑患子宫癌的可能。民间有"少崩子，老崩死"的说法。
6. 鼻塞、鼻涕带少量血液、耳鸣，要防鼻咽癌。
7. 口腔黏膜如果发现白斑，或慢性溃疡经久不愈，要提防癌变。

8. 尿频、尿流变细、排尿困难，要防前列腺癌。

9. 如果血尿，要防膀胱炎。

10. 久治不愈的咳嗽，偶有痰中带血丝或胸痛，特别是好吸烟者，要防肺癌。

11. 不明原因的体重减轻，要警惕胃癌和肺癌。

12. 不明原因的黄疸，要警惕肝胆道是否癌变。

治脱发，用二至丸

脱发是患者的"头顶大事"，多为肝肾不足引起的。临床上用二至丸治疗，取得明显效果。二至丸处方源于明代，由墨旱莲和女贞子两味药组成，具有益肝肾、补阴血的功效。服法：每日 3 次，每次 6g，温开水送服。服药期间忌辛辣刺激性食物。

（《老年文摘》，韩德承文）

掐中指治打呃

长时间打呃会带来撕裂食管和黏膜等危害，掐按中指的中魁穴，对止嗝有特效。中魁穴位于中指背侧第 2 关节中点，左右手各 1 处，每次用手指甲分别掐按 10 分钟即可。

（《老人报》，赵永峰文）

萝卜籽降血脂有良效

莱菔子味辛、甘，长于利气而治痰。古人认为，此药治痰有"推墙倒壁之功"，无论生用或炒用，皆能顺气开郁。莱菔子治疗高脂血症，取其能利气祛痰，促使脂类排泄，从而加快血清中胆固醇和甘油三酯的清除。用法：入锅炒至爆壳（略焦），稍冷研细末，装瓶备用。每日服 3 次，每次 10g，连服 30 天。

（《当代健康报》）

鸡子黄古今应用

[处方用名] 鸡子黄，鸡卵黄。

[来源产地] 本品为雉科动物家鸡的蛋黄。各地均产。

[采收加工] 将鲜鸡蛋打开，取出蛋黄。

[规格性状] 本品圆形，黄色、质软易破，破后内容物为黄色黏稠液体。

[炮制方法] 随取随用。

[性味归经] 性甘，味平。归心、肺、肾经。

［功能］滋阴润燥，养血熄风。

［古今应用］

1. 黄连阿胶汤　用于少阴病、心中烦、不得眠。配黄芩、黄连、白芍、阿胶煎服。

2. 养血熄风　小儿惊痫，鸡子黄和乳汁酌量服用。

3. 突然干呕不止　单用数枚吞服。

4. 用于烧伤、湿疹、耳脓　蛋黄油少许，涂上，也可以用于手足皲裂。

使用注意：老年胆固醇偏高者慎用。外用调药涂或煮熟熬油涂敷。

（《中药 800 味详解》）

秋日石榴三方

1. 配料：鲜石榴 1 个，生姜、茶叶适量。制法：将石榴连皮带籽捣碎取汁，生姜切薄片，加水煮开，再倒入石榴汁，煮沸后放茶叶，再煮即可。饭前饮。功效：开胃止痢，对消化不良、呕吐、痢疾、久泻、便血有效。

2. 口腔溃疡：鲜石榴漱口。配料：鲜石榴 2 个。将石榴剥取肉，捣碎放在杯中用开水浸泡。一天含漱多次。功效：杀菌止痛，消炎消肿，促进溃疡愈合；对扁桃腺炎、喉痛、口腔黏膜溃疡等疗效佳。

3. 消渴润燥：石榴皮蜜汁，取石榴皮 90g，入砂锅水煎 30 分钟，加适量蜂蜜煮沸过滤取汁饮，功效：润燥、止血、涩肠，对崩漏带下、虚劳咳嗽、消渴、久泻、久痢便血、脱肛、滑精有疗效。

（《当代健康报》，张宝军文）

指甲花防治关节炎

指甲花，又称凤仙花、透骨草，一年生草木，开紫红色花，夹角成熟后，一碰便弹出种子，叶互生，具有活血、祛风、消肿、止痛的功效，可以治疗跌打损伤，风湿、类风湿性关节炎，痛风性关节炎，关节软组织损伤等疾病。取新鲜指甲花的花、叶和茎约 100g，放入臼中捣烂，摊于棉布上，敷于患处关节，以纱布缠线固定，每天换药 1 次，连用 10 天，关节炎症可得到明显缓解。

补骨脂抗骨质疏松

一、概述

中草药补骨脂为豆科植物补骨脂的干燥果实，性温，味辛、苦，有补肾助阳、纳气止泻之功效，首见《开宝本草》。《药性论》"治男子腰痛膝冷囊湿，逐诸冷痹顽，止小便利，腹中冷"，具有补肾助阳、固精缩尿、温中止泻作用。现代药理学研究表明，补骨脂具有多种药理学活性，如抗癌活性、提高免疫系统的功能、雌激素样作用、促进骨骼的再生与重建、抑菌活性以及银屑病的治疗等。

现将近年来补骨脂抗骨质疏松的研究成果简要摘录于下：

1. 传统中药方剂中补骨脂的应用

仙灵骨葆胶囊中含淫羊藿、补骨脂、续断、丹参等，主要用于老年性骨关节炎和骨质疏松症。孙琳等观察 162 例骨类节炎服用仙灵骨葆胶囊，总有效率 92.6%。吴文等观察了仙灵骨葆胶囊可有效治疗绝经期后妇女的骨质疏松症，优于单纯钙剂。李震等发现，仙灵骨葆胶囊可预防卵巢大鼠的腰椎骨质量丢失及腰椎间盘退变。方锐等补肾通络方（含骨碎补、补骨脂、杜仲等），可显著提高大鼠的骨密度，减少骨质疏松症。

2. 补骨脂颗粒及注射的抗骨质疏松作用。

3. 补骨脂水提液的抗骨质疏松的作用。

4. 补骨脂活性部位提取物的抗骨质疏松作用。

5. 补骨脂总黄酮的抗骨质疏松作用。

6. 补骨脂素与外补骨脂素的抗骨质疏松作用。

二、结语

骨质疏松症目前尚无有效的治疗药物，而传统药物的副作用较大，限制了其广泛应用。我国用中医药治疗骨质疏松症已有上千年的历史，其中补骨质在中药方剂中出现频次较高，通过许多文献表明，补骨脂在骨科领域具有广阔的应用前景。

参考文献

[1] 翟远坤，武祥龙，潘亚磊，等. 补骨脂抗骨质疏松研究概论 [J]. 中医杂志，2012（14）：1244 - 1247.

利用刮手指可治病

手部有 6 条经脉循行，与全身各脏腑、组织、器官密切相关。下面介绍手掌、手背及五个手指的运动养生小技巧，以飨读者。

1. 全身健康，拍拍手掌

足底有很多穴位，经常泡脚可以养生。手掌同样有很多穴位和经络。因此，多拍拍手掌，有宜健康。

2. 腰酸腰痛，拍拍手背

中医有全息的理论，认为在足部或手足分布着体内各个脏器的反射区，如手背对应腰部，所以经常腰痛、腰酸的人，应多拍拍手背。方法是：一手手掌拍另外一只手的手背，交替拍。

3. 心慌、脾肾不好，刮大拇指

大拇指对应的是心、肺器官。当出现心慌、胸闷时，可用手刮大拇指外侧并往外拉。另外，肺不好容易影响脾胃功能，所以脾胃功能差的人，也可以做此动作。

4. 便秘，刮食指

食指对应人体大肠经，对应器官是大肠、胃。所以经常便秘、腹泻的人，应刮刮食指。

5. 晕车、失眠，刮中指

中指对应心包经，晕车、失眠都是心包经的问题，遇见此种情况，就刮中指。

6. 偏头痛、肩颈痛，刮无名指

无名指对应三焦经，偏头痛、肩颈痛都是气血运行不好，可以刮刮无名指。

（《老年文摘·养生保健篇》，2012 年 4 月 5 日）

中药局部熏蒸治肩手综合征

一、概述

肩手综合征是脑卒中常见的并发症，发病为 12.5%～70%[1]，严重影响患者的康复进程。由于本病早期多表现为肢体疼痛、感觉过敏、手弥漫性凹陷水肿、肩关节活动受限，其病机主要为气滞血瘀、水湿停聚、湿瘀互结、闭阻经脉，邪气痹阻肌肉关节，不通则痛；久病入络，肢节脉络虚滞，故以祛瘀通络为主。它归属中医学"痹证"范畴。

二、治法

1. 基本治疗　患者采用良肢摆放、康复训练。①保持正确体位，腕关节适度背伸位，手指伸出外展。②被动进行肩关节及上肢其他关节被动运动，每次 10 分钟，每日 2 次，辅助主动运动（患者利用健侧手帮助偏瘫侧上肢进行肩关节前屈、内收、外展，肘关节屈曲等运动，每次 10 分钟，每日 2 次），主动运动（两侧肩抗阻上提，每次 5 分钟，每日 2 次）。共 4 周。

2. 熏蒸方法　将当归 10g、乳香 5g、红花 10g、川芎 10g、艾叶 30g、丹参 30g、独活 20g、刺五加 20g 浓煎滤汁，入合金盆中，待温下降到 50℃以下时，放入冰片 5g，先洗患侧，再用毛巾覆盖患侧，让蒸汽蒸肢 30 分钟，此后毫针刺患侧肩髃、肩髎、天宗等穴位。14 天为一个疗程。

上述八味中药熏蒸洗剂，具有疏通气血、活血化瘀、祛风寒湿邪的功效，是一种有效的外治法。陈冰、曹亮认为中药熏洗可使药物直接作用于局部，具有温经活血、舒筋缓急、除湿痛痹之效。如果采用长兴益康医疗设备有限公司生产的 YK－A 型熏蒸仪，效果会更好。熏蒸仪主要工作原理是药物雾化处理，使其成为有活性的药分子蒸汽，定时、定量并在一定气压汁状态下熏蒸患侧肢体，通过施加于皮肤的温热刺激向大脑皮层传递冲动信号以刺激大脑相应区域，促进神经功能的觉醒和恢复[1]。同时亦使局部毛细血管充分扩张，加速药物的透入，使药液直接作用于病变部位，使药效发挥作用[2]。因而改善关节活动度，达到祛风湿、舒经活血、散瘀止痛、温经通络消肿的目的。

说明：上述针刺穴位，如果有条件用熏蒸仪就不针刺，直接启动熏蒸，喷口对准患侧穴位熏蒸，每穴 5 分钟，轮流进行，防止过热烫伤，每日 1 次。

参考文献

[1] 冯利君，易新华. 中药结全康复治疗对脑卒中患者的疗效 [J]. 中国康复，2007，22（1）：28.

[2] 张艳梅. 手法按摩和药熏治疗偏瘫后肢体疼痛30例 [J]. 中医外治杂志, 2003, 12 (3): 49 – 51.

[3] 阚建兰, 边雪梅, 裘涛, 等. 中药局部加压熏蒸治疗肩手综合征40例临床观察, 中医杂志, 2012 (12): 1035 – 1037.

外治疗法治疗肩凝症（肩关节周围炎）

一、概述

肩关节周围炎，是肩关节囊及其周围韧带、肌腱和滑膜囊的慢性非特异性炎症，简称肩周炎。多发为50岁左右，故又称"五十肩"。由于后期肩关节僵硬，活动明显受限，又称"肩凝症"或"僵冻肩"。其病理表现主要是关节囊与周围组织发生粘连。本病有特殊病程，初始疼痛和僵硬缓慢加重，达到某种程度后逐渐缓解，直到最后完全复原，自然转归期为2年左右。

二、中医辨证标准

参照1994年《中医病证诊断疗效标准》[1]制定。①风寒湿型：肩痛，遇风寒痛增，得温痛缓，畏风恶寒，或肩部有沉重感，舌质淡、苔白或腻，脉弦紧或弦滑。②瘀滞型：肩痛剧烈，刺痒为主，痛有定处，拒按，舌质暗，有瘀斑，脉弦涩。

三、治疗

1. 分组外治法

（1）手法组：治疗患侧（力度因人而异），按肩周炎中医辨证分型选用活血舒筋手法。风寒湿型用摇臂、扣揉、捏拿、活肘、舒筋的手法加减，瘀滞型用摇臂、扣揉、捏拿、大旋、运肩、活肘、双牵、活络的手法加减。每日1次，每次20分钟。

（2）针刺组：患侧取穴，肩髎、肩髃、肩外俞、巨骨、臑俞、曲池等，结合以痛为腧法取穴，用泻法。每日1次，每次留针20分钟。

（3）扶他林组：使用扶他林乳胶剂（商品名：双氯芬二乙胺乳胶剂。北京诺华制药有限公司，国药准字：H19990291）外敷。每日3次，每次用药2～4g，外敷患处。

三组患者均配合统一的功能锻炼，早晚做患肩内旋、外旋、内展、外展上举、环转各60次（约每天60分钟），以患者稍感疼痛为度。

2. 讨论

肩凝症属痹证范畴，多因年老体虚，风寒湿邪乘虚而入，致经脉痹阻；或跌仆损伤，瘀血留内，气血不行，经筋作用失常而导致本病。

外治三法中以手法组最高，另两组次之。临证手法要灵活，《医宗金鉴·正骨心法要旨》谓："法之所施，使患者不知其苦，方称为手法也。"此话是说施术者用力适度，不得过猛。另外，要与患者沟通，指导患者采取一些主动功能练习（即功能锻炼，保持肩关节活动度和维持肌力功能等，比如早晚拉小门的横方就是行之有效的方法之一）。

参考文献

[1] 国家中医药管理局. 中医病证诊断疗效标准 [S]. 南京：南京大学出版社，1994：191.

[2] 罗仁，秦建增. 单味药疗法 [M]. 北京：人民军医出版社，2001：202 – 203.

［3］张君涛，王平，杨光，等．三种外治法治疗肩凝症 90 例临床观察［J］．中医杂志，2012（7）：574－575．

自拟大黄消肿止痛散治疗软组织损伤

软组织损伤是中医骨伤科中最常见的疾患。人体各部位的筋肉，包括皮肤、肌肉、肌腱、筋膜、韧带、关节囊等，受到暴力撞击、强力扭转、牵拉、压迫或跌仆、仆倒、扭、闪、挫等原因引起的损伤，均称软组织损伤。肘、腕、踝等关节脱位，其关节韧带及肌肉扭伤，撕裂，或腰、颈扭伤，或躯干、肢体肌肉因暴力受挫等，均属此范畴，中医称为"筋伤""筋出槽"。骨折必然伴有软组织损伤，所以骨折后期，主要是修复损伤的软组织及恢复生理功能。

大黄消瘀止痛散治疗各种类型的软组织损伤疗效确切，总有效率为100%，个别患者敷药后皮肤痒。

症状：损伤处红肿，疼痛或活动功能受限等。

治疗方法：外敷，将生大黄500g，刘寄奴、醋延胡索各150g，螃蟹50g，土元、白芷、生栀子各100g，红花、桃仁各80g，细辛50g，冰片20g，共为细末，过100目筛备用。视损伤部位的大小取药末适量，加酒、醋各半调敷红肿疼痛处。为防止药物脱落或蒸发干燥，可外用塑料纸加纱布包扎固定，1次/天换药，5次为一个疗程。换药前，停敷3～5小时，使患处皮肤透风透气，也可避免药物刺激皮肤，防止皮肤瘙痒不适。

讨论：大黄外用具有类似田七的"止血不留瘀，活血而不使血妄行"的作用。重用大黄为君，取其凉血之功，又有活血散瘀之效，同时配合刘寄奴、延胡索、土元、桃仁、红花活血化瘀，消肿止痛，是臣药；用生栀子、白芷消肿止痛，是为佐药；另用细辛冰片为使，取其芳香走窜，引诸药深入病所之效。诸药合用，共奏活血消瘀、散肿止痛之功。现代药理研究表明，大黄具有良好的止血作用，其止血效果高于某些西药复方药，如安络血、止血敏、凝血酸和镁铝合剂。大黄可促进血小板凝集，增加血小板数量和纤维蛋白原含量，促进血液凝固，缩短凝血时间。大黄还能使受损伤的局部血管收缩，血管抵抗力增强，从而有助于止血。

（《中国实用乡村医生杂志》，2007 年第 2 期）

栀子外治疾病十多种

栀子有大个儿，是染料栀子，可供观赏用，不入药；入药的是圆形小栀子，内外红色者佳。栀子内服用于热病虚烦不眠、湿热黄疸、淋病、消渴、目赤、咽痛、吐血、衄血、血痢、尿血、热毒疮疡、扭伤肿痛等的治疗。栀子外治疾病，亦有良效，现介绍如下，供选用。

1. 跌打损伤皮肤红紫肿胀　用栀子适量，螃蟹3～5个，捣烂外敷，消肿散瘀止痛。
2. 鼻衄　用炒黑栀子30g，大黄15g，旱莲草20g，大蓟20g，藕节20g，为细末，每服 6～8g，3 次／日。

3. 治脱肛　取栀子 30g，五倍子 30g，黄柏 15g，大黄 15g，木香 5g，花椒 3g，水煎 2 次，滤液混合，取一半趁温热坐浴，每次 10～30 分钟。

4. 治寒性痛经　适应于经行腹痛伴少腹发凉，喜热喜按者，或经期迟后，经血暗红、块状，或行经期腹部受凉，饮冷、涉冷水疼痛加重者，可取栀子 10g、白芍 15g、干姜 15g、吴茱萸 10g，研为细末，以白酒调匀，敷于脐部，敷料包扎固定。30 分钟可以见效，每日 1 次，连续 7 天，久病者每用 2 个疗程，常可获良效。

5. 治跌打肿痛　对跌打软组织损伤，皮肤未破裂，肿痛明显者，用栀子 30g，桃仁、红花各 15g，威灵仙 30g，共研细末，用醋调外涂，每日 2～3 次。若伴骨伤者加地鳖虫、续断各 20g，共为细末，白酒调服敷伤处，包扎，1 日换 1 次药。有促进骨伤愈合的作用。

6. 带状疱疹　取栀子 30g，龙胆草 30g，雄黄 5g，芒硝 30g，冰片 3g，为细末，用香油（芝麻油）调匀，外敷包扎，每日换药 1 次，1～3 日生效，一周可愈。

7. 治胸腔积液　取栀子、威灵仙、天南星各 30g，白芥子 15g，共为细末，以 60% 酒精调为糊状，外敷患部体表，每日 2～3 次。有止痛，促吸收，减轻咳嗽、咯痰症状的作用。

8. 治手足癣　取栀子 30g，苦参 40g，孩儿茶 20g，蛇床子、木槿皮各 15g，水煎 2 次，滤液混合，分 2 次洗，每次 10～30 分钟。还可加蒲公英、黄柏、大黄各 20g，疗效更好。

9. 治胃痛　取栀子 30g，白芍、白芷、甘草各 15g，研为细末，用鲜生姜汁调匀，敷脐，包扎固定，每日换药 1 次，可连续 3～7 天。

10. 治牙痛　取栀子、白芷、高良姜各 10g，细辛、冰片各 5g，共研细末，陈醋调为糊状，外敷于近病牙根的面部，每日 2～3 次，连续 2～3 天。

11. 治口舌生疮　栀子、吴茱萸各等份，研为细末，以麻油或米醋调匀，外敷双足心涌泉穴处，包扎固定，每日换药 1 次，一般 2～3 次见效。其药理是：栀子清三焦之火，吴茱萸引热下行，引火归源。

12. 脓疱疮　取栀子、黄柏、苍术各 15g，苦参 20g，明矾、冰片各 3g，共为细末，以香油调为糊状，外敷患处，包扎固定，每日换药 1 次。

13. 治原发性肛门瘙痒证　取栀子、黄柏、生百部、苦参各 30g，蒺藜、紫草各 20g，威灵仙、乌梢蛇各 10g，水煎混合液，温热坐浴，每次 20～30 分钟，每日 2 次，一般 2～3 天见效。

14. 治寻常性痤疮　取栀子、鲜马齿苋、鲜芦荟、金银花、薏苡仁各 30g，大黄 20g，以 60% 酒精 50～80ml 浸泡 2 周，5 层纱布过滤备用，用棉签涂患处。一般 2～3 天见效。忌吃辛辣油腻之品。

使用静脉滴注双黄连注射液要谨慎

双黄连注射液由金银花、连翘、黄芩 3 种中药提取药组成，具有清热解毒的功效。现代药理研究证实，该注射液具有广谱抗菌和抗病毒作用，静脉输入后，能很快达到有效血药浓度，抑制细菌和病毒生长，具有促进白细胞吞噬、增强免疫功能的作用。由于上呼吸道感染、肺炎等常为多种细菌或病毒引起，基层医院无法分清是病毒还是细菌感染，目前尚无有效抗病毒中药，有些医生美其名曰"提高疗效"，将双黄连与青霉素联合使用，还与5%～10%葡萄糖注射液配伍，其实都是错的。双黄连注射液说明书上指出婴幼儿应采取肌肉注射给药，有少数医生视而不见，我行我素，结果出了不良后果。值得遵守的是黄连注射液只能用氯化钠溶液（注射液）稀释，若用葡萄糖注射液稀释，则产生黄芩苷析出现象。2009年夏巴东县堆子某医院就是使用双黄连注射液与其他药稀释点滴致死人命。前事可见，后者不可想象。

参考文献

[1] 晏华通，郑艳. 静脉滴注双黄连注射液致幼儿水肿尿蛋白1例 [J]. 中国实用乡村医生杂志，2006，13（2）：39－41.

川芎嗪治疗颈椎病疗效颇佳

一、概述

颈椎病的基本病理变化是椎间盘退行性改变和颈椎骨进行性增生，多与长期伏案、低头作业的职业和老年体衰有关，属祖国医学中"眩晕"的范畴。《黄帝内经》云："血脉营卫，周流不休……""通则不痛。"说明血脉以通为顺，以动为常。血脉不通则会积血瘀滞，产生疼痛、眩晕等一系列症状。西医学认为，椎－基底动脉管腔变窄或颈椎机械性压迫椎动脉，影响血流向头部阻力增加，导致脑组织灌流量减少，而影响脑正常功能。由于心肌缺血、心脏压力不够而引起大脑供血不足而致眩晕也不在少数。

二、诊断依据

①旋转性浮动性眩晕，常有反复发作史。②眩晕时有头晕，颈部酸痛，活动受限，即转头时眩晕加重为主要特点，重者还出现视物模糊、复视、耳鸣、头晕、晕厥、肢体无力、语言障碍、面部及四肢麻木等。③排除其他原因所致眩晕。

三、治疗方法

川芎嗪注射液120mg加入低分子右旋糖酐500ml中静滴，每天1次，10天为一个疗程。总有效率可达90%。

川芎嗪为中药川芎的主要成分，具有扩张小血管、抑制血小板聚集、降低血液黏度、改善微循环的作用，并能提高红细胞变形能力，改善组织缺血、缺氧状态。低分子右旋糖酐稀释血液，降低血液黏度，从而提高脑细胞的血液。因此，两药合用相得益彰，是目前治疗椎动脉型颈椎病及其他脑缺血疾病的有效方法之一。

参考文献

[1] 岳桂英. 中老年眩晕110例临床分析 [J]. 临床荟萃，1997，12（1）：32.

"消炎"中药效果也不错

平时一些炎症，不一定用西药，尝试中药，效果也不错。中药的清热解毒即西医的消炎。
菊花、青果、胖大海每样5g，泡茶喝，治咽炎。

支气管炎：王东旭建议久咳、有白痰者用柠檬剁碎加蜂蜜蒸好后食用，或用陈皮煮水喝。另外也可用枯矾研成粉与等量米粉、面粉混匀，加上醋搅匀捏成小丸，睡前洗脚后贴敷于足底涌泉穴。

肺系感染：患者咳嗽、咽痛、吐黄痰，王海彤推荐用连翘、蒲公英、鱼腥草、大青叶、黄芩、冬凌草、百部、虎杖、金荞麦、板蓝根等中草药。

胆囊炎：少吃含油多的食物，如煎鸡蛋、鱼之类，用蒲公英、金钱草、茵陈、鸡内金、龙胆草、金银花、薄荷、栀子、黄芩水煎服。

肠炎：轻者可服藿香正气水（有白苔者适用），用时用淡盐水加红糖饮用。若有黄苔、小便赤、肛门灼热等热痢者可服葛根、黄连、黄芩和甘草或葛根芩连汤或葛根芩连丸。多吃大蒜。

尿路感染：车前草、蒲公英、过路黄、紫花茉莉、荔枝草煮水喝。

（《健康时报》）

小儿喘咳可选用虫药

小儿喘咳是难治病之一，在大小便畅通和无高热的情况下使用虫药配伍其他药，可提高疗效，现介绍如下：

一、常用虫类药物

1. 蝉蜕

味甘，性寒，归肺、肝经。轻浮宣散，解表透疹，凉肝熄风，定惊止痉。对于小儿风热感冒、咽炎性咳嗽，属实证者，蝉蜕的头、足、身并用，其头、足、退热较快，常与僵蚕配伍增效；伴虚证，夜啼者，则去头足，蝉身镇静作用较强。常用量5～12g。

2. 僵蚕

味咸辛，性平，归肝、肺经。入肝能清热平肝熄风，化痰定惊；入肺则宣散风热，软坚散结，常用量3～9g。用于发热咳嗽、咽喉肿痛，常配蝉蜕、射干、板蓝根、金银花、万年青等。

3. 地龙

味咸，性寒，归肝、脾、肺、膀胱经。本品性滑，下行降逆，平肝阳，止痉搐，走窜活络通痹，入肺泄热平喘，入膀胱经清湿热而利尿，热咳嗽用5～20g。常配麻杏甘石汤加紫苏子、葶苈子、蜈蚣、全蝎。地龙有抗过敏和增强免疫功能作用。

4. 蜈蚣

味辛咸，性温，有毒，归肝经。本品辛散走窜，熄风止痉，通络解毒散结力强，常用量1～5g。小儿顽固性哮喘、喘息性支气管炎、喘息性支原体肺炎，常与全蝎、麻黄、苦杏仁、白果、白芥子、紫苏子、葶苈子、黄芪、莱菔子配伍，解除支气管痉挛，达到平喘、降逆止咳的目的，对鸡鸣音及湿啰音疗效较明显。

木通、瞿麦、萹蓄、草薢的区别应用

1. 木通　有关木通和川木通之分。两种木通功能和主治基本相同，关木通多服和久服会造成肾损害，故称有毒木通。川木通开白花，节处多膨大，有叶痕及侧枝痕。残存皮部易撕裂，有黄白色放射状纹理及裂隙，其间布满导管孔，残存皮易撕裂，质坚硬不易折断。功能和主治：清热利尿，通经下乳。用于水肿、小便不利、湿热淋证、关节疼痛、血瘀经闭及产后乳少。如八正散中就是由木通、瞿麦、萹蓄、车前子、滑石、山栀仁、甘草、大黄组成，用灯心草煎汤服，每服6～10g散剂，以清热泻火、利水通淋。

2. 瞿麦　性寒苦泄，能导热下行，兼有利血脉、通小便、清涩热、活血通络的功效。治溲黄、尿痛、尿热尿血最适合。常与萹蓄、滑石、大黄、木通合伍。石淋茎痛，或下腹疼痛，排尿不畅，尿血者加海金沙、金钱草、鸡内金、琥珀、乌药以清热利尿、化石散结；下腹胀满、前列腺肥大、小便异常、尿血加天丁、穿山甲、制没药、花蕊石清热利湿、活血化瘀、软坚散结。

3. 萹蓄　长于下行，清热结，通水道，常与滑石、瞿麦、黄柏、土茯苓、木通等合用，治疗湿热蕴结下焦，郁结膀胱的小便不利而短赤，尿中涩痛，或茎中有蚁行感，膀胱炎、尿道炎、前列腺炎都可应用。萹蓄还有杀虫止痒除湿的功效，可用于妇人因湿热下注引起的滴虫、霉菌感染性阴道炎、外阴炎以及湿疹。本品与川楝子为伍，煎水外洗，治蛲虫寄居肠道，下居肛门痒者。与茵陈、栀子、车前子合用清热利湿，退黄疸。萹蓄常用，使湿热疫毒下行外泄，效果颇佳。

4. 草薢　入脾、胃、肾三经。主要功能是分清利浊。常以配伍见长，与续断、桑寄生、杜仲、木瓜、牛膝、威灵仙配伍，治风湿所致腰膝酸痛，兼见肝肾亏虚者。草薢配石菖蒲、茯苓、党参、益智仁、怀牛膝、续断、山药、乌药健脾胃，益肾元，强肾气，分清浊。与萹蓄、黄柏、莲子心、生地黄、车前子相伍治舌根黄而小便赤短浑浊。

以上四药同中有异，各见所长，须对症用之。

红藤的妙用

一、概述

红藤为木通科植物，因为色红，故又称大血藤，以秋冬两季采条匀如拇指粗者为佳，趁鲜切片，晒干，味微涩。红藤清热解毒，活血，祛风。用于肠痈腹痛、闭经痛经、月经不调、风湿痹痛、赤痢、血淋、跌打损伤等的治疗。研究表明，红藤茎含鞣质约7.7%，还含有大黄素、大黄素甲醚、胡萝卜苷、β谷甾醇及硬脂酸等。

二、红藤是治缠腰火丹的要药

缠腰火丹又称蛇串疮，其发生原因有二：或是郁怒伤肝，肝气郁结，气郁化火，触动脾土，火动湿生；或是忧思伤脾，脾失运化，湿邪内生，蕴久化热，壅滞肝脉。湿热之毒，迫及血分循经而行，下注旁流，外渗肌肤，成为带状疱疹，或于眶上，或于颈旁，或于股间，然多在胁肋腰间，偶见生于头面。治疗大法为初期宜清透开郁，中期宜清热解毒，后期活血化瘀兼用扶正，否则邪毒不去，若深入肌肉或坏疽，流注经脉则成后遗神经痛。

三、案例选登

1. 林某，女，65岁，2010年2月15日就诊，主诉两天前左侧腹部灼热胀痛，两天后左侧季肋出现米粒大红色丘疹，成簇状分布，略高皮肤，痛如火燎、雀啄。左关脉弦数，便秘，舌暗红、苔稍黄。诊断为带状疱疹，急用开郁泻火之药。酒红藤50g，酒龙胆草、酒白芍、柴胡、枳壳、大黄各15g，陈皮10g，苍术20g，黄柏10g，滑石60g，甘草10g，连服5剂而愈。

2. 向某，男，年刚七旬，2009年10月21日就诊。起初左胁肋胀痛，后左胁肋部出现大片粟粒样红色丘疹，高于皮肤，晶莹透明，呈条索状分布，灼热剧痛。曾在当地医院诊断为带状疱疹，使用抗病毒治疗，效果甚微，疼痛依旧。吾用龙胆泻肝汤加红藤50g、大黄20g、金银花20g，连服3剂，疼痛大减。效不更方，再服3剂，诸症消失，疱疹变淡、塌软，唯有色素沉着。用血府逐瘀汤加四君子汤以资巩固。

3. 邓某，女，56岁，2010年5月14日就诊。半年前患腰间龙盘疮，患者经静脉滴注病毒唑，肌注干扰素，口服龙胆泻肝汤，疱疹消失，但遗留腰部皮肤灼热刺疼，久治不愈。诊见舌红、苔薄，脉沉细弦，为带状疱疹后遗症。属余毒未尽，瘀血阻络。药用：红藤60g，瓜蒌20g，赤芍15g，徐长卿、红花各10g，炮山甲、甘草各5g，丹参20g。5剂，水煎服。诸证清除，随访年余，没复发。

红藤熏洗治丹毒

药方：红藤50g，川牛膝20g，丹参30g，牡丹皮20g，土茯苓、黄柏20g，苦参、蒲公英各15g，水煎后熏洗、泡足均可，每日2~3次，每次20~30分钟。

如治胡某，女，50岁，因足癣感染继发丹毒，于2008年就诊。右足趾间稍有渗液，周围见鳞屑，足背红肿热痛，体温38.5℃，舌红苔黄，脉滑数，用上方3剂，症状消失告愈。

红藤治疗前列腺增生（癃闭症）

前列腺增生为老年人常见病，多因年迈体弱，气血两虚，肾阳衰惫，瘀血阻滞，湿热蕴结于下焦，日久腺体增生，气化失司，导致排尿困难，甚至尿潴留。

朱某，男，75岁。有5年排尿困难史，长期服前列康片和抗生素药，2005年病情加重,夜尿6～7次,滴沥不尽,尿细如线,小腹憋胀,直肠指诊触及前列腺体Ⅲ度肿大,中央沟消失。其人舌淡苔白,脉细弱。乃脾肾阳虚、湿浊瘀结于下焦,膀胱气化无力,治用两个阶段,首先利湿通窍,活血化瘀,后用温肾健脾善后。

处方:红藤40g,车前子15g,石韦30g,茯苓40g,炒苍术20g,丹参30g,炮山甲10g,王不留行20g,荔枝核30g,炒白术30g,怀山药、菟丝子各30g,蒲公英40g,肉桂、附片各10g,水煎10剂,连续服。夜尿减至3次,排尿渐爽,中央沟可摸及,症状好转,再予金匮肾气丸服一个月,病愈如常。

现代药理研究认为,红藤有抗菌作用,能改善前列腺的血液循环,促进腺体组织的消散和吸收,配合丹参、穿山甲、王不留行活血通瘀,蒲公英、车前子清热消肿。

红藤治疗免疫性不孕

红藤为治肠痈腹痛之要药,亦用于关节疼痛和妇科病中的免疫性不孕,可获良效。如治范某,女,29岁。2001年5月10日初诊。婚后4年不孕,经行4天,量少,色暗红,有块,经来小腹胀痛,腰酸白带多,乏力,舌红、苔薄黄,脉细弦。B超检查报告:后穹窿积液,免疫学检测:ELISA抗精子抗体,1gG阳性。诊断为慢性盆腔炎,合并免疫性不孕。辨证属阴亏血虚,湿热下注。治以养血滋阴,清热解毒。处方:红藤、忍冬藤、山药各30g,枸杞子、菟丝子各15g,当归、赤芍、白芍、生地黄、牡丹皮、茯苓、泽泻各10g。连服7剂后原方加益母草30g,再服5剂,后在原方加补骨脂、杜仲、淫羊藿各10g,服7剂。月经来潮时用红藤、忍冬藤、益母草各20g,当归、红花、桃仁各10g,川芎、炮姜各6g,连服5剂。治疗4个月,复查抗精子体阴性。2003年8月顺产男婴。

关于红藤治妇科病的配对:对于抗精子抗体阳性者,常与忍冬藤相配,侧重于清热解毒;对于抗子宫内膜抗体阳性者,常与鸡血藤配对,侧重于活血化瘀;对于抗心磷脂抗体阳性者,忍冬藤与鸡血藤合并重用。结合辨证,一般月经期配少腹逐瘀汤或益母生地汤,经后归白地黄汤,经间期配桃红四物汤合六味地黄汤,经前期配归肾丸合五子衍宗丸。

红藤善治痛经（子宫腺肌症）

中医的痛经、月经不调即西医学中的子宫腺肌症。属妇科疑难病之一。其发生原因与经期或产后生活不洁、多次分娩、流产等因素有关,致使冲任损伤及胞宫藏泻功能异常,经期虽有所泻但不循常道而行,以致“离经之血”蓄积而成瘀血;瘀血阻络、胞脉不通,“不通则痛”故痛经。长期痛经造成的“巧克力囊肿”,子宫内膜异位症即瘀血日久渐聚成块而成癥瘕,既有瘀血,又有炎症存在,须给活血通络清热解毒之品方能奏效。

红藤别名大活血、血藤、大血藤。现代药理研究证明,本品煎剂对金黄色葡萄球菌、链球菌、大肠杆菌、白色葡萄球菌、绿脓杆菌具有抑制作用。能抑制血小板聚集,抑制血栓形成,提高cAMP水平。

附红藤在民间有杀死蚂蟥,口服煎汁有驱肠道蛔虫的作用。但无文献考证。

参考文献

[1] 朱树宽，王晓霞，章关根，等. 红藤妙用 [J]. 中医杂志，2007（7）：624 –625.

海桐皮温热含漱治疗龋齿牙痛

一、概述

龋齿属中医的"蛀牙""虫牙"等范畴。临床表现为牙体有龋洞，伴刺激性疼痛或自发性疼痛。少数患者遇酸、甜、冷、热等刺激性食物时疼痛加剧，难以忍受。

二、治疗方法

每次取海桐皮 15 ~30g，放置杯内，加开水 100 ~200ml，浸泡 15 分钟后，待放至温热时含漱；或用海桐皮放置砂锅内，加水 200ml 煎 10 分钟后取 100 ~150ml 药液含漱 5 ~10 分钟即可。

三、疗效

凡用此药含漱后 3 ~5 分钟后立即止痛，无不良反应。一般只需 1 ~2 次即愈，且半年以上未见复发；但也有少数缓解不明显者。

四、体会

祖国医学认为，龋齿在各种年龄、性别的人群中均可发病。其病机为胃腑湿热，聚于口齿，或肾精亏损，牙失所养，也有极个别的是寒湿牙痛，如果是内服药，必须辨证论治，不可一药全治。本方取中医外治疗法，海桐皮性味苦平，入肝肾经，具有祛风通络止痛、化湿杀虫的功效。此法简便，安全，价廉，可供同道试用。

镇肝潜阳选用金石介贝之类

镇肝潜阳以熄风，应选用降逆清热之功的药物，如生石膏、生石决明、生代赭石、珍珠母、玳瑁等。生石膏辛大寒，具有凉肝、镇肝两方面的作用，共奏潜阳之功。中风阴阳闭重证当加入方中。生代赭石镇肝降逆，能使冲上逆乱的气血下潜归经。生石决明、珍珠母均有镇肝潜阳熄风的功效，但珍珠母入心、肝两经，遇有神志障碍应选用，此品还能镇心定惊。玳瑁性寒凉，味甘咸，具有清热解毒、镇惊养阴的作用。

虽然平肝与镇肝两类均用于肝风内动的急症，但在应用过程中应有一定的区别。平肝药物多用于阴虚阳亢，化火生风，肝风未动而欲动或肝风易动之体，或肝阳亢盛肝风已动之患。平肝法所用药性平和，质多较轻，植物类如刺蒺藜、草决明、罗布麻、天麻、钩藤，虫类如僵虫、全蝎、蜈蚣居多，兼有清热养阴作用。镇肝药多用于阳亢、肝风狂越、气血走于上的重证肝风，非重镇不能潜阳，非镇肝不能熄风。多选用矿物类、贝壳类，其质量重，药性并非峻猛，故无贻害，可大胆用之。

降血脂的美食汤剂

1. 海带、黑木耳各 20g，切丝，瘦猪肉 60g，切丝或薄片。三样同煮加淀粉和味精少许食用。

2. 百合 50g，罐头芦笋 250g，先将百合发好洗净，锅中加入素汤，百合放入汤锅，加热几分钟。再加黄酒、精盐、味精调味，倒入盛有芦笋的碗中即成。

3. 取紫菜适量、黄瓜 100g，紫菜经过发水后，放精盐、生姜末、黄瓜片，烧沸，加味精和香油，即可食用。

4. 生山楂 50g，白糖 20g，金银花 10g，将山楂、金银花炒热，加入白糖，改小火炒成蜜饯，用开水冲泡，日服 1 剂。

5. 将普洱茶 6g、菊花 6g、罗汉果 6g 制成粗末，用沸水冲泡服用。

（《当代健康报》）

用科学养生来维护健康

一、养生的概念

养生是中华民族的特有概念，中医的养生是指遵循生命发生发展规律，以中医理论为指导，采取各种方法来保养机体，促进身心健康，达到提高生活质量、预防疾病、延年益寿之目的。

二、古今对养生的认识

几千年来，中医学积累了丰富的养生知识与经验。《黄帝内经》全书的 162 篇中，有 33 篇论文及养生。如《素问·上古天真论》说"上古之人，其知道者，法于阴阳，和于术数，食饮有节，起居有常，不妄作劳，故能形与神俱，而尽终其天年，度百岁乃去"[1]，强调了顺应自然及饮食、起居、情志调养对保健延年的作用。

《黄帝内经》提出的"治未病"这一原创理念，以及由此不断丰富发展的中医养生理论与实践，体现了中华文明动静结合的哲学思维，人与自然和谐的整体理念，个体化形神统一的调养方式以及丰富多样的保健方法和技术，越来越受到世界的瞩目。因此，深入研究中医养生宝贵财富，构建中医养生理论体系，弘扬中医养生理论，既是为医者当前的重要任务，也是服务于民众健康的迫切要求。

生、长、壮、老、已是人类不可抗拒的自然规律。如何对待生、老、病、死，如何在有限的生命中，减少疾病、延长寿命，对于这一问题，历史上除医家之外，道家、佛家、儒家、方士以及其他不同阶层的人群以不同的方法追求健身强体，延年益寿，甚至奢望长生不老，羽化登仙，而中医养生追求的是自然健康长寿而别于其他养生理念和方法。

中医学是植根于中华文化土壤中的医学科学，它既有自然科学的内涵，也有丰厚的人文科学底蕴。在医学史上，有许多著名的跨文化学者，对中医的发展起到积极的推动作用，亦道、亦医者如葛洪，亦僧亦医者如鉴真，亦儒亦医者如陈修园等，不胜枚举。儒、释、道中有些养生内容成为中医养生理论的重要组成部分。

中医养生学是"研究中国传统保健理论与方法和应用的中医学科"，养生是指"根据中医理论，运用调神、导引、四时调摄、食养、药养等方法的中国传统保健方法"[2]。

从古到今，中医养生可概括为三类。一是日常养生，包括趋安避险、顺应四时、食饮有节、起居有常、精神恬淡、小劳无极、养老哺幼等七个方面；二是食养药养；三是吐纳导引，包括各种吐纳行气、导引按摩等内容。

中医养生的基本原则，一是天人合一、顺应自然；二是动静结合、协调平衡；三是形神统一、身心共养；四是修身养德、仁者寿[3]。基于上述原则，构建适合自身特点的养生保健模式，运用丰富的养生方法和技术，从使"苛疾不起"，提高生活质量，使人们在健康自然的状态下尽终天年，使不同个体达到其最长的自然寿命。

进入新世纪，随着医学模式的转变与人类回归自然和崇尚天然潮流的兴起，医学朝向健康的观念越来越深入人心，全球性卫生工作的战略重心由治疗疾病向提高健康素质、减少疾病转移。越来越多的人通过动静结合、情志调畅、起居规律、饮食调节、形神共养的生活方式以及中医药辨证调理等方法，努力实现不得病、少得病、晚得病、延年益寿的目的。

参考文献

［1］黄帝内经［M］．北京：中医古籍出版社，1996：3.
［2］曹洪欣．中医养生大成［M］．福州：福建科技出版社，2011：12.
［3］国家图书馆．部级领导干部历史文化讲座［M］．北京：国家图书馆出版社，2010：6.

"养阴补肾"是女性防早衰的重要途径

女性的生理机能比男性生理机能要衰老得早些，因此，女性抗早衰也非常重要。女性想延缓衰老就得从多个方面调整生活结构，逐步顺应身体的变化，在起居、饮食等方面讲究健康规律，对身心都会起到积极作用。比如：调整心态，要乐观开朗、快乐平静、动静结合。关注睡眠，要保证夜间有 8 小时的睡眠时间，白天还可以养成 1 小时午睡的习惯，保证有充沛的精力做自己的事业。注意养心养颜，别乱使用一些劣质化妆品和一些有副作用减肥药。养颜在晚间，切忌通宵达旦赌博打牌，熬夜是一种损害身体的不良行为。

除上述之外，还得养阴补肾。因为养阴补肾是女性防早衰的重要途径。女性尿失禁是肾虚膀胱括约肌收摄无权，气化无力，就得吃枸杞、山药、韭菜、核桃仁等。女人眼圈黑提示为肾虚，应吃六味地黄丸，食用黑芝麻糊。若脱发则服用山西华康生产的立效牌参茸珍宝片，吃些红枣、芝麻、龙眼肉、山茱萸。

均衡膳食从三餐做起

均衡膳食，是健康之首。万物以土为母，土旺胃健康，消化功能正常运转，一日三餐是科学进食的养生之道。食物在胃中蠕动停留约4小时，4小时后糊糊进入小肠，小肠对分解的营养进行吸收，这时胃的排空开始停止工作，便慢慢缩小。如果长时间胃处于休息状态，而突如其来地大量进食，使胃成五倍或十倍的扩张，这时胃就可能受到损伤，导致消化不良。

根据人的生理机能，一日三餐最为合理，有人认为两餐简单，减少中餐的麻烦，其实两餐不利于能量的供应。

1. 合理安排：三餐时间和食物量

早餐时间应在6：30 - 8：30，午餐在11：30 - 13：30，晚餐在18：00 - 20：00较为适宜。进餐时要细嚼慢咽，有利于消化液分泌及与食物的充分混合。进餐时间以20～30分钟为宜，切忌烟、酒、饭菜同时进行，且时间长。俗话说"早餐要吃好，午餐要吃饱，晚餐要吃少"，是有充分的道理的。

2. 从充足的营养考虑，安排好三餐，食物种类要多样化，要求选择包含谷类能量、蛋白质营养、果蔬精华、豆浆或牛奶及其制品四大要素。根据《中国居民平衡膳食宝塔》的建议，一位成人每日应进食300～500g的蔬菜，200～400g水果，以保证获取多种维生素、矿物质和植物营养素，以及丰富的膳食纤维。在膳食中不仅要注意数量，而且要注重多种颜色、品种的选择和搭配。切不可因为工作忙碌和生活条件的限制，一味单一化膳食。

中医康复学的基本观点

所谓"康复"，据《尔雅·释诂》说："康，安也。"《尔雅·释言》又说："复，返也。"故康复就恢复健康或平安之意。中医古医籍中的"康复"主要有如下几种含义。①指疾病的治愈和恢复。②指精神情志的康复。③指正气的复原。其实现代中医学中"康复"包括以中医基础理论为指导，综合调摄情志、娱乐、传统体育、沐浴、饮食、针灸推拿、药物等各种方法，对病残、伤残、老年病、慢性病等功能障碍患者进行辨证康复的综合应用学科。其目标是让患者机体生理、心理功能上的缺陷得以改善和恢复，帮助他们恢复生活和劳动能力，能参与社会生活，同健康人一起共同分享社会和经济发展的成果。

中医学"天人合一"的整体观念和辨证施治的学术思想，决定了中医康复学具有"整体康复""辨证康复"和"功能康复"的基本知识。

1. 整体康复观

中医学从整体观念出发，认为人体是一个有机的整体。人体康复的主要途径是指导或帮助患者顺应自然环境，适应社会；使构成人体的各个组成部分之间协调统一，形体与精神的统一。这就是整体康复观，努力实现两个统一。

（1）人体各部分以及形体与精神康复相统一

人体的五脏六腑，联系五体、五官九窍等组织器官形成有机的统一整体，在生理上互相配合，病理上也往往相互影响。人体病理变化，每每与身体其他部分，甚至全身脏腑、气血、阴阳盛衰有关。因此，康复医疗时局部的问题也必须从整体出发，采取适当康复医疗措施。

在治疗中不可忽视精神康复，精神旺有利于形体康复，二者相辅相成，相得益彰。

（2）人体康复与自然环境相统一

中医学的整体观强调人的生活活动、病理变化均受自然环境的影响，如《灵枢·岁露》指出："人与天地相参也，与日月相应也。"因此，顺应自然环境变化，包括顺应季节气候变化及地理条件的差异等。人体功能与自然界气候变化相适应。

2. 辨证康复观

中医学认为，辨证是决定康复的前提和依据，康复则是根据辨证的结果。根据临床辨证结果，确定相应的适当康复方法，患者有康复的意愿，称之为辨证康复观。

辨证康复观强调病同证异，康复亦异，病异证同，康复亦同。例如：同为瘫痪，有的是肝肾阴虚证，伴有腰酸腿软、耳鸣眩晕、舌红苔少、脉细弦；有的是脾虚痰湿证，伴形体肥胖、胸闷腹胀、纳差、便溏、舌淡、苔白腻、脉弦滑等证。在康复医疗中，前者治以补养肝肾、疏通经络；后者取健脾化痰湿、通经活络的方法，这就是病同证异。

3. 功能康复观

功能康复观是指注重功能训练，运动形体，促进精气流通，不仅使患者恢复生理功能，而且让患者能恢复日常生活、社会生活和职业工作能力。

在康复医疗阶段，患者还存在余邪未尽，正气尚虚，机体阴阳失去平衡，脏腑功能没完全恢复，就得对症进行治疗，还要通过多种功能训练恢复日常生活必需的自理能力，恢复体力、语言、技能、智能及心理方面的能力。

总之，康复医疗的对象是老、弱、病、残、慢性病患者，不是一朝一夕，一方一药奏效，选用诸多疗法，有条不紊地进行，方能"各得其所宜"。

亚健康失眠的中医辨证用药

一、概述

失眠是亚健康人群最常见的症状之一，亚健康人群中失眠发生率为73.4%。亚健康失眠可有入睡困难、早醒、睡眠浅、多梦或醒后不宜入睡等表现，严重影响生活质量。

二、中医辨证标准

参考《中药新药临床研究指导原则》[1]。失眠多为阴虚火旺证和心脾两虚证。①阴虚火旺证：心烦不寐或多梦易醒，头晕耳鸣，口干咽燥，五心烦热，心悸汗出，健忘或有腰膝酸软，遗精，月经不调，舌红，脉细数。方选黄连阿胶汤合天王补心丹加牡蛎、磁石。②心脾两虚证：失眠多梦，心悸健忘，神疲体倦，食纳差，或食后腹胀，面无华，便溏，舌淡胖、苔薄白，脉细弱。方选归脾汤加桃仁、夜交藤、龙骨、牡蛎。

除上述两种证型外还有心虚胆怯证、情志忧心证和痰热扰心证。①心虚胆怯证：心烦不眠，心悸多梦，易于惊醒，胆怯易怒，舌质淡，脉细弦。方选安神定志丸加酸枣仁、合欢皮。②情志忧心证：失眠、急躁易怒，甚则彻夜不眠，头晕目眩，头痛欲裂，二便不利，舌质红、苔黄，脉弦滑。方选龙胆泻肝汤或当归龙荟丸。③痰热扰心证：失眠，心烦，痰多胸闷，嗳气吞酸，恶心厌食，口苦目眩，苔黄腻，脉数。方选温胆汤加黄连、山栀子、珍珠母、川芎、五味子、石决明。

参考文献

[1] 郑筱萸. 中药新药临床研究指导原则 [M]. 北京：中国医药科技出版社，2002：186.
[2] 胡万华，陈克龙，赵娜，等. 亚健康失眠者中医证型的判别分析 [J]. 中医杂志，2012（2）：142－144.

中医治疗中的给药十六法

中药的给药方法直接关系到中药疗效的发挥，明代的江瓘等编纂《名医类案》、清代魏之秀编纂《续名医类案》（以下合称《医案》），两书中部分医案，对中药的用法十分讲究，有吹鼻法、滴鼻法、烟熏法、敷脐法、导尿法、足浴法等。只要为医者认真学习和研究之，对于提高临床疗效就会产生意想不到的效果。

1. 滴鼻法

《医案》中使用的滴鼻法，多是将新鲜的药汁液直接滴入鼻中。如《名医类案·卷六·首风》："一妇人患头风痛，虽盛夏，必以帕蒙其首，稍止，略见风寒，痛不可忍……以生姜自然汁少许，灌入鼻中，其痛立止。"又如《名医类案卷六·首风》："裕陵傅王荆公偏头痛，禁中秘方，用生莱菔汁一蚬壳，仰卧，注鼻中，左痛注右，右痛注左，或左右皆可，数十年患，皆二注愈。"生姜汁与萝卜汁滴鼻治头痛，药源广，安全又经济，何乐而不为？

2. 滴耳法

滴耳法是将药液滴入耳中。小儿患中耳炎（流黄臭水者），用水螺丝 3 个敲开盖放入冰片 5g，将流出的螺丝冰片液滴耳中数次即愈。还有用虎耳草挤水入冰片 3g，滴耳治中耳炎照样有疗效。

3. 吹鼻法

吹鼻法是将药物粉末吹入鼻中的用药方法。此法有苏醒神志、止血等功用。《名医类案·卷八·血症》："其兄衄血甚，已死。入殓，血尚未止，一道人过之，闻其家哭，询之，道云：是曾服丹或烧炼药。予药之，当即活，探囊出药半钱匕，吹入鼻中立止，得活，乃栀子烧存性，末之。"栀子炒炭研末吹鼻，不仅可以止血，而且可以苏醒神志于顷刻间。

还有人们熟知的通关散：猪牙皂 50g，鹅不食草 25g，细辛 3g，共为细末，吹鼻令其打喷嚏，令人苏醒。

3. 塞鼻法

塞鼻法与吹鼻法相类似，《医案》中也有载文。如《续名医类案·卷十七·目》用以治疗倒睫症："一人拳毛倒睫，用木鳖子一个去壳为末，绵裹塞鼻中。左塞右，右塞左。一二夜其睫自分。"《续名医类案·卷十七·鼻》治疗鼻息肉："有人患鼻中有息肉，垂出鼻外，不闻香臭，用瓜蒂、细辛等份为细末。以绵包如豆许，塞鼻中，须臾鼻即通。息肉化为黄水，点滴至尽，三四日愈。"塞鼻民间有见鼻衄者，用血余炭为细末吹鼻方可止血。还有见流鼻血速采黄蒿或艾叶塞流鼻血的鼻孔，过不多久，血止了。

4. 擦牙法

擦牙法是用药物外擦牙齿的用药方法，这种方法具有使昏迷患者启齿，以便于给药等作用。如《续名医类案·卷六·霍乱》："四肢厥冷，冒不知人，牙关紧闭……先用乌梅擦牙，俟开，即投抱龙丸三厘。"

5. 外洗法

水煎外洗法是中医临床常用的治法，不仅能治皮肤病、外科病，也可治内科病。《名医类案·卷九·疮疡》："一人患疮，脚痛而肿，令采马鞭草，煎汤熏洗，汤气才到患处，便觉爽快，后温洗之，痛肿随减。"又如身长漆疮痒得奇，苦楝子树皮熬水洗，这是一个行之有效的小方。还如《名医类案·卷九·淋闭》："夏月伏阴在内，因用冷水凉药过多，气不化，而愈不通矣，用五苓散倍加肉桂内服，外用葱白煎水热洗，一剂顿通。"还如民间长脓疱疮，用金银花、苦参、黄柏、艾叶、千里光、薄荷、萹蓄煎水洗数日即愈。

6. 热熨法

热熨法是将药物加热，在局部外用的一种方法，有散寒邪扶阳气、通血脉、利水气之功。《续名医类案·卷二十·小便秘》："一人小便不能，已经七八日，遍身手足肿满。诸医罔效，以紫苏煎汤入大盆内，令病人坐上熏蒸，冷则添滚汤，良久，便通肿消而愈。"《名医类案·卷二·内伤》："神脱脉绝，濒死矣，惟目睛尚动，薛曰：寒淫于内，治以辛热，然药莫能进矣，急用盐、艾、附子，炒热熨脐腹，以散寒回阳，又以口接其气，以附子作饼，热贴脐间，一时许，神气少苏。"使用以"口气接其口气"的方法，与当今的人工呼吸类似，这种方法可学习借鉴。民间用酒糟趁热包在风寒湿痹之痛处，效果显著，关节冷痛都可以用。

我还从草医得到一法，将柚子剥壳如碗，内盛童子尿，入柴烧的红灰中加盖炖开，倒出尿度之，待温降到45℃以下，40℃以上时，将柚子碗盖在屈腿膝盖上，连用七天为一个疗程，对膝冷痛性关节炎的疗效胜似吃药。

7. 烟熏法

烟熏法是将药物点燃，致生烟雾经口鼻吸入，可以直接进入呼吸道，治疗呼吸系统疾病。如《续名类案·卷十五·咳嗽》："崔某疗久嗽熏法，每日取款冬花如鸡子大，少许蜜拌花使润，约一升，铁器铛中，又用一瓦碗，钻一孔，内安小竹筒，或笔管亦得，其筒少长，置碗铛相合及插筒处，皆面粉糊涂之，勿令泄气，铛下着炭火，少时款冬花烟自竹筒出，以口含筒吸取烟之，如胸中稍闷，须举头，即指头捻竹筒头，勿令漏烟出，及烟尽止，凡是五日一为之，至六日则饱食羊肉馄饨一顿，永瘥。"足资临床参考。

芳香类药物，燃烟熏之，还可以开窍醒神。《续名医类·卷四·署》："李士材治张邑尊令郎，六月间，未申时，晕厥不知人，更余未醒，此得之生冷太过也。皂角末吹鼻中无喷。举家惊惶，敷以皂角烧灰存性，新汲水灌之。更取沉香、檀香焚之，俾香气满室，以达其窍。至子后方苏。"沉香、檀香皆芳香之品，燃烟室中，开关通窍，优于皂荚吹鼻，说明改善环境，也可以治病。

烟熏法还有美容作用。《续名医类案·卷十六·面》："孙兆治樊楼店家刘三，一日满面皆黑色……孙诊之曰，非病也，乃为臭气所熏，秽气畜于面部不散。……厕臭气不可闻，隐忍良久下厕，明日遂有此疾。孙曰：去臭气无过香，我家有南将至售香，可用沉、檀二香各一两，碎擘焚于炉中，安帐内以熏绢被，盖定，勿令香气，可端坐香边，瞑目静坐，待香气散尽方可出帐，明日引鉴照之。刘依其言，面色渐变，旬日如故。"吸入沉香、檀香烟雾，能宣通气血，使血脉通畅，则面色转佳，容貌改观，值得寻味。

此外，《医案》还用烟熏法治疗产科的乳悬证。《续名医类案·卷二十五·病乳》："王洪绪曰，产后两乳伸长，形势如鸡肠，垂过小腹，痛难刻忍，此名乳悬，急用芎归各四两，水煎时服，于产妇面前放一桌，桌下放火炉，将芎归入炉慢烧，令产妇伏于桌上，口鼻皆吸烟气，便可缩上。"该案之治，实受启发。烟气上升，以烟雾熏之，可以升举清气，治疗下垂之类疾病。

2001年夏，枫香坪村杜老师之女三英在初中就读，七天没上学，屁股上患浸淫疮（俗名坐板疮），予视之，全部脱皮流水溃烂不堪，屁股不能挨板凳。治用艾叶揉成绒半斤，樟树皮150g，硫黄粉150g，撒于艾绒上，入无底盖的木桶内着火起烟，患者选取风向面脱裤坐于桶上，让火热之气直熏患处（用挨桶高低自行调整温度），火热药气开泄排毒，约5分钟，溃疡处流出许多黄色涎水下滴，每次熏的时间约20分钟，1天3次，第2次熏时流涎水量大为减少，第三次几乎无毒液流出。经熏后再用生肌解毒中药粉和麻油调敷5天疮愈，复校上课。此熏法排毒敛疮，方便经济，何为不用。

8. 铺垫法

铺垫法是疮药铺垫于床垫下以治疗疾病的方法。《名医类案·卷九·疮病》：有人遍身生热毒疮，痛而不痒，手足尤甚，至颈而止，黏着衣被，久不得寐，痛不可忍，有人教以石菖蒲三斗，锉为末，布席上，使患者恣卧其间，仍以衣被覆之，既不粘着，又复得睡，五七日间，其疮如失。后用此治此类者，应手效。

9. 敷贴法

敷贴法是将药物直接外敷患处的方法。《续名医类案·卷十六·头》：李时珍治一人，病气郁型偏头痛，用蓖麻子同乳香、食盐捣贴，一夜痛止。魏之秀评价此乃"治标妙法"，至于治本，当审因论治，不可是头痛都用此法。

古代的狗皮膏，当今的风湿药膏药外贴颇多，对症贴膏方可取效。

10. 脐疗法

脐疗法，即脐部入药，是治疗内科病的一种方法。《血医类案·卷九·淋闭》："膏血砂垢，每溺则其痛不可言……既而九日，便溲俱不通，秘闷欲死，王即令用细灰于患人连脐带丹田，作一泥塘，径如碗大，下令用一指厚灰，四周高起，以新汲水调朴硝一两余，令化，渐倾入灰溏中，勿令漫溢，须臾大小便迸然而出，溺中血条如指大。"《续名医类案·卷二十·二便不通》："一人大小便数日不通，用商陆捣乱敷于脐上，立愈。"朴硝、商陆敷脐，治疗二便不通，一法兼具西医导尿与灌肠两法之功，应发扬光大。

11. 导尿法

现今导尿是将导尿管插入尿道而引流小便，而《医案》记载的导尿法是将食盐吹入尿道，诱导排尿的一种方法。《续名医类案·卷二十四·转胞》："李时珍尝治救人，小便不通及转胞危急者，令将葱管吹盐入茎内，极有捷效。"食盐吹入尿道虽有刺激性，但给尿道造成的伤害，应小于导尿管的插入，故应深入研究此法。

12. 足浴法

足浴法系足疗法之一种，具有引火下行、引阳下行等作用，常用于口舌生疮、肝阳上亢等症。《名医类案·卷十二·口疮》："一小儿口疮，不下食，众医以狐惑治之，必死。

后以白矾汤于脚下浸半日，顿宽。"以白矾汤浸脚治小儿口腔溃疡，痛苦小，儿童易于接受，且见效快。

足心敷贴疗法，其疗病机理与足浴相似。《续名医案·卷十二·衄》："李时珍治一妇人衄，一昼夜不止，诸治不效，令捣蒜敷足心，即时遂愈。"

13. 嚼服法

嚼服法是直接嚼食药物的方法，嚼食的药物一般为食品类或药物与食品共嚼，如生姜、生葱、龙眼肉、白糖以及金银花等药食两用品。《名医类案·卷二·暑》："凡觉中暑，急嚼生姜一大块，冷水送下，如不能嚼，即用水研，灌之立醒。路途渴甚无水饮，急嚼生葱二寸许，和津同咽，可抵水二升。"可见嚼食生姜解暑，嚼食生葱止渴。而《名医类案·卷十二·中毒》又记载，嚼食鲜品金银花可解毒。"崇宁间，苏州大平山白云寺，五僧行山间，得蕈一丛甚大，摘而煮食之，夜发吐，三人急采鸳鸯草生啖，遂愈。二人不肯啖，吐至死。此草藤蔓而生，对开黄白花，今人谓之金银花。"嚼食法古人用来治疗疑难危急病证。《续名医类案·卷二十·小便秘》："黄氏小便不通，戏雁麓用芒硝一钱，研细，龙眼肉包之，细嚼咽下，立愈。"又如《名医类案·卷七·哮》："一小儿盐哮喘嗽，用海螵蛸刮屑，研细末，以白糖蘸吃，愈。"

14. 食疗法

《医案》中，应用食疗的方法甚多，治好多种疾病，如腹泻、便秘、淋证、疮疡等。《名医类案·卷四·痢》："生姜、米糒作羹，入砂糖一小块，不用盐酱，熟者，吃一二碗，三日不登厕，大肠自此实矣，肛门亦收而不脱。"《名医类案·卷九·秘结》："一人患前后闭三四日，且不能食，甚危急，江视之日，头痛耳鸣，九窍不利，肠胃所生……以锁阳三钱，酒洗焙干为末，煮粥，强与服之，是晚二便俱利，饮食亦进。"《名医类案·卷九·淋闭》："程沙随苦血淋，百药无效，偶阅本草，因见白冬瓜治五淋，于是日煮食之，至七日愈。"《名医类案·卷九·疮疡》："一人顶上生疮如樱桃、有五色，破例顶皮断，逐饮牛乳，自消。"食疗用得恰到好处，可收桴鼓之效。

《本草纲目》治虚烦惊悸、盗汗、失眠属虚证者用糯米枣仁粥。

酸枣仁150g，人参20g，茯苓50g，知母50g，干姜30g，百合30g，川芎30g，黄花菜20g，炙甘草30g。药共煎3次，取汁，煮糯米400g作粥吃，1日3次。

15. 冷坐法

本法具有时间和病种类的局限性。选用本法应在夏季和长坐板疮的患者。

吾曾在下谷坪从医时有一个石磨乡刘队长在出工差，五月上旬，屁股长满坐板疮，昼夜痒痛难当，吾视皮肤不完整，渗毒液不断。令患者选择长流水无污染的小河或小溪，有石板（约长30cm，宽15cm）而水从石板上流淌的地方，令患者搬石板上河岸半脱裤子坐在石板上，坐到10分钟后再下河搬上一块，同上述方法坐下又，10钟，连坐半小时后，回家用煎好的黄柏金银花水洗疮，内服牛黄解毒丸，共坐3天6次。此法在上午10时至下午3点之间进行。运用此法能清热解毒、止疼止痒、排出毒液。此方见效快，效果好，经济实惠，值得推广。

16. 塞药法

妇人患子宫颈糜烂、阴道炎（霉菌或滴虫）用"妇炎栓"或中药制成的栓剂塞入阴道，有消炎和杀虫的功效。还有大便不通，用塞"倒牵牛"法（蜜导法）。

使用寒热互用法治疗疑难杂症的思考

中药用药法名目繁多，要想疗效显著，首先是辨证正确，次是对证选方，用药方法恰当，才能得心应手。

寒热互用即复方反佐法，《素问·至真要大论》曰："……偶之不去则反佐取之，所谓寒热温凉，反从其病也。"提出了疑难病可以用寒热药配伍治疗，这为疑难病的治疗提供了新的思路和方法。张仲景在《伤寒杂病论》中创立了许多寒热并用的名方，如麻杏石甘汤的麻黄配石膏，大青龙汤、越婢汤等，用于治外寒内热证；黄连配干姜的诸泻心汤用于治疗寒热错杂的下痞满证，干姜黄芩黄连人参汤治上热下寒呕吐证；黄连汤则是黄连配干姜、桂枝治上热下寒腹痛欲呕证等。细读《伤寒论》，认真品味，不难发现许多难治性疾病，寒热互结，虚实并存的病证，单纯用寒或热药，往往一味寒凉清热则伤阳，过多用温热祛寒则伤阴，根据阴阳互根的理论而运用复方反佐法（寒热互用法）其效果甚佳。

1. 忍冬藤、板蓝根配制草乌、桂枝治痹证

《素问·痹论》说："风寒湿三气杂至，合而为痹也。"又有热痹者，主要指骨节局部红肿、灼热、疼痛、得冷则舒，并伴有全身症状，发病较急。临床常见者以风寒湿痹为多，治疗以祛风、散寒、除湿及疏通经络为主，但有效果仍不理想者。在临床有患者外表有一派寒湿之象，畏寒喜暖，舌质暗红，舌苔黄腻，脉弦紧沉有力。此种患者的治法应在祛风除湿、散寒活血、通络的基础上加一组温热药和清热药，如制川乌、草乌、桂枝与忍冬藤、板蓝根，往往每获良效。

例1：李女士，54岁，2009年4月15日初诊。绝经10年，常有周身、手腕、膝关节疼痛，遇寒加重，关节不红肿。视其舌质暗红，舌苔中后部黄厚腻，左脉小滑，右脉沉细。此为寒湿痹阻经络，血内有伏热，使气血运行不畅。

处方：桃红四物汤加金银花30g，板蓝根30g，忍冬藤30g，桂枝、丹参各20g，红花、桃仁各12g，稀莶草、海桐皮各15g，薏苡仁、土茯苓各30g，制草乌8g，甘草10g，鸡血藤、土鳖虫各15g，藿香、佩兰各10g，秦艽15g。服15剂，身痛愈，血沉正常。

痹证日久，多因寒郁化热，内伏阴分，形成外寒内热、寒热夹杂、本虚标实之证。其血沉升高，多与热伏血分有关。方中板蓝根清热解毒、凉血作用较强；金银花甘寒，清热解毒，透热外出；忍冬藤甘寒，能清经络中风湿热邪而止疼痛；桂枝入心经走血分，活血散寒止痛；（制）草乌大辛、大热，祛风除湿，散寒止痛，其力尤悍。以上五药寒热相配，除寒邪清伏热，治痹效佳。海桐皮苦、辛，性平，治风湿痹痛、肢体麻木，无论寒热皆用；当归、丹参、红花合用养阴活血；藿香、佩兰芳香化湿、和胃醒脾，治疗各种原因引起的关节疼痛、血沉升高，大多能收到预期的效果。

2. 夏枯草配苍耳子、细辛治头风

头痛多因素有痰火之人，外感风寒，失治误治，风邪留恋未去，潜伏机体，阻络，迁延日久，遇气候冷热或情志诱发。其症状多为时痛时止，或左或右，或整个头部疼痛，或痛在一点，发则疼痛剧烈，或掣及眉梢，甚或目不能开，痛剧则痛不欲生，但不可不辨寒热、不分部位、不看舌质舌苔而乱投药。自拟平肝祛风汤加减，屡取良效。

处方：苍耳子、川芎、炒蒺藜各10g，细辛6g，夏枯草、石决明、黄芩各15g，全蝎10g，半夏10g，当归12g，白芍20g，茯苓20g，甘草10g，蜈蚣3条，僵蚕12g，丹参25g，赤芍20g，白芷10g。

曾有患者赵某，女，66岁，右侧三叉神经痛，痛不欲生，久服西药不愈。近日感寒而发，舌质暗红、苔黄白腻，脉细弦，沉有力，必有伏热，内热外寒之病得辛则透，得寒而解；外表客寒，辛温则散。方中苍耳子性温，入足厥阴肝经，善走窜通行；白芷辛温芳香，散寒化湿浊，走阳明经；细辛辛温性烈，外散风寒，内化寒饮，上疏头风，下通肾气；夏枯草清肝经伏热；黄芩入少阳胆经，清上焦之热；当归、芍药养血活血，化瘀则痛止；全蝎、僵蚕、蜈蚣搜风止痉，通络止痛。众药合用，使内伏热，得辛则透，得寒而解；外表客寒，辛温则散。

3. 巴戟天配草河车治疗病毒性肝炎

病毒性肝炎主要为外感湿热疫毒，湿热之邪内阻中焦，郁而不达，湿热熏蒸，弥漫三焦，阻于脾胃，结于肝胆，蕴于血分，则发为黄疸型或无黄疸型肝炎。《素问·玉机真藏论》云："湿热相交，民多病瘅。"饮食不节、酗酒无度或饥饱无常，过食肥甘厚腻，则伤脾胃肝胆而致此病。肝炎患者急性期，湿热毒邪较盛，以"邪气实"为主要矛盾。如果湿热稽留，迁延不愈，则机体防御机能和脏腑功能低下，则转化为正气虚为主要特征。急性期治疗应以清热解毒、利湿退黄为主，大多见效。若体质素弱，或失治误治，过用苦寒，伤及阳气、脾胃，使病情迁延，转化慢性癥瘕、膨胀（肝腹水）。我对于病毒性肝炎久治不愈者，善于寒热并用。寒药用重楼、板蓝根、虎杖、金银花等，热药用巴戟天、肉豆蔻、砂仁等。重楼提取物可明显缩短出血和凝血时间，使血小板增加，对多种热毒导致的子宫颈糜烂、疮疡、癌症、毒蛇伤都有较好疗效。巴戟天治肝病作用有三：一为鼓舞肾气，助人体气化，扶正则邪易去；二为缓和清热解毒的苦寒之性；三为现代药理研究，其本身有抑制病毒复制作用。豆蔻、砂仁有促进食欲，以防苦寒药伤中败胃之弊。

运用复方反佐法可治疗外感、内伤、疑难杂症一定要辨证施治，表象偏寒者一定要注意伏热存在，清透伏热时斟酌寒热配伍温而勿燥，寒而勿凝，才会得心应手。

参考文献

［1］刘明照，刘静生，庞国明，等．刘学勤运用复方反佐治验举隅［J］．中医杂志，2012（5）：381－383.

使用小剂量用药的思考

中医在用药上非常讲究君、臣、佐、使。在剂量上也同样有很深的学问。现代中药野生家种、炮制不规范、药物的不成熟采摘和收购药物的积压假冒等多种因素，造成中药质量下降。大多数中医认为，中药大剂量疗效比小剂量要好，小剂量疗效差，而说某药重用而获良效。其实，这种认识也许是一孔之见，因为已成了他的用药习惯。

小剂量用药历史医学家甚为重视，张仲景的不少经方，可屡见小剂量配伍的妙用；李东垣治劳倦内伤，方剂小而频饮，使慢性病患者徐徐恢复生机；著名老中医蒲辅周善施

"轻舟速行"法，以药量小巧、收效又佳而著称。如今，中药的常用量超过《中华人民共和国药典》（2010版）规定的现象屡见不鲜，其用药经济性、安全性都值得研究。

一、小剂量用药的应用情况

1. 传统名方的剂量

四君子汤：人参（去芦）、甘草（炙）、茯苓（去皮）、白术各等份为细末，每服二钱。《医学统旨》柴胡疏肝散七味药都在6g以下。《日本汉方医学精华》中补中益气汤：人参4g，黄芪、当归各3g，陈皮、大枣各2g，柴胡、甘草、干姜、升麻各1g。

日本常用的大柴胡汤、小柴胡汤、逍遥散、小青龙汤等总重量不超过10g，用药剂量都很小。

2. 小剂量用药的适用范围

李兴运等总结了药量宜小的几种情况：使用毒性较强、性能峻猛的中药用量宜小；久病体虚、婴幼儿、老年人等特殊体质人群的药剂量宜小；相须、反佐等配伍用药剂量宜小；疏肝解郁药，治上焦证候应从轻。药物剂量的大小与其在体内的药物浓度和发生作用成正比例关系；但这只是方药取效的原因之一，绝不能因此而忽视中医的辨证施治。比如属于湿热酿毒、壅滞上焦型的普通感冒，可用苍术9g，大青叶、板蓝根各30g，水煎内服，每日1剂，观察其退热时间与症状缓解时间无差别。

对于以夜间发热为主，夜半体温最高，至早晨体温下降的流行性感冒，现代医学认为是病毒感冒所致，用抗生素效果欠佳，用蒿芩清胆汤为主（青蒿、黄芩各7g，陈皮、半夏各4g，枳实、竹茹、茯苓各5g，青黛、滑石各7g，甘草2g）平均退热时间并不逊于较大剂量者。

小剂量用药，关键在合理配伍

一、概述

医生在处方时要抓住辨证的重点，若没抓住主攻点，即使堆砌再多的药物，也是枉然。因为中药在煎煮过程中析出一定的比例，当溶液达到饱和程度时，再大药量也不会增加溶解度。古人十分重视药物的合理配伍和配比，如《医林改错·卷下·瘫痿论》中的补阳还五汤，其组成：黄芪四两（120g），归尾二钱（6g），赤芍一钱半（4.5g），地龙一钱（3g），川芎（3g），桃仁一钱（3g），红花一钱（3g）。此方中的黄芪与其他活血药的比例悬殊，反映了此方重点在于补气，活血药只是做向导之用。又如治疗急腹症时，若单纯使用生大黄，个别患者用到20～30g也未必泻下，若配上芒硝10g，就会产生很强的泻下作用。可见在辨证准确的前提下，找到治疗疾病的主攻方向，合理配伍和配比药物，是小剂量用药取得疗效的关键。

二、验案举例

1. 王某，患口疮（口腔溃疡）6个月余。症见口干咽燥，偶有疼痛，遇冷热刺激更甚，经服抗炎药时好时发。视其口腔黏膜有溃疡多处，表面呈灰白色，边缘略红，纳食、饮水均轻微疼痛，口臭，舌质嫩红，脉细数。辨证：肝肾阴虚，心脾积热。方药：增液汤合白虎汤加减。药用：生地黄10g，玄参15g，麦冬5g，石膏20g，知母6g，黄连5g，栀子 6g，牡丹皮 5g，升麻 10g，细辛 6g，天花粉 6g，白蔹 6g，芦根 9g，甘草 3g。水煎 7 剂而愈。

2. 赵某，女，59 岁。主诉：癫痫 40 余年。始发年发作 1～2 次，逐年加重，发作时突然昏倒，昏不识人，手足抽搐，两目上视，口流涎。现头痛、健忘、心悸、目眩、便秘、心烦易怒，舌苔白腻，脉细滑涩。辨证：肝肾阴亏，肝风内动，风痰上扰，蒙蔽心窍。方药：大神阴丸加减。药用：熟地黄 8g，制龟甲（先煎）5g，僵蚕 4g，蝉蜕 7g，蛇蜕 7g，珍珠母（先煎）10g，石决明（先煎），葛根 7g，川芎 5g，天竺黄 3g，胆南星 3g，土鳖虫胶囊每粒含生药 1.2g，蜈蚣胶囊（含生药 1.2g），全蝎胶囊 4 粒（每粒含生药 1.2g，甘草 2g）。

3. 属湿热证，胃脘痛的轻灵平剂：苏叶 6g，黄连 5g，吴茱萸 2g，木香 3g。有"四两拨千斤"之意。

参考文献

[1] 李鸿涛，杨国英，高升．小剂量用药的忽略和体会［J］．中医杂志，2012（5）：432－434.
[2] 覃事东．重用黄芪临床应用举隅［J］．医学信息，2011，24（6）：3539－3540.

用"三本二统"思想治疗慢性再生障碍性贫血

汪绮石理虚学术思想的核心就是"三本二统"，对治疗慢性虚弱性疾病有现实意义。通过探析该思想的学术特点、理论依据、联系慢性再生障碍性贫血的中医临床实际，运用其"补肺滋肾阴""建中补肾阳"及"清金保肺，培土调中"等思想对指导治疗慢性再生障碍性贫血有一定的价值。

1. 释"三本二统"思想

汪绮石，明末著名医家，其所著之《理虚元鉴》是一部重要的调治虚劳的专著，其流传广，影响大。其学术思想本乎《灵枢》《素问》，参以张仲景、朱震亨、李杲、薛己诸贤之学，并多发明，其提出：治虚有三本，肺、脾、肾是也。及凡阳虚为本者，其治亦有统也，统于脾也；阴虚为本者其治之有统，统于肺。即著名的"三本二统"思想，至今对诸多虚弱性疾病的治疗仍有现实意义。

2. 阴虚成劳统于肺——肾阴虚型再生障碍性贫血（CAA）可从肺论治

CAA 属慢性再生障碍性贫血代号。汪绮石感于前人补阴多用苦寒伤阳之品，发前人之未发，强调补肺以滋肾水之源。《理虚元鉴·治虚二统》[1-3]中指出："阴虚为本者，治之统于肺……前人治阴虚，统之以肾水，六味丸、百补丸之类，不离知柏者是。是以专补肾水者，不如补肺以滋其源，肺为五脏之天，孰有大于天者哉？"同时强调"阴虚之治，悉统于脾""治虚有三本，肺为先"。

《灵枢·营卫生会》云："中焦……此的受气者，泌糟粕，蒸精液，化其精微，上注于肺脉，乃化而为血，以奉生身。"清代愈震《古今医案·虚损》按培中所云："盖阳虚易治，阴竭难医，譬如盆花，泥干根槁，日以一匙之水浇之，岂能望活。惟灵雨霡霂，庶可复生。夫雨从何来？唯地气上而为云，斯天气降而为雨。地天交泰，故生长万物。人身之地，脾胃也，得脾胃健旺，嗜食善化，则水谷之精华，上供于肺，可拟诸云。而肺以其精华下溉，百脉可拟诸雨。此虽老生常谈，实际养阴要旨。"

阴虚者多见低热、手足心热、失眠多梦、盗汗、口渴、咽干思饮、眩晕耳鸣、出血明显，常感染，是治疗最难取得疗效的一型。目前临床大多用大队寒凉滋阴药物少佐补阳药物治疗。虽取"阴阳互根""阳中求阴"之义，但阴精不可速生，故取效较难。

针对出血，临床常选用凉血止血或清热止血药，如侧柏叶、大蓟、小蓟、水牛角、紫草、赤芍之类。用这类药出血症多在近期改善，而乏力症状和血液学改善却不显著，同时大便次数增多，质稀，这属药过寒凉，已伤脾阳。后天脾阳受损，会累及肾阳，先、后天阳气皆受损，则会出现阳损及阴的后果。如此恶性循环往复，出现病轻者重，重者危，应避免。

诚然，在治疗慢性再生障碍性贫血的临床中运用"天地二气交感"理论，以"补肺滋阴"可要避免单一，片面地填补滋阴和用寒凉伤阳。应取凉润天冬、麦冬配甘平微温之人参补肺阴，炙五味子敛降肺气；伍黄芪升提阳气，地骨皮退虚热，配枸杞子、山茱萸补肾阴，以为引经之使；根据兼证少佐收涩止血之品（仙鹤草、白及、炒海螵蛸）及炭类药物（如艾叶炭、栀子炭），长期服用，患者贫血、出血症状都会缓解，输血频率下降，临床获益明显，恰当组方配伍后熬膏久服疗效更佳。

3. 阳虚成劳统于脾——肾阳虚型可从脾论治

汪绮石高屋建瓴主张"专补命火者，不如补脾以建其中"。若脾胃稍调，形肉不脱，则神气精血可以次第而相生。

该观点有两层含义，其一为建中复中焦脾胃升降气机，其二为补益脾气。如《理虚元鉴·治虚药论十八辨》所云："余尝说建中之义，谓人之一身，心上，肾下，肺右、肝左，惟脾胃独居于中。夫劳倦虚劳之症，上气不下，下气不上，左不维右，右不维左，得黄芪益气甘温之品，主宰中州，中央旌帜一建而五方失位之师，各就其列，此建中之所由名也。"张仲景"建中"是通过桂枝、生姜振奋阳气，白芍、大枣和营敛阴，恢复脾胃运化、升降功能，以达到阴阳自调，气血自生的目的[4]，《金匮要略·血痹虚劳病脉证并治》中理虚所用的小建中汤、黄芪建中汤、薯蓣丸、桂枝加龙骨牡蛎汤，以及《伤寒论》中的炙甘草汤等方都是以桂枝、白芍、生姜、大枣四味药（桂枝汤）为底加减化裁而来。《医宗金鉴·金匮要略注》云：若知桂枝汤治虚劳之义，则得仲景心法矣。盖桂枝汤辛甘而温之品也……若加龙骨、牡蛎、胶饴、黄芪，见补固中外以治虚劳，张仲景理虚从补肾立方者，一仅有肾气丸。此方专补命门火者仅附子一味，且药量仅为泽泻、茯苓三分之一，意在"少火生气"，不为大补元阳。

阳虚型 CAA 患者多见乏力、面白、腰酸软，形寒肢冷、头晕、夜尿多、便溏。当代医家喜用壮阳之品，如（制）附子、肉桂、淫羊藿、补骨脂、肉苁蓉、骨碎补之类。只是短期取效，但长期疗效不显著。应恰当配伍建中补脾药物，如黄芪、人参、（炒）白术、茯苓、山药、桂枝、（炒）白芍改善乏力、便溏症状，增食欲，长期坚持服药患者可获得一般情况和血液学改善。正合汪绮石"若脾胃稍调，形肉不脱，则神气精血可以次第而相生"的理论。

4. "三本二统"用药思想——用药平正

对于虚劳用药，汪绮石认为："以燥剂补土，有拂于清肃之肺金。""全用苦寒降火，有碍于中州之土化。"主张全面协调，恰当处理好肺、脾、胃三脏好恶等关系。

（1）"清金保肺"清降肺气，养肺阴以滋肾阳。从其所创集灵胶、清金养荣丸、清金甘桔汤、清金百部汤等方剂来看，清金保肺多用麦冬、五味子、桑白皮、桔梗、牡丹皮、地骨皮、生地黄。汪绮石认为桑白皮、桔梗久服有十全之功，能清火消痰，宽胸平气，生阴益阳。他认为黄柏、知母"为倒胃败脾之品，固宜黜而不录"。

（2）培土调气，不损至高之气

汪绮石自创的调治阳虚的方剂大多含黄芪、人参、白术、茯苓、山药，如固本肾气丸、养心固本丸、归养心脾汤。虚劳者不用二陈汤（主要指陈皮）而用扁豆、薏苡仁之类。

（3）当代临床应用

再生障碍性贫血在疾病的发展变化过程中，由于体质差异，感邪调摄不慎，可以兼以外邪或痰、瘀等病理产物，而出现虚实夹杂情况。但从整体而言，仍以"本虚"为主，"补虚"才是大法。理虚用药禁燥烈、伐气、苦寒，力求平淡，看似寻常，实可祛病。正如清代俞震《古今医案按·虚损》[6]中云："温柔如苁蓉、枸杞、覆盆、糜鹿茸；凉润如生地、二冬、沙参、丹皮、女贞、梨膏、枇杷叶膏，亦皆人所能用，参合即可成方。然而得效者，恐亦鲜矣……而欲使脾胃之健壮，固首推人参，却又非尽仗人参。此中之奥妙，更一言难解。"

参考文献

[1] 汪绮石. 理虚元鉴［M］. 北京：人民卫生出版社，2007.
[2] 蔡林，李晓玲，廖伯年，等. 汪绮石"阴虚统于肺"学术思想探讨［J］. 四川中医，2010，28（11）：45-46.
[3] 陆再英，钟南山. 内科学（7版）［M］. 北京：人民卫生出版社，2008：578-581.
[4] 田文熙.《金匮要略》中桂枝汤类调和阴阳的作用［J］. 中国中医基础医学杂志，2010，16（8）：646-647.
[5] 王新波，徐瑞荣. 汪绮石"三本二统"思想对当代慢性再生障碍性贫血中医临床的启示［J］. 中医杂志，2012（16）：1374-1376.
[6] 俞震. 古今医案按［M］. 北京：中国中医药出版社，2008：136-137.

温病学典籍中的几种特色治法

我初学中医即知中医用药的汗、吐、下、温、清、补、消、和八法，后来学习张明选先生登载《中医杂志》2012年第3期的"温病学典籍中几种特色治法"，颇受启迪。方才知道中医用药先进性、科学性、广泛性。现对其中几种用药法予以分述。

1. 分消走泄法

分，即分开、分别；消，即消除、消散。分消，即从人体上、中、下三部分分别消除湿热邪气。走，"动"也，"通"也，指使用走而不守、流动不居的药物。泄，即外泄、外散。走泄，即以"动"或"通"之药物使邪气外达，即宣畅气机，开郁行滞，流通三焦，驱邪外出[1]。分清走泄是指通调三焦气机，开郁行滞，使湿热或痰热邪气从上、中、下三部得以清除的治法。此法适用于邪留三焦、气化失司所致痰热、湿热阻遏证。症见寒热起伏，出汗不解，胸痛腹胀，尿短，苔腻。代表方为叶天士之杏、朴、苓类（指以杏仁为代表的宣上，以厚朴为代表的畅中，以茯苓为代表的化湿三类治法）或温胆汤之走泄。

临床应用中不必拘泥于叶天士"近时杏、朴、苓"，开上常用桔梗、紫苏叶、藿香、枳壳等；宣中常用苍术、半夏、豆蔻、厚朴、草果、黄连等；渗下常用木通、滑石、泽泻、薏苡仁等[2]，兼顾三焦，三法合用。"分消走泄"是温病学中祛邪原则的具体表现，无论是湿热、温热、热毒、暑湿、燥热、疫毒、寒湿等何种邪气，都要"分消走泄"，从而多手法地为邪气寻找出路。

2. 轻法频下法

轻法频下，"轻法"即选药多质轻清扬之品，微苦、微温泄热祛湿，避免使用苦寒峻下之品而伤胃肠之气。"频下"即少量多次频饮，可缓缓吸收，避免汤药损伤胃肠黏膜。

本法适用于湿热积滞、搏结肠腑证，见大便秽浊、黏腻不爽，色黄如酱之大便难。治疗应当再三缓下，制剂宜轻，因热利导，湿热积滞方尽。临证用药，以胃肠邪尽，湿热夹滞之证消失，大便转硬成形为度。《湿热论》第10条曰："再论三焦不得从外解。"必致成里结。里结于何？在阳明胃与肠也。亦须用下法，伤寒邪热在里，劫炼津液，下之宜猛；若湿邪内搏，下之宜轻，伤寒大便溏为邪已尽，不可再下；湿温病大便溏为邪未尽，必大便硬，慎不可再攻也，以粪燥为无湿矣。

本法适应于身热羁留，腹痛，便溏不爽，色黄如酱，舌苔垢腻等的湿热积滞、搏结肠腑证，湿热郁结于里，不通则腹痛，俞根《通俗伤寒论》中云："湿热多与肠中糟粕相搏，蒸作黏腻臭秽之溏酱便。方中枳实导滞汤，方中大黄、枳实、厚朴、槟榔推荡积滞，通腑泄热；山楂、神曲消导化滞和中；黄连、连翘、紫草清热解毒，木通利湿清热；甘草调和诸药。所以，枳实导滞汤对于溃疡性结肠炎、慢性结肠炎反复发作患者用足疗程，轻法频下法最为适合。"

3. 辛开苦降法

又称辛开苦泄法，指用辛散化湿、苦寒泄热相配合的清热祛湿的治法。多用于湿热性质的温病，湿热盛于中焦，或痰湿热邪滞胞脘者。前者症见发热，汗出不解，尿黄赤，胸痞呕恶，心烦，苔黄腻；后者症见胸脘痞闷胀满，苔黄腻等。多用辛味之半夏、厚朴、生姜等配合苦味的黄连、黄芩、黄柏等，代表方剂如王氏连朴饮，或小陷胸汤加枳实等。张仲景宗《黄帝内经》升降相因说及四气五味理论，以辛温之半夏、干姜配伍苦寒的黄连、黄芩，辛苦合拟，寒温并用，长降同施，相反相成，首创了辛开苦降法。明代医学家张秉成谓："半夏泻心汤"中"黄芩、黄连与干姜"的配伍是"一开一降，一苦一辛"。叶天士强调"辛以开之，苦以降之""辛可通阳，苦能清降"，以苦降其逆，辛通其痹，并认为"苦能清热除湿，辛能开气宣浊"，精当地阐发了辛开苦降法的配伍机理，并细化为：轻苦微辛法、苦辛泄肝法、苦辛开结法、苦辛平冲法等。叶天士以辛开苦降法化裁出多个治疗脾胃及湿热诸疾的泻心汤，有时减去大黄，却加入人参、干姜、半夏。叶天士之乌梅丸加减方有"姜、椒、归须气味之辛，得黄连川楝子之苦，仿《内经》苦与辛合能通能降……"的论述。

　　临床上治疗慢性炎症等，常用苦寒降胃药物有黄连、黄芩、栀子、大黄等；辛温升脾的生姜或干姜、陈皮、柴胡、藿香、苍术等；还有部分苦温治胃的药物如半夏、厚朴、枳实、木香等；也有部分甘温健脾的药物如党参、白术、大枣、甘草等。

4. 甘守津还法

　　是指治疗温病之胃燥（肺）气伤的一种治疗方法。症见舌苔白厚而干燥，除宜滋养胃津外，注重加甘草扶胃气而生津液。《温热论》第19条："再舌厚而干燥者，此胃燥气伤也，滋润药中加甘草，令甘守津还之意。"不仅仅限于甘草一味，可用调养肺胃之元的药物如白术、山药、大枣、白扁豆等，以助肺之布津、胃之化津的功能。温病滋阴尽可能选择甘味药，旨在甘味补益后天的肺胃之气，气充，能固守津液。后来吴鞠通在此基础上，发展了温的养阴法，有甘温益气养阴、甘凉养阴、甘酸化阴、甘酸苦化阴、甘酸苦合化阴气、甘酸咸寒养阴等法。

　　临床上，养阴法需要遵照"甘守津还"原则，选择用药如甘温之甘草、白术、山药、大枣、白扁豆、阿胶；甘寒之生地黄、麦冬、沙参、石斛、天花粉、玄参、黄精、百合、枸杞子、桑葚子、墨旱莲、女贞子；甘咸寒之龟甲、鳖甲等。

5. 透达膜原法

　　又称开达膜原，指用疏利透达之品，以开达盘踞于膜原的湿热秽浊之邪。主治湿热秽浊、郁伏膜原之证。症见寒热如疟或寒热交作，脘痞腹胀，身痛肢重，苔白腻厚如积粉而舌质红绛。代表方如达原饮、雷少逸宣透膜原法。

　　临床应用达原饮，无须介意膜原的实质和部位所在，但以寒热起伏，舌苔的厚如积粉，或厚腻、满布舌面为主症，临床主治的病证有内伤发热辨属湿热邪伏膜原半表半里证者；胆囊炎、胆石症、肝炎等表现为肝胆湿热，症见胁下痛，口苦、舌苔白厚腻者，亦有类风湿关节炎的关节肿痛，口臭、口内异味，舌苔厚腻，疲劳综合征胃肠功能失调见苔垢腻如积粉等[3]。

参考文献

[1] 曾艺鹏，李剑锋，蒋玉珍. 分消走泄方药配伍理论探讨［J］. 新中医，2006，38（3）：7-8.
[2] 黄坚红. 试论"分消走泄"法在岭南湿热证治疗中的应用［J］. 中医研究，2008，21（7）：1-2.
[3] 张明选. 温病学典籍中几种特色治法［J］. 中医杂志，2012（3）：259-261.

虫类药治慢性虚损病和疑难疾病中的运用

　　虫类药物为血肉有情之品，且性喜攻逐走窜，通经达络，搜剔疏利，无处不至；又与人的体质比较接近，容易被吸收和利用，其疗效佳良可靠，在某些方面是草本、矿石之类所不能比拟的。

　　国药大师朱良春教授临床善于运用虫类药物治疗风湿病、肿瘤、自身免疫性疾病等疑难重症，并将虫类药的功效归纳为14个方面：攻坚破积、活血祛瘀、熄风定惊、宣风泄热、搜风解毒、行气活血、壮阳益肾、消痈散肿、收敛生肌、补益培本、化痰定喘、利水通淋、清热解毒、开窍慧脑。

1. 应用原则

（1）辨证论治为基本指导原则

治好一个疑难病证，先服水煎剂，在巩固疗效阶段多用膏剂，一剂好的膏方应建立在准确辨证论治的基础之上。病是证产生的根源，证是疾病反映出来的现象，因此"证"和"病"是一种因果关系，不可分割。比如同是肺肾两虚的咳嗽，慢性支气管炎和肺癌的病机就名同而实异，在膏方中选药配伍方面就不同。如露蜂房，可配伍治疗慢性咳嗽属肺肾两虚者，因其具有温肾培本、解毒散结、抗肿瘤之功效，对于肺癌之咳嗽尤为合拍。如果患者为肺热之慢性咳嗽（支气管炎）、哮喘，则应使用地龙、蚂蚁、蚰蜒（俗名灰蜈蚣）清热化痰定喘。

（2）以体质为组方选药

2009 年《中医体质分类与判定》标准，将人分为平和质、气虚质、阳虚质、阴虚质、痰湿质、湿热质、血瘀质、气郁质、特禀质等 9 个类型。具体患者可能为几个类型合并，有可能是气虚合并阳虚和血瘀，或者气虚合并痰湿，阴虚质可配伍龟甲胶、鳖甲胶等，血虚质可配伍阿胶、牛角胶，肾阳虚可配鹿角胶、蛤蚧、海马、桑螵蛸等，血瘀质可配伍水蛭、土鳖虫。

（3）调养与治疗相结合

传统观念认为，膏方多用于调养，但在巩固疗效、根治疾病方面确有一定优势，比如朱良春运用膏方治疗恶性肿瘤、风湿免疫性疾病、颅脑手术后遗症疗效甚佳。恶性肿瘤患者手术、放疗、化疗之后，气血不足，脾胃耗伤，化源受损，不耐攻伐。在辨证的基础上，加用紫河车、阿胶、龟胶扶正为主，兼以蜈蚣、露蜂房等攻坚消积解毒之品，使正气渐旺，气因渐生。既预防放疗、化疗之毒副作用，又预防肿瘤转移。

（4）合理配伍提高虫类药疗效，减少不良反应

虫类药性多为辛平或甘温，但熄风搜风之药，其性多燥，宜配养血滋阴之品，如以二地黄或石斛同用。攻坚破积之药多为咸寒，应伍以辛温养血之品，如当归、桂枝等，其目的制其偏而增强疗效。

2. 注意事项

（1）先用"开路药"，观察辨证是否准确及过敏反应

膏方中使用"开路药"的目的是稳定病情，健运脾胃及了解患者对辨证论治的适应情况。因为虫类药含有较多的动物异体蛋白质，少数过敏体质会出现过敏现象，如皮肤瘙痒、红疹，甚至头痛、呕吐等。若出现此类情况应立即停服，并用徐长卿 15g、地肤子 30g、白鲜皮 30g，煎汤内服，多数可以缓解，极个别严重者，则需结合中西医治疗。

（2）虫类药在膏方的制备方法

大多数虫类药可入煎剂，但有些虫类药高温煎煮会破坏活动性成分，降低药效，且浪费药材。需研粉直接调入清膏中收膏，或服用时冲入，如羚羊角、水牛角、鹿茸、紫河车、海马、蛤蚧、猴枣、牛黄。牛脊髓、猪脊髓应另熬成稀糊状黏膏，调入清膏中收膏。水蛭高温下可破坏水蛭素，降低活血通络功效，应在清膏放冷后调入收膏，增强疗效。对于紧硬贝壳类虫药，如鳖甲、龟甲、石决明、牡蛎等应先煎使其有效成分溶出。

虫类药中蟾酥、斑蝥等毒性较大，应避免在膏方中使用。麝香、蛇毒等刺激性较大，也应慎用。

3. 验案举例

例1：袁某某，男，54岁，2010年冬月初诊。患者肺癌手术后，气血耗损，乏力，易汗，怯冷，苔薄中裂，脉沉细，乃术后正气未复。治宜养气血，补心肾。处方：党参、白术、茯苓、当归、白芍、熟地黄、丹参、枸杞子、山药、山茱萸、淫羊藿、百合、龙葵、露蜂房、壁虎、肉苁蓉、远志、益智仁、杜仲各200g，甘草50g，仙鹤草300g。上药煎取3次汁，去渣加阿胶、龟甲胶、蜜糖、冰糖各300g，烊化收膏，每服10ml，每日服3次。

按：肿瘤治疗以扶正祛邪为基本原则。本膏除八珍汤补益气血、养心安神之外，用龙葵、壁虎、露蜂房消癌毒、肃余氛。《名医别录》谓露蜂房"治恶疽、附骨疽、根在脏腑"，可使"诸毒均瘥"。

例2：林某某，男，36岁，2009年11月18初诊。半年前因头痛、呕吐到广州某医院诊断为"左侧颞叶脑出血、脑血管畸形"，术后继发脑血管痉挛，脑水肿，导致左侧大脑后动脉闭塞，双目失明，无光感，双侧瞳孔对光反射消失，智力下降，生活不能自理，舌质淡红、苔薄白，右侧脉滑。西医诊断：脑血管畸形术后，血管性痴呆（脑脉瘀阻）。处方：（制）马钱子30g（每次0.1g，研末冲服），当归、紫河车、地龙各150g，水蛭（粉）100g（每次0.3g冲服），桃仁300g，土鳖虫150g，红参300g，全蝎（粉）150g（每次0.4g，冲服），三七粉150g，露蜂房200g，大黄100g，石斛150g，血竭（粉）100g（每次0.3g，冲服），胆南星250g。上方除冲服的外，共熬成浓汁后加上龟甲胶300g，鹿角胶300g，饴糖500g，蜜糖500g，文冰500g收膏，每日3次，每次进10ml。治疗8个月时，患者理解力恢复，独立进食、入厕，恢复了光感。

按：本例患者禀赋不足，发育异常为肾虚内因，行术时伤及脑髓，即成肾虚之外因，辨证为"虚中夹实"，用健脑散中红参、紫河车、黄芪、地黄、当归补益气血，滋养肝肾；土鳖虫、地龙、水蛭、全蝎等虫类可破血通络，三七（粉）、血竭、马钱子为伤科要药，可化瘀接骨、疗伤。

马钱子含有士的宁，可兴奋神经与脑神经，对脑外伤、开颅手术后遗症尤为适用。

例3：杨女士，43岁，2010年12月15日初诊。患者头眩，颈肩疼痛，肢麻，腰酸腿软，舌苔薄白，脉细尺弱。西医诊断为颈椎、腰椎骨质增生。中医诊断为痹证，辨证为肾亏经脉痹阻，治宜益肾壮督，益肾蠲痹通络。处方：当归、熟地黄、淫羊藿、白芍、丹参各20g，姜黄、海桐皮、血川芎、威灵仙、茯苓、党参、枸杞子、徐长卿各15g，露蜂房、土鳖虫各10g，黄芪30g，桑寄生20g，豨莶草30g，陈皮、甘草各10g，鸡血藤30g，鹿衔草20g。14剂。上药煎3次，去渣，取浓汁，加阿胶、龟甲各100g，文冰、蜂蜜各500g，收膏。每次10ml，每日2次，开水冲服。嘱患者如遇感冒或泄泻，需暂停服。

按：土鳖虫具有破血逐瘀、续筋接骨之功效，《名医别录》认为，露蜂房"历节肿出"，临床验证其具有蠲痹去风、对关节肿痛久而不消有佳效，是益肾蠲痹丸中的主要成分之一。这两味骨质增生有可靠疗效。患者服药后，诸症改善，足证该膏方有效。

参考文献

[1] 朱良春. 朱良春虫类药的应用［M］. 北京：人民卫生出版社，2011.

[2] 郭建文，潘峰，胡世云，等. 朱良春治疗脑髓病经验［J］. 中医杂志，2009，50（12）：1068-

069.

[3] 潘峰，朱建华，郭建文，等. 朱良春膏方运用虫类药经验 [J]，中医杂志，2012 (11)：912 - 919.

血府逐瘀汤的药理作用

血府逐瘀汤为中医传统活血化瘀方剂，以往动脉粥样硬化研究表明，血府逐瘀汤及其有效组分具有抗炎、扩张血管、增加动脉血流量、降低外周血管阻力、降低胆固醇、抑制血小板黏附聚集和预防血栓形成等作用[1]，气血并治方源于血府逐瘀汤，在临床和实验研究中均证明有良好的抗动脉粥样硬化作用[2]。方中川芎辛温香燥，走而不守，能行散，上达巅顶，下行可达血海；其活血祛瘀作用广泛，适宜瘀血阻滞的各种病证。赤芍逐瘀活血，能清血分实热，散瘀血之留滞，以活血散瘀见长。血不得气不活，气不得血不行。枳壳擅长理气疏肝，柴胡清热疏肝，助本方理气活血，并有调理肝脾作用。诸药配伍，共成活血逐瘀、理气疏肝之效。鞠上、崔云等研究表明，益气活血中药在糖尿病下肢经皮血管腔内血管形成术后有一定的防治再狭窄的作用[3]。

参考文献

[1] 赵启凤，袁红，赖茂文. 血府逐瘀汤药理和临床应用的研究进展 [J]. 中华实用中西医杂志，2003，16 (3)：1205 - 1206.

[2] 董国菊，刘剑刚，史大卓，等. 气血并治方胶囊治疗颈动脉粥样硬化的临床研究 [J]. 世界中西医结合杂志，2008.3 (1)：29 - 31.

[3] 鞠上，崔云，杨博华. 益气活血、化痰解毒中药配合常规治疗防治糖尿病下肢血管病变 PTA 术后再狭窄 [J]. 中国中西医杂志，2010，30 (9)：901 - 904.

附子配伍甘草减毒增效之说

附子为毛茛科植物乌头的子根，性微辛，大热有毒，归心、肾、脾经，具有回阳救逆、补火助阳、散寒止痛等功效。附子有大毒，常与甘草配伍应用。

1. 附子毒大，复方入药，妙在配伍

附子乃药中圣药，被历代医家所重视。张仲景为善用附子第一人，《伤寒论》中用附子者有 20 方，37 条[1]，《金匮要略》中用附子者有 11 方，16 条[2]。明代张仲景则将附子列为"药中四维"之一，与人参、熟地黄、大黄并列，称其为"乱世之良将也"，即治病保命要药。火神派医家祝味菊称附子为"百药之长"，尽言附子的重要性。近年文献载附子可治疗内、外、妇、儿各疾 80 多种[3]。附子全株有毒，以根头最毒，毒性极大，附子的毒性成分为乌头碱（Aconitine），口服 0.2mg 即足以致死[4]。附子急性中毒后症状在服药后 10 ~ 30 分钟发生，常表现为四大特点：麻、颤、乱、竭。附子的慢性中毒多表现为下肢麻痹、小便不利、视力不清等症，多由多服附子引起。中毒后还可引起接触性皮炎，表现为皮肤红、肿、丘疹、水疱或大疱等，常伴有不同程度的瘙痒和灼热感。恽铁樵曾云："最有用而最难用者为附子。"虽然附子毒大，副作用多，但是只要运用得当即可化毒为利。附子多入复方，附子与干姜、甘草、大黄、木通、生地黄配伍可达到抑毒增效的双重效应，另外，与白芍、黄芩、黄连、蜂蜜、粳米等配伍可抑毒扬效。四逆汤是以附子为主的代表方剂，附子与干姜、甘草配伍，其生物碱发生化学变化，毒性大大降低，唐代孙思邈在《备急千金要方》中创温脾汤，将附子、大黄、人参、干姜、甘草熔于一炉，功在温补脾阳，攻下冷积。近人用于急性菌痢、慢性肾炎，疗效很好。时代陶节庵《伤寒六书》中方回阳救急汤，方中既有回阳救逆的附子、干姜、肉桂，又有益气生脉的人参、五味子、炙甘草、麦冬等，亦为挽急救重之方。附子可应用于各种休克、冠心病、心绞痛、恶性疼痛及痉挛性疼痛，风湿性、类风湿关节炎，尿毒症前期，寒湿痹痛。

2. 附子与甘草是常用的药对，具有代表性

药对——两药合用能起到协同作用，以增强药效，或消除毒副作用以扬长避短，或产生与原药各不相同的新作用等配伍即药对。《伤寒杂病论》的药对达 147 对之多[5]。附子与甘草是重要的经方药对，起到提高疗效，降低毒性的作用。

3. 附子与甘草配伍"以甘缓毒"

附子燥热峻猛毒烈，而甘味药"能缓"解药食毒，因而用甘润之品如甘草、蜂蜜等等与附子配伍，可收到和药、缓急、制毒之效。《本草备要》谓蜂蜜："甘缓可以去急……和百药，与甘草同功。"《伤寒论》和《金匮要略》中用附子多与甘草或蜂蜜相伍，如甘草附子汤、附子粳米汤等。

4. 附子与甘草的功效体现了减毒增效的配伍关系

（1）相畏相杀以制毒

《神农本草经》云："若有毒宜制，可用相畏、相杀者。"如生姜可缓和半夏咽痛暗哑之毒副作用，砂仁可减轻熟地滋腻碍胃、影响消化的副作用，陈皮可缓和常山截疟而引起恶心呕吐的胃肠反应……甘草则对附子等多种药物所致中毒，有一定解毒作用。

（2）相须相使以增效

附子与甘草配伍，可增强附子助阳作用。附子为"回阳救逆第一品药"。能上助心阳，中温脾阳，下补肾阳，用于冷汗自出、四肢厥逆、脉微欲绝之亡阳症。如治肾阳不足、命门火衰用右归丸(《景岳全书》)；治脾肾阳虚、寒湿内盛所致脘腹冷痛、大便溏泻用附子理中汤；治阳虚兼外感风寒者用麻黄附子细辛汤。《医宗金鉴》所说："甘草得姜附，鼓肾阳，温中寒，有水中暖上之功；姜附得甘草，通关节，走四肢，有逐阴回阳之力。肾阳鼓，寒阴消则阳气外达，而脉升手足温矣。"《伤寒论》中治疗"风湿相搏，骨节疼痛，挚痛不得屈伸"的风湿由肌表入关节痛不得伸屈、不得触摸的风湿痹痛重证用甘草附子汤。

5. 附子与甘草的组方是减毒增效配伍规律运用的高级形式

（1）方剂中"君、臣、佐、使"的制方目的即是减毒增效。《素问·至真要大论》曰："主病之谓君，佐君之谓臣，应臣之谓使。"为君、臣、佐、使组方的最早论述。明代何伯斋论述："大抵药治病，各有所主，主治者，君也。辅治者，臣也。与君药相反而助者，佐也。引经药使治病之药达病所者，使也。"(《医学管见》)药对配伍与君、臣、佐、使理论息息相关，附子与甘草的组方是减毒增效配伍规律运用的高级形式。

（2）附子与甘草配伍之经典方剂当属四逆汤。张仲景立四逆汤之旨当以附子为君速

达回阳之效，救人于顷刻之间。钱潢曰："附子辛热，直走下焦，大补命门之真阳，故能治下焦逆上之寒邪，助清阳之升发而腾达四肢，则阳回气暖而四肢无厥逆之患矣。"(《伤寒溯源集》) 汪昂说："以姜、附大热之剂伸发阳气，表散寒邪。甘草亦补中散寒之品，又以缓姜、附之上僭也。"

言甘草"调和诸药"，意为配入复方应用，可减少或缓解峻烈药物偏性，特别是用大寒大热大辛大苦或药力较猛的药物时，常配甘缓之品以调和之。如《伤寒论》之白虎汤，甘草与石膏、知母等寒性用之，可缓其寒，以防伤阳；与大黄、芒硝等泻下药同用，可缓其速，免伤胃气；如《伤寒论》之调胃承气汤，与附子、干姜等热性药用之，可缓其热，以防伤阴。

参考文献

[1] 南京中医学院伤寒教研组.伤寒论译释 [M]. 上海：上海科学技术出版社，1980：1430.
[2] 谭白强.金匮要略浅述 [M]. 北京：人民卫生出版社，1981：439.
[3] 曹小玉，刘川，彭成.90 年来附子研究的文献定量分析 [J]. 成都中医药学报，2004，27 (3)：58 - 59.
[4] 李云霞，顾风云.急性乌头碱中毒 2 例 [J]. 中国中西医结合急救杂志，1995，2 (1)：30.
[5] 杨运高.《伤寒论》药对配伍选析 [J]. 上海中医药杂志，2002，9 (7)：68.

《伤寒论》中的毒性药性的炮制略举

中药性是对中药性质和功能的高度概括，毒性是最早总结出的药性之一[1]。本草类专著将毒性作药性提出，《神农本草经》其序中曰："药有酸、甘、咸、苦、辛五味，又有寒、热、温、凉四气及有毒无毒……"并将中药毒性分为大毒、有毒、小毒三级，李时珍增加微毒一级。

1.《伤寒论》的毒性药物

《伤寒论》全书载方 113 首，含毒性药物者 55 方，占总数的 48.7%，共同药物 84味，其中毒性药 16 味，占总数的 19.1%。其毒性为大戟、巴豆、水蛭、半夏、瓜蒂、甘遂、杏仁、芒硝、附子、芫花、虻虫、商陆、蜀椒、蜀漆、吴茱萸、铅丹[2]。其中附子使用频率最高，达 19 方，其次是半夏 16 方，杏仁 9 方，芒硝 3 方，甘遂、吴茱萸、蜀漆、水蛭、虻虫各 2 方，余皆 1 方[3]。

2.《伤寒论》中药物的炮制

《伤寒论》中有药物 84 味，经过加工的有 50 多味，其炮制目的为消除降低药物毒副作用，或为改变药物性能，或为增强药物疗效，或去除杂质、非药用部位，或便于调剂、制剂和服用。其制法达 20 余种，净制包括去皮、去心、去节、去翅足、去皮尖、去皮心等，切制有线、咀、切、擘、破、碎、捣、杵等，水制有水渍、酒洗、汤浇等，火制有熬法，其他炮制方法有食蜜、猪肤、发酵的豆豉、制霜的巴豆等[4]。①巴豆皮心膜壳有毒；②毒性在其油；③生温有毒，熟寒无毒。张仲景用"熬"制法进行加热减毒。

3.《伤寒论》中毒性药物的炮制方法

（1）净制法：净制法是区分不同的药用部位，将药物的大小分档，除去泥沙杂质和非药用部分。具体净制法包括去根、去茎、去皮壳、去毛、去心、去头尾足翅等。①"去皮"的有附子。②去皮尖的有杏仁、桃仁。③去翅足的有虻虫。④去壳的有巴豆。

（2）切制法：切制法是净选后对药物进行软化，再按规格切成片、丝、块、段。切制有利于有效成分煎出和提高药效，也有利于调配和储存。"㕮咀""削""捣"等都属于早期饮片切制用语。《伤寒论》中毒性药物使用炮制法有：①破：附子八片；半夏破如枣核。②捣：有甘遂。③剉：有瓜蒂。④研：有巴豆。⑤㕮咀有半夏。

（3）火制法：火制法指将药物用火加热处理，达到去除其毒性成分。通过高热改变或破坏一些毒性物质。具体包括炒法、煨法、煅法等。"炮"法对应附子，"熬"法对水蛭、虻虫、巴豆、瓜蒂；"炒"对应杏仁。

（4）水制法：水制法是指用水处理药物，使其所含的毒性成分溶于水中，降低毒性成分的含量，以除以药物毒性的方法。其泡制方法包括浸泡法和水制法。《伤寒论》载有汤洗吴茱萸。半夏、蜀漆、海藻也用"洗"，其中"蜀漆"是用"暖水洗去腥"。

4.《伤寒论》中毒性药物炮制的作用

（1）去掉药物的有毒部分：用于植物药的炮制，方法有去皮、去皮尖、去皮心等；用于动物的炮制，方法有去头、足、翅等。《伤寒论》中附子、厚朴等注明去皮，杏仁、桃仁则去皮尖。附子不去皮，则易产生毒性。抵当丸所用虻虫均注明了"去足翅"。

（2）降低药物毒性，增强临床疗效：《伤寒论》第141条三物小白散中的巴豆，要求去皮心，熬黑研如脂。"熬"是加热以减毒。第395条牡蛎泽泻散中的葶苈子，要求"熬"制，生用力速而猛，降肺气，长于利尿消肿，宜于实证，熬制后其药性缓和，免伤肺气，可用于实中夹虚的患者。

参考文献

[1] 凌一橙. 中药学（4版）[M]. 上海：上海科技出版社，1985：24.

[2] 胡小玲. 药物的毒性问题研究[D]. 北京：北京中医药大学，2006.

[3] 王绪前.《伤寒论》运用毒药浅析[J]. 国医论十六，1995（1）：6-7.

[4] 赵娟，周春祥.《伤寒论》药物炮制研究[J]. 河南中医，2011，31（3）：209-210.

简述剂型对经方量效关系的影响

在中医临床过程中，用同样的处方选用不同的剂型，往往能起到不同的作用。比如选用汤剂意在荡涤其邪，采用丸剂多取缓攻之意，使用散剂则既能保留药物刚猛之性以取速效，又能降低对正气的损伤。张仲景在《伤寒杂病论》中共拟336首方，包括了汤、丸、散、蜜膏等不同剂型。

1. 据病位、治疗的难易程度灵活选择剂型

一般说来，病邪易速去者，多采用汤剂以荡涤其邪；如果病邪部位较深，正气已受损者，或难以速去的，则多用丸剂以缓攻之，做到不伤正气。

如张仲景在治疗痰热结胸病时，对症见心胸硬满、疼痛拒按、脉沉紧有力、舌苔黄腻者，他认为是痰热结胸之急重证者，选用大陷胸汤以速除痰热。如果其结构的病位较高，胸中硬痛拒按、项强、头汗出等。因为病位高，难以汤剂速除，则改汤剂为丸，用大陷胸丸[1]。

再如，对瘀热深入血络之重症者，少腹硬满拒按，脉沉结、其人发狂或恶血自下，小便自利者，治以抵当汤，从速荡涤其瘀血。如瘀血新结而不深者，则张仲景则改用桃仁承气汤治之。不必用水蛭、虻虫等，深入血络，攻瘀之峻药。

临床上有些病证，使用汤、丸剂均不宜，最宜用散剂，其药量虽轻，但疗效更显著。

如《金匮要略》天雄散主治男子失精滑精日久，病机以阴阳两虚，而以阳虚失摄为特点的病证，当务之急是温补阳气，摄精止遗。久遗久滑，肾精必亏，若用汤剂易造成温补不当，温而太猛，劫烁阴精，反而内火暗起，加重遗精。此时应改为散剂，量小，温而不燥，反而能达到治疗目的。

再如薏苡仁附子败酱散治疗慢性阑尾炎，病灶局部有炎性包块，迁延不愈[2]。如用汤剂很难做到清补，两者恰到好处。清热量过大，则伤阳气，不利于病灶吸收。此时宜改汤剂为散剂，从而使包块处的慢性炎症病灶的吸收消散，汤剂药力相对迅猛，不利于渗透到组织深处，所以散剂效果更好。

土瓜根散可治妇人胞宫、阴部的慢性炎症病灶，如用汤剂很难渗透到包裹粘连的慢性炎症病灶，应改为散剂为宜。此方中瓜蒌根消炎，配桂枝白芍、土鳖虫则可改善局部血液循环，彻底消散慢性炎症病灶。

2. 某些肝病使用散剂更好

四逆散，《伤寒论》原治"少阴病，四逆，其人或咳，或悸，或腹中痛，或小便不利，或下利后重者。"此方和组成，完全是肝经病证。因为肝血不足，则肝阳上亢。又如素体脾阳不足，则肝木克脾土，有腹中痛；又有肝旺克土，致脾胃虚生痰饮，如肺气弱，则肝木克肺金，则咳频，上述种种病证，用散剂为上策。当归芍药散也是调肝补肝的妙方。此方主治肝血亏虚，肝阳亢郁，肝血瘀滞，木旺则乘克脾土，所致腹痛，水湿内停诸多病证。（当归、川芎、白芍、茯苓、白术、泽泻）此方用汤剂，一是茯苓、泽泻、白术等利尿作用大增，变成利水太过，反伤肝阴肝血；二是汤剂过迅捷；活血稍过则伤损肝血，实不适宜。此时用散剂可扬长避短，达到补益与疏通两顾的良好效果。

又如枳实芍药散治产后恶露不畅导致的腹痛。因为产妇有自行排出恶露的机能，此种瘀血内留的病证，病情病位较浅，只需用枳实芍药散行气活血养血，因势利导，助其瘀血下出即可。故用散剂安全有效。如果瘀血内留久而深，可改为汤剂荡涤之，如下瘀血汤。

3. 药物特性决定了使用散剂力量大于汤剂

某些药物用散剂时疗效更好，药力更大，如果入煎剂后则药力会显著下降。其中有代表性的有：利尿药如茯苓、猪苓、泽泻等；逐水药如甘遂、商陆、大戟、芫花；泻下药如大黄、芒硝等；涌吐药如瓜蒂等。

利尿剂的代表方五苓散，其主治为脾胃虚而水气不化。症见消渴、燥渴而烦、眩晕或癫痫等，中见吐涎沫、水入即吐或胃脘痞胀等，下见小便不利、脐下悸动、或少腹满等。针对此病证，张仲景不用汤剂，而是用散剂，猪苓、泽泻、茯苓入煎剂后其利尿作用会大大减弱[3]，这结于水饮内停较重，气化不利的病证是不利的。

逐水药如甘遂，经水煎煮后其逐水力锐减，不如散剂力迅捷[4]。故大陷胸汤中甘遂用一钱匕，冲服，得快利则止后服。十枣汤也是用散剂，三种逐水药打散，并用大枣煮水冲服，强人一钱匕，弱人半钱匕。此类散剂迅捷，药用量易控制。同样，大黄逐瘀汤是治产后瘀水互结于血室。产后体虚不耐峻攻，又见瘀水互结之患，不得不从速剔除。故用甘遂入煎缓其峻猛之性，大黄入煎缓其泻下之力，留其祛痰之力，复加阿胶养血扶正，即峻药缓投，攻邪不伤正。此方如果改为散剂则药力十分峻猛，用于产妇十分不宜。有些药物本身不宜入煎剂，例如矾石，其味过酸，难下咽，且其酸味久留于口难去[5]。

4. 病位深伏的血瘀或慢性虚损多施以丸药缓缓收功

《伤寒杂病论》有20道丸方，适应病情有三类。第一类顽固性血瘀大积症，必须缓攻缓消才不伤正。方如大黄䗪虫丸、鳖甲煎丸、桂枝茯苓丸、抵当丸、大陷胸丸、皂荚丸等。第二类是病情难以速已，宜用丸药缓慢修复。方如理中丸、硝石矾石丸、麻子仁丸、竹皮大丸等。第三类是病情急重，必须及时急救立即见效，又要易于保存，药效不易损失，随用随取，只有丸药最为合适，方如乌头赤石脂丸、九痛丸、赤丸、半夏麻黄丸等。

5. 病灶在局部，内服药难以直达病所，须局部用药才能根治

《伤寒杂病论》有外用丸方12首，如习惯性便秘，其根本原因是因为肠蠕动长期缓慢所致。故可以采用蜜煎导方、土瓜根方、猪胆汁方等润肠通便剂外用塞入肛门，刺激大肠蠕动，久而久之，大肠蠕动规律，便秘即可痊愈。再如外阴和肛周的炎症，局部用药熏洗，药物可直接作用于病灶，故效果好。妇人阴部炎症的局部用药，方如狼牙汤、矾石汤、蛇床子散等。同样小儿牙疳、成人的走马疳、浸淫疮、疥疮的外治方都属于药物直接作用于局部，药力直达病所而不伤内脏。

参考文献

[1] 余秋平，韩佳瑞，焦拥政. 《伤寒杂病论》中经方的用量策略探讨 [J]. 中医杂志，2011，52 (20)：1720 – 1722.

[2] 炊积科. 薏苡仁、附子败酱散治疗慢性阑尾炎93例 [J]. 内蒙古中医药，1992 (3)：26 – 27.

[3] 陈华. 茯苓服用方法的建议 [J]. 中药材，1996，19 (3)：157.

[4] 黄海燕，束晓云，丁安伟，等. 甘遂和醋甘遂醇提取物及其不同极部位的药效和毒性研究 [J]. 中国药业，2008，17 (17)：3004.

[5] 崔仲君. 白矾治疗肝胆疾病相关临床药学文献荟萃及分析 [J]. 中西医结合肝病杂志，2010，20 (6)：371 – 373.

[6] 余秋平，刘阳，仝小林. 剂型对经方量效关系的影响 [J]. 中医杂志，2012，21：1805 – 1807.

从痰论治多种疾病

人体生命的延续靠五脏六腑同舟共济来维持生存，自然不可分割。五脏六腑各司其职，机体的有机网络，相互贯通，彼此渗透；机体的每一微小部分都不同程度地反映整体面貌。

人体的某一疾病，是整体功能失调的反应；机体的某一部失调，就会影响自身的血液运行。张景岳云："五脏六腑皆令咳，非独肺也。"又说："血败津凝，皆为痰也。"宋代

朱佐提出："气滞则痰滞，气行则痰行。"张介宾云："夫人多痰皆由中气虚使然……"外邪、六淫、内伤、七情、饮食不节、劳倦内伤、起居失常、各种外伤，皆可直接间接生痰。《冯云锦囊秘录》云："痰之为物，随气升降无处不到，或在经络，所以痰病多也。"故先肾有"痰生百病，湿生灾"之说。

1. 顽痹多因痰瘀起

中医之顽痹包括类风湿关节炎、风湿性关节炎、强直性脊柱炎、痛风、骨质增生及坐骨神经痛等顽疾。"肿块"是痰、湿、瘀交阻不消，化痰祛湿并用能提高疗效，肿胀早期常用苍术、黄柏对药外，朱良春尤喜用防己、土茯苓为对，对肿、胀、痛因关节积液久不降者，每用泽泻、泽兰为对，一以活血祛瘀见长，一以利水渗湿化痰，活血利水，相得益彰。肿胀中后期，朱老师除天南星、白芥子配对和虫类对药之外[1]，常选用刘寄奴、苏木为对，以助肿胀的速消。"僵直拘挛"乃痹证晚期之见症，不仅痛胀加剧，且功能严重障碍，生活不能自理者，常用山羊角、露蜂房为对，蜣螂、水蛭为对清热止痛，缓解僵挛。肢节拘挛较甚者，选蕲蛇、穿山甲为对。此外，还喜用青风藤、海风藤为对，和鸡血藤、忍冬藤对药同用，以助养血通络，舒挛缓痛，对伴见肌肉萎缩者，均重用黄芪、白术为对，熟地黄、蜂房为对，并用蕲蛇（粉），收效颇佳[2]。

以上对药均需辨证选用，对长期使用激素且用量较大的患者，常呈阴虚火旺痰热征象，如面部烘热，烦躁易怒，夜寐不安，易汗出，口干、舌绛红等，重用生地黄、知母为对和玄参、甘草为对相助而收佳效。激素减量后，出现精神不振、纳呆、呕恶或怯冷、便溏、阳痿、溲频等脾肾阳虚、痰湿内壅之证时，常用熟地黄、附子为对，合用淫羊藿、仙茅，并选补骨脂、蜂房为对，以温经化痰、通络止痛。痛风尿酸性关节炎，属代谢障碍性关节病，要从辨证角度加土茯苓、萆薢为对；对降低血尿酸有特效[1]，治增生性关节炎、关节软骨退行性病变，抑制骨质增生，延缓关节软骨退变，加用骨碎补、鹿衔草为对，或用附子、白芍为对；治颈椎病加天南星、半夏为对，葛根、姜黄为对，全蝎、蜈蚣为对。治肩周炎宜痹定痛用川乌、延胡索为对，蜈蚣、全蝎为对，徐长卿、姜黄为对，亦为辨病通用的药对。朱良春教授认为，痹证多则寒痰痹阻经络所致，治疗多以温通经络、搜风止痛为主，达到了化痰、通经、止痛的目的。（热痹例外）

2. 咳痰多宜辨证医治

治肺心病常用宣肺祛痰之对药，有炙麻黄、杏仁为对，用以降气化痰，宣肺平喘；紫苏子、葶苈子为对，对肺水肿者，颇为合拍；桃仁、冬瓜为对，一以化痰血凝瘀，一以清肺热以化痰，降痰涎黏阻气管有特效；远志、酸枣仁为对或酸枣仁、磁石为对，以镇静强心并化痰。百部、橘红为对；车前草、甘草为对，以利水排痰镇咳；发热加金银花、白薇以清透；痰稠黄加黄芩、鱼腥草以清化；痰黏不利加浙贝母、南沙参以清润；支气管痉挛加地龙、木蝴蝶以解痉；痰涎壅厥危象时，加鲜竹沥或猴枣散以解急；心力不振，虚气上逆，时时欲脱加人参、蛤蚧尾或黑锡丹平逆以缓急；阳虚汗出发冷加附子、干姜以回阳；痰涎壅盛，秘结，内热口渴加礞石滚痰丸以泻痰通腑。对喘息善后巩固可用六君子汤加人参、蛤蚧、北沙参、五味子、麦冬、橘红、紫河车，研粉末备用，对增强体质，控制复发，颇有效验。

3. 失眠乃由痰热生

顽固失眠虚多实少，脾肾两虚或心脾两虚或痰火扰心之失眠，似现代医学的神经衰弱，对胆虚痰热或者湿热内蕴的用甘麦蝉磁汤治之，即甘草、小麦、蝉蜕、磁石、淫羊藿、五味子、枸杞子、丹参、远志、茯苓、茯神、黄连。

凡遇胆寒虚烦、心胆虚怯不寐用温胆汤加钩藤、葛根、紫苏叶、龙骨、牡蛎。凡治失眠多从痰热入手，分虚实，辨寒热，虚则健脾利湿，养血安神，实则清胆泻火，解郁安神，加入重镇安神之品，方能取效。

4. 癫痫多因痰作祟

癫痫可选"顺气导痰汤"加减，药用法半夏、陈皮、茯苓、白矾、郁金、石菖蒲、胆南星、制香附、炒枳壳。病久心脾两虚者，选"养心汤"加减。

朱良春老师擅用虫类药，自拟"涤痰定痫丸"由（炙）全蝎、（炙）蜈蚣、（炙）僵蚕、地龙、胆南星、石斛、天麻、礞石、天竺黄、（炒）白芥子、橘红、石菖蒲、猴头骨或老鹰骨共为细末，蜜为丸，治愈癫痫甚多。

5. 肢体痿废缘痰生

清代名医张锡纯之振颓汤（丸）治疗肢体痿废，痰浊壅塞经络，血脉闭阻的偏枯证，药用红参、炒白术、当归、杜仲、淫羊藿、巴戟天、肉苁蓉、制乳香、制马钱子、制附子、炮穿山甲、鹿茸、蜈蚣、乌梅，共粉碎为蜜丸。

实践证明，虚证阳痿因于阳虚者少，因于阴虚者多，临床应将"阳痿""阳虚"加以区分，集温肝、暖脾、滋阴、补肾、壮阳多法于一炉。自拟"蜘蜂丸"，由花蜘蛛、炙蜂房、熟地黄、紫河车、淫羊藿、肉苁蓉等组成，此方有返本还原之功，疗效显著。

参考文献

［1］何迎春. 朱良春临床经验撷著［J］. 上海中医药杂志，2011，45（1）：4-5.
［2］朱步先，朱胜华，蒋熙，等. 朱良春用药经验集［M］. 长沙：湖南科学技术出版社，2007：32，72.
［3］何迎春. 朱良春治痰经验浅析［J］. 中医杂志，2012（21）：1812-1813.

"肺朝百脉"是治疗心血管疾病的另一思路

目前中医治疗心脑血管疾病的主要思路是活血化瘀。不论注射制剂，还是口服制剂，都以活血化瘀类药占主导地位。其实从"肺朝百脉"的思路同样对治疗心血管病有一定的效果。

1. "肺朝百脉"浅释

"肺朝百脉"出自《素问·经脉别论》："食气主胃，浊气归心，淫精于脉，脉气流经，经气归于肺，肺朝百脉，输精于皮毛，毛脉合精。""肺朝百脉"指出了肺与脉的密切关系，即血液有赖于肺气的敷布和调节而循环于全身。此处之脉，包括经脉和血脉（血管）。《黄帝内经》中"朝""潮"相通，故"肺朝百脉"，血按一定的时间秩序如潮一样运行而布达周身[1]。"肺主治节，司呼吸"，呼吸的出入起伏跟潮汐很相似，也与经络的子午流注规律有关："寅时自手太阴肺经开始，按十二经脉的气注秩序，逐经依次相传，至丑时终于足厥阴肝经。寅时又由肝经复注于肺经。如此周而复始，循环不休。肺经为肺中气血流注的始端，肝经则为其流注的终端。"[2] 所以说，肺的功能正常，才可以使百脉通利。

2. 心脑血管疾病的治疗思路

心脑血管疾病，其根源是各种病理因素致血液黏稠，血管壁受损，斑块沉积，最终出现部分或全部堵塞。目前治疗以活血化瘀为主导。但活血化瘀药多为辛香走窜之品，过用耗气伤血，应该考虑全面的治疗方法。

《辅行诀脏腑用药法要》中描述了五脏五行完整对应关系，其中肺脏"以酸补之，咸泻之，肺苦气上，急食辛散之"[3]。故酸味应肺，五行合西方庚金，金曰从革，肃杀沉降，变化乃生，故可使血管壁沉积物质分解。

3. 自拟大小朝脉汤及其方义、药理作用

随《辅行诀脏腑用药法要》中大、小补肺汤之原意，结合现代药理研究结果，我们自拟大、小朝脉汤，其处方如下。小朝脉汤：麦冬20g，天冬20g，葶苈子20g，桂枝6g。大朝脉汤：麦冬、天冬、葶苈子各20g，桂枝、淡竹叶各6g，生地黄、党参各15g。歌曰：大小朝脉用二冬，葶桂五味生地从，竹叶党参加活血，心脑血管服之通。

现代药理研究表明，麦冬具有抗心肌缺血、抗血律失常、抗血栓形成、改善微循环、抗氧化、抗血管平滑肌细胞（VSMC）的增殖作用[4]。天冬具有镇咳化痰、抗炎免疫、抗溃疡、抗血栓形成、抗衰老、抗肿瘤作用[5]。葶苈子具有止咳平喘、利尿、强心、抗菌、抗癌、调节血脂的作用[6]。桂枝具有保护胃黏膜、抑制肺纤维化、促进造血、降糖、抗炎、抗肿瘤和增强记忆力作用[7]。竹叶可改善心脑血管缺血、抗氧化、调血脂、抗血小板聚集和血栓形成作用。总结上述药理研究，大、小朝脉汤有改善心脑供血、抗血栓形成、调节血脂血糖等作用，有利于心脑血管疾病的治疗和预防。

参考文献

[1] 王景明，张振勇. 对"肺朝百脉"的再认识［J］. 云南中医学院学报，2000，23（2）：7-9.

[2] 伸伟臣，促鹏，袁大仲. 子午流注探讨［J］. 山东中医杂志，1998，17（1）：9-11.

[3] 钱超尘. 辅行诀五脏用药法要［M］. 北京：学苑出版社，2008：60.

[4] 田友清，余百阳，寇俊萍. 麦冬药理研究进展［J］. 中国医学生物技术应用杂志，2004（2）：1-5.

[5] 张明发，沈雅琴. 天冬药理作3用研究进展［J］. 上海医药，2007，28（6）：266-268.

[6] 开妍，贡济宇. 葶苈子的化学成分及其药理作用研究［J］. 上海医药大学学报，2008，24（1）：39-40.

[7] 许继宗，乔宪春，李月明. 从"肺朝百脉"论治心脑血管疾病［J］. 中医杂志2012（12）：1070-1072.

[8] 刘卫欣，卢伟，杜海涛，等. 地黄及其活性成分药理作用研究进展［J］. 国际药学研究杂志，2009，36（4）：277-280.

肺痨病古代文献摘录五篇

其旨在于说明肺结核的传染性和危险性之大。

1. 《肘后备急方》治尸注鬼注方："尸注鬼注病者，……大略使人寒热淋漓，恍默默，不知其所苦，而无处不恶，累年积月，渐就顿滞，以至于死，死后复传之旁人，乃至灭门。觉知此候，便宜急治之。"

2. 《外台秘要·传尸方》："传尸之疾，本起于无端，莫问男女老少，皆有斯疾。大都此病相克而生，先内传毒气，周遍五脏，渐就羸瘦，以至于死，死讫复易家亲一人，故曰传尸，亦名转注。以其初得，半卧半起，号为殗殜；气急咳者，名曰肺痿。骨髓中热，称为骨蒸。内传五脏，名之伏连，不解疗者，乃至灭门。"

3. 《外台秘要·骨蒸方》："骨蒸之候……渐渐瘦损，初起盗汗，此后寒热往来，午后潮热，即渐加咳，咳后面色白，两颊见赤如胭脂花色，团团如钱许大，左卧即右出，口唇非常鲜赤，鲜赤即极重，十有七死三活，若此后加吐，吐后痢，百无一生，不过一月死。"

4. 《严氏济生方·劳瘵论治》："夫劳瘵一症，为人之大患，凡受此病者，传变不一，积年痼易，甚至灭门，可胜叹哉！大抵合而言之，曰传尸，别而言之，曰骨蒸、殗滞、复连、尸疰、劳疰、蛊疰、毒疰、热疰、冷疰、食疰、鬼疰是也。"

5. 《明医杂著·劳瘵》："男子二十前后，色欲过度，损伤精血，必生阴虚火动之病，睡中盗汗，午后发热，哈哈咳嗽，倦怠无力，饮食少进，甚则痰涎带血，咯吐出血，或咳血、吐血、衄血、身热、脉沉数，肌肉消瘦，此名劳瘵。最重难治，轻者必用药数十服；重者期以岁年。然必须病人爱命，坚心定志，绝房室，忌妄想，戒恼怒，节饮食，以自培其根，否则虽服良药，亦无用也。此病治之于早则易，若到肌肉销铄，沉困着床，脉沉伏细数，则难为矣。"

古医学家对肺痨的病因、病证描述是极为翔实，特别重者灭门到20世纪70年代还可验证，万碑岭道颈湾口向氏家庭就是1例，一家六口，五口患肺痨死。

虚痨致病原因包括长期饿饭（营养不良），过度劳累，久病。"下损由，房帏迩；七情伤，上损是"在内。

（上海中医学院主编. 全国高等院校教材《内科学》，中医专业用）

归脾汤治多种疾病

归脾汤是严用和的一张引血归脾的方剂，由白术、茯神、黄芪、龙眼肉、炒酸枣仁各9g，人参、木香、当归、远志各6g，炙甘草9g，共十味药组成，研成粗末，每次用12g，同生姜、大枣同煎温服。主治思虑过度、心脾血虚而发生健忘怔忡的证候，也能治失眠、盗汗、纳差、倦怠等症状。

在临床中各医家应用此方治疗如下疾病：

1. 失眠伴心悸怔忡

经常失眠、乱梦纷扰、醒后难再入睡。属心血不足，神失所养，又兼脾气虚弱，不能化生营血。

处方：党参、白术、黄芪各30g，当归、炙甘草、茯神、酸枣仁、远志、广木香各15g，龙眼肉、生姜、大枣各10g，加生脉散10剂而安。

2. 鼻衄、齿衄、崩漏

一年来经行前后不定，量多色淡，头晕目眩，面唇苍白，神疲，便溏，脉细虚，舌质淡者，属元气虚损，脾虚不能统血。以归脾汤加减。

处方：炙黄芪、党参、炒白术、鸡血藤各20g，当归、茺蔚子、黑栀子、广木香、大小蓟、炙甘草、酸枣仁各10g，姜、枣为引，并温灸肝俞、脾俞、肾俞、关元、足三里、三阴交等穴位。

3. 视物昏花、有影晃动（中心性视网膜脉络炎）

患者眼球没见明显异常，自觉上属症状。伴失眠、体倦、头痛、耳鸣，证属心脾虚肾虚。用杞菊地黄丸合归脾汤加草决明、菟丝子，服7剂告愈。

4. 脾虚型崩漏

经血非时暴下不止，或淋沥日久不尽，血色淡；面白神疲，或面浮肢肿，小腹空坠，便溏；舌淡苔白，边有齿痕，苔白，脉沉细弱。用归脾汤合固本止崩汤或固冲汤加三七粉5g或重楼5g冲服。

固冲汤组成：白术、黄芪、海螵蛸、茜草根、煅龙牡、山茱萸、白芍、棕榈炭、五倍子。

固本止崩汤组成：人参、黄芪、白术、熟地黄、当归、黑姜。

竹筒（气筒）疗法在治疗外科中的运用

竹筒疗法是以竹筒为工具，经药液煮沸后，利用高热排除筒内空气，产生负压，使竹筒吸附施术部位，产生温热刺激并造成局部瘀血的一种治疗方法，属于拔罐疗法的范畴，俗名"拔气筒"。这种疗法，经过辨证用药，由药筒施，可达到温经通络、除湿逐痹、散瘀消肿、舒筋止痛的效果。现将竹筒疗法治疗6种外科疾患介绍于下。

1. 跌打损伤（散瘀消肿）

若遇不是开放性跌打损伤，皮肤瘀斑，肿痛都可以用当归、川芎、红花、大血藤、苏木、黄柏各10g，玄参20g，薄荷30g，装入纱布口袋内，置煮锅中，加水2500ml，煮沸10~15分钟。再将直径5cm、长20cm的竹筒放入沸液中毒3分钟左右，用镊子取出，将竹筒内的药水甩净，立即扣入患部，两罐间隔3~5cm，停留10~15分钟后，将罐取下，用毛巾将皮肤上的水珠擦净即可。每日1次，一般施术3~5次。

2. 带状疱疹的后遗神经痛（行气活血）

凡见蛇串疮，疮症基本痊愈，患部仍有刺痛，胀闷不适，失眠，舌质淡、苔薄白，脉细弦数。属气滞血瘀。用竹筒疗法。药用红藤、忍冬藤、枳实、川楝子、郁金、香附、丹参、当归、延胡索、红花、三棱、莪术各10g，用法同前，连续3日减轻，再施4天而愈。

3. 下肢浅静脉炎（活血通络）

罗某，男，35岁，素喜厚味，且多饮酒，左小腿肚下方有青筋暴出，长约5cm左右，未予重视。因负重劳作之后患处红肿胀痛，站立加重，触痛灼热，彩超示：左下肢浅静脉血栓伴浅静脉炎。患者舌质红、苔黄腻。竹筒疗法：药用黄柏、苍术、羌活、独活、牛膝、威灵仙、海桐皮、白芷、当归、川芎、红花、桃仁、丹参各 10g。用法同前，因长期站立负重，劳倦加厚味饮酒，湿热渐生，热积于脉中，气血不畅，络道瘀阻。故药筒同用而生良效。

4. 局限性硬皮病（散寒除湿）

张某，女，32 岁，无诱因而右前臂出现数个淡红色水肿样斑块，最大直径 7cm，无疼痛及瘙痒，自行擦皮炎平软膏，症轻后未重视，近日皮损增大、变硬，颜色为蜡白色，并伴知觉减退。便溏，经量少伴痛经、舌质淡、苔薄白，脉沉缓。辨证为寒湿阻滞。施罐前先用梅花针扣出血后，立即拔气筒。药用艾叶、川芎、白芷、桂枝各 15g，细辛、紫苏叶、红花、藿香各 10g，每日治疗 1 次。每次停罐 15 分钟，嘱其戒生冷，慎劳作。治疗15 天后，皮肤转淡红色，硬度变软，感觉也有恢复，再施 1 周，诸症消失。

5. 慢性湿疹（除湿健脾）

张某，男，67 岁。患者自诉 2 年前无明显诱因出现双下肢小腿部红斑、丘疹、渗液伴瘙痒，经抗过敏、抗炎治疗 2 周后症状有所改善。其后反复发作，症见患部潮红、瘙痒、搔抓后有渗液，可见鳞屑（属湿癣类），舌红苔白，脉濡缓，便溏纳差，腹胀。中医辨证：脾虚湿蕴。竹筒疗法：药用川芎、苍术、白芷、独活、羌活、荆芥、防风各 10g，白术、薏苡仁各 20g，藿香、紫苏叶各 15g。并开六君子汤加牛膝、黄柏、苍术内服 5 剂。每日 1 次，5 日见效，再施术 7 天病愈无复发。本病属"诸湿肿满，皆属于脾"。脾失健运，水湿下注，蕴于肌肤，竹筒疗法可消局部水湿，内服中药益志健脾，故湿去则疮愈。

6. 火毒痈疮（清热解毒，去腐生新）

本竹筒疗法适应于局部生痈之类，症见红肿局部渐渐皮肤变紫且有突凸，高于四周，疼痛由轻到重，或有跳痛感，即施竹筒疗法，药用黄连、黄芩、黄柏、金银花、当归、赤芍、天花粉、防风、浙贝母、玄参、天丁各 10g 煮竹筒。术法：先用手术刀片将痈切竖口引流，然后将煮沸的竹药筒拔在患痈上，待 10 分钟后取下，最后将创口作外伤包扎，一般只施术 3 天即可。

讨论：竹筒疗法系中医的物理负压作用产生的治疗效果，其简便价廉，患者容易接受，只要辨证施术，药筒并用就能收到事半功倍的效果，但是施术过程要注意轻柔，术后要让患者休息一段时间。若见患者头晕、面色苍白、冷汗淋漓、呼吸迫促、脉细弱等休克现象，应立即取下竹筒，让患者平卧休息，还让其服热白糖水或 50% 的葡萄糖注射液。一旦出现血压过低、呼吸困难，要采取相应的急救措施。此外，对于体衰、消瘦、出血性疾病及孕妇腰腹部禁用此法。

参考文献

[1] 王万春，王海港，郑加涛，等. 竹筒疗法治疗外科疾病举隅 [J]. 中医杂志 2012 (3)：250 – 251.

活血利水法治疗脑出血有利功能恢复

中风可分为出血性中风和缺血性中风两大类。出血性中风即脑出血，是中老年人的常见病、多发病，死亡率、致残率高。西医主要是降低颅脑压和用止血药及消炎药。而中医运用活血利水法在出血后 1 周是安全有效的，不再出现再出血和血肿增大。在出血的早期或超早期，主张及时通腑（指大小便）醒神。

1. 活血利水法治疗脑出血的理论依据

明代王肯堂明确指出："瘀则生水，瘀则津外渗，则成水也。"胡跃强等[1]认为，脑出血以后瘀血、痰饮、水浊壅塞互结形成脑蓄血和脑内蓄水的病理变化，发为脑水肿。周促英认为，瘀热阻窍是出血性中风急性期的病理基础，火热与血瘀当是重要的始动病理因素，热盛血逆，上冲于脑，发为卒中。杨文明等[2]总结脑出血后形成的局部血肿对周围组织的压迫，从而在血肿周围形成缺血水肿区，造成脑组织缺血、缺氧、水肿等病理改变，故治疗当活血利水、祛瘀消肿。

2. 活血利水法治脑出血名医研究

王薇[3]通过运用路路通注射液（主要成分为三七总皂苷）治疗脑出血，可降低血脑屏障的损害，改善微循环，减轻局部水肿。赵永辰[4]用桃红四物汤加泽兰、益母草、泽泻、枳实、大黄、三七、水蛭这类活血药，刘泰[5]等提出用健神利水药（茯苓、猪苓、泽泻、白术、桂枝、三七、丹参）治疗急性期脑水肿。两者的治疗疗效比单纯常规西医治疗疗效显著，脑水肿减轻，颅内压降更显著，并可减少甘露醇的用量，降低肾毒性，有利于促进神经功能及早恢复。林安基[6]等对急性期脑出血运用破瘀醒神方（大黄、水蛭、石菖蒲、泽泻、冰片等）有利于加快血肿吸收。邓根飞[7]使用活血利水通窍方（水蛭、大黄、三七、牛膝、代赭石、石菖蒲、葛根、茵陈、白茅根、白术）对急性脑出血有效。高树良等[8]在西医常规治疗的同时加用益母草、泽兰、车前子、地龙、三七、水蛭比单纯西药效果明显。

参考文献

[1] 胡跃强，胡玉英，刘泰. 活血利水法治急性脑出血水肿期研究进展 [J]. 中西结合心脑血管杂志，2008，6（8）：963－964.

[2] 杨文明，李庆利. 活血化瘀法在急性期脑出血治疗中的地位与作用 [J]. 中医药临床杂志.

[3] 王薇. 三七总皂苷对脑出血患者血肿吸收及血浆基质金属蛋白酶－9 的影响 [J]. 中草药，2011，42（5）：963－965.

[4] 赵永辰，王涛，高月平. 活血通利饮治疗急性脑出血临床观察 [J]. 中华中医药杂志，2010，25（10）：1697－1699.

[5] 刘泰，甘照儒，陆晖，等. 健脾利尿 1 号治疗脑出血急性期脑水肿 60 例临床研究 [J]. 中医杂志，2003，44（2）：108－110.

[6] 林安基，孟庆刚，王永炎. 破瘀醒神、化痰消水法治疗脑出血临床观察 [J]. 中国中医急证，2006，15（1）：1－2.

[7] 邓根飞. 活血利水方药治疗出血性中风 76 例疗效观察 [J]. 中医药临床杂志，2011，23（7）：579－580.

消渴也用温药

消渴病，历代医家根据症状的侧重点不同分为上、中、下三消。大渴引饮为上消，饱食易饥是中消，小便频数为下消。刘河间在《三消论》中说："然消渴之病，本湿寒之阴气极衰，燥热之阳气太盛之故也。治当补肾水阴寒之虚，而泻心火阳热之实，除肠胃燥热之甚，济身中津液之衰。……皆以燥热太甚，三焦肠胃之腠理怫郁结滞，致密壅滞，虽复多饮于中，终不能浸润于外，荣养百骸，故小便多出而数溲也。"《丹溪心法·消渴》中说："治消渴应当养肺、降火、生血为主。"代表方剂有人参白虎汤、消渴方、玉女煎、六味地黄丸、滋阴降火汤等，所用药宜多甘寒、少苦寒，形成了一套滋阴为主的消渴治疗体系。

中医讲究辨证论治，还有同病异治之法。对于温药，在消渴中如出现阳虚气虚之表现时，当大胆使用，就不必拘泥一味滋阴降火。陈修园在《医学三字经·消渴》中说："变通妙，燥热餐。"对脾虚而引起的消渴，用理中汤加瓜蒌根倍加白术治疗。这就陈念祖倡导"执中央运四旁"之说。施今墨在治疗糖尿病时也十分重视生发脾胃之阳气，他认为"倘仅用苦寒、甘寒折之，则中焦之结不开"（二阳结谓之消之经旨），故治糖尿病时欲求火降须开结，欲求回津滋肝肾，水火升降阴阳协调，病可向愈。

李梴在《医学入门·消渴》中谓："治渴初宜养肺降心，久则滋肾养脾，盖本在肾，标在肺，肾暖则气上升而肺润，肾冷则气不升而肺焦。"对于年过不惑，多病体衰之人尤须注意调养，阴津精血再生较易，其阳气耗损却难恢复，故助阳则阳生阴长，精血自沛。

艾灸对人体红外热像及药物作用

一、概述

近年来，有关艾灸作用的相关研究日益增多，国内外在艾灸的药性作用、物理作用，艾灸对神经、内分泌、免疫系统、血液循环系统以及机体代谢的调节作用等方面进行广泛的研究。传统中医学认为艾灸的疗效是艾灸和经络穴位相结合而发挥的综合效应。

二、讨论

针灸循经取穴、辨证取穴、合理配穴有显著的疗效。艾灸产生的药性作用和温热只有作用于经络腧穴，才能取得全身作用。现选取常用穴位，对艾灸作用进行探讨。劳宫穴对心包以及少阴经可以起到补虚泻的作用，能清心泄热、开窍醒神；神阙穴属于任脉穴位，温中散寒，补益气血，扶正固本；足三里属足阳明胃之合穴，可调脾胃、养气血、补虚弱、通经活络；涌泉穴属足少阴肾经之井穴，可醒神开窍、滋水涵木。《针灸大成》云："身热取涌泉。"研究表明，艾灸涌泉可滋补肾水，引热下行。

《灵枢·刺节真邪》曰："火气已通，血脉乃行。"《本草纲目》曰："艾，外用灸百病，壮元阳，通经脉行气补血。"艾灸可以降低血压，降低血黏稠度，改善血液流变性，提高肺通气功能及氧输系统能力。

夜尿频多烧艾灸

一般夜尿次数在 3 次以上，为夜尿频。中医认为，夜尿频多由膀胱虚寒、肾气不足等引起，治疗应以益气固脬、脾肾双补、温阳固涩为法则。方法是：取关元、气海、神阙，由下向上依次每穴灸 15 分钟。每日 1 次，15 次为一个疗程。注意，神阙施灸结束后，一定要用手掌心按揉 10 分钟，防受凉导致肚子痛、拉肚子。

保密配方　经典炮制

2012 年 9 月 20 日《老年文摘》健康之友栏目刊载：《一两黑膏　二两黄金》——200 年老药赛黄金，保密配方，经典炮制。山东董家骨科 5 代传人：董胜军，免费电话 400 - 001 - 6282，全国购货报名热线：0532 - 80934103 货到付款。

董家传人介绍：董家膏药制作必须遵守两个原则：

1. 亲手选材，全是上等好药　精选上上等麝香、红花、血竭、自然铜、血余炭、赤芍、鱼鳔等 30 余种中草药材，配伍组成，其中黄丹按照炼好的油量，以每斤油下丹 250g 计算。

2. 不嫌烦琐，亲手制作　董家膏药用董家秘法浸泡，由季令定浸泡时间，遵循春五、夏三、秋七这样的规律。在去火毒时，需埋入土中 5 天左右，再浸入水中 2 周左右，每日换水两次，祛除火毒，避免膏药贴去出现红肿、痒、起疹子、破皮流水等过敏反应。

多年来，董家骨科制作膏药时一直延续这样的程序：秘法浸泡药材—文火熬制—药枯过滤—烈火煎沸—药油滴水成珠—下黄丹—加味重药—去火毒—涂布冷却。

患者颈椎病、腰椎间盘突出、椎管狭窄、骨质增生（骨刺）、坐骨神经痛、腰肌劳损、风湿性关节炎、类风湿关节炎、关节肿胀变形、肩周炎、四肢麻木、网球肘、滑膜炎、膝关节病、急性软组织损伤、关节扭伤、骨质疏松、股骨头坏死的患者，不妨体验一下董家药膏的突出疗效。

我认为此文有学习借鉴价值。

下面介绍狗皮膏：

功能：散风祛寒，活血止痛。主治：风寒湿痹，四肢麻木，腰腿疼痛，闪腰跌打损伤。附方：羌活、独活、生川乌、生草乌、麻黄、生苍术、白芷、高良姜各 60g，生天雄 500g，鲜松毛 4000g，侧柏叶 4000g，麻油 3000g，黄丹 1125g，松香末 150g。

爱康无忧的几种

1. 红景天颗粒茶中沙棘、红景天，能增加冠状动脉流量，增加心肌细胞收缩力，使心脏泵血更充足，缓解心绞痛，增加血氧含量。

2. 老年痴呆症的"四不"提示性症状　第一，记不住事；第二，简单计算能力下降；第三，认不得路；第四，说不清楚。洪霞教授介绍，老年痴呆要在 3～5 年而发展到生活不能自理，出现多种并发症直至死亡，是不可根治的疾病。

3. 清宫寿桃丸俗名蟠桃丸，系清代宫廷中广为应用的补阴助阳药。乾隆能活到 89 岁而终，清宫寿桃丸功不可没。该药选用补肾阳的益智仁、补肾阳的大生地、阴阳双补的枸杞子、固肾湿精的胡桃等十余种补肾中药配方组成。由五类中药组成：①补肾阳的中药（长于填精补髓、暖肾固精、壮阳起痿、缩尿摄津）；②滋补肾精的中药（长于养阴退热、滋肾益精、补肝明目、强筋乌发）；③补气养血的中药（长于培补元气、调和营卫、滋养阴血）；④培补脏腑、养心补脾、益智安神、补脾和胃、润肺止咳、补肾生精的中药；⑤消坚降浊中药（长于软坚散结、除湿定痛、疏通经络）。

处方：驴肾、鹿肾、狗肾、枸杞子、人参、天冬、麦冬、地黄、当归、益智仁（盐制）、蚕沙、酸枣仁（炒）、分心术（炒焦）即白术。

4. 不吃药，只泡脚一身百病消　药从脚入，全身舒服。早在几千年前，中医就发现了"足是人之根，泡脚到全身"的妙处。采用川芎、夜交藤、人参、三七、丹参、黄连、合欢皮、生地黄等秘制成浴足粉，对以下慢性病有功效：头痛、失眠、抑郁、便秘、前列腺疾病、痛经、手脚冰凉、色斑、疲劳、心脑血管病、风湿骨病、鼻炎易感冒、肺病（脚气、鸡眼、灰指甲、脚癣、脚臭）。

御足金汤：处方：灵芝、当归、远志、合欢皮、葛根、罗布麻、桑寄生、臭梧桐、黄芪、枸杞子、茵陈、干姜、淫羊藿、高良姜、肉苁蓉。规格：8g/袋，10/包，用法与用量：取本品 1~2 小袋加 2000~3000ml 沸水浸泡，将双足放在浴足盆的木凳上，熏蒸 5~10 分钟以后，再加入适量温水再泡 30 分钟左右，浴后用毛巾擦干足加自我按摩，效果更佳。

足疗健康小常识

春天洗脚，升阳固脱；秋天洗脚，肺润肠蠕；夏天洗脚，除湿祛暑；冬天洗脚，丹田温灼。作用三步，第一步：疏通，即舒筋活络，气脉畅通。第二步：调理，即调节机能，调理脏腑。第三步，养生，即消除病源，清除病因。

附：红景天是生长在高寒地区的根茎药材，干燥后皮肉都是淡肉红色，质轻。现在药材市场中有白色红景天，是以假乱真，请用者鉴别。

中老年失眠、便秘、长寿养生巧用牛蒡茶

《本草纲目》中载：牛蒡性温，味甘，无毒，通十二经脉，除五脏恶气，久服轻身耐老。牛蒡茶含丰富的膳食纤维，能促进食物消化，增加肠蠕动，快速排出体内有害代谢物。牛蒡茶帮助通便、缓解失眠。还有降低胆固醇，降低血脂、血压和血糖的作用。牛蒡茶能清热解毒祛湿、健脾开胃通便、平衡血压、调节血脂、滋阴壮阳。山东苍山的牛蒡是出口首选地，被誉为"中国牛蒡之乡"。牛蒡茶具有利尿、通便、排毒等功效。

郁李仁本胶囊

配方：郁李仁、火麻仁、薏苡仁、决明子。特点：天然植物润肠剂，可滋润肠道、软化粪便，2~3天即可快速见效。不同于化学性泻药，舒畅调理肠胃，不腹痛，长期食用有益肠道健康，无依赖性。

谁堵了男人的"腺"路？

1. 肥肉；2. 高脂牛奶；3. 油炸食物；4. 黄豆；5. 精面粉。

胃溃疡患者慎用含化学成分的感冒药

对普通感冒患者，化学感冒药可缓解不适症状，但对原有胃肠疾病，特别是胃溃疡的患者，不要自行误用感冒药。一些退热镇痛的感冒药，其主要成分多为非甾体抗炎药，如布洛芬、安乃近、泰诺林等，即使小剂量也可以诱发消化道出血。

山楂的传说及药方

《吕氏春秋》中记载。齐国的闵王腹胀，厌食而卧床不起。大臣请来宋国名医文挚。初诊时，文挚一本正经地做了"望、闻、问、切"等，但没开一味药便拂袖而去。当文挚复诊时，宋医生竟然穿鞋登上病榻。闵王见状十分恼火，但还是忍气吞声。谁料文挚鞋踏龙袍，并出粗言，讥讽闵王。齐闵王狂怒挣扎大骂文挚，结果口一张，哇的吐了大堆酸臭积食。正当闵王要将文挚治罪时，众臣齐阻，原来文挚与大臣们有约，是为了激怒闵王呕吐，以便下药根治。闵王吐后病情转顺，还谈笑风生。接着开了山楂一两煎汤连服3日，痊愈。闵王命大臣取黄金、绸缎重赏文挚，文挚却拜谢不收，只求齐、宋两国睦邻友好，齐闵王应允，后数十年战事平息，百姓安居。

山楂验方

1. 一切食积　山楂、白术各120g，神曲2两（60g），共为细末，为丸服。
2. 诸滞腹痛　山楂一味煎服（《方脉正宗》）。
3. 痢疾及赤白痢相兼　山楂肉炒研为末，每服6~8g。红痢蜜拌，白痢白糖拌；红白相兼，蜜砂糖各半拌匀，白汤调，空腹下。（《医妙编》）

4. 细菌性痢疾、肠炎腹泻腹痛　山楂60g，炒焦成黑色，然后加入茶叶、生姜适量，水煎半小时，兑白糖饭前服。

5. 老人腰腿痛　山楂、鹿茸（炙）各等份，为末，蜜丸梧桐子大，每服百丸，日二服（《本草纲目》）。

6. 寒湿气小腹痛（疝气）　睾丸偏大肿痛：小茴香、山楂等份为末，每服6~8g，酒调服。

7. 冠心病、心绞痛、心动过速　野山楂20g，每日1剂，连服7天。

8. 高脂血症　山楂、杭菊各20g，决明子30g，煎后当茶饮。

9. 产后腰痛　山楂30g，香附15g，浓煎服。或炒山楂30g，苏木15g，水煎服。或山楂肉15g，当归10g，白芍15g，甘草5g，水煎服。

10. 经闭　山楂100g，鸡内金50g，红花20g，共为细末，红糖水冲服。

11. 胸闷　山楂肉250g，蜂蜜500g。山楂切碎，入蜜中浸透，每次2汤匙，与葛粉和成糊，煮沸服。

关于"痛则不通"的文献摘录

《医学薪传》："所痛之部，有气血，阴阳不同，若概以行气消导为治，漫云通者不痛。夫通者不痛，理也，但通之法，各有不同。调血以和气，通也；上逆使之下行，中结者使之旁达，亦通也；虚者助之使之能，寒者温之使通，无非通之法也。若要以下泄为通，则安矣。"

海螵蛸所含的微量元素

海螵蛸，为乌贼科动物无针乌贼的干燥内壳，主产于浙江、福建、广东、山东、江苏、辽宁沿海地区。海螵蛸味咸、涩，性温，归脾、肾经。有收敛止血、涩精止带、制酸、敛疮的功效。主治溃疡病、胃酸过多、吐血、衄血、崩漏便血、遗精滑精、赤白带下、胃痛吞酸。外治损伤出血、疮多脓汁。内服：4.5~9g，入汤剂。外用适量，研末，敷患处。主含宏量元素钙、钠、镁、钾等，次含微量元素锌、铝、硅、钛、铜、钡、锰、铁、锶等。海螵蛸中的碳酸钙（$CaCO_3$）含量在90%以上，是良好的补钙药材。

老年养身丸治便秘

基本方：西洋参15g，炒白术20g，茯苓20g，白芍15g，枳实10g，桔梗10g，火麻仁、胡麻仁、核桃仁、生首乌各15g，山茱萸12g，龟板15g，玄参20g，大黄15g，党参15g，黑芝麻30g，黄芪30g。阳虚加肉桂、附片各10g，阴虚加五味、麦冬、生地各15g，纳差加焦三仙各10g，鸡内金20g，将上药共为细末，装胶囊，每丸0.5g。用法每日3次，每日 6 丸，60 天为一疗程。服此药时可每天用 50ml 蜜糖和 30ml 生菜油同服。

体会：老年人便秘，多因年老体弱，肝肾亏损，阴阳失调，免疫力下降而引发，便秘日久必然导致纳差、不寐、乏力等症，故本方在益气健脾基础上，采用补肾润肠、养血润燥、消和导滞、温阳通便、扶正祛邪之法，达到气血调和、阴阳平衡之效，具有养身保健之目的。

便秘与年龄、素体阴虚阳盛有关，有寒秘、热秘、血虚便秘和中气不足、传导失常，以及和饮食习惯不良和生活习惯有关，为医者当细审病情，对便秘原因不清，而见秘就通下，这只是权宜之计，只能药止病又发。

紫茉莉根选方

紫茉莉有红白花两种，种子外皮黑色，剥去皮内吃不开白粉茎，在节上隆粗，根皮黑根茎内鲜时白色，晒干呈灰色有纹，味有刺激感，俗名胭脂花根。

1. 治淋涩、白带　白花紫茉莉根 50～100g（去皮、洗净、切片），茯苓 10～15g。水煎，饭前服。日服二次。（《福建民间中草药》）

2. 治白带　白胭脂花根 50g，白芍、白木槿 15g，炖肉吃。（《贵州民间药草》）

3. 治红崩　红烟脂花根 100g，红鸡冠花根 50g，头晕草 50g，兔耳风 75g，炖猪脚吃。（《贵阳民间药草》）

4. 治急性关节炎　紫茉莉根 150g，水煎服，体热加豆腐，体寒加猪脚。（福建晋江《中草药手册》）

5. 治痈疽背疮　紫茉莉鲜根一株。去皮洗，加红糖少许，共捣烂，日换二次。

功用主治：利尿，泻热，活血散瘀。治淋浊、带下，肺痨吐血、痈疽发背、急性关节炎。①《本草纲目拾遗》："去风、治血。治乳痈，白浊。"②《昆明植物调查报告》："利小便消水肿。"《贵州民间方药集》："治红崩白带，疗疮损伤及接背。"《四川中药志》："治劳伤体瘦，头昏目眩，五淋崩带。"

风寒湿痹用药

风湿性关节炎、坐骨神经痛、慢性腰腿痛、颈椎综合征除夏天无（药名）外，还有制草乌、威灵仙、五加皮、丹参、羌活、独活、蕲蛇、制马钱子、牛膝、麝香、安痛藤、鸡血藤等 33 味中草药加入大黄、干姜、甘草解毒，丹参、当归起养血补血作用，大大缓解祛风通络辛燥的副作用。

松花粉是很好的保健品
——七位营养大师谈松花粉

一、健康的微型营养库；

二、松花粉是很好的保健食品；

三、松花粉将引领养生健康新理念；

四、松花粉已成为一种健康文化；

五、营养奇葩国之珍品；

六、均衡人体营养的最佳营养食品；

七、松花粉是最好的美容剂。

一、历代药典记载

1. 东汉时期，神农（托名）《神农本草经》

松花粉（松黄）："无味甘平无毒，主治心腹寒热邪气，利小便，消瘀血，久服轻身益气力，延年。"唐代苏敬、李勣等集体编著《新修本草》松花即松黄，拂取正似蒲黄，久服令轻身，疗病胜似皮，叶及脂也。宋·寇宗奭《本草衍义》中记载："酒服身轻疗病，云胜皮、味及脂。""其花上黄粉名松黄，山人及时拂取，做汤点之甚佳，但不堪停久，故鲜用寄远。"明·李时珍《本草纲目》木部第三十四卷记载："松花，甘温无毒。润心肺、益气、除风止血，亦可酿酒。"明·倪朱谟《本草汇言》治酒后发作头目眩，或咽喉闭闷，或下利清水，日数十行，形神委顿，松花一两，陈皮五钱，川黄连五钱，甘草二钱俱微炒磨为末，与松花和匀。每早晚各服两钱。治久痢不止，延及数月，缠绵不净；松花每服三钱，米汤调下。清·吴仪络《本草从新》记载："善糁诸痘疮伤损并湿乱不痂。"《本草图说》卷三本部篇记载："松花能润心肺有益气、除风湿，止衄。"清·叶桂《本草经解要》卷三制方：松花同山药、白芍、甘草、茯苓，治泄泻，同红曲、山药、北五味、肉苁蓉、白芍、杜仲治肾泄，专浸酒，治头旋脑肿。清·顾元交《本草汇笺》卷五木部记载："松花即花上黄粉，有除风止血之能，故头风及下痢每用之。"

2. 现代《精编本草纲目》

松树挺拔耸而直，皮粗厚，状像鱼鳞，叶后落，二三月抽蕊开花，四五寸长，它的花蕊物松黄，结的果实形状如猪心，俗称松塔。《普济方》三月收松花并薹五六寸如鼠尾者，蒸切一升，以生绢囊贮，浸三升酒中五日，空心暖饮五合。

3. 现代《中药大辞典》

内服煎汤3～6g，外用干搽、调敷。功能：抑制前列腺增生，兴奋造血功能，降血压。运用：外伤出血，以松花粉外敷伤口，效果良好。

湿疹、黄水疮、糜烂等皮肤病，以松花粉炉甘石、鸡子黄制成油，涂患处。

春季开花，雄花为长而稠密的花束，成熟后散出大量黄色粉（松花粉），雌花序成球形。4～5月摄取雄花序，置簸箕内晒干，轻轻敲击，收取花粉。

验方荟萃：①湿疹、婴儿红臀，取松花粉适量，干撒患处，无水液外溢者，植物油调敷。②主治胃、十二指肠溃疡，松花粉 100g，每次 6g，空腹开水送服，2～3 次/日。③咳嗽咯血，松花粉 60g，每次 10g，开水冲服，3 次/日。

二、历代药膳记载

1. 宋·戒昱《酒小史》中载苏东坡守定州时，于曲阳得松花酿酒，还作了一道《松醪赋》。他是把松花粉和米蒸饭，密封几日后得酒。戒昱也制过松花酒，留下了"松醪能醉客"之句。

2. 唐·王冰《元和纪用经》中四十六节载："松花酒疗风眩头眩肿痹，皮肤顽疾。松树始抽花心二升，状如鼠尾者佳，蒸细切二升，又用绢囊裹，入酒 5 升，浸五日，空腹三合，再服大妙。"

3. 唐·孟诜《食疗本草》载，花粉蜂蜜浆 10 斤蜜先浓缩，再拌用稀蜜水封存处理后的松花粉一斤即成。"长服面如花色"。

功用主治：收湿止血，治头目眩晕，中虚胃寒，久痢诸疮烂湿，创伤出血。

4. 现代《中药八百味详解》处方用名：松花粉、松花、松黄

[产地] 本品为松科植物马尾松，主产浙江、江苏、辽宁、吉林、湖北等地。

[规格性状] 本品为淡黄色的细粉，用放大镜观察为均匀的小圆粒。体轻，易飞扬。手捻有滑润感，不沉于水。以黄色、细腻、无杂质、流动性较强者佳。保管处于干燥处防潮。气温散肝，所以祛风。外用燥湿、收敛、止血。

[古今应用] ①前列腺肥大、阳痿、更年期综合征、便秘、肝硬化、脂肪肝。服用花粉口服液。或以花粉、田七粉装胶囊服。②用于酒毒发作，松花 30g，陈皮 15g，川莲 15g，甘草 6g，炒研末，早晚各吞 6g，温水吞下。③用于久痢不止。每次本品 10g，米汤调下。④婴儿湿疹。松花粉 3g，炉甘石 3g，蛋黄油适量，调涂患处。3 次/日，已化脓者无效。⑤美容。配方云苓，白蜜制成面脂外用。

三、现代研究

1. 成分　含油脂、色素、蛋白质、蛋氨酸、赖氨酸、缬氨酸、苏氨酸、亮氨酸、异亮氨酸等 20 多种氨基酸，铁、磷、硫、硒、钾、钙、锰、铜等 24 种元素，18 种天然活性酶、激素、芳香类物质等。

2. 药理　增强免疫功能，抗毒衰老、降血脂，改善消化。

补肾舒脊汤可治强直性脊柱炎（肾虚督寒证）

一、概述

根据《中药治疗痹病的临床研究指导原则》，肾虚督寒证候：腰、臀、胯疼痛，僵硬不舒，牵及膝腿及肩肘等关节疼痛，畏寒喜暖，四末不温，得热则舒，俯仰受限，活动不利，甚则腰脊僵直或变形，行走、坐卧不能，倦怠乏力，汗出，大便清稀，小便清长，或男子阴囊寒冷，女子白带寒滑。舌苔薄白或白厚，脉多沉弦或沉弦细，尺弱。此病年龄在 18～62 岁之间。

二、处方

神肾舒脊汤是根据肾主骨的理论，用金匮肾气丸加骨碎补、狗脊、桂枝、鹿角胶、杜

仲、秦艽、制川乌、制草乌、雷公藤、炒白术、丹参、黑蚂蚁、蕲蛇、淫羊藿等组成，还需重用甘草减缓二乌毒素。

三、病理探讨

强直性脊柱炎是一种以中轴关节和肌腱韧带骨附着点的慢性炎症为主的全身疾病，属中医学中的"痹证""大偻"范畴。焦树德提出"大偻"病名，主指强直性脊柱炎。焦树德教授结合"尪痹"和《素问·生气通天论》："阳气者，精则养神，柔则养筋，开阖不得，寒气从之，乃生大偻。""偻"字包含有当直不直而屈曲，或当屈曲而不曲反僵直的双重含义；"大偻"，有两种含义，一指脊柱为人体最大的支柱；一指病情深重。

阎小萍教授提出，强直性脊柱炎（大偻）的病因病机主要是，肾督正气不足或因风寒湿三邪，尤其是寒湿偏重者，深侵肾督。督脉受邪则阳气开阖不得，布化失司。肾藏精，主骨生髓，肾失邪则骨失淖泽，且不能养肝荣筋，血海不足，冲任失调，脊背腰胯之阳失布化，阴失营养，加之寒凝脉涩，必致筋脉挛急，脊柱僵曲而生大偻之疾。阎小萍将此病分为6个证候：肾虚督寒证，邪郁化热证，湿热伤肾证，邪痹肢节证，邪及肝肺证，缓解稳定证。其中肾虚督寒证最为多见，尤其久居寒冷之地者易患，治宜补肾祛寒，壮督除湿，佐以散风活血，强健筋骨。

参考文献

［1］焦树德．大偻（强直性脊柱炎）病因病机及辨证论治探讨（上）［J］．江苏中医药，2003，24（1）：1-3.

［2］金笛儿，阎小萍．壮督补阳法治疗强直性脊柱炎30例临床观察［J］．北京中医大学学报，2000，23（4）：62-64.